난독증 이겨내기

OVERCOMING DYSLEXIA

SECOND EDITION

난독증 이겨내기 제2판

최신 모든 지식과 견문을 가장 포괄적이고 실용적으로
업데이트하고 개정한 읽기 문제 해결책

샐리 셰이위츠 · 조나단 셰이위츠 지음
정재석 옮김

圖書出版 하나醫學社

OVERCOMING DYSLEXIA: Second Edition,
Completely Revised and Updated
by Sally Shaywitz, M.D. and Jonathan Shaywitz, M.D.

This Korean edition was published by HANA MEDICAL PUBLISHING CO. in 2021 by arrangement with Alfred A. Knopf, an imprint of The Knopf Doubleday Group, a division of Penguin Random House LLC through KCC(Korea Copyright Center Inc.), Seoul.

이 책에 쏟아진 찬사

"이 보석 같은 책에서 샐리 셰이위츠 박사는 그녀의 목소리, 이미지, 뇌, 그리고 *심장을 사용하여* 우리가 부적절하게 '난독증'이라고 부른 것에 대해 날카롭고 분명한 빛을 비춘다. 더욱이 거의 모든 사람이 그것을 이겨낼 수 있는 방법을 보여준다."

– 다니에 페더만, 의사

"미국 최고의 소아과 의사이자 읽기 전문가인 샐리 셰이위츠는 난독증에 관한 결정적인 책을 썼다. 이 책에는 과학적 타당성이 입증된 유익한 정보가 많으며 읽기 쉽다. 읽기 문제를 가진 자녀가 있는 모든 가족은 이 책을 읽어야 한다."

– 해롤드 S. 코플위츠, 의사, 뉴욕대 랑곤 아동 연구 센터 소장

"샐리 셰이위츠 박사는 이 장애를 이해하는 데 엄청난 발전을 이룬 과학자 그룹 중 한 명이다."

– 보스턴 글로브 잡지

"부모와 교사는 대답과 이해와 도움을 위해 책을 찾을 것이다. 많은 부모가 책에서 자녀 **또는** 자신을 인식하고, 자신이 혼자가 아니며 엄청난 능력을 가지고 있으며 삶을 개선할 진정한 희망이 있음을 알게 될 것이다. 난독증 이겨내기는 우리 모두가 기다려온 책이다."

– 찰스 슈왑

"샐리 셰이위츠의 책은 난독증 세계를 위한 성경이다. 이는 세 부분인데 첫 번째는 *두뇌 능력, 두 번째는 동기, 세 번째는 상식이다.* 이 모든 것이 사기를 북돋워 주고, 어머니로서 아들의 삶을 바꿀 수 있게 해준다."

– 바바라 코코란, 코코란 그룹의 창립자이자
『Use What You've Got & Other Business Lessons I learned from My Mom』 저자

"과학과 인본주의의 놀라운 조합. 나는 처음에 셰이위츠 박사의 책을 몇 가지 연구 질문으로 참조했지만, 순전히 매료되어 계속 읽었다."

– 커티스 핸슨, In Her Shoes 및 L.A. Confidential 이사

"셰이위츠의 획기적인 작업은 실험실에서 가정과 교실로의 중요한 다리 역할을 한다."

– 주간 게시판(별표 표시된 리뷰)

"훌륭한 책."

– 패밀리 서클 잡지

"쉬운 접근성…. 학부모와 교사는 이 엄청난 도움이 되는 자료에 감사할 것이다."

– 북리스트 잡지

"부모, 교육자 및 난독증에 직면 한 사람들을 위한 훌륭하고 비전문가도 읽을 수 있으며 실용적인 리소스… 난독증이 삶의 부정적인 부분이라면 셰이위츠의 책을 구하고, 그녀의 긍정적인 조언을 따르라."

– 브레인 커넥션 홈페이지

"주목할 만한…. 셰이위츠는 난독증 아동의 부모와 교사를 위한 최첨단 도구상자를 제공한다. 그녀보다 난독증을 더 잘 이해하거나 더 명확하게 설명하는 사람은 없다…. 고군분투하며 읽는 이의 부모나 교사가 꼭 읽어야 할 책이다."

– 스티븐 캐널, 『할리우드 터프Hollywood Tough』 저자

"샐리 셰이위츠의 큰 재능 중 하나는 일반 청중을 위해 복잡한 정보를 명확하고 간단하게 제시하는 능력이다. 『난독증 이겨내기』에서 셰이위츠 박사는 관련된 사람들 대부분이 이해할 수 있도록 난독증의 과학을 보여줌으로써 또 다른 중요한 공헌을 했다."

– 니나 군만 및 조안나 유리, 포드햄 대학 교육 대학원 교수

"난독증을 가진 아이들이 성공적인 읽는 이가 될 수 있도록 돕기 위해 애쓰는 교사, 학교 행정가, 부모들 사이에서 샐리 셰이위츠는 누구나 아는 이름이다…. 『난독증 이겨내기』에서 그녀는 포괄적인 정보 소스와 지침을 제공한다…. '그녀의' 작업에서 얻은 개인적인 이야기로 활기를 띠게 한다."

– 「대뇌Cerebrum」, 다나 재단의 계간 저널

감사의 글

이 책이 나오도록 지원하고, 작업하고, 현명한 조언을 해준 수많은 사람들에게 어떻게 제대로 감사의 말을 전해야 할지 모르겠다. 『Overcoming Dyslexia 1판』에서 본인이나 자녀들, 또는 깊이 아끼는 사람의 난독인으로서의 삶을 나와 공유해주고 나와 연락해온 많은 남성과 여성분들께 대단히 감사드린다. 그것이 나에게 전해준 지식과 지혜(내가 바라는 것이다)는 어마어마했고, 매우 소중하며 상당한 가치가 있었다. 이러한 상호작용 하나하나가 모여서 나에게 통찰력과 더 이상의 것을 제공했다. 난독증을 가진 사람들 모두에게 훨씬 더 나은 미래가 있기를 바란다.

내가 이 책을 쓰는 데 5년이 걸렸다. 작업을 해오는 동안, 난독증에 관해 아직 해결되지 않은 중요한 질문의 답을 찾으려 했고, 예일 난독증 및 창의성 센터에서 이를 위한 연구를 수행했다. 동시에, 나는 의회 증언에서 한 내 조언을 스스로 따르기 위해서, 난독증에 대한 과학적 지식이 행동으로 바뀔 수 있도록, 강의, 의회 증언, 의회 교육, 논문 출간, 예일 난독증 및 창의력센터 웹사이트 및 뉴스레터를 통해 열심히 노력했다. 여기서 나는 내 말을 경청해주고 행동을 취해준 사려 깊고 적극적인 입법가들을 언급하고자 한다. 가장 먼저, 빌 캐시디 상원 의원(루이지애나)은 이 책에 나오듯이 훌륭하고 똑똑한 난독증 딸의 아버지이며, 헌신적인 어머니 로라 캐시디 박사의 배우자이다. 로라는 LA 배턴루지에 있는 특별하고 매우 효과적이며 인생을 바꾸게 되는 공립 차터 스쿨 LKA의 설립자이자 리더이다. 예를 하나 들자면, 캐시디 상원 의원은 획기적인 개혁법안을 발의하는 쾌거를 이뤘다. 이 법안은 연방법에서 난독증에 대한 최초의 증거 기반 정의를 담았을 뿐 아니라 동시에 유효한 난독증 선별도구의 기준을 정의했다. 크리스 머피 상원 의원(D-CT 지역구)과 하원의원 중 로사 드라우로(코네티컷), 래리 부촌Larry Buschon(인디아나), 조 코트니Joe Courtney(코네티컷), 브루스 웨스터만Bruce Westerman(아리조나)의원, 더치 러페츠버거Dutch Ruppetsberger(메릴랜드)와 타라 아워슬러Tara Oursler와 전 캘리포니아 하원의원인 피트스타크Pete Stark는 저의 부주의로 언급 못 한 다른 사람들과 함께 귀중한 지원을 제공했다. 또 주 공무원도 중요한 역할을 했다. 나는 뉴욕주 하원의원 로버트 캐롤Robert Carroll과 캘리포니아 주지사인 가빈 뉴섬Gavin Newsom을 언급하고자 한다. 둘 다 자신이 난독증을 가지고 있고 난독인 모두를 아끼는 사람인데, 난독증을 가진 학생들을 지원하는 과학 기반의 긍정적인 정책 변화를 만들기 위해 특별히 열심히 노력했다.

내 가족, 특히 57년간 배우자이자 47년간 직장 동료인 버넷이 내 인생에서 해준 역할, 특히 내 과학 및 난독증의 본질에 대한 추구에서 해준 역할을 생각하면 축복이란 말로는 충분하지가 않다.

이 추구(어떤 사람은 단어의 아주 긍정적인 의미에서 강박이라고도 함)는 아동 신경학자인 버넷과 함께한 것인데, 버넷은 지금 예일대 난독증과 학습발달 난독증 분야에서 찰스와 헬렌 슈왑 교수직을 맡고 있다. 우리는 심리적 지원, 지적 교감 및 지식 교환과 같은 모든 의미에서 진정으로 하나이며, 무엇보다도 과학에 대한 사랑을 공유하고 새로 발견된 과학지식을 난독증 아동과 성인에게 제공하려는 더 큰 열정을 공유한다. 그들은 그것으로부터 가장 많은 이익을 얻을 수 있다. 우리는 난독증의 예상치 못한 본질을 검증하는 우리의 종단 연구 자료를 보면서 너무나 기뻤다. 즉, 사람은 난독증을 가지고 있으면서도 매우 영리할 수 있습니다. 자료를 본 우리는 모든 사회가 이 사실을 인식하게 하려고 노력해왔고, 이제 난독증의 예상치 못하다는 결정적 특징이 난독증에 대한 연방법 정의의 일부가 된 것에 감사하게 생각하고 있다. 마찬가지로, 난독증은 일찍부터 학생들에게 영향을 미치기 때문에 건강한 독자와 난독인 독자 사이에 빠르면 1학년 때부터 크고 지속적인 성취 차이가 이미 존재한다는 코네티컷 종단 연구의 결과는 우리를 행동으로 이끌었다. 이렇게 큰 초기 격차에 대해 깊이 우려하고 난독증에 걸릴 위험이 있는 어린 학생들을 유치원과 1학년 때부터 선별하고 식별하기 위해, 증거 기반의 Shaywitz DyslexiaScreen™을 개발했다. 이 중요한 도구를 실용적인 현실로 만들어 준 티나 아이히슈타트Tina Eichstadt와 피어슨 출판사 직원들에게 감사드린다. 또한, 나는 예일대학의 난독증 및 창의성 센터에서 열심히 일하는 팀을 치하하고 감사한다. 그들은 나의 대체 불가능한 비서인 카멜 레포레Carmel Lepore를 위시하여 멜라니 뢰버Melanie Loeber, 샐리 셔먼Sally Sherman, 존 할라한John Holahan, 레이사 마이클스Reissa Michaels, 메리 로지Mary Losee, 크리스틴 콜로니 바빈스키Christine Colonis Babinski, 레베카 샌드만Rebecca Sandman 그리고 낸시 펠레가노Nancy Pelegano인데, 우리의 임상연구를 정성스럽고 절박한 심정으로 수행되도록 헌신했다. 나는 우리 센터가 잘 운영되도록 소아과 과장인 클리프 보그Cliff Bogue 박사와 매우 유능한 콘스타차 포포바Konstantza Popova와 존 팔미에리John Palmieri의 지원을 받았던 것이 정말로 행운이라 여긴다.

『난독증 이겨내기』에 담긴 흥미진진한 새로운 정보 중 대부분은 코네티컷 종단연구에서 나왔다. 유치원에 막 입학한 아이들에 대한 이 독특한 연구는 현재 나와 우리 팀이 30년 넘게 계속해서 추적 관찰하고 있다. 연구 결과를 해독하고 이해할 수 있도록 열심히 노력한 헌신적인 동료 그룹에 감사하고 칭찬하고 싶다. 특히 협력자 및 동료인 에밀리오 페러Emilio Ferrer와 에두아르도 에스트라다Eduardo Estrada, 짐 해밑Jim Hammitt, 다니엘 에레가-아라우호Daniel Herrera-Araujo, 존 고어John Gore,

박스터 로저스Baxter Rogers, 캐더린 레블Catherine Lebel, 존 가브리엘리John Gabrieli, 어윈 커쉬Irwin Kirsch, 돈 록Don Rock, 켄타로 야마모토Kentaro Yamamoto, 래리 바이스Larry Weiss, 돈 색클로프스케Don Saklofske, 라이드 라이온Reid Lyon, 프레드 롬버그Fred Romberg 박사와 함께 일하고 그들로부터 혜택받을 수 있어 매우 행운이었다. 또한, 릴리 제약과의 매우 생산적인 협력, 특히 린다 비테차Linda Wietecha의 역할에 주목해야 한다. 특히 나에게 중재 반응을 처음 소개해주고, 많은 것을 가르쳐 준 학자 세실 레이놀즈Cecil Reynolds를 언급하고자 한다.

예일대학은 나의 학문적 보금자리였고 위로와 함께 도전도 제공했지만, 전반적으로 놀라운 지원과 자극을 주었습니다. 예일대 총장인 피터 샐로베이Peter Salovey는 말로 표현할 수 있는 최고의 의미에서 리더십이 있고 방향을 제시하는 탁월한 리더이다. 그 리더십이란 예일대 학생들을 깊이 생각하는 리더십이다. 이러한 헌신과 개방성은 모든 예일대 학생들에게 영향을 미치며, 예일대는 과학적 증거를 기반으로 이전에 가 본 적 없는 새로운 길을 가기 시작하게 되었으며, 특히 난독증 학생에게 축복이었던 외국어 과목에 대한 부분면제를 제공했다. 이 책을 읽다 보면 알게 되겠지만, 린다 로리머Linda Lorimer가 예일대 난독증 학생들에게 가능하게 해준 일에 대한 그녀의 헌신 그리고 그녀가 새로운 아이디어를 수행하기 위해 나에게 영감을 주고 탁월한 지원을 제공한 방법은 칭찬만으로 부족한 정도입니다. 또 나는 라파옛 포스터 법학 교수이자 전 예일대 로스쿨 학장대행이었던 케이트 스티스Kate Stith의 지혜와 지도에 대해 깊은 감사를 전해야 한다. 그녀는 뛰어난 지성과 잘 어울리는 깊은 감성을 가지고 있으며, 로스쿨과 예일대 공동체의 모든 구성원에게 많은 혜택을 준다. 동시에 나는 이전까지 예일대 임원이었다가 현재 미국 자연사 박물관의 수석 부사장 겸 상임 고문으로 있는 쉐리 카터-갈반Sheree Carter-Galvan의 놀라운 지원을 언급하고자 한다. 좋은 아이디어를 가질 수 있지만, 이를 긍정적인 현실로 만들어주는 대학 임직원이 필요하다. 여기 예일대학에서 난독증 학생의 외국어 이수에 대한 부분면제 요청을 검토하는 과정의 모든 단계를 확인할 때 포상 및 학점위원회 위원장인 마크 쉥커Mark Schenker 학장과 함께 일하게 되어 기뻤다. 확인은 모든 신청자에게 공정하게 조심스럽고 꼼꼼하게 수행되었다. 내 희망은 이 조정 과정이 예일대학에서 얼마나 의미 있고 성공적이었는지를 읽고 나서, 다른 대학 그리고 고등학교에서도 난독증 학생을 위해 절실히 필요한 이 편의제공을 학교에서 받아들이게 되는 것이다.

쉥커 학장 및 그의 위원회와 교류하고 동료 협력의 진정한 의미를 배우게 된 것은 나에게 영광이자 행운이었다. 비슷한 맥락에서, 예일대 입학책임자인 제프 브렌젤Jeff Brenzel, 그리고 최근에는 제리미아 퀸란Jeremiah Quinlan과의 협력을 통해 각 지원자의 검토 과정에 들어가는 관심과 헌신에 대해 많은 것을 배웠다. 학교는 난독증과 같은 상태에 대해 질문할 수 없기 때문에, 브렌젤 학장과 협력하여 지원자를 검토하고 지원서에 나타나는 일부 학생의 특성은 영리하고 전도유망한 지원자의 난독증 증상일 가능성이 큰데도 대부분 부정적인 신호로 오해의 소지가 있어 이에 대해 위원회 구성원을 교육했다. 이 정보를 다음에 열릴 위원회와도 공유할 계획이고 그러길 기대한다. 이 경험은 나에게 큰 영향을 미쳤고, 『난독증 이겨내기』에서 고등학교와 그 이후에 대한 부분을 통합하게 만들었다.

예일대학 본부뿐만 아니라 예일대 의과대학도 난독증을 가진 학생, 레지던트 및 교수진에 대해 매우 환영하는 분위기였고, 그들에 대해 더 많이 배우고자 열망했다. 나와의 매우 신선했던 토론 후에, 난독증의 과학 및 임상적 영향에 대해 과 구성원들에게 강의를 맡겼던 니타 아후자Nita Ahuja 외과 과장은 특히 두드러졌다. 이 책에서 논의한 바와 같이, 느린 독자가 어떻게 생각은 뛰어나게 빠르게 할 수 있는지를 많이 배운 것은 훌륭하고 높이 평가되는 난독증 외과 의사인 토비 코스그로브Toby Cosgrove 박사와 고인이 된 그래엄 하몬드Graeme Hammond 박사와의 많은 상호작용을 통해서였다.

교육자와 학부모가 직면한 주요 질문은 학교에 관한 것이다. 특히 난독증을 가진 자녀를 어디로 보내서 자녀의 교육적, 사회적, 정서적 요구를 이해하고 해결해 줄 수 있을까? 다양한 학교의 교육자들을 자주 방문하고 교류하는 것은 매우 유익했을 뿐만 아니라 영감을 주는 일이었다. 나는 파크 센츄리Park Century 학교에서 학생, 학부모 및 교사들과의 직접 상호작용을 통해 많은 것을 배웠다. 지금은 그 학교 이사회에서 이사로 일하고 있다. 나는 교장 주디스 풀러Judith Fuller와 동료 이사(및 학부모)인 힐러리 갈랜드Hilary Garland, 베스 암스트롱Bess Armstrong, 제니 버카트Jennie Burkart, 이슬라 개러웨이Isla Garraway 박사, 레슬리 굿맨Leslie Goodman, 폴 제닝스Paul Jennings, 트리쉬 토리Trish Torrey, 샐리 와일Sally Weil을 포함한 사람들과 어울리고, 배우고, 아이디어를 교환할 수 있어서 행운이었다. 학교 교장인 제이 러셀Jay Russell, 부교장 존 로센샤인Jon Rosenshine 그리고 입학책임자 모린 스위니Maureen Sweeney를 방문하고 어울려보니, 나에게는 윈워드Windward 학교와 난독증 학생에 대한 접근 방식에 대해 감탄하는 마음이 생겨났다. 난독증 학생을 위한 전문 공립 차터스쿨인 루이지애나 키 아카데미(LKA)의 아주 새롭고 특별한 학교 모델과 함께 일하고, 조언하고, 이사회에서 봉사 할 수 있었던 것도 행운이었다. 앞서 언급했듯이 로라 캐시디Laura Cassidy 박사에 의해 시작된 이 학교는 특히, 이 환경에서 잘해나가고 있는 불우한 난독증 소년 소녀들에게 큰 변화를 일으키고 있다. LKA 이사회 의장인 캐시디 박사는 관련 난독증 지원센터 소장인 카일라 레지오Kayla Reggio와 함께 학교뿐만 아니라 배턴 루지와 다른 곳의 공립 및 교구 학교를 대상으로 난독증 홍보 활동에 열중하고 있다. 또한, 난독증에 대해 더 많이 배우고 난독증 아동에게 읽기를 가르치기 위해 내가 제안한 특별 프로젝트를 지원해주는 비전문 차터스쿨 네트워크인 어치브먼트 퍼스트Achievement First의 공동 CEO이자 사장인 다치아 톨Dacia Toll에게도 감사한다. 나는 또한 로스엔젤레스 통합 교육구에 있는 학교를 방문하고 교류하면서 많은 것을 배웠고 도움이 되었다. 특히, 교육구 내 집중 진단 및 교육 센터의 메리 앤 설리반Mary Ann Sullivan과 비 응유엔Vy Nguyen이 그들에게 자주 의뢰되는 난독 학생을 위한 미래 지향적 개입 프로그램을 시작하기 위해 열심히 노력한 것에 대해 경의을 표한다.

마이크로소프트 본사를 방문하고 연설하고 마이크 톨프슨Mike Tholfsen과 대단히 생산적인 교류를 했다. 거기서 이전에 교류했던 팀 하퍼Tim Hopper는 난독증에 도움이 되는 기술 발전에 대한 훌륭한 정보를 제공했다. 더 중요한 것은 마이크로소프트가 난독증이 있는 모든 사람의 이익 증진에 대해 진지한 관심과 헌신하는 마음이 있다는 통찰을 내가 얻은 것이다.

네이트 헌트Nate Hundt는 내가 매우 존경하고, 나에게 매우 특별한 사람이다. 나는 네이트(그리고 그의 훌륭한 부모인 엘리자베스 카츠Elizabeth Katz와 리드 헌트Reed Hundt와 함께)를 그가 어린 소년 시절 난독증으로 진단받은 이후로 알고 지냈으며, 그가 예일대학과 예일 경영대학원을 거치며 전진하는 걸 보면서 그를 더욱 잘 알고 존경하게 되었다. 네이트는 난독인 일뿐만 아니라 훌륭하고 배려심도 있다. 그는 현재 예일대학과 같은 대규모 조직에 관리 소프트웨어를 제공하는 회사인 워크데이Workday의 주요 제품 관리자이다. 네이트는 버넷과 나를 회사 고위 관리자와 이야기하도록 초대했다. 이는 강력하고 생각이 깨이는 경험이었다. 우리는 '난독증, 다양성 및 팀 구성-인지 다양성의 사례'에 대해 이야기하기로 했다. 이는 매우 호평을 받았으며 우리도 많은 것을 배웠다. 공식 강연 후에, 우리는 네이트, 사라 오스피나Sarah Ospina, 그렉 프라이어Grog Pryor와 보다 비공식적이고 신선한 대화를 나눴다. 특히 사라는 난독증과 팀 구성에서 공감의 역할에 대해 열정적이고 설득력 있게 말했다. 사라, 그렉 및 네이트의 의견을 듣고 우리는 난독증의 강점의 바다 모델에서 기존 대표 강점에 공감을 추가하게 되었다.

버넷과 나는 X프라이즈XPRIZE의 고문으로 초대되었기 때문에 이토록 높은 수준의 도전 과정이 어떻게 작동하는지 보기 드문 내부 모습을 볼 수 있었다. 더욱 중요한 것은 이러한 경험을 통해 X프라이즈 재단의 최고 책임자인 대단히 재능있고 헌신적인 리더인 슐로미 카탄Shlomy Kattan을 소개받은 것이다. 슐로미Shlomy가 주최하고 이끄는 이벤트에서 우리는 성인에 관한 챕터에서 언급했듯이 성인에게 휴대용 장치를 사용하여 읽기를 가르치기 위해 개발된 소프트웨어의 목표와 진행 상황에 대해 의견을 나누고 학습하는 매우 긍정적인 경험을 했다.

나는 사적으로 만나고 서로 알게 되었기 때문에, 훌륭하고, 배려 깊고, 매우 성공적이고 회복

탄력성이 좋은 난독인에 대해 매우 확실하게 말할 수 있다. 데이빗 보이즈David Boies, 토비 코스크로브Toby Cosgrove 박사, 아리 엠마뉴엘Ari Emanuel, 다이앤 스웡크Diane Swonk 등 영감을 주는 이 남녀들은 내가 소중히 여기는 친한 친구가 되었다. 자신도 난독증을 가진 변호사 레베카 아라곤Rebecca Aragon, 저명한 난독증 과학자 프랭크 처치, 아카데미상을 수상한 프로듀서 브라이언 그라저를 만나 알게 되어 매우 행운이었다. 그들 각각이 난독증과 회복 탄력성에 대해 새로운 것을 가르쳐주었다.

아리 엠마누엘을 친구로 둔 것이 얼마나 자랑스러웠는지 주목해야 한다. 아리는 창의적이고 영리하며 엄청나게 마음이 넓은 나머지, 난독증을 가진 불우한 소년 소녀들을 위해 로스앤젤레스에 공립 차터 스쿨을 설립하기 위해 노력했다. 나도 이 놀라운 일에 참여하게 되어 영광입니다. 거기서 버넷과 나는 그의 매우 유능한 조력자 로몰라 래트남Romola Ratnam과 함께 일하고 있다.

발레리 자렛Valerie Jarrett과 그녀의 어머니이자 저명한 교육자인 바바라 바우만Barbara Bowman을 포함하여 다른 많은 사람들의 지원이 큰 변화를 가져 왔다. 바바라는 현재 유아 교육을 주로 이끌어가는 에릭슨 연구소의 창립자이자 회장이다. 내가 바바라를 알게 된 다음부터, 우리 둘 다 어린아이들의 읽기 어려움 방지위원회에서 봉사하면서 의견을 교환하는 것이 매우 즐거웠다. 나와 버넷이 오바마 집권기 백악관 서쪽 동에 있는 발레리의 사무실에서 난독증에 대해 논의했을 때부터 발레리의 관대함과 아이들에 대한 헌신 덕분에 큰 혜택을 얻었다. 나중에 우리가 그녀를 2015년 예일대 컨퍼런스「난독증: 느린 독서, 빠른 생각–난독증 뇌 때문에 그렇다」의 소개 연자로 초대했을 때, 마음 좋게 승낙해 주었을 때도 마찬가지였다. 샘 폭스Sam Fox, 데보라 스타크Deborah Stark, 플리전트 롤런드Pleasant Rowland의 열정적이고 의미 있는 지원에 감사드린다. 그들은 난독증에 대해 깊이 관심을 갖고 있으며, 우리 작업에 큰 변화를 가져 왔다.

또 나는 난독증에 대해 잘 알고 있고 고민도 하는 아일린 마졸라Eileen Marzola, 도널드 타카스Donald Takacs, 셰릴 냅Sheryl Knapp 그리고 부모인 돈 베일Don Vail 같은 다른 지지자들도 인정해주고 싶다. 오래된 친구이자 난독증 전문가인 헬렌 슈팩Helaine Schupack과 게일 허쉬Gail Hirsch에게 따뜻하고 감사를 담은 인사를 전하고 싶다. 난독증을 가진 학생들에게 큰 변화를 가져다준 윌슨 읽기 시스템Wilson Reading System의 창립자이자 개발자인, 바바라 윌슨Barbara Wilson에게도 특별한 감사를 드린다.

나는 루카스 가족과 지속적이고 빈번한 상호작용을 한다. 난독증을 가진 아버지 타일러 루카스 박사, 난독인이면서 펜실베이니아 대학생인 훌륭한 딸 스카이Skye, 또 매우 영리하고 난독증을 가진 아들 하이든Hayden, 난독증 아동을 위해 효과적이고, 사랑스럽고, 끈기 있고, 아이들의 챔피언인 엄마의 전형인 제랄린Geralyn은 항상 나에게 영감을 줍니다. 나는 그들을 알고부터 수년에 걸쳐, 매우 영리한데 난독증을 가진 채 성장하는 것이 무엇을 의미하는지 그리고 난독증 아동의 가족이 된다는 것이 무엇을 의미하는지를 그들로부터 배울 수 있었고, 덕분에 너무 행복하고 복 받았다고 여긴다.

난독증의 진정한 본질에 대해 부모, 교육자, 난독인 자신들 및 사회 전체에 알리고 싶은 나의 열망은 사실과 감정을 정확하고 최고 수준으로 전달하는 탁월한 의사 소통자인 뉴욕타임스 기자 캐시 해프너Katie Hafner에 의해 강력하게 발전되었다. 나는 또한 CBS 방송 프로듀서인 아미엘 바이스포겔Amiel Weisfogel과 일하면서 CBS 선데이 모닝 프로그램에서 제인 폴리Jane Pauley, PBS 방송과 에듀케이션 위크 신문의 교육기자 캣 맥그라스Cat McGrath 그리고 리사 스타크Lisa Stark 기자와 출연하여 파격적인 표지 기사로 다루어진 최신 난독증 이야기를 나누는 행운을 가지기도 했다. 버넷과 나는 '난독증에 대한 이해를 높이는 데 있어 영감을 주는 업적과 선구적인 업적을 인정받아' 리버티 과학센터가 수여하는 2019년 지니어스상을 수상하게 되어 영광이었다. 이 상을 받은 것은 정말 놀라운 일이었고 우리는 감사의 마음으로 충만해졌다. 똑같이 고무적이고 보람된 일은 리버티 과학센터의 책임자인 폴 호프만Paul Hoffman과 동료 엘리스 놀란Elise Nolan과 크리스틴 아놀드-슈뢰더Christine Arnold-Schroeder를 알게 된 것이었다. 그들은 난독증에 대해 깊게 염려하였고 최신 과학 지식을 세상에 알리는 데 헌신하고 있었다.

이렇게 유례없이 아주 많은 사람들과 연결된 책이 있다는 사실은 내 환자이자 고도로 숙달된 편집자인 조나단 시걸Jonathan Segal의 고유한 공적이다. 이 책 초판의 잠재력을 인식하고, 부드럽지만 종종 단호하게 이 책의 시작과 완성을 이끌어 준 조나단에게 어떻게 감사를 해야 할지 모르겠다. 조나단은 편집의 모든 측면을 알고 있는 편집 명장이다. 전체적으로 각 장마다 원고을 쓰고, 편집하고, 다시 쓰는 과정은 길었기 때문에, 이 훌륭하고 배려심 있는 편집자가 내 뒤를 봐주어 정말 다행이었다. 나는 그의 통찰력, 기술 그리고 나를 이끌면서 원고를 편집해 가는 여정을 밟는 그의 능력에 대해 많은 빚을 지고 있다. 이제 그를 더 사적으로 알게 되면서, 편집자로서의 조나단의 기술은 인간으로서의 그의 공감력과 비슷하다는 점도 알 수 있게 되었다. 당연하게도, 조나단의 매우 유능한 비서였던 샘 아버Sam Aber와 최근에는 에린 셀러Erin Sellers, 뛰어난 프로덕션 편집자 빅토리아 피어슨Victoria Pearson의 관심과 지원을 받았다.

버넷과 내가 수행하는 작업의 중심이자 실제 핵심은 예일 난독증 및 창조성 센터이다. 우리 또는 학계가 낸 주목할만한 성과는 우리 웹 사이트 yale.dyslexia.edu에 올려진다. 우리는 캐시 크로켓Kathy Crockett, 린 웨이머Lynn Waymer, 앰버 보빈Amber Bobin, 웬디 핀토Wendy Pinto 그리고 바바라 피어스Barbara Pearce의 헌신적인 지원을 받을 수 있어 매우 운이 좋았다. 최근에는 마이클 머숀Michael Mershon과 그의 해처 그룹[1])이 웹 사이트를 포함하여 우리의 의사소통을 관리하는 책임을 맡고 있다.

찰스 슈왑Charles Schwab은 난독증 및 학습발달 분야의 Charles와 Helen Schwab 교수라는 직위를 만드는 등 의미 있는 방식으로 상당한 지원을 해 왔으며, 이는 버넷과 저에게 큰 의미가 있었다. 슈왑은 난독증 환자가 할 수 있는 일에 대한 영감을 주는 예이다. 또 그는 난독증이 더 잘 알려져서 난독증 학생이 인정받고 지원받도록 하는 데 깊은 관심을 갖고 있다.

카렌 프리츠커Karen Pritzker가 의미 있는 공헌을 너무나 많이 했기 때문에 나는 어디서부터 그 얘기를 시작해야 할지 잘 모르겠다. 첫째, 그녀는 학습발달 및 난독증 분야에서 오드리 래트너Audrey G. Ratner 의장 자리를 만들 수 있게 기부했으며, 이 자리를 내가 자랑스럽게 맡고 있다. 이것은 내가 개인적으로 오드리(카렌의 어머니)를 알게 되고 그녀로부터 이거 저것 많이 배울 수 있는 기회가 있었다. 그녀는 독서에 끌렸고 어떻게 일찍 읽기를 가르치는 것이 가장 좋은지 함께 논의하게 되어 기뻤다. 놀라울 것도 없이 오드리는 매우 현명했고, 나는 우리의 대화와 상호교환을 통해 많은 것을 얻었다.

카렌 프리츠커의 기여가 과학적, 학문적, 개인적으로 나에게 의미하는 바를 정의하기란 정말 어렵다. 카렌은 모든 의미에서 탁월한 사람이다. 그녀는 독창적인 아이디어와 해결책이 넘쳐나며 겸손하고 세심하게 자녀를 돌보는 어머니이며 그리고 마음도 넓다. 나는 그녀와 함께 계획을 세우고, 그녀로부터 아이디어를 돌려받고, 그녀의 통찰력으로부터 혜택을 받을 수 있어 행운이었다. 그녀와 대화를 나눈 후 나는 보통 스스로에게 "이제껏 왜 그렇게 생각하지 않았을까?"라고 말한다. 그녀는 생각을 이끌어가지만 절대 압도하거나 자랑하지 않는다. 대신, 그녀는 빛을 볼 수 있도록 부드럽게 안내하려고 한다. 나는 카렌과 최근 작고한 그녀의 멋진 남편 마이클 블록Michael Vlock뿐만 아니라, 그녀의 다정하고 똑똑하며 사랑스런 자녀들도 알게 되어 영광이다. 어렸을 때부터 그들을 알고 돌보았기 때문에 나는 그들을 사랑하는 가족의 일부로 본다.

앞서 제 배우자 버넷에 대해 말할 때 나는 축복 받았다고 말했다. 이번에 나는 가족, 즉 남편과 세 아들과 아들 가족을 가져서 진실로 축복받았다는 사실도 나누고 싶다. 이렇게 배려해주는 가족이 있다는 것은 나에게 큰 변화를 가져 왔고, 『난독증 이겨내기』와 같은 책을 쓰는 것처럼, 스트레스가 많지만 보람 있는 활동을 수행하는 데 필요한 모든 지원, 힘 및 안심을 준다. 그들은 저의 세 가지 목표에 충실하도록 해준 공이 있습니다. 그것은 최첨단 과학 지식을 공유하고, 과학 지식을 행동으로 옮기고, 동정심과 공감이 내가 이 책에서 공유하는 정보와 조언의 일부가 꼭 되도록 하는 것이다.

---

1) Ed Hatcher란 사람이 만든 공익단체(역자 주).

가족은 항상 나의 주요 관심사였다. 나는 3년 동안 쌍둥이를 포함하여 3명의 자녀를 낳았고, 어렸을 때 아이들과 함께 집에 머물기로 했다. 나는 그들과 함께 있는 것을 좋아했고 이제 그들이 배려 깊고 성공적인 성인이자 아버지가 된 것을 보니 너무나 감사하다. 우리는 서로를 우선시하며 밀접하게 연결되어 있고 믿을 수 없을 만큼 사랑하고 배려하는 가족이다. 덕분에 내가 이 모든 것을 이뤄낼 수 있었으므로 나는 그것을 모두 언급하는 것이다. 나에게는 항상 나를 지원하고 보호하기 위해 존재하는 사랑스러운 안전망이 있다. 필요한 것이 무엇이든 나를 위해 있다. 그들이 너무 영리하고 배려하기 때문에 나는 운이 좋다. 나는 부탁할 필요가 없다. 그들은 특히 의사로서 나를 위해 존재한다. 그들은 나에게 위안이 되고, 주제에 대해 토론할 수 있고 특정 토론이 어떤 방향으로 나아갈지 결정하는 데 도움을 주는 가정 편집자이다. 그들은 나를 위안해주는 사람이고, 내 생각을 일깨워 주는 사람, 격려해주는 사람이며 항상 나를 위해 곁에 있다. 데이비드는 지속적으로 부모와 형제를 돌보고 있으며 그의 아내 다이아나와 함께 그의 뛰어난 세 딸에게 그들이 부모 삶의 중심임을 항상 알려주고 있다. 그러나 비범하고 지식이 풍부하며 배려심이 많은 의사이자 과학자인 데이비드는 여전히 시간을 내서 건강과 기술의 최첨단에서 복잡한 문제를 믿을 수 없을 정도로 사려 깊게 종합하고 명확하게 만들어서, 리사 수에넌Lisa Suennen과 함께 테크 토닉스Tech Tonics라는 팟 캐스트를 놓칠 수 없을 만큼 흥미롭고 신선한 작품으로 만든다. 동시에 매우 활발한 국내외 일정을 유지하고 있다. 나는 특히 놀랍도록 지식이 풍부하고 깊은 배려심을 가진 정신과 의사인 아들 조나단이 나와 함께 이 책을 공동 집필하고 불안과 주의력 결핍장애와 같은 분야(난독증 아동과 성인에게 흔하고 불편을 주는)에 대한 그의 깊은 경험을 공유해준 것을 영광스럽게 여기며 자랑스럽게 생각한다. 조나단은 모든 사람이 원하고, 대화할 수 있는 정신과 의사이다. 조나단은 훌륭한 정신과 의사일 뿐만 아니라 항상 다정하고, 똑똑한 어린 딸을 위해 곁에 있어 주는 멋진 아빠이다. 조나단의 쌍둥이인 아담은 영리하고 헌신적인 의사이자 과학자로서 어린이에게 영향을 미치는 희귀질환에 대한 치료법을 찾기 위해 모든 가능한 방법을 동원해서 끊임없이 탐구한다. 과학적이고 인본주의적인 여러 관점에서 각 문제를 다루고 진정으로 고려하는 그의 특별한 능력을 감안할 때, 아담은 그의 분야에서 매우 존경받는 리더이다. 그와 그의 아내 마리나도 못지않게 바쁘기 때문에, 그들은 항상 사랑스러운 딸과 훌륭하고 호기심 많은 아들을 위해 시간을 내는 것을 우선시한다. 아담은 믿을 수 없을 만큼 배려심이 많은 사람이며 항상 나를 돌보고 있다. 우리 모두가 그의 사려 깊고 공감적이며 진정으로 도움이 되는 조언에 의존하기 때문에, 그는 우리 가족 모두의 상담 의사이다. 나에게 정말 놀라게 하고 큰 기쁨을 가져다주는 것은, 우리 아이들이 놀랍도록 바쁘지만, 내가 어떻게 지내고 있는지, 어떻게 도와줄 수 있는지 물어보고, 내가 너무 열심히 일하고 있으므로 시간 여유를 가져야 한다고 제안하는 전화나 이메일이 항상 있다는 것입니다. 사랑스럽고 믿을 수 없을 정도로 배려하는 가족에 둘러싸여 있다는 것이 나를 북돋워 주고 힘을 불어넣어 주어 앞으로 나아가 내 꿈을 실현할 수 있게 해주는 마법 같은 매력이다.

가족에 대해 말하면서, 나는 처음으로 나에게 사랑과 힘과 연민을 주었던 부모님 도라와 마이어 엡스타인과 내 자매 얼렌의 변함없는 헌신을 인정하고 경의를 표한다. 그녀와 그녀의 멋진 남편인 마빈은 내가 어머니를 잃었을 때 나를 돌봐주었고 항상 나를 위해 곁에 있었다. 다행히도 우리 사이의 느낌과 사랑은 강하고 서로 주고받는 것입니다.

목차

제1부 읽기의 본질과 난독증

제2부 과학을 실천으로 – 난독증 진단

제3부 자녀가 읽을 수 있도록 돕기

제4부 힘겨운 책 읽기에서 능숙한 책 읽기로

제5부 학교 선택

제6부 고등학교 졸업 후의 성공

제7부 난독증 아동과 성인이 잘 지내도록 돕기

제1부 읽기의 본질과 난독증

DYSLEXIA

1장

앎의 힘

이 책은 인간에게 고유하지만 선천적이지 않은 특별한 능력인 '읽기'에 관한 것이다. 이 능력은 아동기에 습득되고, 문명인으로서의 인간에게는 필수적이며, 누구에게든 당연시된다. 그 때문에 우리는 아이가 충분히 동기부여가 되고 읽기를 가치 있게 여기는 가정에서 양육되었다면 당연히 쉽게 읽게 될 것으로 간주한다. 그러나 직관적으로 받아들인 많은 가정이 그렇듯, 모든 아이가 자연스럽고 쉽게 읽게 될 거라는 추정은 옳지 않다. 엄청 총명한 아이들을 포함해서 상당수의 의욕적인 소년, 소녀들이 읽기를 배울 때 심각한 어려움을 경험하는데, 이는 그들의 잘못 때문이 아니다. 읽기를 배울 때 이렇게 지속해서 좌절을 겪는 문제를 난독증이라고 한다.

대부분의 아이들은 읽기를 배우고 싶어 하고, 실제로 곧 그렇게 한다. 그러나 난독증을 가진 아이들은 매우 다른 경험을 한다. 다른 사람들에게는 그리 힘들지 않고 수월하게 할 수 있는 읽기가, 그들에게는 능력 밖의 일인 것 같다. 이 아이들은 구어口語는 잘 이해하고 이야기 듣는 것을 좋아하지만, 같은 말들이 종이 위에 쓰여 있으면 해독할 수가 없다. 그들은 좌절하고 실망하게 된다. 교사들은 자신이 또는 아이가 지금 도대체 무엇을 잘못하고 있는지 궁금해하며, 종종 그 문제를 잘못 진단하거나 그 문제에 대해 잘못된 조언을 하기도 한다. 부모들은 자신감을 잃고 자책하거나 분노를 느낀다.

이 책은 바로 이러한 부모, 교사, 아이들을 위한 것이다. 읽기와 난독증에 대해 새로운 과학적 사실들이 밝혀졌다는 것은 매우 기쁜 일이었지만, 이러한 괄목할 만한 발견이 널리 알려지지 않고 실제 적용이 상대적으로 부족하다는 사실은 불만스럽다. 읽기 과학에 대해 내가 아는 모든 것을 여러분과 나누고 싶다. 무엇보다 나는 난독증을 초기에 아주 정확하게 진단하고, 그것을 치료하고 후유증을 완화하는 일이 이제는 가능하다는 점을 명확히 밝혀 두고 싶다. 또한, 우리는 난독증을 가진 십 대들과 청년들, 노인들에게도 그 어느 때보다 많은 도움을 줄 수 있게 되었다.

난독증은 신체 조직이나 기관 속에 사는 해로운 바이러스처럼, 한 사람 인생의 모든 측면에 막대한 영향을 미친다. 종종 보이지 않는 장애라고도 불리는데, 이는 눈에 드러나는 뚜렷한 징후가 부족하기 때문이다. 그러나 난독증은 난독증 없이 살아가고, 난독증으로 고통을 겪지 않는 사람에게만 보이지 않을 뿐이다. 팔이 부러졌다면 X-ray 사진으로 명확한 증거를 찾아낼 수 있고, 당뇨병이 있다면 혈당 측정으로 확인할 수 있다. 하지만 지금까지 읽기 장애는 그렇지 못하였다. 그러나 이제, 새로운 뇌 영상 기술의 도움으로, 난독증을 가진 남녀들의 뇌가 작동하는 모습에서 문제점을 알아낼 수 있게 되었다. 그리하여 "바로 여기. 이것을 보세요. 이게 바로 이 문제의 근본적 원인이에요"라고 말할 수 있게 되었다. 이제 우리는 난독증이 구체적으로 뇌의 어디에서 어떻게 나타나는지 정확히 알게 된 것이다.

난독증을 가지고 매일 힘들게 살아가다 보면, 많은 사람(교사, 행정가, 친지, 장애의 존재 자체를 의심하고 멋대로 자기 견해를 떠드는 사람)의 생각 때문에 현실에서 겪기 힘든 어려움을 겪게 된다. 어떤 사람들은 여전히 난독증이 존재하지 않는다고 주장한다. 그들은 아이들의 읽기 문제를 전적으로 사회적, 교육적 요인 탓으로 돌리며, 생물학적 원인을 완전히 배제한다. 난독증의 타당성을 의심하는 사람들은 난독증에 대한 생물학적, 인지적 설명을 뒷받침해 줄 어떠한 과학적 증거도 없다고 단언한다. 그리고 그들은 난독증 학생들이 그 오진으로 인해 특별대우를 받고 있다고 주장한다.

54세의 마케팅 책임자인 매튜[2]는 한번도 특별대우를 받아 본 적이 없다. 대신 자기도 저질렀는지 모르는 범죄에 대해 유죄판결을 받은 느낌이라 토로한다. 콜로라도 대학에 재학 중인 조지는 난독증을 '야수(조용히 따라다니면서 자신의 삶을 끊임없이 방해하는 미지의 약탈자)'로 묘사했다. 그의 시험 점수는 그가 공부에 투자한 많은 시간과 상당히 축적된 그의 지식, 그의 높은 지능을 드러내 주지 못했고, 시험 점수를 포함한 이런 큰 고통을 왜 자신이 겪어야 하는지 알 수가 없었다. 조지는 '그 야수의 정체'를 파악하여 이런 일이 자기에게 일어나는 이유를 이해하고 싶어 했다. 물론 그는 자신을 둘러싼 불가사의한 문제의 본질을 이해하길 간절히 원하긴 하지만, 자신

2) 이 책 전체에 걸쳐 기밀을 유지하기 위해 많은 개인의 이름과 일부 식별 특성을 변경했다. 대중에게 잘 알려진 모든 사람들은 실명으로 표시했다.

이 난독증으로 밝혀진 다음 겪게 될 심한 당혹감에 대한 두려움도 품고 있다. 앞으로 무엇이 예상되는지, 또 언제 그 모습이 드러날지 도무지 알 수 없는 난독증의 숨어있는 본성 때문에 조지는 매우 불안했다. “그것은 가만히 엎드려 있다가 내가 잘못 움직이기를 기다려서, 어느 순간 갑자기 또다시 나를 덮칠 것 같아요.”

그러나 이런 너무나 흔했던 일들이 이제 더는 생기지 않을 것 같다. 아무리 똑똑하고 의욕적인 사람이라 하더라도 난독증을 가졌다면, 결국 읽기 장애가 생길 수밖에 없는 이유를 알게 된 것이다. 인간이 언어를 이해하고 말할 수 있는 것은 두뇌 시스템 덕분이며, 난독증은 바로 두뇌 시스템에 문제의 뿌리를 두고 있는 복잡한 문제이다. 언어를 코드화하는데 핵심적 역할을 하는 신경회로에서 결함이 있을 때, 읽기 능력이 어떻게 손상되는지 우리는 알아냈다. 또, 두뇌 내부의 깊은 곳에서 시작된 이 장애가 어떻게 읽기뿐 아니라 다른 여러 주요 기능(단어의 철자를 알고, 단어들을 회상해내고, 단어를 발음하고, 특정 사실들을 기억하는 능력)에까지 영향을 미치게 되는지도 이해할 수 있게 되었다. 난독증이 처음 보고된 지 1세기 이상이 지난 지금에야 비로소 과학자들은 ‘그 야수의 정체’를 파악할 수 있게 되었으며, 우리는 이제 그 야수를 길들이고 통제할 수 있을 정도로 성공을 거두고 있다.

나는 난독증이 있는 법과대학 1학년생인 샬롯을 설득하느라 많은 시간을 보냈던 것을 기억한다. 샬롯은 영리하지만, 매우 느리게 읽기 때문에 시험 시간이 남들보다 더 필요한 학생이었고, 따라서 다가올 기말고사를 앞두고 시험 시간 연장을 요구하고 있었다. 그러나 그녀는 자신의 난독증이 알려지지 않아야 교수들이 자기를 인정할 것이고, 그래야 법률잡지에 글을 실을 수 있게 되리라고 생각했다. 샬롯은 교수들이 난독증에 대한 고정관념을 가지고 있어서 그녀의 능력을 의심할 거라 판단했다. 따라서 그녀는 어찌할지 매우 고민했다. “시험 때 남들보다 시간을 더 쓴다면, 모두 내가 그 점수를 받을만한 자격이 없고 내가 그렇게 똑똑하지도 않다고 생각할 것이다. 그러나 시간을 더 받지 못하면 나는 결코 시험문제를 끝까지 풀지 못할 것이다.” 샬롯이나 그녀와 비슷한 사람들에게, 이른바 편의제공은 잔인한 역설인 셈이다.

나는 종종 난독증에 대한 강의 요청을 받는데, 강의할 때마다 이런 질문을 받는다. “당신이 말한 것을 어디서 읽을 수 있나요? 어디서 그 정보를 얻을 수 있지요? 추천할 만한 책이 있나요?”

나는 이러한 질문들과 시간이 없어 답변하지 못한 다른 모든 질문에 대한 답변으로 이 책을 썼다. 쏟아져 나오는 최첨단 과학 데이터의 경이로운 내용을 이번 제2판에서 여러분과 공유하게 됨으로써, 우리의 난독증에 대한 이해를 높일 뿐 아니라 이를 통해 난독증을 가진 모든 아동과 성인의 삶을 개선할 수 있는 능력을 향상할 수 있게 되어 기쁘다. 나는 난독증을 둘러싸고 있는 무지의 장막을 걷어 올리고, 대신 멋진 지식이 주는 위안으로 대체하고 싶다. 나는 모든 부모로 하여 첫째, 무엇이 내 아이에게 최선인지, 둘째, 내 아들 혹은 딸이 읽을 수 있게 되기 위해 무엇을 할 수 있는지 알려주고 싶다.

제2판에서 나는 연구실에서 알아낸 것과 교실 현장에서 적용되는 것 사이의 엄청난 간극에 다리를 놓고 싶다. 신경과학 분야는 급격히 발전하고 있고, 읽기의 기초가 되는 두뇌 기제에 대한 이해의 진보는 가히 혁명적이다. 그러나 유감스럽게도 대부분은 이 새로운 정보들은 계속 비밀로 남아있는 것 같다. 독서할 때의 두뇌의 모습을 찍을 수 있고, 두뇌가 작동하는 것을 그야말로 직접 볼 수도 있는 시대에 살면서도, 읽기와 힘겹게 싸우는 아동들과 성인들을 내버려 둔다는 것은 용납할 수 없는 일이다.

나는 학습과 집중력 장애를 전문으로 하는 의사이자 과학자로서 40년 이상 동안 난독증을 가진 아이들을 진료해왔고, 내 모든 작업의 영감은 바로 이런 소년, 소녀와 그들의 부모들에게서 온 것이다. 과학은 병을 둘러싼 이론적 질문들에는 관심이 많지만, 임상적 의미 자체에는 관심이 적은 편이다. 반면, 임상적 장애와 그 장애가 인간에 미치는 영향을 잘 이해하는 통찰력 있는 의사들이 새로운 과학적 지식에는 그리 친숙하지 않을 수도 있다. 난독증을 가진 아이들과 성인들을 가장 효과적으로 돕기 위해, 의사이자 과학자인 나는 가끔은 서로 어울리지 않는 이 두 지식 세계를 모두 이용할 필요가 있다고 느낀다. 따라서 이 책의 또 다른 목표는 난독증에 대해 새로 밝혀진 과학적 지식을 읽는 이들에게 알려주기 그리고 난독증을 가진 사람들을 도울 때 이 새로운 지식을 적용하는 방법을 보여주기이다. 일단 난독증을 이해하면 그 증상과 치료법도 쉽게 이해할 수 있다. 더 이상 미스터리는 없고 우리가 그것을 좌지우지할 수 있다. 또한, 당신은 당신과 당신의 아이, 혹은 당신의 학생에게 무엇이 최선인지 결정할 수 있다. 읽기 장애가 무엇인지, 어떻게 그것을 진단하는지, 원인은 무엇인지 그리고 무엇보다도 그들을 돕기 위해 무엇을 할 수 있는지 등을 부모들이 분명히 그리고 논리적으로 이해할 수 있도록 도울 수 있었던 건 나에게 큰 보람이다.

우리는 이제 난독증이 매우 흔한 문제라는 것, 즉 다섯 명당 한 명꼴로 발생하며 미국에서만 천만 명이 가지고 있다는 걸 알고 있다. 전 세계에 걸쳐 어떤 교실이나 동네에도 읽기와 힘겹게 싸우는 아동들이 있고, 난독증은 그런 많은 아이들에게서 어린 시절의 기쁨을 빼앗아 왔다.

케이틀린도 그런 아이 중 하나였다. 현재 캘리포니아 북부에서 소아과 의사를 하는 나의 대학

동창 애담이 어느 날 전화를 해서 자기 손녀를 한번 봐줄 수 있는지 물었다. 이제 1학년을 마친 7살의 케이틀린은 읽기를 잘하지 못하는 모양이었다. 애담은 말했다. "나는 이제껏 그 아이를 아주 똑똑하다고 생각했기 때문에 도저히 납득이 안 돼. 그 아이 엄마 에스더는 항상 딸 옆에서 무엇이든 해주려고 하지만, 그녀든 누구든 도대체 무엇을 해야 할지 잘 모르는 것 같아."

내가 케이틀린을 만나자 왜 그녀의 엄마가 그렇게 화가 났는지 확실히 알 수 있었다. 케이틀린은 2년간의 정규 학교 교육을 받았지만 읽기의 초급 단계도 넘어서지 못했다. 그녀는 기계적으로 겨우 몇 단어를 암기했을 뿐, 새로운 단어가 나오면 그것을 제대로 발음하지 못했고, 종이 위 단어와는 무관하게 자기가 아는 단어의 발음을 말하곤 했다. 가끔 그녀는 단어의 첫 글자를 알아냈는데, 예를 들어 boy라는 단어를 보고 bat이라고 읽었다. 검사를 해보니 케이틀린은 1학년 학생이 알아야 하는 24개의 단어 중 4개의 단어만 알고 있었다. 무엇보다 그녀의 엄마 에스더를 좌절시킨 것은 학교의 태도였을 것이다. 교장 선생님은 에스더가 어떤 숨겨진 정서적 문제를 가지고 있지 않나 생각했다. 학교의 생활지도 상담 교사는 에스더가 지나치게 걱정 많은 엄마가 아닌가 하고 의심했다. 그러나 학교의 어느 누구도, 케이틀린의 읽기 능력이 부족하다는 것을 알려주지 않았다. 그녀의 성적표는 항상 그녀가 하지도 않은 훌륭한 행동을 칭찬하고 있었다. '자기 수준에서 남들에게 잘함'이 평가에 대해 에스더는 "이게 무슨 뜻이죠?"라고 물었다. 케이틀린의 교사들과의 미팅 요청은 무시되거나 한참 연기되었고, 겨우 열린 회의에서 모두가 케이틀린의 학업적인 문제보다는 에스더의 '정서적인 문제'에 초점을 맞췄다. 에스더는 자신에게 묻기 시작했고, 그녀의 명랑했던 딸이 점점 위축되어 가는 것을 보면서, 자신이 케이틀린이 가진 어려움을 제대로 알지 못하고 있다는 걸 깨달았다.

케이틀린의 일곱 번째 생일파티가 바로 그 정점이었다. 에스더는 딸의 생일을 특별한 날로 만들어 주기 위해 열심히 준비했다. 케이틀린은 파티 내내 "언제 촛불을 끄죠?"라고 계속 물었다. 마침내 방이 어두워지고 에스더가 일곱 개의 촛불이 밝게 빛나는 케이크를 들고 들어왔다. 케이틀린은 테이블로 바로 달려와 의자 위에 올라가서는 케이크를 향해 몸을 구부리고 눈을 꼭 감았다. 그녀는 마음을 모아 집중한 다음 촛불을 모두 불어서 껐다. 그리고 자기 방으로 뛰어 올라가 문을 닫았다. 에스더는 케이틀린이 침대에서 자기가 좋아하는 이야기책『달아, 잘 자Good Night Moon』를 무릎 위에 올려놓고 울고 있는 것을 발견했다. 딸의 얼굴에 눈물이 비 오듯 쏟아졌다. "엄마는 내가 원하는 모든 소원을 이룰 수 있다고 했지만, 엄마가 틀렸어요. 내 소원은 이루어지지 않았어요." 케이틀린은 그 책에 있는 글자를 여전히 읽을 수 없었다.

예상했겠지만, 케이틀린은 난독증을 가지고 있었다. 그녀는 긴 단어를 읽는 데 어려움이 있고 대화 중 적당한 단어를 찾아내는 데 애를 먹는다. 그녀는 말을 하다 한참 멈추기도 하고 "음" 같은 말을 많이 한다. 알파벳 글자들의 음가를 구별하지 못하는 현상은 계속됐다. 이런 모든 증상은 난독증을 가진 아동을 진단하기 위해 고안된 일련의 검사 결과와 일치했다. 에스더에게 난독증과 케이틀린의 상태에 상세하게 얘기해 주었다. 나는 에스더가 난독증이 딸에게 어떤 의미인지 가장 기본적인 단계부터 확실히 이해하는 게 매우 중요하단 걸 경험상 알고 있었다. 일단 그 점을 확실히 파악한다면, 자기 아이에게 아주 강력하고 효과적인 지지자가 될 수 있음을 나는 잘 알았다.

에스더와 케이틀린은 진단뿐 아니라 실질적 대책, 즉 읽기 장애를 극복하도록 도와줄 종합적 프로그램을 가지고 캘리포니아로 돌아갔다. 에스더는 왜 케이틀린이 읽을 수 없었는지 이제 알게 되었고, 그것을 고치기 위해 무엇을 해야 하는지도 정확히 알게 되었다. 또한, 에스더는 케이틀린이 가진 특별한 장점들을 인식하게 되었는데, 딸의 읽기를 도와주는 데 그것들을 어떻게 이용할지도 알게 되었다.

에스더는 우리의 계획대로 잘 따라왔다. 케이틀린이 특별 읽기 지도를 확실히 받도록 했다. 1년 후, 케이틀린은 놀라운 발전을 이루었다. 읽기는 그녀에게 더 이상 풀 수 없는 미스터리의 세계가 아니었고, 그녀는 인쇄된 글자들이 어떻게 말소리들을 표현하는지 잘 이해하고 있는 자신만만한 어린 숙녀가 되었다. 그녀는 완벽하지는 않지만 읽을 수 있게 되었다.

케이틀린과 그녀의 부모님은 예정된 재방문을 위해 내 진료실이 있는 코네티컷으로 날아왔다. 나도 어떻게 바뀌었는지 몹시 궁금했다. 슬프고 구부정한 케이틀린이 아닌 활기차고 웃는 어린 소녀가 내 사무실로 그야말로 뛰어 들어와서, 새로운 기술을 과시할 시간이 없었다. 그녀는 재빠르게 배낭에서 종이와 연필과 두 권의 책을 꺼내어 준비하였다. 케이틀린은 자신의 성취가 자랑스러웠다. 처음 보는 단어들을 힘들게 읽고 발음해야 하는 오랜 형벌을 그녀가 극복해 낸 것이다. 그녀는 어려운 단어까지도 하나하나 자신 있게 발음할 수 있었다. 그녀는 소리 내어 "스크, 스크-우-우-ㄹ, 스쿨Sk, sk-oo-oo-l, school"이라고 읽어 냈다. 그리고 그녀는, "아, 나는 스펠링도 말할 수 있어요. 보실래요?" 하고는 매우 주의 깊고 확고한 태도로 s-c-h-o-o-l을 크고 진하게 썼다. 이어서 그녀는 책가방에서 책 한 권을 꺼낸 다음, 매우 자랑스럽게 집중해서 그 책을 읽어 나갔다.

커다란 초록색 방안에
전화기가 하나 있어요
빨간 풍선도 있고
어떤 그림도 있는데

소가 달을 뛰어넘는 그림이에요

케이틀린의 발전도 인상적이었지만, 어머니의 엄청난 변화에 나는 큰 감동을 받았다. 모든 장애 아동의 성공 뒤에는 열정적으로 헌신하고 강하게 밀착되어 있으며 대단히 사기 높은 부모(대개는 어머니이지만 항상 그런 것은 아니다)가 있다는 점을 나는 굳게 믿고 있다. 에스더는 완전히 다른 사람이 되었다. 그녀는 미소 짓고 있었고 자신 있어 보였다. 그녀는 편안한 모습으로, 조용하지만 상당히 큰 확신을 전해주었다. 그녀는 나에게 말했다.

> 이제는 내가 내 딸의 운명을 책임지고 있어요. 나는 다시는 교장 선생님이 내 딸의 미래를 결정하는 걸 그냥 팔짱 끼고 지켜보지만은 않겠어요. 이제는 제대로 알고, 이해하고 있으므로 그분에 의해 좌우될 필요가 없거든요. 나는 내 딸의 문제를 이해하고 있고, 내 딸에게 필요한 것을 알고 있으며, 누가 뭐라 해도 상관없이 내 딸에게 최선이 되는 쪽으로 행동할 힘도 가지고 있어요. 나는 자신 있어요. 나는 다른 사람이 되었어요. 내 아이의 미래를 다른 사람에게 전적으로 의지하지 않아도 된다는 것은 정말 엄청난 기쁨이지요. 작년만 해도 나는 그녀에게 무엇이 필요한지 몰랐어요. 이제 나는 내 딸을 위해 뭘 요구해야 하는지 알아요. 나는 더 이상 어둠 속에 있지 않아요.

에스더는 느긋하고 부드럽게 이야기하는 엄마이지만, 케이틀렌의 미래를 지켜주는 일에 관해서만 은 결코 무시할 수 없는 엄청난 힘을 가진 호랑이가 되었다.

읽기는 아이들에 대해 부모가 가지는 꿈을 실현하는 열쇠이다. 일찍부터 아이들은 경쟁에 참여하고 그들의 미래가 학교라는 무대 안에서 결정되기도 한다. 교실에서 읽기는 왕이다. 읽기는 학업의 성공에 필수적이기 때문이다. 또한, 읽기 장애는 성인기를 포함하여 모든 발달 시기에 걸쳐 중대한 영향을 끼친다. 따라서 난독증을 초기에 분명하고 정확하게 밝혀 그에 따른 적절한 조치를 바로 취하는 것은 매우 중요하며, 그를 통해 아이가 읽기를 배우고 또 즐길 수 있게 해주어야 한다.

몇 년 전만 해도 읽기를 배우지 못하거나 잘 읽지 못하는 아이 중 상당수가 이제 글을 잘 읽을 수 있게 되었다. 향후 읽기는 극소수의 아이들에게만 심하게 어려운 일로 남게 될 것이다. 그러나 읽기 과정에 대한 이해의 놀라운 발전과 그 적용으로 인해, 그 극소수의 아이들마저도 많은 혜택을 얻을 수 있게 되었다.

앞에서 이미 언급했고 나중에 또 설명하겠지만 읽기는 타고나거나 저절로 발달하는 능력이 아니다. 그것은 학습되어야만 한다. 아이가 지면 위 추상적인 선들을 의미 있는 글자로, 소리로, 단어로 그리고 문장이나 단락으로 바꾸기를 얼마나 쉽게 배울 수 있는가는 읽기를 가르치는 방법에 전적으로 달려있다. 글은 코드, 특히 알파벳 코드 형식으로 제시된다. 약 70~80%의 아이들은 1년 정도의 교육만 받으면 그 코드를 해독할 수 있다. 그러나 나머지 아이들은 1~2년, 혹은 그 이상 학교 수업을 받아도 제대로 된 읽기 수준에 도달하지 못한다. 이제 우리는 이런 아이들도 읽기 코드를 풀 수 있게 해주는 열쇠를 갖게 되었다.

우리의 새로운 난독증 이해 수준에 몹시 흥분되는 이유는, 덕분에 읽기와 읽기 장애를 어떤 연령과 교육수준이든지 맞추어 설명할 수 있기 때문이다. 난독증의 주요 원인이 되는 중요하고 핵심 인지 결함을 밝힘으로써, 과학자들은 아이들이 어떻게 읽기 능력을 습득하며 또 왜 누군가는 그것을 못 하는지 이해할 수 있게 되었다. 새롭게 제시된 난독증의 모델은 갓 입학한 어린아이부터, 초등학생과 중학생, 고등학생, 대학생, 심지어는 대학원생이나 전문대학원 학생들이 가진 광범위한 읽기 장애를 이해하고 치료하는 데 적용될 수 있다. 이 모델은 평생을 읽는 즐거움을 가지지 못한 채 보낸 수많은 성인에게도 문제없이 적용될 수 있다. 그리하여 이제껏 방치되어 온 사람들도 우리의 읽기에 대한 새로운 이해 덕분에 혜택을 받을 수 있게 된 것이다. 아이든 성인이든, 배경이 어떻든, 어떤 가정 출신이든, 지적 수준이 어떠하든, 혹은 다른 영향력 있는 요소가 무엇이든, 한 개인의 읽기는 같은 두뇌 회로를 통해 이루어진다. 그리고 이 회로가 밝혀졌다. 쉽게 말해 두뇌의 어떤 시스템이 읽기와 관련되어 있는지 알게 되었다는 것이다. 이러한 새로운 발견 덕분에 이제 몇 가지가 더 가능해졌는데, (1) 난독증 고위험군 아이들을 읽기 장애가 채 나타나기도 전에 매우 정밀하게 알아낼 수 있고, (2) 아동, 청소년, 성인에게서 난독증을 정확하게 진단할 수 있으며, (3) 매우 효과적이고 입증된 치료 프로그램을 가지고 치료할 수 있다.

읽기를 못 배우는 아이들은 1학년이나 2학년 때 밝혀지기도 하지만, 난독증을 가진 아이 중 대다수는 적어도 3학년이 지나서야 드러난다. 사실 난독증을 가진 아이를 청소년기나 성인기가 될 때까지 알아보지 못하는 것은 이상한 일이 아니다. 이에, 나는 몇 가지 질문을 해야겠다. 고등학생이나 그 이상에서의 읽기 장애를 어떻게 진단할 것이며, 그것을 위해 무엇을 할 것인가? 그런 학생들에게 학교나 시험에서의 특별한 배려가 필요한가? 만약 그렇다면, 왜 그런가? 난독증을 가진 아이들에게 가장 좋은 학교 환경은 무엇인가?

저에게 연락한 한 아버지에 따르면 이런 종류의 정보가 그의 아들을 '구했다'라고 한다. 그가 쓴 글이다.

> 내 아들 마이클을 고등학교 2학년 때 봤다면 매우 형편없었을 겁니다. 그러나 마이클은 학업적으로나 정서적으로 크게 바뀌었어요. 그는 이제 자신감 있고 안정적인 청년이에요. 그는 자신의 열성 지지자가 되었지요. 그는 자신이 뭘 원하는지, 또 그 이유도 알고 있어요. 그러므로 자신을 위해 목소리를 높이기도 하고 스스로를 간섭하고 귀찮게도 합니다. 선생님들께 필요한 것을 말하는 것도 마이클이고, 그래서 선생님들은 마이클을 존중하지요. 이런 자율성이 우리 아들을 구한 거예요.
>
> 추신) 우리는 올해 여름에 대학들을 방문해 볼까 합니다.

절대 늦지 않았다. 새 지식은 매우 기초적이며 근본적이기 때문에 모든 연령대의 사람들에게 적용될 수 있다. 예를 들어 자수성가한 여자 사업가이자 번창하는 애완동물 사업의 소유주인 레이첼은 초등학교 4학년 수준 이상의 책은 읽을 수가 없었다.

> 당황스러워요. 판매원들이 다가와 나에게 안내 책자를 주는데, 내가 읽을 줄 모른다고 어떻게 말할 수 있겠어요? 식당에 가서는 메뉴를 읽을 수 없어서 나는 항상 이렇게 짧게 말하죠. "이봐요, 오늘의 특별 메뉴가 뭐죠?" 유월절에 내가 성경 읽을 차례가 되면 그저 죽고 싶어요. 지금까지는 내 자매 중 한 명이 대신 읽어 주며 도와줬어요. 가끔 새로 온 사람이 좋은 의도로 말한다. "오, 레이첼을 빠뜨렸잖아요? 레이첼도 해야죠?" 지금까지 나는 기본 일견 단어들을 많이 암기해왔어요. 그러나 새로운 단어를 만나면 꼭 그리스어 같아요. 자포자기의 심정으로 텔레비전에서 광고한 읽기 프로그램을 주문하기도 했다면 믿으시겠어요? 6, 7세를 위한 프로그램을 샀는데, 진짜 슬픈 것은 그 프로그램이 내게 전혀 도움이 되지 않았다는 거예요. 이제 결혼도 했고 아이도 생길 것이기 때문에 읽을 수 있는 사람이 되고 싶어요. 다른 사람들처럼 나도 평범한 일상을 살고 싶어요. 신문도 읽고, 요리책도 읽고, 약병의 지시사항도 읽고 말이죠.

레이첼은 성인을 위한 새로운 집중적 프로그램을 시작했다. 최근에 그녀를 만났을 때 그녀는 말했다.

> 곧 아기가 태어날 거예요. 아침에 일어날 때마다 나는 임산부용 책을 펼치고 나의 아기가 어떻게 자라고 있는지 읽는답니다. 조이가 태어나면 아이에게 책을 읽어줄 수도 있을 거예요. 너무 기분이 좋아요. 나는 읽을 수 있어요!

케이틀린, 마이클, 레이첼 그리고 그들의 가족들은 읽는 이들과 나누고 싶은 새로운 희망을 경험했다. 나는 읽는 이들을 내 연구실로 데리고 가서 획기적인 새 과학의 세계를 보여주고 싶다. 그 세계는 생각하고, 말하고, 읽고, 기억할 때의 뇌 활동을 직접 볼 수 있게 해준다.

이어지는 내용에서 나는 난독증의 과학적인 면과 인간적인 면, 양쪽 모두를 살펴볼 것이다. 제1부에서는 난독증이 무엇이고 오랜 시간에 걸쳐 어떻게 발달해왔는지를 확실히 밝히겠다. 나는 난독증의 인지적 기초에 관해 설명하고, 난독증과 읽기의 신경 생리학에서 두뇌 연구가 우리에게 무엇을 가르쳐 주는지 설명할 것이다. 읽기와 난독증의 근간이 되는 신경 기제의 정체에 대해 그동안 상당히 많은 진전이 이루어져 왔다. 이런 연구들은 가장 근본적인 질문이며 연구자들에게는 가장 추상적이며 중요한 과제(어떻게 마음이 작동하는가, 두뇌와 행동, 생각과 읽기, 그리고 두뇌의 구조와 기능, 이들 사이의 관계는 무엇인가)를 던진다.

제2부에서 제4부까지는 우리가 연구실에서 알아낸 것을 교실이나 가정에 적용해 볼 것이다. 그리하여 난독증을 가진 아이들과 성인들을 실제 접근, 진단, 치료할 때 과학이 미치는 영향력에 대해 논의할 것이다. 이러한 과학 지식은 광범위하게 적용될 수 있으므로, 많은 사람이 특별히 관심을 두고 있는 실질적 사안들에 대해서도 논의할 수 있다. 즉, 나이 든 아이들이나 성인들의 진단뿐 아니라 어린아이들의 조기 진단, 똑똑한 청소년들 진단에 있어서 특별히 고려해야 하는 점, 아이들, 청소년들 그리고 성인을 위한 가장 효과적인 치료법, 난독증과 입학시험 간의 관계, 난독증과 주의력 결핍 과잉행동장애(ADHD) 사이의 관계, 나이든 아이들을 위한 편의제공 방법들, 직업 선택 시에 난독증이 의미하는 것 등이 다뤄질 것이다. 먼저, 이 장애가 1세기 이전에 어떻게 발견되었는지부터 살펴보자.

2장

난독증의 역사적 뿌리

19세기 후반, 잉글랜드의 씨포드 지방과 스코틀랜드 중심부의 의사들이 의학 전문 잡지에 그 시대(빅토리아 여왕 시대)의 어떤 아이들에 대한 글을 실었다. 그들은 총명하고 의욕이 넘치고, 관심받고 교육받은 집안 출신이라 교사들의 관심을 끄는 아이들이었으나, 읽기를 배울 수 없는 아이들이었다. 그 글에 표현된 묘사들과 깊은 당혹감은 요즘 글에서는 얻을 수 없는 것으로, 그것을 통해 우리는 난독증에 대한 독특한 이해를 얻을 수 있을 듯하다.

1896년 11월 7일, 씨포드의 프링글 모건W. Pringle Morgan 박사는 브리티시 메디컬 저널에 14살 소년, 퍼시에 대한 글을 올렸다.

> 그는 항상 총명하고 똑똑한 소년이었고, 게임에서 재빠르며, 모든 면에서 자기 나이의 누구에게도 떨어지지 않는 아이였다. 그러나 그의 가장 큰 어려움은 읽기 능력이 없었다는 것이다(현재도 그렇다). 그는 7살 때부터 학교에 다녔고 가정교사의 지도를 받았다. 엄청나게 애를 쓰며 읽기를 배웠지만, 이 고생스럽고 끈질긴 훈련에도 불구하고 그는 1음절 단어들의 철자만, 그것도 매우 힘겹게 말할 수 있었다….
>
> 그다음 나는 그의 숫자 읽기 능력을 시험해봤는데, 그는 아주 쉽게 그것을 할 수 있었다. 그는 재빨리 읽어 나갔다. 785, 852, 017, 20, 969. 그리고 계산도 정확히 해냈다.$(a+x)(a-x)=a^2-x^2$…. 그는 산수를 좋아한다고 말한다. 그는 산수를 하는 데에는 아무 문제가 없지만, 인쇄되거나 손으로 쓴 단어는 "그에게 아무 의미가 없다"라고 말한다. 그를 검사해본 결과 나는 그의 말이 맞음을 확신했다. 이 소년은 독일 신경 학자인 아돌프 쿠스마울Adolf Kussmaul이 칭한 '단어맹語盲, word blind' 사례

> 에 해당한다….
>
> 덧붙이자면, 그 소년은 명석하고, 대화하는 걸 보면 중간 정도의 지능을 갖고 있다. 그의 눈은 정상이고… 시력은 좋다. 그를 몇 년간 가르친 교사는, 만약 수업이 전적으로 구두로만 이루어진다면 그는 학교에서 가장 똑똑한 아이일 것이라고 말한다.

모건은 이미, 오늘날 우리가 발달성 난독증developmental dyslexia이라고 부르는 것의 기저를 이루는 기본 요소들을 포착하고 있었다. 퍼시는 읽기에 필요한 지적, 감각적 능력을 모두 갖춘 듯했지만 읽지 못했다. 그 결핍은 오직 글자와 단어를 읽기에만 관련된 것 같다. 퍼시는 수학을 꽤 잘했다. 모건이 계속 말하는 것처럼, 그는 숫자 7은 쉽게 알아보지만, 일곱이라고 적혀진 단어는 인식하지 못한다.

모건은 최초로 단어맹을 다른 면에서는 건강한 아이들에게 발생하는 발달장애의 하나로 인식하였다. 그러나 그보다 몇 세기에 앞서, 의사들은 좋은 시력과 높은 지능을 가진 남녀가 읽기 능력의 부족을 보이는 흥미로운 현상을 관찰하였는데, 이 사례는 모두 어느 정도 뇌 손상을 받은 어른들의 경우였다. 최초로 기록된 단어맹의 사례는 아마도 1676년으로 거슬러 갈 것이다. 독일 의사 요한 슈미트Johann Schmidt 박사가 발작 후 읽기 능력을 상실한 65세 남성, 니콜라스 캠비어Nicholas Cambier에 대한 관찰기록을 출간하였다. 이 개념이 점차 발전하면서, 한때 정상적으로 글을 읽다가 발작이나 종양, 충격적인 부상을 겪고는 읽기 능력을 상실한, 이른바 후천성 실독증acquired alexia을 겪는 캠비어 같은 남녀들이 중세 문학에 등장, 묘사되었다. 더 많은 사례가 발표되면서 읽기 장애의 본질과 관련 증상들에 관한 관심이 높아졌다. 예를 들어, 1872년에 저명한 영국 신경학자 윌리엄 브로드벤트 경Sir William Broadbent이 후천적 실독증의 한 사례를 발표했는데, 그 환자 역시 친숙한 물건의 이름조차 읽지 못하는 심각한 장애를 보였다. 런던 병원에 보내졌을 때 그 환자는 말했다. "난 '그 단어들'을 볼 수는 있지만 이해할 수는 없어요."

브로드벤트는 후천적 읽기 장애를 자세히 설명했다는 점에서 중요한 기여를 하였다. 그러나 1877년이 되어서야 비로소, 아돌프 쿠스마울Adolf Kussmaul은 "보는 능력, 지능 그리고 말하는 능력이 온전히 완벽한 글자맹text blindness이 존재하는 것 같다"라는 사실을 깨닫게 된다. 쿠스마울은 이 당혹스러운 상태를 설명하기 위해 글자맹이란 용어를 처음 만들어 낸 사람이다. 그는 글자맹이라는 임상적 상태의 범위를, 지능이나 표현언어에는 손상이 없고 문서를 인지하고 읽는 능력에만 문제가 있는 국소적인 상태로 좁게 보았다. 쿠스마울은 사례들을 추적해 보고 나서, 뇌 뒷부분 특히 좌측 각회腦回 부근의 손상과 관련 있을 거라 하였다.

또 다른 독일 의사, 슈투트가르트의 루돌프 베를린Rudolf Berlin은 후천적 읽기 문제에 대한 인식을 더욱 개선했다. 1887년 출간된 그의 논문, 특별한 종류의 단어맹에서, 그는 20년 이상 개인적으로 관찰해 온 여섯 개의 사례들에 관해 기술하였다. 그는 여기서 난독증dyslexia이란 용어를 사용했는데, 성인들이 가진 단어맹(뇌 특정 부위의 손상에 따른 이차적 현상으로 읽기 능력이 상실된 상태)의 특별한 형태라고 생각하고 명명한 것이다. 즉, 완벽하게 손상이 되면 완전한 읽기 불능 상태인 후천성 실독증이 발생하고, 그 뇌 손상이 단지 부분적이라면 "인쇄되거나 손으로 쓴 글을 해독하는 데에 상당히 큰 어려움(난독증)이 생길 가능성이 있다"라고 하였다. 베를린은 말을 이해하거나 발음하는 데 문제를 보이는 언어장애인, 소위 실어증aphasia의 일종으로서 난독증을 개념화하였다. 베를린에 따르면 1863년, 한 남성이 일을 못 하겠다고 호소했다. 왜냐하면

> 그에게는 인쇄했거나 손으로 쓴 글자를 읽는 것이, 너무 힘들었다…. 그는 예거Jaeger 글자(시력 측정에 사용되는 점점 커지는 글자)를 읽을 때도 똑같은 어려움을 보였다…. 눈에는 아무 통증이나 불편이 없었고… 글자들이 희미해지거나 두 개로 보이지도 않았다. 그는 단지 읽을 수 없을 뿐이었다…. 정밀검사에서도 그의 눈이나 근육 기관에는 아무런 이상이 발견되지 않았다.

19세기 중반에 이것은 얼마나 놀라운 연구였겠는가 상상해 보라. 시력이 완벽하지만, 책을 봐도 단어들을 볼 수 없고, 예거 1에 해당하는 작은 숫자도 보고 읽을 수 있으면서, 예거 16만큼 크고 단순한 글자는 읽을 수 없다는 사실은 분명히 섬뜩하게 다가왔을 것이다. 따라서 이런 단어맹 환자들이 종종 눈과 시력 전문가인 안과 의사에게 의뢰되었던 것은 놀랄 일도 아니다. 글래스고 안과 병원의 안과 의사 제임스 힌셸우드James Hinshelwood는 후천성 실독증에 대한 보고서를 발표했는데, 이는 선천성 단어맹을 설명한 모건의 논문에 기폭제 역할을 하였다.

1895년 12월 21일, 권위 있는 의학지인 란셋에 기고한 힌셸우드의 보고서에 한 사례가 소개되는데, 불어와 독어 교사인 58살의 한 고학력 남성이 어느 날 아침 일어나 보니 그에게 갑자기 다음과 같은 일이 생겼다.

> 그는 학생이 교정받기 위해 제출한 불어 숙제를 읽지 못했다. 바로 전날 그는 같은 숙제를 평소처럼 읽고 고쳐주었었다. 그는 매우 당혹스러워… (그리고) 자기 부인을 불러 그 숙제를 읽을 수 있는지 물어보았다. 그녀는 조금의 어려움도 없이 그것을 읽었고, 그는 다른 책도 가져와서 읽을 수 있는지 보았다. 그러나 그는 자신이 단 한

> 단어도 읽지 못한다는 사실을 발견한다. 내가 그를 만날 때까지 그는 그 상태로 있었다. 그의 시력을 검사하면서 나는 그가 가장 큰 시력검사용 글자조차 읽을 수 없다는 사실을 발견했다. 그는 모든 글자를 분명하고 정확하게 볼 수는 있지만, 그것들이 무엇인지는 모르겠다고 내게 말했다…. 숫자로 검사를 해보니 그는 숫자를 읽는 데에는 조금의 어려움도 보이지 않았고 한 치의 실수도 없이 유창하게 그것들을 읽었다. 그는 가장 작은 시력검사용 숫자도 읽을 수 있었고, 다른 검사에서도 시력 저하는 분명히 없는 것으로 밝혀졌다. 따라서 그가 읽지 못하는 것은 시력의 문제 때문이 아니라는 것이 명백해졌다…. 정밀한 검사 결과 다른 어떤 정신적 결함도 확인되지 않았다.

이 보고서를 읽고 모건이 얼마나 흥분했을지 쉽게 알 수 있다. 그는 자신의 환자 퍼시에게서 발견한 것들과 거의 유사한 증상들을 여기서 무수히 만나게 된 것이다. 힌셸우드의 보고서는 한때는 잘 읽을 수 있었던 성인에 관한 것이고, 퍼시는 읽기를 배운 적이 없는 소년에 관한 것이긴 했지만, 그 두 사람이 경험한 읽기 장애의 유사성은 인상 깊은 것이었다. 두 사람 모두 단어맹 증상을 갖고 있었고, 단어를 읽지 못했다. 그러나 모건과 힌셸우드가 강조한 대로, 그들은 가장 작은 크기의 숫자들은 읽을 수 있어서 조금도 망설이지 않고 암산을 해냈다. 1895년의 힌셸우드 보고서는 몇 가지 이유로 중요한데, 시력이나 시각에 영향을 주는 특정한 안과적 손상 때문에 발생하지 않은 후천적인 읽기 어려움을 임상적으로 명확하게 묘사했다는 점에서 그렇다. 물론 1896년에 모건이 발표한 단어맹에 대한 보고서는 힌셸우드의 논문에 의해 고무된 것이다. 그러나 모건의 경우는 선천적인 원인에 의한 것이었다.

성인의 후천성 단어맹 사례들이 선천성 단어맹의 경우보다 먼저 주목받은 것은 역사적으로 볼 때 전혀 놀라운 일이 아니다. 후천적인 경우, 단어맹의 발생이 돌발적이어서, 갑자기 읽기 능력을 상실하는 극적인 변화를 보이기 때문이다. 후천성 단어맹은 주로 성인에게 나타나고, 갑자기 발생한 뇌 손상 때문에 유발된다. 발작이나 종양에서 오는 손상은 대개 좌뇌에 영향을 주는데, 이때 다양한 뇌 시스템이 같이 손상되는 것 같다. 손상을 입은 환자들은 읽기 문제 외에도, 신체의 우측 근육 약화, 발음의 어려움, 혹은 사물에 명명하기의 어려움 등을 경험할 수 있다. 대조적으로, 선천성 단어맹은 아이들에게서 발생하며, 태어날 때부터 존재하는 타고난 기능장애이다. 여기서 임상적 양상은 좀 더 미묘하게 나타난다. 아이가 학교에서 계속된 읽기 어려움을 겪게 되고, 기능장애가 점차 변화한다. 그리고 곧 알게 되겠지만, 읽기의 어려움이 오랫동안 간과될 수 있다. 선천성 단어맹의 증상은 훨씬 한정적이어서, 주로 읽기, 혹은 가끔 구어에만 영향을 미칠 뿐, 근력에는 전혀 영향을 주지 않는다.

신경학적 관점에서 보면, 이 두 장애의 차이는 뇌 신경 시스템의 완성이 방해되는 시점에 있다. 선천성 장애의 경우, 신경 시스템이 처음으로 완성되는 태아 발달 시기에, 작은 연결 결함이 발생한 것이며, 이 결함이 읽기를 관장하는 신경 시스템에만 국한될 때 이 장애가 발생한다. 후천적인 장애는, 손상이 이미 작동하고 있는 신경 시스템을 차단해서 다른 시스템까지 그 영향력이 미치는 경우이다.

시발점이 된 모건의 보고서는 아이들의 예기치 않은 읽기 어려움을 이해하는 분수령이 되었다. 곧 다른 의사들의 비슷한 사례들이 쏟아졌다. 영국뿐만 아니라 유럽, 남미, 종국에는 미국까지 대부분의 안과 의사들로부터 보고되었다. 그러나 힌셸우드 만큼 이 장애의 중요성을 충분히, 폭넓게 이해하는 사람은 없었고, 누구도 그만큼 그 장애에 대한 동료들의 관심을 불러일으키지 못했다.

힌셸우드는 처음에는 후천성 단어맹의 사례들을 보고했으나, 곧 선천성인 경우에만 집중했다. 1912년까지 그는 일련의 논문들에서 최소 열두 개의 선천성 단어맹 사례를 보고하였다. 그 보고서에 소개된 아이들끼리 유사점이 많아 가치가 있다. 예를 들어, 1900년, 힌셸우드는 두 아이의 사례를 상세히 기술했는데, 그들은 읽기를 배우지 못한 아이들이었지만 모든 면에서 볼 때, 읽기를 배울 수 있어야 하고 그것도 뛰어나게 읽을 수 있어야 하는 아이들이었다.

첫 번째 사례는, 4년 동안 학교에 다니다가 '읽기를 배울 수 없다'라는 이유로 퇴학당한 11살 소년에 대한 것이다. 그 소년의 아버지는 아이가 수년간 학교에 다니는 동안 그의 문제를 전혀 눈치채지 못했다고 했는데, 그 이유는 다음과 같다.

> 그는 너무나 훌륭한 기억력을 가지고 있어서 수업을 외워서 배웠다. 사실 그는 생전 처음 읽은 짧은 이야기책을 외우고 있었다. 그래서 자기 차례가 오면 읽을 수는 없어도 외울 수는 있었다. 또 그의 아버지는 읽기를 배우는 능력만 제외하면 그 소년이 모든 면에서 그의 형제, 자매만큼 똑똑해 보인다고 나에게 말했다.

힌셸우드는 아이의 두뇌가 명석하다는 것을 입증하기 위해, 아버지가 잊어버린 안과 병원 주소를 아이가 어떻게 말했는지, 또 나중에 편지 봉투에 그 주소를 어떻게 썼는지 설명하였다. 그 어린 소년의 명석함 때문에 다행스럽게도 그와 그의 아버지는 병원 약속을 지킬 수 있었다. 힌셸우드는 자기가 한번 말한 것을 듣고 주소를 기억해 낼 수 있는 그 어린 소년에 깊은 인상을 받았다.

두 번째 사례는 읽기를 제외하면 모든 과목에서 뛰어난 열 살 소년을 다루고 있다. 힌셸우드가 말한 대로, "그는 확실히 명석하고 모든 면에서 똑똑한 소년이다. 그는 '설명이 말로 이루어지는' 학업에서는 훌륭한 성적을 보였다." 의사인 그 소년의 아버지는 그의 읽기 문제가 시각적 결함 때문이라고 생각하여 힌셸우드와의 상담을 요청했다. 그러나 정밀검사 결과 그 아이의 읽기 학습의 어려움은 '그의 지능이나 나쁜 시력 탓이 아닌 것'으로 밝혀졌다. 그의 아버지는 아들이 절대 재미를 위해 책을 읽지 않는다고 말했다. 그의 아버지가 표현한 대로, 그에게는 엄청나게 힘든 일인 것 같다.

1902년, 힌셸우드는 어리고 똑똑하지만, 그러나 전혀 읽을 줄 모르는 두 명의 아이들을 추가로 보고한다. 한 명은 열 살의 소녀로, 학교에서 열심히 공부했지만 '4년간의 힘든 노력 끝에', 여전히 가장 기초적인 책조차 '엄청난 어려움을 가진 채' 읽고 있었다. 읽기가 이 아이에게 요구하는 어마어마한 노력과 그녀를 가르치는 사람에게 요구되는 엄청난 인내는 놀라울 정도였다. 그리하여 '조금씩 그녀의 어머니조차 절망하여 그 일을 포기하곤 했다.' 그는 그 장애의 국소적인 특성에 대해 언급하면서, 그녀의 정상적인 지능, 좋은 시력, 그리고 산수 능력 등을 지적했다.

두 번째는 7살 소년의 경우였다. 힌셸우드는 난독증을 가진 아동이 읽느라 겪는 스트레스에 주목하고 인내와 지지의 중요성을 강조한다.

> 그는 모든 알파벳 글자를 아는 것은 아니다. 그러나 그가 잘못했을 때 부드럽게 말하거나 시간을 주면, 대체로 그는 그 글자들의 이름을 결국 정확히 말한다. 그는 정말 빨리 알파벳 순서를 암송할 수 있다.

앞선 사례들과 일관되게, 그 소년도 말로 하는 학습에는 아무런 어려움을 겪지 않았다. 사실, 이 소년은 배우는 걸 너무 잘해서 '오랫동안… 그의 무능력을 숨길 수 있었다.' 그 아이를 가장 잘 아는 사람은 그의 능력을 이렇게 요약한다.

> 그의 어머니는 그가 똑똑하고 총명한 아이라고 말해요. 여러 면에서 그 아이는 그녀의 다른 자녀들보다 더 똑똑하고 영민하다는 겁니다. 그의 유일한 단점은 읽기를 배우지 못한다는 점뿐이지요.

선천성 단어맹의 맥락

임상의사로서 힌셸우드와 그의 동료들은 그들의 발견에 대한 단순한 관찰자나 기록자 이상이었다. 그들은 그 장애에 내포된 것들(그것이 얼마나 오래 지속할지, 얼마나 흔한 것인지, 어떤 아이들이 고위험군인지, 어떤 치료가 최선인지)에 관심을 가졌다.

힌셸우드는 자신의 환자들을 명확히 묘사하였을 뿐 아니라, 발달성 난독증의 기저를 이루고 있는 기본적인 중심 개념에 초점을 맞추었다. 읽기 학습에서의 예기치 못한 어려움이 바로 그것이다. 이것의 실제적인 의미는 읽기가 취약한 것은 독립적이고 국소적인 장애로, 전반적인 뇌 기능장애보다는 힌셸우드가 말한 대로 '국지적인' 뇌 기능장애임을 보여준다. 따라서 *인지 기능이 전반적으로 느린 아이는 난독증으로 여겨질 수 없다. 난독증 아이는 부족한 읽기 기능뿐 아니라 어느 정도의 인지 강점도 가지고 있다.*

계속해서 늘어나는 선천성 단어맹 아이들을 검진하면서, 힌셸우드는 이 장애가 일반적으로 생각하는 것보다 훨씬 흔하다는 확신을 한다.

> 기록되지 않은 경우들까지 추정해본다면 의심의 여지도 없이 이런 사례들은 절대 드물지 않다. 드물게 보이는 이유는 그 장애가 있어도 인식을 못 한다는 사실 때문이다.

그리하여 힌셸우드는 강의나 보고서 발표 등을 통해 그의 관찰들을 열심히 알려나갔다. 단어맹의 임상적 양상은 매우 특징적이기 때문에, 일단 의사가 그 장애를 자각하기만 하면 진단은 쉽게 내려진다는 점을 알았기 때문이다.

앞으로 자세히 논의하겠지만, 난독증은 주로 환자 관찰과 병력으로부터 모은 정보들을 종합하여 임상적으로 진단된다. 그러나 힌셸우드와 그 시대의 의사들은 단지 임상적 양상에만 바탕을 두고 진단할 수밖에 없었다. 힌셸우드와 모건의 보고서는 1905년에 나온 첫 번째 표준화 지능검사인 비네-시몽 지능검사Binet-Simon Intelligence Scale의 초판보다 더 앞선 것이었다.

비슷한 시기에 선천성 단어맹 아이들을 여러 명 보고 난 후, 영국 무어필즈에 있는 왕립 런던 안과 병원의 안과 의사인 트리처 콜린스E. Treacher Collins는 다음과 같은 결론을 내렸다. 이 장애의 핵심 증상들은 "빈번히 간과되거나, 단순한 멍청함이나 눈의 굴절 오류 탓으로 여겨졌는데, 이는 그 개인에게는 너무나 불리한 것이다. 왜냐하면, 자신의 잘못이 아닌, 자신의 불운에 의한 결함 때문에 자주 비난받고, 괴롭힘당하며, 놀림당하기 때문이다."

단어맹을 가진 환자들을 치료하면서 의사들은 가족 전체와 여러 세대에 걸친 그 장애의 영향력에도 주목했다. 많은 의사가 가족 구성원들, 특히 배우자나 아이를 돕는 부인이나 어머니 역할의 중요성에 대해 언급했다.

> 그 아버지는… 글 쓰는 일에 깊이 관련되어 있고, 산업계의 고위직에 있었는데, 그의 모든 원고는 그의 부인이 자세히 교정해야 한다… 다섯 중 네 명의 아이들은 어머니에게 자신의 글을 교정해달라고 요구한다.

오늘날 내가 보는 환자들의 상황도 크게 다르지 않다. 서툰 철자법은 난독증의 숨길 수 없는 표식이고, 가족들은 특별한 방법을 사용하면서까지 그들을 지원해 주어야 한다. 한 번은 한 병원 관리자에게서 전화를 받았는데, 그녀는 자기의 어린 아들을 걱정하고 있었다. 그녀는 가능한 한 빨리 아들에게 있을지도 모르는 읽기 문제를 찾아내려 했는데, 마케팅 회사의 중역으로 있는 그녀의 남편이 난독증이고 철자에 문제를 갖고 있었기 때문이다. 이런 상황 때문에 그녀는 사무실에 자신만의 긴급 직통전화를 갖고 있었고, 따라서 그녀의 남편은 자신이 끝내야 하는 보고서나 편지의 철자 검토를 위해 그녀에게 전화할 수 있었다.

무엇보다 힌셸우드는, 고통받고 있는 환자들이 도움을 받고자 찾아가는 의사였다. 따라서 그에게 선천성 단어맹은 호기심 이상의 것이었다. 그는 그 장애를 잘 이해해서 결국은 자신의 환자를 돕고 싶었다. 그는 자신의 관점을 더욱 넓혀 치료에 교육 방법까지 포함해야 한다는 것을 깨달았다. 특히 그는 단어맹을 가진 아동들을 조기에 찾아내는 것이 시급하다는 점을 인식했다.

> 가장 중요한 것은 이 결함의 본질을 최대한 빨리 알아내는 것이다. 아이가 처음 맞닥뜨리게 되는 그때 말이다. 이것은 소중한 시간의 많은 낭비를 막을 수 있고, 그 아이를 괴로움과 가혹한 대우로부터 구원해 줄 수 있다. 아이가 읽기를 배우는 데 큰 어려움을 보이고 자기 친구들과 보조를 맞춰 전진하지 못하는 경우, 대개 아이의 우둔함이나 게으름을 원인으로 생각할 뿐, 그 아이를 훈련 시킬 체계적인 방법은 제공하지 않는다. 그러나 지식의 도움을 받아 그 아이의 사례를 면밀히 분석해 보면, 그 어려움은 단어와 글자에 대한 시각기억의 결함에 기인한다는 것을, 분명히 알 수 있다. 따라서 그 아이는 특정 뇌 부위의 선천적 결함을 가졌지만, 인내와 꾸준한 훈련을 통해 치료될 수 있는 존재로 공정히 평가받게 된다. 이 결함의 본질을 빨리 알아

> 낼수록 그 아이의 발전 가능성은 더욱 크다.

완벽한 임상의사의 모범인 힌셸우드는 자신 환자의 요구에 부응했다. 그는 학교들을 설득하여, 선천성 단어맹 징후를 보이는 아동을 가려내기 위한 절차를 만들도록 했고, 그 장애를 가진 것으로 밝혀진 아이들을 적절히 가르칠 방법을 제공하도록 했다. 1904년에 그는 이렇게 썼다.

> 오늘날과 같은 교육 개혁의 시대에는, 이런 아이들 모두 의료 전문가에게 체계적인 검사를 받아야 함이 당연하다. 그리고 전문가는 다양한 결함들을 구별하고, 다양한 아형을 다루는 최고의 방법을 보고할 수 있어야 한다. 그러나 우리의 교육 제도 안에서 이는 충분한 주의를 끌지 못하는 문제이다. 과학적 이론을 기반으로, '이런' 아이들의 교육적 요구를 잘 충족시켜줄 특별한 대비책을 마련하는 것이 지금 우리의 교육에 있어서 가장 절실한 요구라고 생각한다.

힌셸우드는 난독증 아이들을 위한 특수교육의 양에 대해 다음과 같이 구체적인 권고를 하였다.

> 그를 더 이상 교실에서 가르치려 하지 말고, 개별 읽기 특별수업을 하라고 조언하였다. 그 특별수업은 너무 길어서는 안 되며, 하루 중에 적당한 간격을 가지고 자주 이루어져야 한다. 이는 첫 수업에서 생성된 시각적 이미지를 다시 떠올리고 강화하기 위함이다. 이 계획은 채택되었는데, 우리의 기대보다 더 성공적이었다.

그리고 또 다른 사례에서,

> 그가 교실에서 다른 아이들과 함께 읽도록 더 이상 강요하지 말라고 충고했다. 그의 실수와 어려움은 다른 아이들의 조롱만 일으켰고, 그를 흥분시켜 그의 상태를 악화시켰다. 대신, 정규 수업 시간과 방과 후에 따로 혼자서 짧은 수업을 자주 받으라고 조언했다.

세기가 바뀔 무렵 또 다른 안과 의사인 네틀쉽E. Nettleship 박사도 난독인들을 진료하면서, 그들을 평등하게 도와주는 것의 어려움을 알게 되었다.

> 교육수준이 높은 부모들의 아이들에게서 선천성 단어맹을 밝혀내는 것은 쉬운 일이

> 다. 그 아이들은 개인적인 관심을 많이 받기 때문이다. 그러나 유치원에 다니는 많은 아이 중에서 그것을 알아내고 제대로 다루기는 분명 훨씬 힘들다. 단어맹의 상태가 분류되었고 의료진의 관심을 받고 있으니, 이제 개인 교사들… 그리고 모든 유치원의 선생님들이 그것을 다루어야 할 차례다. 다소 특별한 방법으로 '이런' 아이들을 교육하는 것은 이미 예전보다 더 많은 관심을 받고 있다. 이런 아이들 가운데에서, 읽기를 배우지 못하는 것이 유일하거나 중요한 문제인 아이들을 가려내어 면밀히 조사한다면, 그 결과는 그 개인들이나 사회를 위해 분명 유용할 것이다.

오늘날에도 네틀쉽의 시대와 마찬가지로, 사회적으로 혜택을 받지 못하는 아이들의 읽기 장애가 자주 간과된다. 풍족한 환경의 아이들이 읽기 장애가 '지나치게 밝혀지는' 것이 아니라 같은 장애를 가진 빈곤한 아이들이 너무나 적게 알려지고, 그들의 읽기 문제가 훨씬 덜 다루어지는 것이다.

난독증은 영국뿐 아니라 네덜란드(1903년), 독일(1903년), 그리고 프랑스(1906년)에서, 의사들에 의해 발견되고 보고되었다. 그 장애에 대한 인식은 대서양을 건너 남미(부에노스아이레스, 1903년), 그리고 미국까지 전해졌다. 1905년, 클리블랜드의 안과 의사 브루너W. E. Bruner 박사는 아동기의 읽기 장애에 대한 보고서를 최초로 발표하였다. 그로부터 1년이 채 지나지 않아 덴버의 의사인 에드워드 잭슨Edward Jackson에 의해 두 번째 보고서가 뒤따랐는데, 그는 이 보고서에서 '발달성 실독증(선천성 단어맹)'의 두 가지 사례를 기술하였다. 선천성 단어맹에 관심이 있던 피츠버그의 의사인 보스워즈 맥크리디E. Bosworth McCready는 1909년까지 전 세계에 걸친 41개의 사례를 찾아내어 보고하였다. 그가 말하길, "다 수의 사례들이 안과 의사들에 의해 보고되었지만, 안과 문제가 단어맹의 원인이 되는 경우는 단 한 건도 없었다." 또한, 맥크리디는 난독증이 창의력, 지적 우수성과 역설적으로 연관되어 있음에 주목했다. 그는 한 남성에 관해 기술했는데, "갖은 노력을 해봤지만 거의 읽을 줄 몰랐고… 그러나 그는 현재, 읽기가 필수적인 전문직에서 훌륭하고 뛰어난 일원으로 일하고 있다." 그는 현직 판사인, 난독증을 가진 또 다른 사람도 소개하였다. 그 사람은 현재, '특히 뛰어난 판결문을 쓰는 사람'이다. 뒷부분에서 나는, 현시대에 존재하는 이 재능 있는 난독인들에 대해서 논의할 것이다.

너무나 많은 아이들과 어른들이 경험한 예기치 못한 읽기 장애에 관한 이 사례들은 관심 있는 몇몇 의사들에 의해 끊임없이 관찰되었다. 그리고 그 사례들이 서로 겹쳐지고 덧붙여지고 합쳐져, 결국 하나의 합쳐진 모습을 만들어 냈다. 이 합쳐진 모습은 개개인의 모습보다 강하고 뚜렷하다. 그러므로 이 사례 보고서들은 귀중한 유산이다. 그것들은 난독증 아동이 가진 특징들의 지속적이고 불변하는 본질을 보여주는 논란의 여지가 없이 확고한 증거들이다.

이런 보고서들을 처음 접했을 때, 난독증에 대한 역사적인 설명과 현대적인 설명이 하나로 수렴되는 것을 보고 나는 매우 놀랐다. 초기 보고서들에서 언급된 기본적인 모습은 지금도 변화되지 않은 채 남아있다. 다음 장에서 나는 과학의 놀라운 발전에 관해 이야기할 것인데, 이 과학의 발전 때문에 우리의 지식 세계는 몇 년 전만 해도 상상할 수 없을 정도로 깊어지고 정확해졌다.

3장

큰 그림

– 누가 환자이며 시간이 지나면 어떻게 되는가

지난 수십 년 동안의 연구는, 특히 읽기와 난독증에 대한 우리의 이해에 있어 비교할 수 없이 대단한 결과를 생산했다. 나는 예일대학 센터의 연구 결과를 가장 상세하게 알고 있다. 우리 센터의 연구 방향과 성과물들은 이 분야의 최근 연구 상황에 대한 탁월한 식견들을 제공하기 때문에, 예일대학의 연구를 토론 모델로써 이용하고자 한다.

먼저 우리는 이 장애의 기본적인 특징에 초점을 맞추려고 하는 연구를 계획했다. 그러면서 다음과 같은 질문에 답하기를 목표로 하였다. 누가 난독증인가? 얼마나 많은 아이가 난독증을 가지고 있는가? 남자, 여자아이가 똑같이 걸리는가? 시간이 지나면서 난독증 아이들에게 무슨 일이 발생하는가? 그 문제는 얼마나 오래 지속되는가? 언젠가 그 문제가 사라지는지, 아니면 일생에 걸쳐 지속되는지? 많은 답변이 30년 넘게 진행된 코네티컷 장기추적 연구에서 나왔다.

코네티컷 장기추적 연구

1978년, 읽기의 어려움을 가진 환자들을 의뢰받았을 때, 의사로서 난독증을 가진 아이들을 어떻게 치료해야 하는지 잘 몰랐다. 아주 기본적인 문제에 대해서조차 잘 알지 못하는 상황이었다. 예를 들면 난독증은 흔한 문제인가, 혹은 드문 것인가? 난독증에 대한 대부분 정보는 이미 학교나 병원에서 읽기 문제를 가진 것으로 밝혀진 아이들에 관한 연구에 기반을 두고 있었다. 나는, 전국에 걸쳐 읽지 못하지만, 난독증 연구에는 포함되지 못한 수많은 아이가 교실 책상에 앉아 있을지 모른다고 생각했다. 그 문제를 충분히 이해하기 위해, 우리는 이미 발견되고 도움받는 아이들뿐 아니라 읽기 문제를 가진 모든 아이를 포함 시킬 필요가 있었다.

읽기 문제를 경험하고 있는 아이들과 읽기를 쉽게 배우는 아이들을 구분하기 위해서, 어느 정도의 읽기 능력 발달 속도와 어떤 행동들 그리고 어떤 특징들이 정상인지를 명확히 정할 필요가 있었다. 따라서 더 장기간에 걸쳐(유치원부터 초등학교를 거쳐, 중학교, 그리고 나아가 고등학교와 그 이상까지 다양한) 아이들을 연구하는 것이 필요하였다.

이 연구를 시작하기 위하여 우리는, 1983~1984년 학기에 무작위로 선정된 24개의 코네티컷 공립 유치원에 다니는 아이들을 선택했다. 통계 전문가들이 코네티컷의 지리적, 인구학적 다양성을 대표하는 연구 표본을 선택했다. 아이들 각각을 좀 더 세밀히 이해하고자 우리는 지능, 학업 성취도, 가정과 학교에서의 행동 그리고 자아개념 등을 포함한 광범위한 특성들에 대한 정보들을 취합했다. 우리는 부모들, 교사들, 그리고 아이들로부터 정보를 얻었다. 연구 대상자의 선택 기준은 의도적으로 넓게 잡았다. 우리는 특정 집단의 아이들을 제외함으로써 그것이 결과에 영향을 주는 것을 원하지 않았기 때문이다.

우리는 445명의 아이를 이 연구에 포함했다. 성, 민족, 인종 등에서의 구성은 그해 코네티컷 공립 유치원에 입학한 아이들 전체 구성과 유사했다. 참가자들은 그 이후 정기적으로 추적 관찰되었다. 이 연구를 시작했던 소년, 소녀들은 이제 성인 남녀이다. 일부는 고등학교를 졸업하고 일부는 중퇴했으며 일부는 검정고시 학위를 받았다. 일부는 대학, 대학원 및 전문대학원 학위를 보유하고 있다. 일부는 광범위한 분야에서 일하고 다른 일부는 고용되지 않았다. 어떤 이들은 결혼했고 이제는 부모이다. 일부는 감옥에 있다. 현재 34개 주에 거주하고 있으며 최소 7개국의 외국에 거주했지만 원래 참가자의 대다수(80%)는 계속해서 코네티컷 장기추적 연구에 참여하고 있다. 그들의 경험은 읽기를 배우는 과정을 파노라마 화면처럼 보여준다. 나는 참여한 젊은이 각자에게 엄청난 감사의 빚을 지고 있다.

읽기 및 난독증 모델

코네티컷 연구가 다룬 첫 번째 질문 중 하나는, 잘 읽는 아이와 못 읽는 아이 사이의 관계였다. 그들은 연속선상에 있는가, 아니면 별개의 두 집단인가? 지난 20년간 우리의 교육 정책은, 읽기 장애 아이들을 찾아낼 때 난독증 아이들에게 다른 아이들과 구분되는 차이가 본질적으로 존재한다는 믿음에 근거를 두고 있다. "분류란 관절에서 뼈만 골라서 발라내는 기술이다. 이 말은 연결 부위에 실제로 관절이 있어서, 뼈를 상하게 하지 않고 분리해낼 수 있다는 의미다"라고 스코틀랜드 정신과 의사 켄델R. E. Kendell은 말했다. 그러나 우리의 연구조사 결과들은 실제 난독증 아이들과 다른 아이들을 구별하는 자연적 관절은 없다는 것을 보여준다.

코네티컷 연구와 영국, 아일랜드, 뉴질랜드 연구 결과는 읽기 능력과 읽기 장애가 끊어지지 않는 하나의 연속선이라는 사실을 제시하는데, 연구자들이 차원 모형이라고 부르는 개념이 바로 그것이다. 이에 반해 범주 모형은 잘 읽는 아이와 못 읽는 아이 사이의 연결 부위에 있는 자연스러운 틈, 즉 불연속성을 특징으로 한다. 차원적 모형은, 한 읽기 집단을 다른 집단에서 분리하는 '어떠한 관절도 사실상 없고', 이런 절단 점을 정한다 해도 그것은 임의적이라고 생각한다.

연속선상에 있는 병에 특정 진단명을 붙이는 것은 사실을 오도할 가능성이 있다. 즉, 대부분은 아니지만 많은 장애가 다양한 심각도를 보여주며, 따라서 범주 모형보다는 차원 모형에 속한다. 고혈압, 비만 그리고 당뇨병이 대표적인 차원적 장애들이다. 시각장애와 청각장애 역시 연속선상에서 발생한다. 혈압이 특정 수치를 넘으면, 고혈압 환자로 간주된다. 그러나 고혈압으로 진단받지 않은, 절단 점의 반대편에 있는 개인들도 고혈압을 가졌다고 불리는 사람들과 많은 공통점을 공유할 것이다. 난독증과 마찬가지로 고혈압에는 병을 가진 사람을 다른 사람들과 구분시켜 주는 자연스러운 차이점은 없다. 어떤 진단이든 인위적인 절단 점에 바탕을 두고 이루어질 뿐이다.

읽기의 어려움이 연속선상에서 발생한다는 사실은, 현실적으로 중요한 교육적 시사점을 제공한다. 특히 읽기 장애 아동에게 교육적 도움을 제공하기 위한 대부분의 현행 정책들이 난독증에 대해 다른 관점(범주 관점, 절단 점)을 가정하고 있기 때문이다.

아직 특정 기준에 부합될 만큼은 아니지만 읽기 어려움을 겪고 있는 아이들이 속해 있는 회색 지대를 인식하지 못한다면, 학교들은 심각한 읽기 문제를 계속해서 경험하게 될 많은 아이를 놓치게 될 것이다. 코네티컷 장기추적 연구로부터 얻은 자료들은 이 사실이 이론적이지만은 아님을 밝혀주었다. 나중에 논의하겠지만, 과학은 근본적인 원인을 포함하여 난독증의 본질을 알아내는 데 큰 진전을 이루었으며, 이 지식을 바탕으로 난독증 아동(및 성인)을 특징짓는 예측 가능한 증상을 설명했다. 따라서 난독증을 진단하는 가장 적절한 방법은 아동에 대한 모든 관련 정보를 종합해서 판단하는 것이다. 발달 및 학업 역사를 알아보고, 소리 내어 읽어 보게 하고, 여러 검사 점수를 주의 깊게 검토하고, 난독증 징후를 보이는지 알아본다.

→ 임의로 만들어 놓은 난독증 기준에 '부합되지' 않는 많은 아이를 읽기에서 여전히 도움이 필요하며, 득이 된다.

난독증의 유병률

학습장애를 위한 교육 서비스를 받는 아동의 수에 대해 학교가 제공하는 수치는 난독증의 유병률을 그저 대략 보여줄 뿐이다. 난독증이 가장 흔하고 검증된 학습장애이지만, 학교는 난독증으로 진단받은 학생 수가 얼마나 되는지 조사하도록 요청받지 않는다. 바라건대, 이 상황은 가까운 장래에 바뀔 것이다.

2018년 4월 20일에 마지막으로 업데이트된 미국 교육부 통계에 따르면, 특수교육 서비스를 받는 670만 명의 아동 중 34%(3~21세 사이 공립학교 등록생의 14%)가 이러한 특정 학습장애를 위한 서비스를 받고 있다. 난독증은 모든 학습장애의 최소 80%를 차지하는 것으로 추정되므로 약 200만 명의 학생(학교 인구의 약 4%)이 난독증에 대한 특수교육 서비스를 받고 있다고 추정할 수 있다.

또한, 읽기 유창성을 직접 측정한 대규모 조사들을 보면, 실제 읽기 장애는 생각보다 더 많음을 알 수 있다. 예를 들어, 미 교육부의 한 부서는 국가 수준 학업 성취도평가National Assessment of Educational Progress(NAEP)를 통해 2년에 한 번씩 읽기 및 수학 분야에서 270,000명 이상의 학생을 대표하는 표본을 검사하고 이들 중 몇 명의 아이들이 해당 학년의 표준 즉 능숙 수준 이하로 읽고 있는지 통지한다. NAEP 평가는 학생들이 자기 학년 수준의 자료를 읽고 읽은 내용에 대한 질문에 답하도록 하여 읽기를 측정한다. 2017년 NAEP의 데이터에 따르면 4학년 학생 3명 중 1명만이 4학년 수준 읽기 기준에 도달하였다. 일부 학생 그룹에서는 그 수치가 훨씬 더 나쁘다. 아프리카계 미국인, 히스패닉 및 아메리카 원주민 학생 5명 중 1명만이 4학년 수준 읽기가 가능하다. 1998년 NAEP 조사에서 대졸자의 55%가 8학년 기준에 미달하는 수준이었다.

더욱이 2019년 NAEP 자료에 따르면 4학년 학생 중 34%는 읽기에 있어서 가장 기초적이고 초보적인 기술조차 달성하지 못했다. 일부 그룹, 특히 아프리카계 미국인 학생들의 경우 4학년 학생의 50% 이상이 이러한 수준을 달성하지 못했다. 학생의 읽기 능력에 대한 우려는 오랜 역사가 있으며, 국립연구위원회National Research Council 산하 아동 읽기 어려움 예방 소위원회는 1998년 다음과 같은 결론을 내리기에 이르렀다. "미국 아동의 25%에서 40%가 충분히 잘, 빨리, 쉽게 읽지 못하기 때문에 그들의 학교생활은 위협을 받고 있다."

코네티컷 연구에 따르면, 읽기 장애는 약 다섯 명 중 한 아이에게 영향을 미친다. 국가적인 관점에서 보면, 이것은 읽기 장애와 관련 없는 미국 가정(자녀, 배우자, 손자, 자매 또는 형제, 조카 또는 친구 또는 이웃)이 하나도 없다는 것을 의미한다.

아이를 읽기 장애로 진단하는 방법에 있어 학교와 연구실 사이에 중요한 차이가 있다. 예를 들어, 코네티컷 연구에서는 지능검사와 읽기 평가를 모든 아동에게 시행하였다. 이 방법을 통해 우리는 20%의 아이들이 그들의 나이, 학년, 능력 수준과 비교하면 읽기가 부족하다는 점을 발견했다. 이를 현재 난독증으로 진단받은 수치인 약 4%와 비교해 보면 학교에서 도움이 필요한 난독증 학생의 대다수를 진단하지 못함은 분명하다. 이것은 21세기 미국 교육의 큰 비극 중 하나이다.

우리의 연구로 읽기 장애로 밝혀진 아이 중 얼마나 많은 아이가 그들의 학교에서 읽기 장애로 판명되었는지 우리는 알고 싶었다. 따라서 이 연구에 참여한 아이들에 대해서, 학교에서 읽기 장애를 가진 것으로 판명되었던 적이 있는지 그리고 읽기 문제로 특별한 도움을 받은 적이 있는지, 학교 담당자에게 알려 달라고 요청하였다. 그 결과, 자신의 나이, 지능, 학년보다 읽기가 부족한 아이들의 3분의 1 이하만이 읽기 어려움에 대해 학교의 도움을 받고 있다는 사실을 발견하였다. 이것은 현재 난독증이 과소 진단되고 있다는 점을 강력히 시사한다.

명백한 난독증 과소 진단은 난독증이 학교에서 인지되더라도 상대적으로 늦게 인지되기 때문에 특히 걱정스럽다. 종종 개입을 위한 최적의 시기가 지나버렸기 때문이다. 난독증 학생은 일반적으로 3학년이 넘어서야 학교에서 처음 인지된다. 3학년 이후에 진단된 읽기 장애는 치료하기 매우 어려운 경우가 많다. 이러한 조기 인지 실패는 1학년 때부터 이미 건강한 학생과 난독증 학생 사이에 큰 읽기 능력 격차가 있음을 나타내는 우리의 연구 데이터를 고려할 때 특히 중요하다. 어린아이들 뇌가 훨씬 더 가소성이 높고 잠재적으로 신경 회로 배선 변경에 더 유연하므로 조기 인지가 중요하다. 마찬가지로 중요한 것은 일단 읽기 실패의 패턴이 시작되면 많은 아이가 좌절하고 읽기에 관해 관심을 잃게 되고 평생 자존감을 잃어버리게 되는 일이 생길 수 있다는 점이다. 중요한 사항이 있다. 나는 건강한 학생과 난독증 학생 사이의 읽기 성취도 격차의 초기 존재를 알려주는 데이터에서 영감을 받아 증거기반 선별도구를 개발했다. Shaywitz DyslexiaScreen™은 유치원에서 3학년까지의 아동을 위한 것이며 태블릿에서 교사가 작성하면 난독증이 위험/위험하지 않음으로 결과를 판명한다.

난독증은 북유럽, 남유럽, 스칸디나비아, 영국, 호주, 중동, 북미 및 남미에 거주하는 아동과 성인에게서 발생한다. 한때 난독증은 영어와 독일어와 같은 알파벳 문자 체계를 사용하는 사람들에게만 영향을 미치고, 중국어와 일본어와 같이 주로 표의문자 체계를 사용하는 사람들은 난독증에 걸릴 위험이 없다고 생각되었다. 그러나 이런 추측은 틀린 것으로 판명되었다. 연구자들은 미국, 일본, 그리고 중국 아이들에게서 비슷한 정도의 난독증 유병률을 발견하였다. 예를 들어 홍콩에서는 거의 13%이다.

1996년, 나의 논문「난독증」이「사이언티픽 아메리칸Scientific American」지에 실렸다. 그에 대한 반응으로 아프리카, 이탈리아, 스리랑카, 스웨덴, 이스라엘, 태국, 영국, 아르헨티나 등 세계 곳곳에서 기사의 설명과 똑같은 문제를 겪고 있는 아동과 성인에 대해 들었다. 외교관, 과학자(노벨상 수상자 포함), CEO는 모두 읽기 어려움에 관해 이야기했다. 또한, 이 책의 초판은 알파벳 문자뿐만 아니라 일본어, 한국어, 한자 같은 표의문자를 포함한 많은 언어로 번역되었다. [그림 3.1]은 한국 텔레비전에서 예일 난독증 및 창의력 센터를 방문한 두 명의 방문자 사진이다. 여성 앵커와 난독증이 초래하는 원인을 잘 이해하고 있으며, 한국 대중의 난독증에 대한 인식을 높이기 위해 노력하고 있는, 난독증을 가진 교사이다.(남편이면서 동료인 베넷과 나도 사진에 나와 있다.) 확실히 난독증은 국경, 민족, 지능을 가리지 않는다.

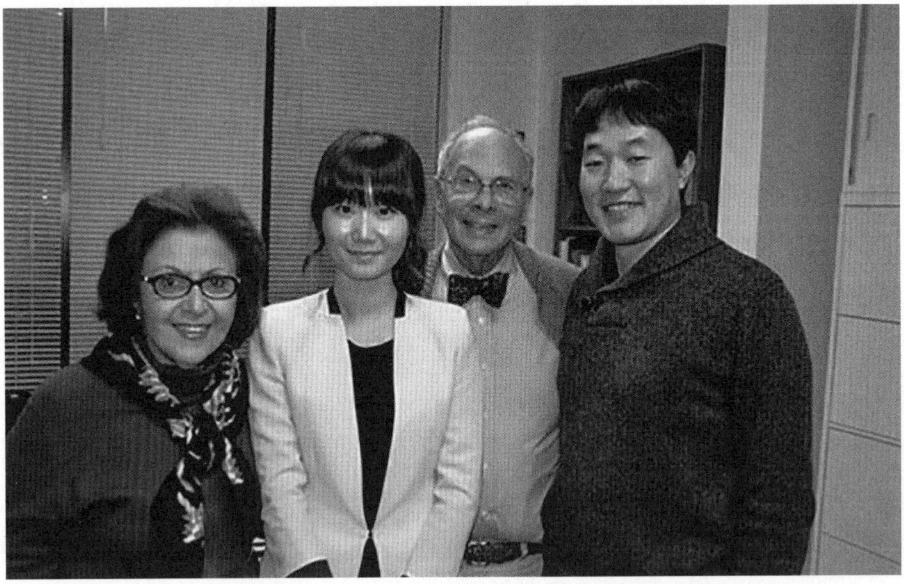

[그림 3.1] 한국 방송국에서 온 예일 난독증 및 창의력 센터 방문객과 셰이위츠 부부

여학생들도 난독증이 똑같이 많다

난독증의 진단은 여러 환경요인의 복합체이다. 생물학적인 바탕을 두고 있지만, 난독증은 교실 환경 속에서 나타나고, 따라서 그 선별도 학교 정책에 의해 결정된다. 난독증 학생에 관한 대부분의 연구는 학교에서 이미 선별된 아이들을 대상으로 하므로, 우리는 학교에서의 선별과정이 편향되어 어떤 집단의 아이는 포함하고 다른 집단의 아이들은 배제하는 것은 아닌지 궁금했다. 예를 들어, 난독증은 통상적으로 여자아이들보다 남자아이들에게서 많이 나타나는 거로 알려져 있다.

장기추적 연구로부터 얻은 자료들은 이 질문을 다루기에 이상적이었다. 첫째, 그 표본을 통해 우리는 학교에서 확인된 그룹만이 아닌, 아이들의 대표 표본을 조사할 수 있었다. 둘째, 그 연구에 참여한 모든 아이가 지능과 학업 성취도평가를 받았기 때문에, 우리는 학교의 공식 지침에서 제시한 읽기 장애 기준을 적용해 볼 수가 있었다. 표면적으로, 읽기 장애에 대한 우리의 진단 기준과 학교의 진단 기준은 같다. 이론적으로, 두 집단 모두 같은 아이들로 구성되어야 한다. 아이들은 검사 당시 2학년과 3학년이었다.

[그림 3.2]에서 볼 수 있듯이 학교에서 선별 절차를 거칠 경우, 읽기 장애가 여자아이들보다 남자아이들에게 3~4배 더 많음을 볼 수 있다. 이런 결과는 읽기 장애를 가진 남자 대 여자아이 비율이 2:1에서 5:1의 범위에 있다는 종전의 보고서들과 일치한다. 과거 연구들을 하나로 묶는 공통된 점은, 그 연구들이 모두 병원이나 학교의 선별과정을 거친 연구 대상들에 기초하고 있다는 점이다. 그에 반해, 우리는 여자 대 남자아이의 읽기 장애 유병률 사이에 유의미한 차이를 발견하지 못했다. 일반적으로, 학교 전체나 교육청 관내 학교 전체를 대상으로 연구를 하면, 조사원들은 읽기 장애 여자아이의 수를 남자아이의 수만큼 보고한다. 유사한 결과들이 가족 연구에서도 나타나는데, 아이가 난독증으로 밝혀지면, 조사원들은 그 아이의 다른 가족 구성원들인 성인들과 아동 모두를 평가한다. 결과는 다른 연구들과 일치하는데, 읽기 장애를 가진 여자아이들은 남자아이들만큼 빨리 드러나지 않아서 특수교육에 의뢰된 시점에서는 종종 더 심각한 읽기 문제가 있다.

교사는 주의력, 학업 성취도, 소근육 운동, 언어 및 행동에 관해 묻는 일련의 척도로 구성된 설문지 MIT^{Multigrade Inventory for Teachers}를 작성하도록 요청받는다. 아이들에 대한 교사들의 행동평가를 분석해 보면 왜 여자아이들이 남자아이들보다 쉽게 밝혀지지 않는지 알 수 있다. 전형적인 남자아이와 여자아이에 대한 교사들의 평가에는 큰 차이가 있다. 교사들은 교실 행동 규범을 평범한 여자아이들의 행동을 기준으로 삼는다. 그 결과 다소 부산한 남자아이들(남자아이의 행동으로

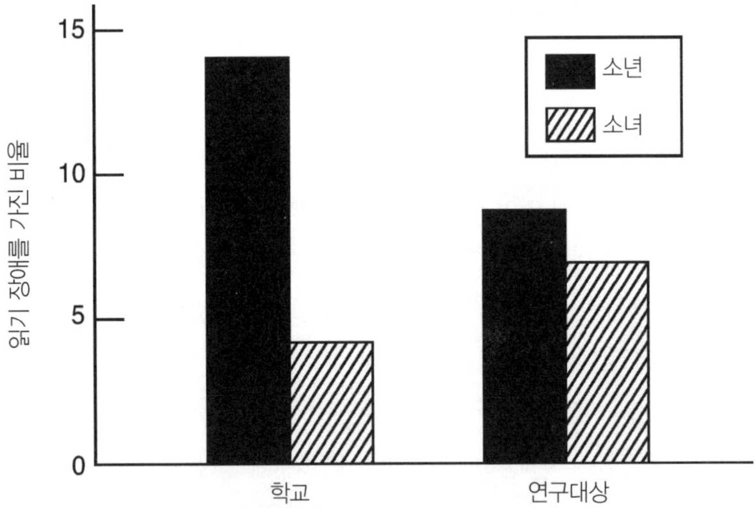

[그림 3.2] 남학생과 여학생의 읽기 장애 유병률

학교는 여자아이들보다 남자아이들을 더 많이 밝혀낸다. 반면, 아이들을 개별적으로 평가하면(연구에서 사용하는 선별 방법), 읽기 장애 남자, 여자아이들의 수가 비슷한 것으로 밝혀진다.

는 아직 정상 범위에 있음에도) 행동문제를 가진 것으로 인식될 수 있고, 정밀 평가를 위해 의뢰될 수도 있다. 한편, 조용히 자리에 앉아 있긴 하지만 읽기를 배우지 못한 예의 바른 어린 제니퍼와 수줍은 타니샤는 종종 간과되고 학교 시스템에 의해 난독증으로 선별되지 않는다.

시간 경과에 따른 난독증 양상

수년 동안, 연구자들과 교육자들은 난독증이 시간이 지나면 따라잡을 수 있는 발달지연인지, 아니면 평생 지속하는 읽기 결손인지 질문해왔다. 이 질문은 중요한데, 왜냐하면 만약 난독증이 읽기 발달에서의 단순한 지체, 즉 일시적인 문제라면, 그것은 점차 없어질 것이고 부모와 교사들은 초기의 읽기 어려움에 대해 걱정할 필요가 없다. 반면, 난독증이 저절로 없어지지 않는 것이라면, 초기에 아이들을 선별해내는 것과 선별하자마자 곧 도움을 주는 것이 시급한 일이 된다.

여기서 우리는 다시 코네티컷 장기추적 연구의 자료들을 이용할 수 있었다. 상호보완적인 두 전략을 이용하여, 우리는 난독증이 만성 질환이며 읽기 발달의 일시적 지체가 아님을 확실히 밝혔다. 한 연구에서 우리는 1학년부터 12학년까지 읽기 능력의 개별 성장률을 두 그룹으로 나누어 비교했다. 하나는 읽기 문제를 경험한 적 없는 그룹이고 다른 하나는 난독증 기준을 충족한 그룹이었다. 당연하게도 두 그룹 모두 시간이 지남에 따라 읽기 능력이 향상됨이 관찰되었다. 그러나 가장 중요한 점은 [그림 3.3]에서 볼 수 있듯이 읽기 능력이 좋은 아이와 부족한 아이 사이의 격차는 존재한다는 것이다. 읽기 능력이 부족한 아이들은 읽기 능력이 좋은 학급 친구들을 따라잡을 수가 없다. 아이가 학교에서 일찍부터 난독증을 보였다면 그 아이는 계속해서 읽기 문제를 경험하게 될 것이다.

앞서 언급했듯이 좀 더 최근(2015)의 코네티컷 연구 자료 분석에서 훨씬 더 흥미롭고 중요한 결과가 나왔다. 중요한 점은 건강한 학생과 난독증 학생의 읽기 능력 차이가 1학년 때부터 나타날 뿐 아니라 청소년기까지 이어진다는 것이었다. 같은 데이터는 난독증 학생이 고작 1학년일 때 나타난 차이가 너무 큰 나머지 건강한 학생을 결코 따라잡지 못한다는 점도 알려준다.

이러한 발견의 중요한 의미는 난독증과 건강한 학생 사이의 이러한 지속적인 격차가 좁혀지거나 없어지려면, 학생들이 읽기 습득을 위한 기초를 아직 개발하고 있을 때부터 음운 인식훈련, 낱자-소리 대응, 어휘력 신장과 같은 효과적인 읽기 개입이 매우 일찍 시행되어야 한다는 점이다. 매우 일찍, 심지어 유치원에서부터 효과적인 읽기 프로그램을 조기에 실행하면 난독증

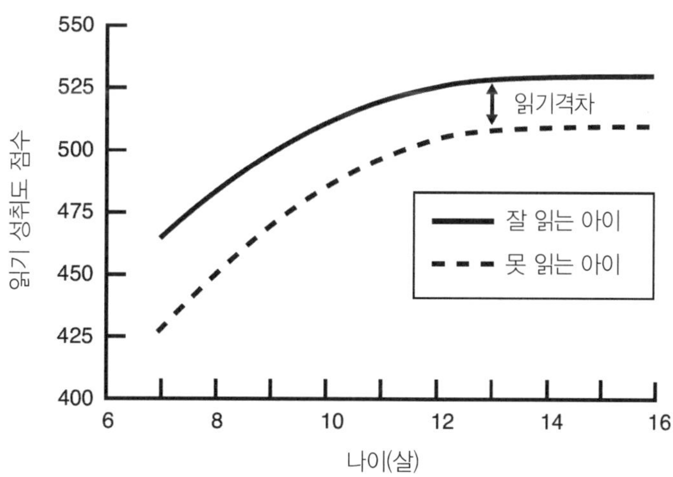

[그림 3.3] 난독증은 지속적이다

시간이 지나면서, 읽기 수행은 읽기가 좋은 아이(위쪽 곡선)와 읽기가 부족한 아이(아래쪽 곡선) 모두 좋아진다. 그러나 두 집단 사이의 격차는 그대로 남는다.

학생과 건강한 학생 사이에서 관찰되는 지속적인 격차를 줄여줄 가능성이 있다. 가능한 빠른 개입이 중요하다.

마지막 요점: 장기추적 연구에서 약 3분의 1의 아동만 특별 도움을 받고 있었다. 그러나 이 도움들마저 심각성을 고려하지 않은 채 산발적으로 임시방편적인 접근들이 불규칙하게 주어졌다. 학생들은 대체로 매우 한정된 기간에, 의욕은 있지만, 훈련이 잘되어있지 않은 교사에 의해서, 최신의 과학적 근거를 바탕으로 한 교육전략을 반영한 방법들이 아닌 방법으로 도움을 받았다.

난독증의 유해성이 입증되었기 때문에, 그것을 진단하고 개입하는 접근법(진단되는 나이, 교육의 빈도와 강도, 교육의 내용, 교사의 기술 등)은 반드시 그 장애의 심각성에 부합해야 한다. 이제부터 나는 난독증의 기본적인 특성에 대해 우리가 알게 된 것에 대해 논의할 것이다. 이 지식은 읽기 어려움에 대한 정확한 진단과 읽기 어려움에 대한 가장 효과적인 개입을 가능하게 하는 토대를 마련해 줄 것이다.

4장

몇몇 똑똑한 사람들이 읽을 수 없는 이유

나는 당신이 내가 본 두 환자, 알렉스와 그레고리를 만나보길 바란다. 알렉스는 10살이고, 의과대학교 학생인 그레고리는 20살을 갓 넘겼다. 그들의 경험은 난독증을 가진 어린이와 청년에서 전형적이다. 당신은 알렉스와 그레고리의 외관상 다양한 증상들(읽기 곤란, 소리 내어 읽기에 대한 절대적인 공포, 철자법 문제, 적절한 단어 인출의 어려움, 발음 실수, 기계적 암기에 대한 공포)이 어떻게 하나의 단일한 취약성에 의해 발생하는지 알게 될 것이다. 동시에, 다른 지적 능력들(사고, 추론, 이해)은 난독증에 의해 손상되지 않음을 알게 될 것이다. 이러한 대조적인 상황에 의해 난독증의 역설이 만들어지는데, 어떤 매우 명석한 사람이 읽기 학습에서만은 뿌리 깊고 끈질긴 어려움을 경험한다는 것이다. 그들의 능력을 과소평가하는 경향이 종종 있으므로 나는 난독증을 가진 사람들의 강점들을 강조한다. 읽기 문제는 종종 눈에 띄게 분명하지만, 강점은 더 미묘하고 간과될 수 있다. 나중에 논의하겠지만, 난독증의 뇌 기능에 대한 새로운 통찰은 이것이 매우 국소적인 약점을 나타냄을 알려준다. 사고와 추론에 관여하는 신경 시스템은 손상되지 않았으며 아마도 향상되었을 것이다.

알렉스

알렉스는 어릴 때 새로운 것을 매우 빨리 받아들였기 때문에, 그가 유치원에 입학하여 글자를 배우느라 힘겹게 고생하는 것을 보고 그의 부모는 무척 놀랐다. 글자를 보여주면, 그는 한참 바라보다가 찌푸리고 대충 짐작하였다. 그는 알파벳 이름들을 배울 수 없는 것 같았다. 1학년 때, 그는 글자들과 소리를 연결하는 것이 무척 힘들었다. 3학년까지, 알렉스는 자기 앞의 지면 위에 적힌 것들을 해독할 때 계속해서 더듬거렸다. 언어는 알렉스에게 확실히 괴로운 투쟁이 되어갔다. 그는 많은 것을 이해하는 듯 보였으나, 항상 표현을 잘하지 못했다. 그는 많은 단어를 잘못 발음해서, 첫소리나 끝소리를 빼먹기도 하고(elephant를 lephant로), 한 단어 안에서 순서를 뒤집기도(enemy를 emeny로) 했다. 알렉스는 말을 잘할 수 있는 것처럼 보였지만, 자기가 말하고 싶은 바로 그 단어를 찾아내는 데 어려움이 있었다. 어느 날 저녁, 그는 대양ocean에 사는 상어들에 관해 설명하려고 애쓰고 있었다. "물, 물, 많은 물, 커다란 물고기들이 있는 짠 물 말이에요, 로션이요. 아니, 아니에요. 내가 말하려는 건 그게 아니고. 아, 알았어요, 그건 모든 지도에 나와 있어요. 그건 로션-오션이에요, 바로 그거예요. 바다, 큰 바다가 아니고, 그건 오션, 오션이에요!"

잘 생기고 진지한 어린 아들이 어려운 퍼즐을 맞추고 복잡한 모형 비행기를 조립하는 것을 보아온 그의 아버지는 알렉스가 어떤 문제를 가지고 있다는 점을 믿을 수 없었다. 그러나 알렉스는 자신의 읽기의 어려움을 점점 더 깨닫게 되었고, 왜 친구들은 읽기 우수 반에 있는지 더 자주 묻기 시작했다. 그는 연습하고 노력했지만, 잘 되어가지 않는 듯 보였다.

그의 부모는 평가를 위해 그를 예일 난독증과 창의력 센터로 데려왔다. 알렉스는 매우 명석했고, 추상적 추론과 논리 능력에서 영재 범위의 점수를 얻었다. 그의 어휘 역시 매우 발달해 있었다. 알렉스는 배울 수 있고, 추론할 수 있으며, 높은 수준의 개념을 이해할 수 있었다. 이러한 장점들에도 불구하고 그의 단어 읽기 수행능력은 무척 저조했다. 예를 들면, 그는 3학년 수준 24개 단어 중 오직 10개만 읽을 수 있었다. 알렉스가 가장 어려워한 것은 비단어들(발음 연습을 위해 만들어진 단어들. 예를 들어, gern, ruck)이었다. 그는 이 단어들을 해독하기가 매우 힘들었다. 가끔 그는 답을 만들어 내기 위해서 첫 글자를 이용했다(gern을 glim으로, ruck을 rold로). 어떤 경우에는 포기하고 대충 짐작해서 읽는 듯 보였다. 대조적으로, 알렉스는 짧은 단락은 조용히 읽을 수 있었고, 단어만 따로 읽고 발음할 때보다 질문에 훨씬 잘 대답할 수 있었다. 단락을 혼자 조용히 읽으면서, 알렉스는 책에 나와 있는 그림들이나 주변 단어들 같은 단서들을 잘 이용했기 때문이었다. 그것을 통해 자신이 읽지 못하는 단어들이 있는 문장의 의미 그리고 단락의 의미를 파악하였다. "나는 그것이 말하는 것을 그림으로 그려요"라고 그가 설명하였다. 그러나 알렉스는 이야기를 듣고 몇 개의 질문에 답하라는 검사를 받을 때는 생기가 돌고 평균 이상의 높은 점수를 받았다. 소리 내어 읽기가 알렉스에게 특히 힘들어 보였다. 이유는 간단했다. 그는 읽기가 너무 힘든 것이다. 단어들을 잘못 발음하였고, 다른 단어로 잘못 읽었고, 종종 완전히 빠뜨리기도 했다.

한 문장에서 제대로 읽은 단어를 뒤이은 다른 문장에서는 잘못 읽었다. 그는 매우 느리고 자주 멈칫거리면서 읽었다. 알렉스는 자신의 읽기 차례가 다가오기 직전에 화장실로 가겠다고 요청하는 일이 많아졌다. 그의 차례가 되면, 단어들을 우스갯소리로 만들어버리거나 교실 바닥에 뒹굴고 웃는 등의 바보 같은 행동을 하여 결국 교실 밖으로 내보내 지곤 했다.

철자법은 그의 판독 불가능한 악필로 인해 더욱 안 좋아 보였다. 글씨들은 크고 기형적이고 제멋대로였다. 반면 알렉스의 수학 실력, 특히 문제 해결 능력과 추론 능력은 우수 범위에 들었다. 시험이 끝날 무렵, 알렉스는 자신의 읽기 문제를 진단했다. "나는 글자들이 만드는 소리를 몰라요." 또, 친구들이 읽기 우수 반에 있는 것이 그를 매우 괴롭힌다고 평가자에게 말했다. 가끔 그것 때문에 무척 슬프다고 말했다. 그의 소원은 더 잘 읽는 것이었지만, 어떻게 그렇게 될 수 있는지 정확히 알지 못했다.

내가 알렉스의 부모를 만났을 때, 그들은 많은 의문을 가지고 있었다. 그에게 문제가 있는 것일까요? 그렇다면, 그 문제의 본질이 무엇이지요? 그를 도와주기 위해 무엇을 해야 할까요? 무엇보다, 그들은 "그는 괜찮아질까요?"라고 물었다. 나는 알렉스가 이겨낼 수 있을 뿐 아니라, 성공할 수 있다고 그들을 안심시켰다.

그레고리

나는 진료실에서, 아동들뿐 아니라 많은 청년 남녀들을 읽기 장애로 진단해 왔다. 그들의 개인사들은 알렉스같이 난독증을 가진 명석한 아이들이 미래에 가질 모습을 보여준다. 그레고리는 다 자란 알렉스였다. 그레고리는 의과 대학 첫 학년 동안 여러 어려움을 겪고 나를 찾아왔다. 그는 매우 낙담해 있었다.

그는 초등학교 때 난독증으로 진단받았으나 영재 학생을 위한 프로그램에도 들어갔다. 타고난 지능 그리고 충분한 뒷받침과 개인 지도 덕분에, 그는 우수한 성적으로 고등학교를 졸업했고 아이비리그의 한 대학에 입학 허가를 받았다. 대학에서 그레고리는 자신의 장애를 극복하기 위해 열심히 공부했고, 마침내 몇몇 일류 의과 대학의 입학 허가를 받게 되었다. 그러나 이제 그는 자신의 능력에 대해 의심하기 시작하였다. 그는 생리학 시스템의 난해한 관계나 질병의 복잡한 구조를 이해하는 데에는 아무 문제가 없었다. 사실, 그는 추론 기술을 필요로 하는 이런 분야에서 탁월했다. 그에게 더 어려운 것은 긴 단어나 새로운 용어를 발음하는 것이었다(예를 들어 해부학 용어들). 아마 그에게 가장 적게 발달한 기술은 기계적인 암기 기술이었다.

그레고리와 그의 교수들 모두 그의 이 불일치된 수행에 당혹스러워했다. 그렇게 어려운 개념들은 너무나 잘 이해하는 사람이 어떻게 더 작고 단순한 세부 사항에 어려움을 가질 수 있는가? 나는 그의 뛰어난 추론 능력에도 불구하고 그가 조직들의 이름과 신체 부분들의 이름을 말하지 못하는 것은, 바로 그레고리의 난독증(그는 여전히 천천히 읽는다) 때문이라고 설명하였다. 그의 병력은 전통적으로 밝혀진 난독증의 임상 양상(지능, 동기 그리고 교육에도 불구하고 읽기 학습에 있어서 보이는 예기치 못한 어려움)에 들어맞는다. 더 나아가, 나는 그를 안심시킬 수 있었는데, 과학자들이 지금 난독증의 본질을 이해하고 있으므로 이 장애를 가진 사람들을 도와줄 상당히 효과적인 방법들을 고안할 수 있다고 말해 주었다.

알렉스와 그레고리는 읽는 데 왜 어려움을 겪는가

난독증의 원인에 대한 설명은 1920년대에 시작되어 최근까지 계속되어 나오고 있는데, 초기에는 시각 체계의 결함 때문에 난독증의 특징인 글자와 단어의 반전 현상이 일어난다고 생각했었다. 따라서 시각적 결함을 극복하기 위하여 안구 훈련이 종종 처방되곤 하였다. 그러나 연이은 연구조사를 통해, 이제까지 대중이 가졌던 근거 없는 믿음과는 반대로, 난독증을 가진 아이들이 글자나 단어를 뒤에서 앞으로 보는 것도 아니며, 그 장애의 원인은 언어체계에 있다는 것을 알게 되었다. 알렉스와 같이 읽기가 부족한 아이들은 글자의 이름을 대는 데 심각한 어려움이 있어서, b를 d로 말하고, saw를 was로 읽는다. 이 문제는 시각의 문제가 아니라, 언어의 문제다.

앞서 말한 대로, 난독증은 사고 기술이 아닌 읽기에서의 특정한 어려움을 보여준다. 알렉스의 경우와 같이, 구어를 이해하는 능력은 다른 높은 단계의 추론 기술처럼 종종 매우 높은 수준에 있다. 난독증은 국부적인 문제인 것이다.

난독증이 언어 문제에 기초하며, 낮은 지능이나 심각한 시각장애 때문이 아니라는 사실을 알게 된 것은 주요한 진전이었다. 뒤이은 연구의 발전은 이 언어장애의 특징을 더 분명히 했다. 난독증은 언어의 전반적인 결함을 보여주는 것이 아니고, 언어체계 중 특정 요소, 즉 음운론적 모듈phonologic module 내에 존재하는 국지적인 약점을 반영한다. 음운론적phonologic이란 단어는 소리를 뜻하는 그리스 단어 phone에서 유래되었다(phonograph와 telephone에서와 같이). 음운론적 모듈은 언어의 공장으로, 단어를 형성하기 위해 짧은 소리들을 합치고, 단어를 짧은 소리들로 분절하는 뇌 기능을 말한다.

지난 20년간 난독증의 모델은 음운론적 처리 과정(각기 다른 소리를 처리하는 과정)에 바탕을 두고 제시되었다. 음운론적 모델은 난독증의 발현 양상 및 신경과학자가 뇌 조직과 기능에 대해서 알고 있는 것, 모두와 부합한다. 예일대학 센터와 다른 지역의 연구자들은 읽기 연구와 최근의 뇌 영상연구를 통해 이 모델을 검증하고 발전시킬 기회를 얻었다. 우리와 그 밖의 연구자들은, 매우 명석한 사람들이 읽기 학습에 어려움을 겪는 이유에 대하여 음운론적 모델이 설득력 있게 설명해 줄 수 있음을 발견하였다.

음운론적 모델

음운론적 모델이 어떤 것인지 이해하기 위해서, 당신은 우선 언어가 뇌에서 어떻게 처리되는지를 이해해야 한다. 언어체계를 모듈이나 구성요소들이 단층을 이룬 집합체로 생각해 보라. 각각의 모듈이나 구성요소들은 언어의 특정 측면에서 역할을 한다. 시스템의 작동은 신속하고 자동적이어서, 우리는 그것을 눈치채지 못한다. 그리고 그것은 강제적이다. 예를 들어, 우리가 식당의 식탁에 앉아 있을 때, 옆 식탁 사람이 크게 이야기한다면 그것을 들어야만 한다. 언어를 듣지 않고 무시하는 것은 거의 불가능하다. 그것이 바로 주위 사람들이 이야기할 때 공부하기가 매우 어려운 이유이다.

과학자들은 언어체계 내에서 결함의 위치를 정확히 찾아낼 수 있게 되었다([그림 4.1] 참조). 언어 위계의 상위 단계에 위치하는 구성성분들은, 예를 들어 의미론(어휘나 단어의 의미), 통사론(문법적 구조) 그리고 화용론(연결된 문장들) 등과 관련이 있다. 그 위계의 하위 단계에는 음운론적 모듈이 있고, 그것은 각기 다른 소리를 처리하는데 그 역할이 집중되어 있다. 난독증은 언어체계, 특히 음운 모듈 단계의 취약성과 관련이 있다.

음소phoneme[3]는 언어체계의 가장 기본적인 요소이며, 모든 구어와 문어의 필수적인 구성성분이다. 영어에서는 단 44개의 음소의 조합만으로 수만 개의 단어를 만들 수 있다. 예를 들어, 단어 cat은 세 개의 음소, *k*, *aah* 그리고 *t*로 구성되어 있다. 단어들을 읽고, 이해하고, 기억에 저

3) 한 단어를 다른 단어와 구별시켜주는 말의 최소 단위.

언어 시스템: 읽기와 말하기

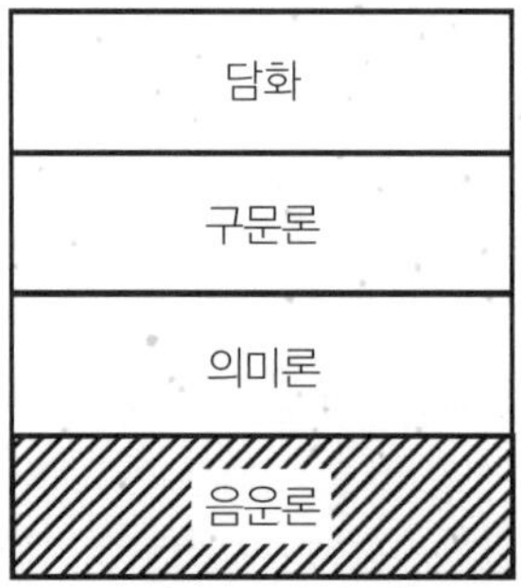

[그림 4.1] 난독증의 핵심 취약점 찾아내기

연구는 언어 시스템의 최하층 단계에서 약점을 정확히 찾아냈다.

장하고, 나중에 인출 하기 위해서, 일단은 신경 장치에 의해 음소들로 분절되어야 한다. 단백질이 소화되기 위해서는 아미노산 형태로 먼저 분해되어야 하는 것처럼, 단어들이 언어체계에 의해 처리되기 전에 일단 하위 형태인 음소로 분절되어야 한다. 언어는 코드이고, 언어체계가 인식할 수 있고 언어 장치를 활성화할 수 있는 유일한 코드는 음운 코드이다.

이것은 말하기와 읽기, 모두에서 중요하다. 우선 말하기를 살펴보자([그림 4.2]). 내가 단어 bat을 말하고 싶다면, 나의 뇌 깊숙이 있는 내부 사전이나 어휘 목록까지 가서, 일단 그 단어를 인출하고, 그다음에 적절한 음소들(*b, aah, t*)을 연속적으로 배열하여 단어 bat을 말할 것이다.

난독증을 가진 아이들의 경우 음소들이 덜 발달되어 있다. 면이 다 닳아서 글자를 잘 알아볼 수 없게 된 블록 같은, 그런 음소들을 생각해 보라. 이런 아이들은 말할 때 적당한 음소를 고르느라 힘들어하고, 음이 비슷한 다른 음소를 대신 인출할 수도 있다. 원하는 단어는 ocean인데 lotion이라는 단어를 불러낸 알렉스의 경우를 생각해 보라. 알렉스는 자기가 말하고자 하는 것을 정확히 알지만 정확한 단어를 인출할 수 없었고, 대신 비슷하지만 옳지 않은 음소를 골랐다. 또한, 난독증을 가진 사람은 음소들을 부정확하게 배열하기 때문에, 그 결과, 알렉스처럼 enemy는 emeny가 되어버린다. 소리를 바탕으로 일어나는 이러한 혼돈은, 난독증을 가진 사람이 말할 때 자주 발생한다. 예를 들어, 교통 체증에 시달리며 땀 흘리는 어머니를 지켜보다 한 아이가 말하길 "엄마, 더워서라기보다는 인간[human] 때문이에요"라고 말했다(물론 의도한 단어는 습기[humidity]였다). 또 다른 예로 그의 지지자들에게 인사하면서 한 정치인은 "이 멋진 경기 침체[recession]에 오신 것을 환영한다"라고 말했다. 물론 그는 연회[reception]를 말하려고 했다. 각각의 경우 혼동은 음운론

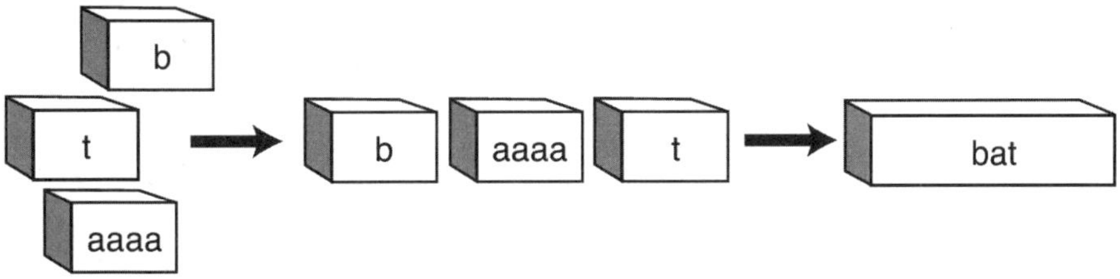

[그림 4.2] 말하기: 단어 만들기

화자는 음소를 인출하고 순서대로 모아서 단어를 만든다.

적(즉, 단어의 소리에 기초한)이었고, 해당 단어의 의미에 대한 이해 부족을 반영하지 않는다. 안타깝게도, 그러한 음운론적 말실수는 난독인이 상당히 규칙적으로 저지르며 종종 이해력이 부족하다고 오해받는다. 다음 장에서 나는 매우 똑똑한 몇몇 사람들이 말할 단어를 인출하는 데 어려움을 겪는 이유에 대해 과학이 우리에게 가르쳐 준 것에 대해 알아볼 것이다.

읽기는 말하기와 반대이다. 읽기는 지면 위에 인쇄된 멀쩡한 단어부터 시작된다. 음소들을 나타내는 블록들은 모두 바르게 나열되어 있다. 이제 읽는 사람은 그 글자들을 소리로 전환하려면 그 단어들이 더 작은 음절이나 음소들로 이루어져 있다는 것을 인식해야 한다([그림 4.3]).

난독증을 가진 아이들이나 성인들은 구어나 문어의 단어들이 이런 구성요소들이나 음소들로 구성되어 있다는 생각을 발전시키기 힘들다. 처음으로 안경을 쓴 소년이 말하는 것을 들어보라.

"나는 저 건물이 빨간 벽돌로 지어졌는지 전혀 몰랐어요. 난 항상 건물의 벽이 그냥 통째로 빨갛게 칠해진 줄 알았어요." 난독증을 가진 사람들은 이처럼 받아들인다. 우리 대부분이 한 단어를 구성하는 음절과 음소들(예를 들어, cat 안의 *k*, *aah*, *t*)을 인지할 수 있지만, 난독증을 가진 아이들은 단어가 가진 분절적 특성을 이해하지 못한 채, 단어를 하나의 불분명하고 흐릿한 덩어리로 받아들인다. 그들은 단어의 내부 소리 구조를 이해하는 데 실패한 것이다.

아이가 추상적 형태의 구불구불한 글자들을 어리둥절하게 바라보는 상태에서 글자들을 단어로 인식하고 알아내는 만족스러운 상태로 가기 위해서는, 음운론적 모델에 나오는 정확한 단계들을 밟아나가야 한다. 다시 말해, 아이는 종이나 지도에 나와 있는 글자들 나타내는 소리도 말을 들을 때의 소리와 같다는 것을 알아야 한다.

이것을 알게 되는 과정은 질서 정연하며, 하나의 논리적인 순서를 따르게 된다. 첫째, 아이는 듣는 단어들이 그저 한 덩어리로 포장된 소리가 아니라는 것을 깨닫게 된다. 벽에 있는 벽돌들을 발견한 어린 소년처럼, 읽기를 시작한 사람은 단어들이 더 작은 분절 요소들로 만들어졌다는

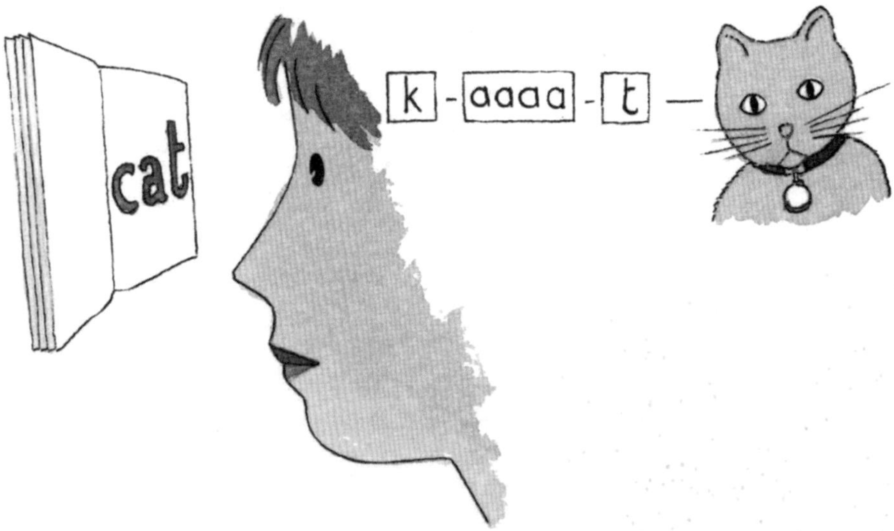

[그림 4.3] 읽기: 글자를 소리로 바꾸기

읽기 위해 아이는 글자를 소리나 음소로 변환한다.

것, 즉 단어들이 부분들을 갖고 있다는 것을 인식하기 시작한다. 그다음, 아이는 이 분절 요소들이 소리를 나타낸다는 점을 알아차리게 된다. 예를 들어, 그는 단어 cat 안에 세 개의 분절음 *k*, *aah*, *t*가 있다는 점을 깨닫는다. 그리고 그 아이는 지면 위에서 본 글자들을 구어에서 들은 것들과 연결하기 시작한다. 그는 그 글자들이 자신이 들었던 소리와 연관되어 있으며, 인쇄된 단어는 구어 단어에서와 똑같은 개수와 순서로 된 음소들(소리)을 가지고 있음을 깨닫기 시작한다. 마지막으로, 그는 인쇄된 단어와 구어의 단어가 연관되어 있음을 이해하게 된다. 그는 인쇄된 단어가 하부구조로 되어있으며, 그것은 구어에서 들은 것과 구조가 같다는 것을 안다. 그는 구어와 문어 단어 모두 같은 소리로 분절될 수 있으며, 인쇄된 글자들이 이 소리를 표현해 준다는 것을 이해한다. 일단 아이가 이런 관련성을 습득했다면 그는 알파벳 원리alphabetic principle를 깨달은 것이다. 그는 읽을 준비가 된 것이다.

다음 장에서, 나는 난독증의 핵심적이고 근본적인 어려움과 왜 그렇게 많은 아이가 알파벳 원리를 습득하지 못하는지를 논의할 것이다. 이어서 아이들의 읽기 어려움을 치료하기 위한 가장 효과적인 교수법에 초점을 맞출 것이다.

5장

모두가 말할 수 있지만, 모두가 읽을 수는 없다

읽기에 입문했다면, 읽기 학습을 위해 알파벳 원리를 알아야 한다. 그러나 다섯 아이 중 한 명은 그렇게 할 수가 없다. 말하는 단어들이 더 작은 분절음인 음소로 만들어졌다는 것을 인식하는 것이 왜 그렇게 엄청나게 어려운가? 나중에 알게 되겠지만, 그 답은 말하는 것을 쉽게 해주는 것과 똑같은 원리에 있다.

매사추세츠 공과 대학의 노암 촘스키Noam Chomsky, 스티븐 핑커Steven Pinker는 구어는 선천적이라고 설득력 있게 주장해왔다.[4] 언어는 가르칠 필요가 없다. 그것은 본능적이다. 사람들은 그들의 모국어에 그저 노출되기만 하면 된다. 음운론적 모듈의 기능은 우리의 뇌 깊숙이 있는 신경망을 통해 유전적으로 결정된다. 말하는 사람은 음소들을 난어들로 *자동으로* 소립하며, 듣는 사람은 단어를 구성 음소들로 다시 분해한다. 따라서 전의식前意識 단계에서 일어나는 구어는 전혀 노력이 필요 없다.

핑커와 같은 언어학자들은 언어의 기원이 백만 년 전까지 거슬러 올라갈 수 있다고 주장한다. 하와이 대학의 중국어과 명예교수인 존 드프란시스John DeFrancis는 말이 호모 사피엔스 간 의사소통의 지배적인 양식으로 떠오른 것은 오만 년 전부터였다고 말한다. 모든 인간 사회는 구어를 가지고 있고, 인간은 말로 의사소통을 하는 유일한 종種이다[다양한 신호들(꿍꿍거림, 깩깩거림, 전기 충격, 냄새, 휘파람, 호출 등)을 이용하여 의사소통하는 많은 다른 종들이 있긴 하지만]. 만약 한 아기가 신경학적으로 건강하다면 말 배우는 것을 피할 길은, 거의 없다.

4) 출생 시부터 심각한 청각장애와 같은 희귀한 의학적 상태를 가진 사람들을 제외하고 거의 모든 인간이 말을 한다.

언어는 열려있다. 그것은 생성적이다. 음소들을 이용하여 우리는 무수히 많은 단어를 만들어 내고, 이 단어들을 가지고 끝없는 생각들을 창조한다. 우리는 농담할 수 있고, 사색할 수 있고, 이야기할 수 있고, 상상할 수 있으며, 묘사할 수 있다. 우리는 현재에 관해 이야기할 수 있고, 과거를 아쉬워하며 회상할 수 있고, 혹은 미래를 희망차게 계획할 수 있다.

대조적으로, 동물의 의사소통 체계는 닫혀있고 그 신호들은 고정적이다. 그것들은 전체적이어서, 분리되거나 첨가되거나 새로운 메시지를 만들기 위해 재구성되지 못한다. 동물들에게는 한정된 신호들이 있고, 각 신호는 특정한 한 가지 의미에만 고정되어 있다. 새로움이나 무한한 변형의 가능성은 없는 것이다.

미립자 원리

1989년, 언어학자 윌리엄 애블러William Abler는 언어체계에 대한 탁월한 통찰을 보여주었는데, 그는 그것을 자체 다양화 시스템의 미립자 원리라고 불렀다. 전문 용어 같지만, 그 원칙은 단순함이 돋보이는 원리이다. 생물학 유전을 설명 모델로 하여, 애블러는 화합물과 인간 언어는, DNA 조합이 무수한 단백질을 생성하는 것과 같은 원리에 입각하고 있음을 시사하였다. 이 자연적 과정들은 두 가지 기본적 특징을 공유하는 것으로 생각된다. 그것은 '미립자'라는 핵심 요소를 가지고 있으며, 위계 구조로 특징지어진다. 미립자들은 집 짓기의 나무토막 같은 역할을 하면서 끝없는 위계체계를 생성한다. 화합물에서 그것은 원자이고, 유전학에서는 DNA 내의 뉴클레오타이드가 그것이며, 언어에서 그것은 음소이다. 위계 구조의 위 단계에서 미립자들은 결합하고 커져서 원자들은 분자를, 뉴클레오타이드들은 단백질을 그리고 음소들은 단어를 형성한다.

말하는 사람은 많지 않은 음소를 이용하여 무한해 보이는 단어, 문장 그리고 단락을 창조하는 능력을 가지고 있다. 가능한 조합이 얼마나 방대한지 가늠해보기 위해서, 셰익스피어가 그의 전 작품(총 884,647개의 단어)에서 사용한 29,066개의 단어를 생각해 보라.

미립자 원리가 효과적으로 작용하는 것은 입자들의 특수한 성질 때문이다. 나트륨 원자들이든, DNA 성분들(뉴클레오타이드들)이든, 혹은 음소들이든, 그것들은 변하지 않고 그들의 고유한 본질을 유지한다. 그들은 서로 결합하여 완전히 다른 단일체로 만들어져서, 화합물, 단백질, 단어가 된다. 그러나 그 입자들은 그 과정에서도 여전히 변화되지 않는다. 자신의 본성을 지키지 못하는 경우보다 변화되지 않는 입자들이 가진 유리한 점이 [그림 5.1]에 나와 있다. 만약 두 요소가 결합하여 함께 섞여버리면, 그 결과 두 요소의 중간 성격을 띤 합성물이 된다. 그러나 두 미립자가 그들의 고유한 성질을 보유한 채 결합하면, 생성된 새 개체는 독특한 것이 된다. 음소들이 합성이 아닌 화합을 통해 단어를 생성함으로써, 무한히 많은 단어를 만들어 낼 수 있는 놀랄만한 잠재력이 발생하고, 그 조합의 수는 가능한 경우의 수에 의해서만 한정된다. 음소들이 결합하여 단어를 형성하고, 단어들이 함께 모여 구와 절을 이루며, 이것이 더욱 확장되어 완전히 새로운 단락이 위계 구조의 상위 단계에서 창조된다.

말하는 사람은 음소들을 매우 빨리 생성할 수 있는데, 1초에 평균 10~15개의 음소를 만들어 낸다. 사실, 그 속도는 듣는 사람의 청각기관의 용량을 능가하는 것이어서, 청각기관에서는 들어오는 일련의 소리를 그렇게 신속하게 받아들이고 처리할 수가 없다. 반면, 만약 말하는 사람이 각각의 음소들을 매우 천천히 발화한다면 구어는 장황하게 길어질 것이다. 또 다른 문제는, 듣는 사람이 음소들을 충분히 빠른 속도로 들어야 단기기억장치에 동시에 저장할 수 있고, 따라서 그 음소들을 의도된 단어들이나 구를 만들기 위해 결합할 수 있다. 임시기억 저장소에 있는 음소는 1~2초 동안, 서로 관련 없는 단어는 약 5개에서 7개만이, 거품처럼 사라지기 전에 저장될 수 있다.

동시조음이라는 방법에 따라 이 문제는 해결되었는데, 동시조음이란 각각의 음소들을 온전히 유지하면서도 그 음소들을 하나의 말풍선처럼 겹치게 발음하는 것이다([그림 5.2] 참조). 동시조

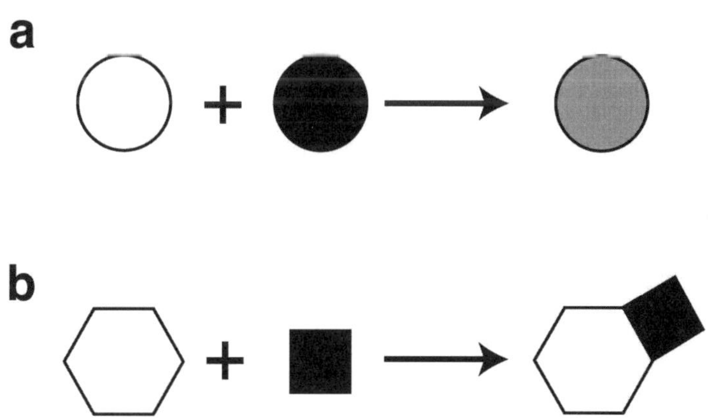

[그림 5.1] 합성되지 않는 입자의 장점

윗줄에서 보는 것처럼, 요소들이 결합하며 함께 섞이면 마지막 결과물은 둘 사이 중간쯤의 합성물이 된다. 반면, 두 음소들(요소들)은, 두 도형처럼, 결합한 후 혼합되지 않는다. 대신 그들은 완전히 새로운 것을 형성한다. 끝없는 조합이 가능하고, 이것으로부터 무수한 단어들이 생성될 수 있다.

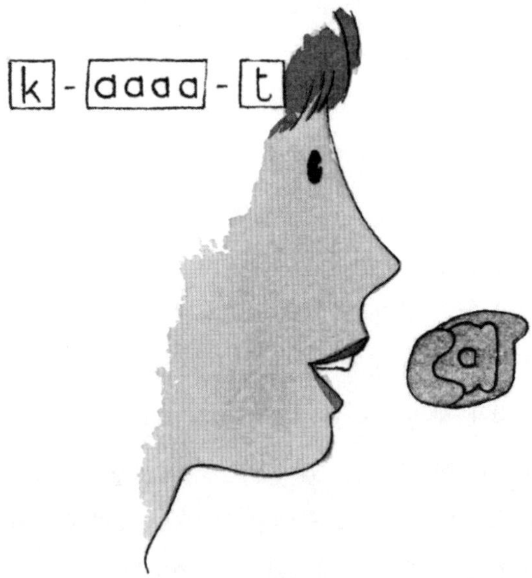

[그림 5.2] 동시조음: 몇 개의 음소들을 겹쳐 하나의 소리로 발음함

단어를 말하기 위해서, 말하는 사람은 먼저 각각의 음소를 인출한 다음, 한 음소를 다른 음소와 겹쳐지게 동시 조음한다. 이 그림에서 볼 수 있듯이, 단어 cat을 형성하는 세 개의 음소들은 한 덩어리의 소리로 합쳐진다.

음의 결과로, 소리의 발화는 그것을 처리하는 청각 체계의 용량과 보조를 맞출 수 있게 되었고, 음소들은 단기기억 체계의 용량 제한에 걸리지 않는 속도에 도달할 수 있게 되었다.

전체 과정에서 가장 중요한 것은, 여러 소리(말소리와 다른 소리) 간의 근본적인 차이와 말소리가 아닌 소리로부터 말소리를 구분해내는 음운론적 모듈의 선천적인 능력이다. 음소들은 소리의 발화라는 외부 포장 속에 숨어서 감각기관인 귀와 수용기로 전달된다. 예를 들어, 단어 cat을 말하면 이것은 오실로스코프[5]에서 하나의 소리 파동으로 나타날 텐데, 이것이 바로 듣는 사람의 귀에 전달되는 것이다. 그러나 포장된 소리의 묶음에는 세 조각의 언어가 존재한다. 바로 음소들, *k*, *aah*, *t*이다. 일단 단어가 청각기관을 안전하게 통과하면, 언어체계가 그것을 받아들이는 즉시, 세 개의 음소를 언어의 입자로써 인지하고 그것들을 적절히 처리한다. 여기에서 언어체계가 시각이나 청각 같은 다른 체계와 다른 점이 있다. 눈은 시각 자극을 그리고 귀는 청각 자

5) 파동의 변화를 화면으로 보여주는 장치(역자 주).

극을 받아들인다. 그러나 귀는 언어의 중간 기착지일 뿐이다. 우리의 타고난 인체구조에서 소리는, 최고급 화물선을 끌고 가는 예인선처럼, 음성학적 입자들을 인도하여 귀를 지나 언어를 위해 특화된 뇌 회로망이라는 안전한 정박지까지 도달시킨다. 귀가 소리의 묶음을 받아들이면, 뇌의 특화된 음운론적 모듈이 활성화되고, 소리의 각 파동 내에 존재하는 음소들이 다시 회복되며, 이어서 언어 입자로 자동으로 바뀐다. 그리하여 듣는 사람은 말하는 사람이 보낸 정확한 의미를 파악하게 된다.

인간의 말이 의사소통 수단이 될 수 있는 것은 앞서 언급한 동시조음 덕분이다. 단어를 만들 때, 인간의 언어 장치(후두, 구개, 혀, 그리고 입술)는 자동으로 동시조음하는데, 다시 말해 음소들을 압축 발음한다. 동시조음의 결과, 몇 개의 음소들은 하나의 파동 혹은 하나의 말풍선으로 묶여 이면에 숨어있는 말의 분절적 특성에 대해서는 아무런 단서도 보여주지 않는다. 따라서 구어는 이음새 없이 매끈해 보인다. 동시조음은 개별적 음소들 사이의 틈이나 간격을 메워버려, 결국 듣는 사람에게 전달되는 것은 부드럽고 매끈한 말의 흐름이다.

읽기는 말하기보다 더 어렵다

의식할 필요 없고 틈 없는 구어의 성질은 난독증 아이의 읽기가 어려운 이유와 깊은 관계가 있다. 말하기와 읽기 모두가 같은 요소, 즉 음소를 바탕으로 이루어지지만, 둘 사이에는 근본적인 차이가 있다. 말하기는 자연발생적이고, 읽기는 그렇지가 않다. 여기에 그 어려움이 기인하는 것이다. 읽기는 습득된 행위이다. 그것은 의식 단계에서 학습되어야 하는 인간의 발명품이다. 읽기를 어렵게 만드는 것은 바로 구어가 자연스럽게 저절로 습득된다는 특성에 있다.

우리를 위해 우리의 폐가 숨 쉬는 것처럼, 우리의 심장이 규칙적으로 수축하는 것처럼, 우리 뇌 속의 고도로 정교한 신경망은 의식적인 사고나 노력 없이도 우리가 말하고 듣기를 가능하게 해준다. 구어를 위해서 음소는 항상 준비되어 있다. 이것은 진화가 인간에게 준 선물이다. 그러나 읽기는 그렇지 못하다. 읽기 역시 음운론적 코드에 의존하지만, 그 코드를 푸는 열쇠는 쉽게 눈에 보이지 않고, 초보 읽기 단계에 있는 사람의 경우 많은 노력을 기울이고서야 해독할 수 있다.

말하기와 읽기 사이에는 심원한 차이가 있다. 읽기와 쓰기는 비교적 최근 인간 발명품일 뿐 아니라(인간은 겨우 약 5,000년여 전부터 문자 언어를 가졌다), 지구상에서 읽기는 여전히 비교적 드문 행위이다. 읽기는 우리의 유전자 안에 준비되어 있지 않다. 인간 뇌 속에 읽기를 위한 모듈은 없다. 읽기 위해서 인간은 자연이 제공한 것, 즉 언어를 위한 생물학적 모듈을 빌려 써야 한다. 읽는 사람의 주의를 끄는 물체, 즉 인쇄물이 언어 모듈 안으로 입장하기 위해서는 정말 특별한 변형이 일어나야 한다. 읽는 사람은 지면 위의 글자를 언어체계가 인지하고 받아들일 수 있는 유일한 코드인 언어 코드, 즉 음성학적 코드로 전환해야 한다. 그러나 구어의 입자들과는 다르게, 알파벳 글자들은 생득적 언어적 의미를 지니고 있지 않다. 읽기 초보자가 지면 위의 글자들을 음성학적 코드로 전환하지 못하면, 이 글자들은 언어적 의미가 전혀 없는 단지 선들과 원들의 나열일 뿐이다. 문어와 구어 사이의 이 핵심적인 차이는 언어학자 레오날드 블룸필드Leonard Bloomfield에 의해 가장 잘 표현되었다. "쓰는 것은 언어가 아니고, 단지 가시적인 표식으로 언어를 기록하는 하나의 방법일 뿐이다." 쓰인 기호들은 그 자체로 의미를 지니고 있지 않으며, 다만 말을 도와주는, 좀 더 정확히 하자면, 말소리의 대용물로서 역할을 한다.

전 세계에 걸쳐 읽기 초보자는 문자를 해독하는 방법을 배워야만 한다. 즉, 지면 위에 있는 무의미한 일련의 기호들을 음성학적 부호에만 인지하는 강력한 언어 기계가 받아들일 수 있도록 전환할 수 있어야 한다. 나는 한 교환학생이 예일대학 자판기에서 콜라를 사기 위해 이탈리아 화폐를 사용하려던 장면을 목격했었다. 그녀는 그야말로 많은 돈을 가지고 있었지만, 기계 앞에서 그녀의 화폐는 무용지물이었다. 그 기계는 미국 동전만을 받아들였기 때문이다. 이것은 읽기에서도 마찬가지이다. 가장 유려한 산문도, 만약 그것이 읽는 사람의 언어 모듈에 의해 인지되는 음성학적 코드로 변형될 수 없다면 무의미할 뿐이다.

코드 해독

읽기를 학습하는 아이는 구어 단어 조각들이 모여서 된 것임을 발견한 순간 첫걸음을 내디딘다. 갑자기 아이는 자신이 듣는 단어가 더 작은 소리의 조각들로 분리되어 있음을 자각하게 된다. 음소 인식능력phonemic awareness을 발전시킨 것이다. 이것은 주목할 만한 발견인데, 아이가 이것을 알아차릴 이유가 별로 없기 때문이다. 구어는 우리의 유전자 내에 준비되어 있고 자연적으로 발생하기 때문에, 그것의 분절적 특성은 우리가 쉽게 인식할 수 있는 것이 아니다. 게다가, 동시조음의 결과로 구어는 이음새 없이 매끄러워 보여, 이면의 분절적 특성은 더욱 모호하다. 그러나 일단 아이가 구어의 분절적 특성을 인식하기 시작하면, 그는 구어의 입자들, 음소들, 소리와 같은 기본적인 요소들을 알게 되고 그 요소들을 적절한 글자들에 대응시킬 수 있게 된다. 음소들과 연결된 글자들은 더는 지면 위의 무의미한 표식이 아니고, 신데렐라처럼 웅대한 언어로 탈바꿈된다. 음성학적 코드로 번역된 문자는 구어의 처리 과정을 위해 미리 대기 중인 뇌 회로망에 진입한다. 음소들로 해독된 단어들은 언어체계에 의해 자동으로 처리되고, 읽기 코드는 해독된다.

70~80%의 미국 아동들은 큰 어려움 없이 문자 기호들을 음성학적 코드로 변환시키는 방법을 배운다. 그러나 나머지 아동들의 경우, 적힌 기호들이 여전히 수수께끼로 남는다. 이런 아이들이 난독증을 가진 아이들이다. 알렉스처럼 그들은 알파벳 글자들을 언어 코드로 손쉽게 전환할 수가 없다.

어린아이가 읽기 위해서는 음소 인식을 발전시켜야만 한다. 다시 말해, 그는 구어가 더 작은 말소리의 단위인 음소들로 구성되어 있다는 사실을 이해해야만 한다. 그리고 물론, 문자 단어가 언어체계 속으로 진입하려면, 단어를 구성하는 알파벳 글자들이 해당 음소들과 서로 연결되어야 한다. 난독인을 포함한 모든 사람은 읽을 때 이와 똑같은 과정을 밟아야 한다. 차이는 그 알파벳 원리를 통달하는 데 드는 노력과 시간일 뿐이다.

물론, 아이마다 음소 인식을 발전시키는 능력에서 많은 차이를 보인다. 어떤 아이들에게 그 과정은 신속하고 확연히 수월하다. 정확히 어떻게 이 아이들이 음소 인식을 발전시키는지 현재까지 알려지지 않았다. 풍부한 환경(운문을 듣고 시를 노래하는 등, 구어를 듣고 가지고 놀 기회가 많은 환경)에 노출되는 것이 이것을 촉진한다는 점은 확실하다. 난독증 아이가 가진 언어체계의 작은 결함은 그 아이의 음소 인식에 지장을 주고, 따라서, 말하는 단어를 그 속에 숨어있는 소리로 분절하는 능력이 결핍된다. 음소들은 덜 예리하게 구분되기 때문에 아이들은 이 코드를 해독하기가 어렵다.

읽기 과정은 두 가지 요소로 구성되어 있다. 단어 재인을 가능하게 하는 해독과 의미를 알아내는 이해가 그것이다([그림 5.3a] 참조). [그림 5.3b]에서와 같이, 언어 모듈과 읽기 요소들이 대응되는 것으로 간주한다면, 알렉스와 같이 명석한 아이가 간단한 단어들을 읽는 것은 어려워하면서도 어떻게 더 상위 단계인 읽기 이해가 가능한지가 명확해진다.

언어체계에서 가장 하위 단계에 있는 음운론적 취약성은 해독 과정을 손상한다. 그러나 동시에 모든 인지 기능[어휘, 통사, 화용(연결된 본문을 이해하는 것), 추론 등 이해에 필수적인 상위 단계의 지적 능력]은 손상당하지 않는다. 그레고리와 알렉스와 같은 난독인에게 있어서, 이해, 개념 형성, 본문 이해 등을 위해 필요한 모든 기능은 음운론적인 결함에 지장 받지 않고 온전하다. 그들의 풍부하고 깊이 있는 인지능력 때문에 난독증의 진단이 그처럼 종종 늦어진다고 생각할 수 있다. 3학년인 내 환자의 선생님이 언급했다. "매디슨은 너무 똑똑해서 가장 어려운 문제도 대답

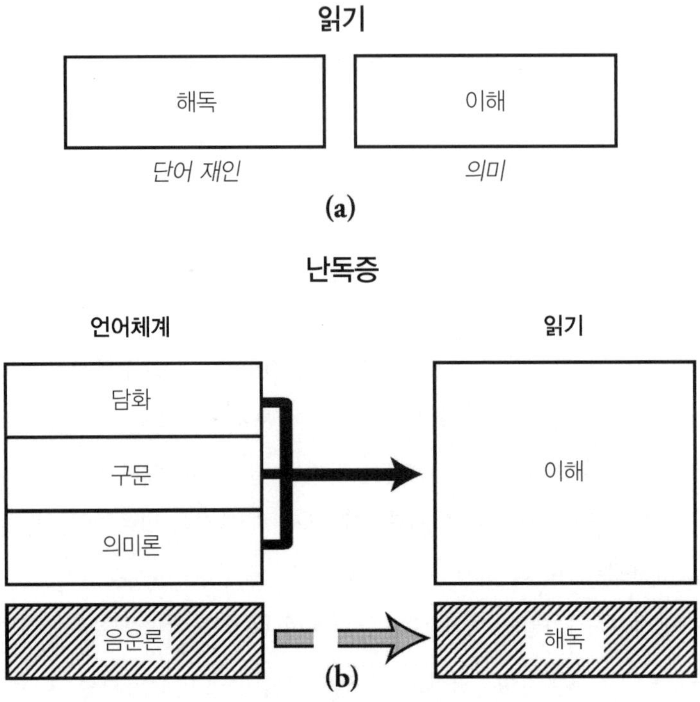

[그림 5.3] 난독증의 역설 I

a. 읽기의 두 가지 구성요소: 해독과 이해

b. 음운론적 취약성은 해독을 방해한다; 이해에 필요한 상위 인지능력은 손상되지 않는다.

할 수 있어요. 그녀는 아주 추상적인 개념도 우리 반에서 가장 빨리 파악해요. 그녀에게 어떤 문제가 있다는 것은 상상할 수도 없었어요." 다행스럽게도 우리는 음운론적 취약성을 효과적으로 다룰 수 있다. 반면, 역설적으로, 난독증 아이들이 종종 가지고 있는 복잡한 추론 능력이나 정교한 사고 기술을 가르치는 것은 거의 불가능하다. 나의 남편이 이론화하기를, 글자를 소리에 연결하는 기본적인 회로가 난독증 아이들에게는 봉쇄되었으므로, 그들은 다른 신경 체계, 즉 읽기가 아닌 문제 해결을 위한 신경 체계를 발전시키고 거기에 의지하게 된다는 것이다. 이런 개인들은 비범하고 창의적인 방법으로 사물을 바라보고 독창적으로 생각할 수 있다(나중에 당신은 이런 몇몇 사람들을 만나게 될 것이다).

[그림 5.4]에서와 같이, 알렉스 같은 사람들의 경우 이해와 의미에 관련된 언어 처리 과정들이 손상되지 않았음에도 불구하고 그 과정이 활성화되지 못한다. 그것은 단어를 재인한 후에야

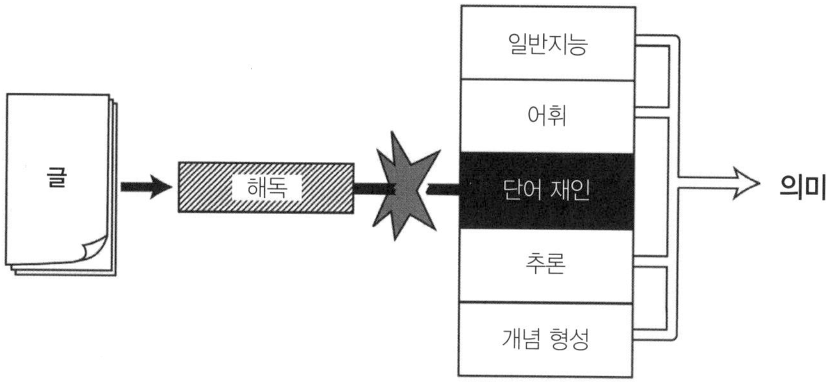

[그림 5.4] 글에서 의미로 가는 과정

음운론적인 취약성은 해독을 막고, 이것은 단어 재인을 방해한다. 이로 인해 난독증인 사람은 단어의 의미에 도달하기 위한 상위 단계의 기술들을 적용할 수 없게 된다. 그러나 그 단어를 정확히 파악할 수 없음에도, 모르는 단어의 주위 문맥을 파악하는 상위 단계의 기술을 적용하여 그 의미를 추측해낸다.

다음 언어과정으로 진입할 수 있기 때문이다. 이제 우리는, 우수한 지능과 뛰어난 어휘력, 넘치는 호기심을 가진 알렉스가 왜 가장 단순한 단어들을 해독하지 못하고 지문을 소리 내어 읽지 못하는지 이해할 수 있다. 의미가 연결된 글을 조용히 읽을 때, 알렉스는 그의 능력을 생각하고 추론하는데 쏟고 있으며, 특정 단어를 해독하지 못함에도 불구하고 단어 주변 문맥을 이용하여 그 단어의 의미를 추측한다. 알렉스가 단어만 따로 읽을 때보다 전체 단락을 읽도록 했을 때 훨씬 잘 수행했던 것을 떠올려보라. 그에게 가장 유리한 상황은, 이야기를 듣고 그의 모든 상위 사고 기술을 이용하여 그 서술들을 따라가고 그것에 대한 질문에 답할 수 있을 때였다.

음운론적인 취약성의 영향은 읽기에서 가장 명백하다. 그러나 그것은 다른 예측 가능한 방식으로 구어에도 영향을 줄 수 있다. 구어의 소리 구조를 완전히 이해하지 못하는 것이 난독증의 핵심 문제라는 증거가 지난 20년 이상 동안 축적되었다. 연구자들에 따르면 4~6살 사이의 아동들은 단어들이 분리될 수 있다는 인식을 발전시키고 있다. 대부분의 6살 아이들은(약 70%) 짧은 단어를 듣고 자신이 들은 소리(음소)의 수를 셀 수 있다. 이때가 되면 많은 아이는 읽기 교육을 포함하여, 적어도 1년의 학교 교육을 받은 셈이다. 읽기와 음소 인식은 상호 강화 작용을 일으킨다. 음소 인식은 읽기에 필요하고, 또 읽기는 음소 인식을 더욱 향상해 준다. 1년의 읽기 교육 후에도, 30%의 아이들이 여전히 들은 단어 속에서 소리를 구별해낼 줄 모르며, 이것이 학생 중 20~30%가 읽기 어려움을 겪고 있는 것과 관련이 있는 것 같다.

1980년대의 연구자들은 그 관련성을 명확하게 하려 했다. 영국 연구자인 리넷 브래들리Lynette Bradley와 피터 브라이언트Peter Bryant는 취학 전 아동의 음운론적 능력이 그 아이의 3년 후 읽기 능력을 예견해 준다는 사실을 발견했다. 그들과 또 다른 연구자들의 발견 역시, 취학 전 아동으로 하여금 단어의 소리에 집중하도록 하는 훈련이, 아이의 향후 읽기 학습에서의 성공 가능성의 큼을 보여주었다. 이 연구들에서 취학 전 아이들로 구성된 한 집단은 단어의 소리에 집중하는 특별훈련을 받았다. 그들은 초성, 중성, 종성을 바탕으로 단어들을 분류하는 것을 배웠다. 예를 들어, 그림을 사용하여 아이들은 단어들이 같은 초성pin, pan, 같은 중성hen, pet, 같은 종성hen, pin을 공유할 수 있다는 것을 배웠다. 또 다른 집단은 단어들의 의미를 강조하는 일반적인 언어 훈련을 받았다. 의심의 여지도 없이, 소리를 바탕으로 한 훈련이 읽기와 철자에서 높은 향상을 가져다 주었다. 이 연구는 아이의 취학 전 경험의 종류가 미래의 읽기 능력에 영향을 준다는 사실을 보여주었다는 점에서 중요하다.

1990년대에 우리와 다른 연구팀들은 음운론적 어려움이 소아기 난독증의 가장 중요하고 일관된 지표라는 것을 입증하였다. 특히 한 종류의 검사가 난독증을 민감하게 찾아내는 듯 보였다. 한 아이에게 단어를 음소로 분절한 다음, 특정 음소를 없애버린 다음 읽으라고 요구했다. 예를 들면, 그 아이는 stale을 보고 t 소리 없이 말하라고(sale) 하거나, sour이라는 단어를 s 소리 없이 말하여야(our) 한다. 이 검사에 대한 아이의 수행은 단어만 따로 해독하는 능력과 관련되어 있었고, 그의 지능, 어휘력 그리고 추론 능력과는 무관하였다. 우리가 이러한 음소 인식에 대한 검사를 코네티컷 장기추적 연구에서 15세 집단에 시행해 보았는데, 그 결과는 같았다. 고등학생들조차, 음소 인식은 단어들을 정확하고 빠르게 읽는 능력에 대한 가장 좋은 예측변수였다.

난독증이 음운론적 취약성의 결과라면, 다른 음운론적 기능의 손상도 같이 나와야 하며 이는 실제로 그렇다. 10년 전 대학원생 로버트 카츠Robert B. Katz의 연구는 그림을 보고 물체들의 이름을 말하는 데 어려움을 겪는 문제들을 잘 보여주고 있다. 카츠에 따르면, 난독증을 가진 사람이 물체 이름을 잘못 말할 때, 잘못된 응답은 올바른 응답과 음운론적인 특징들을 공유하는 경향이 있다. 이름을 잘못 말하는 것은 지식의 부족 때문이 아니고, 언어의 소리를 혼동하기 때문이다. 예를 들면, [그림 5.5]의 연속된 그림에서 보이는 것처럼, 에이미라는 소녀에게 화산의 그림을 보여주면 그녀는 그것을 토네이도라고 말한다. 부연 설명할 기회를 주면, 에이미는 그림 속 물체가 무엇인지 정확히 알고 있음을 보여준다. 그녀는 화산의 속성과 활동들을 풍부하게 묘사하고 화산과 관련된 다른 그림들을 지적할 수도 있다. 그녀는 단지 화산volcano이라는 단어를 인출하지 못할 뿐이다.

이 발견들은 다른 증거들과 마찬가지로, 난독증을 가진 사람의 언어체계 속 음운론적 요소가 손상되더라도 상위 단계의 요소들은 손상당하지 않고 온전히 남아있다는 사실을 알려준다. 음운론적 능력은 지능과 관계없고, 사실 지능과는 상당히 독립적이다. 훨씬 낮은 지능을 가진 아이들이 비교적 쉽게 읽기를 배우지만, 많은 우수한 지능을 가진 아이들에게서 난독증이 발생한다. 사람들은 읽기 학습의 수월성을 가장 잘 예견하는 것이 지능이 아니고 음소 인식이라는 것을 알고 종종 놀라워한다.

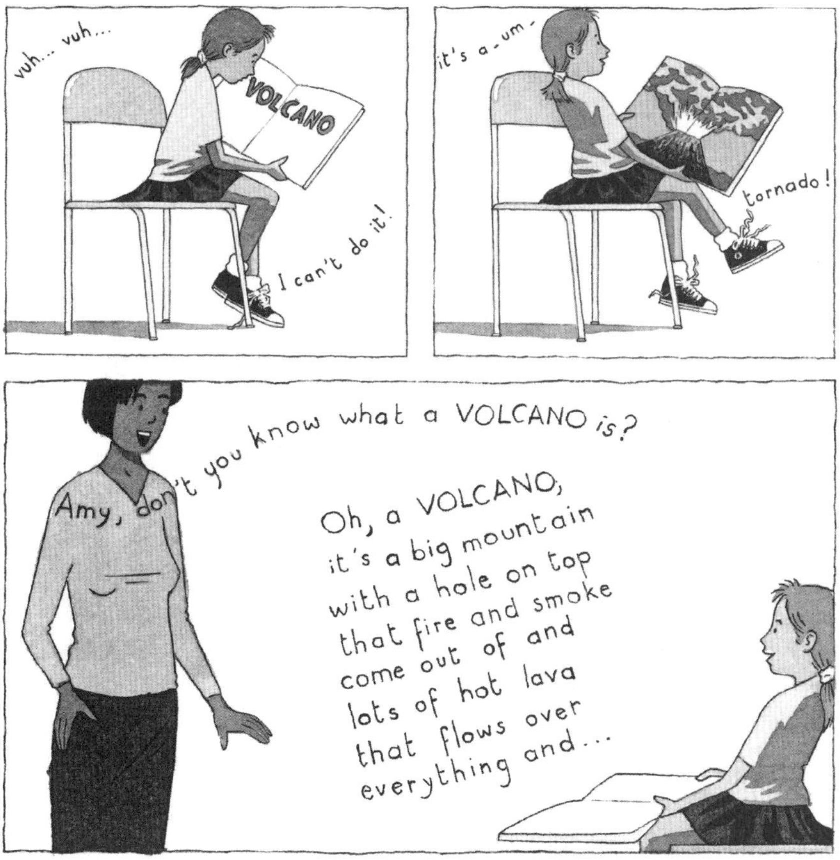
vuh... vuh...
VOLCANO
I can't do it!
it's a - um -
tornado!
Amy, don't you know what a VOLCANO is?
Oh, a VOLCANO,
it's a big mountain
with a hole on top
that fire and smoke
come out of and
lots of hot lava
that flows over
everything and...

[그림 5.5] 난독증의 역설 II

에이미는 화산(volcano)이라는 단어를 읽는 데 어려움이 있다. 화산의 그림을 보여주면, 그녀는 비슷한 발음의 토네이도(tornado)라고 한다. 에이미에게 화산이란 단어에 관해 물어보니, 그녀는 그것의 의미를 정확히 아는 것이 확실하다.

음운론적 모델은 난독증이 의미하는 바를 정확하게 구체화한다. [그림 5.6]에서 보듯이 사소하면서도 국부적인 취약성은 종종 강점들의 바다(추론, 문제 해결력, 이해력, 개념 형성, 비판적 사고력, 일반 상식, 어휘력 등)에 둘러싸여 있다. 음운론적 취약성은 종종 탁월한 이해기술들을 감추고 있다. 그레고리처럼 난독증을 가진 사람들은 이론들, 모델들 그리고 생각들의 '큰 그림'을 하나의 틀로 이용하여 세부 사항들을 이해한다. 그 세부 사항들이 연관된 생각들이나 이론적 틀에 의해 통합되지 않을 때(예를 들어, 그레고리가 친숙하지 않은 이름들의 긴 목록을 암기해야 할 때) 그들은 그야말로 불리한 처지에 놓이게 된다. 그레고리가 이 목록들을 암기하는 데 성공하더라도, 회진을 따라다니다가 질문을 받는 경우, 그는 즉시 그 이름들을 말하는 데 어려움을 겪는다.

난독인에게는 기계적 암기와 신속한 단어 인출이 특히 어렵지만, 예상외로 창의력이 있어야 하는 전문직에서 또 사업, 재무, 의학, 문학, 법률, 과학 등의 분야에서 한계를 넘어 사회에 크게 기여하는 사람들 가운데 많이 존재한다. 나는 이것이 난독인이 단순히 암기가 서투르거나, 기계적 암기로 과제를 해내지 못하기 때문이라고 믿는다. 대신, 그는 개념의 이면에서 그 이상을 얻어야 하고 그것을 근본적인 단계에서 이해해야 한다. 덕분에 그는 종종 더 깊은 이해와 색다른 관점을 얻게 되는데, 깊고 완전하게 이해할 필요 없이 단지, 암기와 반복으로 모든 것을 좀 더 쉽게 얻는 사람들과는 그 관점이 다를 수밖에 없다.

정보를 알고 있을 때조차도, 그 정보를 신속히 인출하고 구두로 표현해내야 하는 경우, 난독인은 종종 연관된 다른 음소를 인출 해내는데, humidity(습기)를 humanity(인류)로 대치하는 경우가 그 예이다. 그 결과, 난독증을 가진 사람은 실제보다 훨씬 무능해 보일 수 있다. 하지만, 시간이 많이 주어지고 즉각적인 구두 응답을 요구하는 긴장된 상황만 아니라면, 탁월한 구두발표를 할 수 있다. 마찬가지로, 읽기에 있어서 그레고리같이 난독증을 가진 사람들은 특정 단어들을 재인하려 할 때 빈번히 문맥에 의존한다. 이런 전략은 읽기 속도를 더 느리게 하므로, 그들의 지식을 제대로 측정하려는 방법으로서 시험 시간 연장이라는 편의제공이 왜 필요한지를 알 수 있다.

방금 읽은 바와 같이 난독증은 주로 작은 말소리들과 관련된 문제이며, 문어뿐만 아니라 구어에도 영향을 미친다. 우리는 이제 구어의 소리를 알아낼 때 어려움이 난독증의 모든 증상을 설명하고 난독증 아동과 성인이 경험하는 모든 어려움을 설명하고 예측한다는 점까지 속속들이 알게 되었다.

예를 들어, 가장 골치 아픈 문제 중 하나이며 최근까지 가장 이해하기 힘든 난독증의 주요 증상은 단어 인출의 어려움이다. 난독증은 구어에 영향을 미치므로 머리가 아주 똑똑한 사람이라도 말할 때는 종종 놀랍도록 고군분투한다. 예를 들어, 어떤 사람이 "문어에는 8개의 촉수[tentacle]

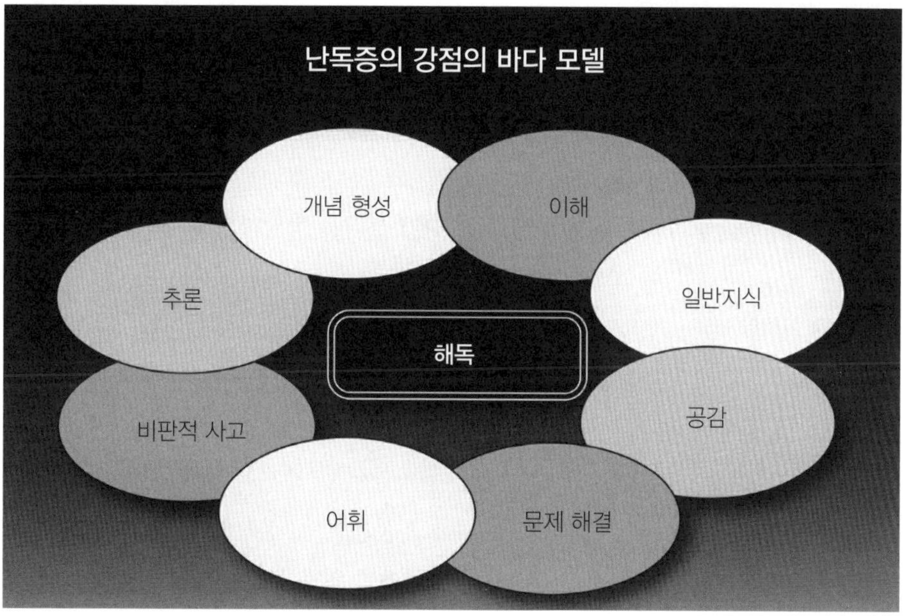

[그림 5.6] 난독증의 강점의 바다 모델

난독증에서, 해독능력에 국소적인 취약성은 많은 강점에 의해 둘러싸여 있다.

가 있다"라고 말하려고 했으나, "문어에는 고환testicle이 8개 있다"라고 말하게 될 수 있다. 잘못된 단어를 인출하고 말하면 아동과 성인 모두 큰 당혹감, 수치심, 무가치함을 느끼게 된다.

예일 난독증과 창의력 센터 웹 사이트에 소개된 실수담을 보면 말실수를 한 후 재빠르게 숨고 싶은 느낌에 공감할 수 있을 것이다. 예를 들어 "공룡은 뚜렷해졌다distinct[6]", "괴물은 돼지가 하는 상상pigment of my imagination[7]이다", "나는 별자리 상constellation prize[8]을 받았으면 좋겠다", "그는 화재 식별기distinguisher[9]를 사용해야 했다."

6) 멸종했다 extinct의 말실수(역자 주).
7) 상상의 산물 figment of my imagination의 실수(역자 주).
8) 아차상 consolation prize의 실수(역자 주).
9) 소화기 extinguisher의 실수(역자 주).

똑똑한 사람 몇몇이 바보 같은 말을 내뱉는 이유

이러한 난독증 증상은 수십 년 동안 알려져 왔지만, 이것이 왜, 어떻게 발생하는지 최근까지도 수수께끼로 남아있었다.

사람이 어떻게 그렇게 똑똑하면서도 말할 때 자기 생각을 정확하게 표현하지 못할까? 과학은 난독인의 단어 인출 어려움을 설명하는 2단계 신경 기제를 마침내 밝혀냈다. 매우 영리하고 뛰어난 난독인(예: 퓰리처상을 수상한 시인)이 멋진 시적 개념을 떠올릴 수 있지만, 사람들 앞에서 이야기할 때 그가 마음속에서 아주 쉽게 만들어 낸 시적인 말을 혀에 묶인 듯 말을 할 수 없는 이유를 연구 결과가 설명해 준다. 단어 검색 어려움의 영향은 아무리 강조해도 지나치지 않다. 처음에는 기대에 차 열광적이었지만, 이제는 실망한 청중 앞에서 이 난독증 시인이 연설 도중 당황한 상태로 무대를 떠나야 한다는 의미였다. "제가 하고 싶은 말을 정확히 알고 있다고 생각했어요. 왜 말이 제대로 나오지 않는지 이해할 수 없어요. 나에게 뭐가 문제일까요?"

난독인의 경우와 같이, 어려움은 사고나 고차원적인 추론이 아니라 단어를 말하는 하위 수준의 기술, 즉 단어를 소리 내어 발화하는 실제 신체적 행위에 있다([그림 5.7] 참조).

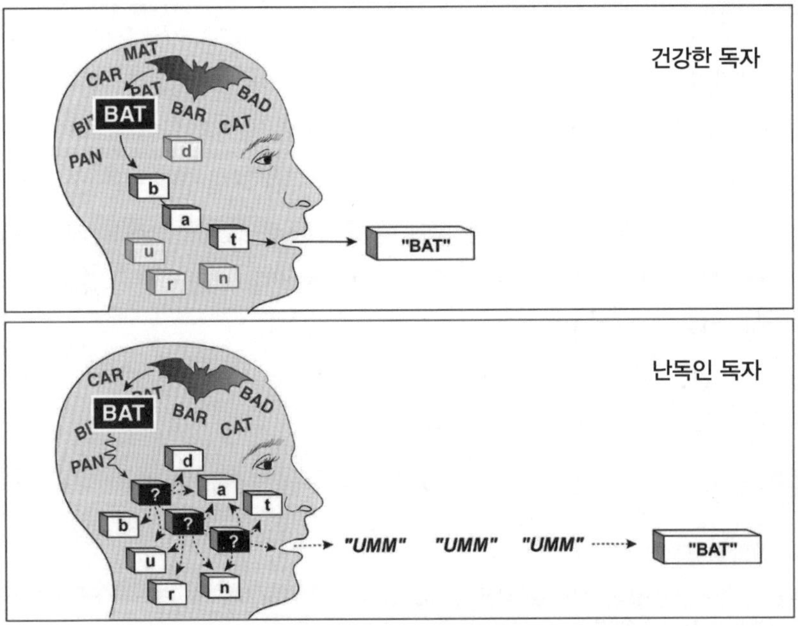

[그림 5.7] 건강한 독자 및 난독인 독자의 단어 인출

2단계 기제는 난독인이 어떻게 자신의 온전한 고차원적 사고능력을 사용하여 개념을 형성하고, 그 개념을 나타내는 단어의 추상적인 의미 표상을 찾아낼 수 있는지 설명해 준다. 여기서는 문제가 없다. 그러나 단어를 말하기 위해 말하는 이는 머릿속 사전으로 이동하여 단어를 나타내는 개별 소리에 접근하고 인출해야 한다. 왜냐하면, 그것이 단어를 소리로 만들어 주는 조음 근육(입술, 혀, 입천장)을 프로그래밍하는데 필요한 가장 작은 언어 입자이기 때문이다. 결국, 잘못 말하거나 말할 단어가 생각나지 않아 계속 음, 음 하게 되고 만다.

→ 이 기제의 첫 번째 단계, 즉 인지 기능을 사용하여 기본 개념을 형성하는 과정은 온전하다.

→ 두 번째 단계(대부분은 사소하지만 난독인에게는 극복할 수 없는 것처럼 보임)는 문제가 있는 곳이다.

→ 구어의 작은 개별 소리를 인출하는 데 있어서의 근본적인 어려움이 난독증의 핵심이다.

이 기제는 난독증을 가진 남성과 여성 그리고 아동과 그 부모에게 깊은 안도감과 함께 설명을 제공한다. 이 기제가 제공하는 설명은 이러한 단어 검색 어려움이 상위 인지 결함을 나타내는 게 아니라 단어를 말하는 데 필요한 조음 근육을 프로그래밍하는 하위 수준의 기계적 오류를 반영한다는 점을 명확히 한다.

[그림 5.7]에서 볼 수 있듯이 발화는 아이디어로 시작된다. 예를 들어, bat이라는 단어를 말하려고 할 때 우선 개념, 즉 날아다니는 작은 야행성 생물에 대한 아이디어를 연상시키고 그것을 나타내는 단어인 박쥐를 염두에 두는 것으로 시작된다. 이것은 건강한 이와 난독인 모두에게 자명한 일이다. 개념에 음성을 붙여서 소리 내어 단어를 말하기 위해 말하는 이는 개념을 실제 소리, 즉 말을 나타내는 음소 /b/ /a/ /t/로 대체해야 한다. 건강한 이에게는 간단하다. 순식간에 그는 개념에서 말로 이동한다. 그러나 난독증을 가진 아동이나 성인의 경우 음소가 선명하거나 명확하지 않고 흐릿해 보인다. 그 결과 난독인은 단어에 맞는 올바른 순서의 소리를 찾기 위해 자신의 지저분한 소리 창고에서 검색할 때 어렵고 결과가 불확실하게 나온다. 때때로, 그에게는 영원한 순간처럼 보일 수 있는 시간이 흐르거나 일련의 음, 음 소리를 낸 후에서야 말하는 사람의 입에서 의도한 단어와 비슷하지만 정확하지 않은 단어가 나오게 된다. 어떨 때 그가 의도했던 회랑Cloister 박물관 대신 "굴Oyster 박물관을 방문하는 것을 좋아한다"라고 말하는 것처럼 비슷하지

만 정확하지 않은 단어를 말하고 만다.

난독증의 핵심이 음운론적 약점임을 확인함으로써 우리는 중요한 한 걸음을 내디뎠다. 이제 우리는 인쇄물을 소리로 바꾸는 신경 시스템의 결함을 이해했다. 다음에는 난독증의 신경학적 기반에 대해 배우고 뇌 활성화 패턴을 통해 무엇이 잘못되었는지 알아보려 한다.

6장
뇌를 읽는다

믿지 않을는지 모르지만, 오늘날 우리는 읽는 동안에 뇌가 작동하는 모습을 실제로 볼 수 있다. 글 읽는 뇌를 찍는 정교한 영상연구는 음소들을 생동감 있게 만들었고, 그 덕분에 연구자들은 인쇄된 단어를 실시간으로 추적할 수 있게 되었다. 처음에는 시각적 상징으로 존재하던 인쇄된 단어가 언어의 소리(음소들)로 전환되고, 동시에 뇌 내부 사전에 저장되어 있는 해당 의미를 활성화한다. 매우 짧은 순간 안에 다양한 선들과 원들은 뇌 회로에서 의미를 향한 방대한 여정을 시작하며, 추상적인 상징들의 불협화음은 단어들의 교향곡으로 승화된다. 그러나 19세기 초까지도 과학자들과 철학자들은 생각하기, 말하기, 읽기가 뇌 속에 그 근원을 두고 있다고 확신하지 못했다. 우리는 긴 길을 빠르게 달려왔다.

마음의 초기 개념은 종종 영혼에 초점을 맞춘 종교적, 철학적 개념에 기초했다. 2세기 무렵 동물 실험이 뇌의 핵심적인 중요성에 대한 단서를 제공하기 시작했다. 가장 영향력 있는 실험은, 뇌가 움직임, 감각 및 사고에 중요하다는 것을 보여준 그리스 의사 갈렌Galen의 실험이었다. 이 뛰어난 의사이자 과학자는 기억력, 상상력, 지능 등 모든 종류의 고등 인지 활동을 뇌와 연관시켰으며, 뇌 손상을 이러한 과정의 중단과 연관시켰다. 갈렌은, 뇌를 기능하는 전체이고 분화되지 않은 기관으로 보았고, 이런 개념은 사실상 수백 년 동안 거의 도전받지 않았다.

뇌 기능 국재화

18세기 말에서 19세기 초 사이, 의사들은 정신질환뿐만 아니라 인간의 성격, 특성의 기원에 큰 관심을 보였고, 특정한 인지 기능은 특정한 뇌 구조가 담당한다는 새로운 개념적 틀을 열망했다. 이는 오늘날 신경과학자에게까지 계속 영향을 미치고 있다. 과학자와 의사들은 당시 그들에게 이용 가능한 유일한 방법을 사용하여 뇌 기능을 국재[10]하기 시작했다. 그것은 뇌졸중이나 뇌 외상과 같은 우연한 사고를 겪은 사람의 뇌에 대한 연구를 통해서였다. 환자가 사망한 후, 뇌를 부검한 결과, 손상 부위가 밝혀졌으며 이는 환자의 증상과 관련이 있었다. 밝혀진 첫 번째 인지 과정인 표현언어를 담당하는 뇌 영역을 찾아낼 때 그런 방법을 썼다.

1861년, 51세의 프랑스인 환자 레보른Leborgne이 당시 명망 높던 프랑스 의사 폴 브로카Paul Broca의 진료를 받기 위해 이송되었다. 간질, 언어 상실, 우측 마비 등을 포함한 광범위한 신경질환으로 오랫동안 고통받아온 레보른은 20년 이상을 입원하고 있었다. 레보른은 '탄'이라는 별명을 갖고 있었는데, 그것이 그가 말할 수 있는 유일한 단어였으며 그가 그것을 계속 반복하여 말했기 때문이다. 그러나 구어를 이해하는 그의 능력은 상대적으로 덜 손상받았다. 레보른은 브로카의 환자가 된 후 채 1주일도 되지 않아 사망했다. 그 후 레보른의 뇌를 부검하면서 브로카는 충격을 받게 되는데, 좌측 전두엽 부분(더 정확히 말하면 하 전두엽, [그림 6.1] 참조)의 표면에 다소 크고 불규칙한 병소를 발견했기 때문이다. 왼쪽 관자놀이 바로 뒤에 있는 이 부분은 보통 브로카 영역이라고 불린다. 오늘날 신경학자들은 언어능력의 상실을 실어증으로 분류한다. 그리고 레보른에게서 관찰된 특정한 언어의 어려움(언어 이해 능력을 유지한 채 표현능력을 상실한 상태)은 브로카 실어증이라 부른다.

브로카의 관찰로 인지 기능과 관련된 뇌의 탐구라는 새 시대가 열렸다. 인지 기능에서의 뇌의 역할에 대해 더 이상의 이견은 없다. 고도로 특화된 인지 기능의 상실(단지 말하기뿐 아니라 단어 발음 능력을 상실하는 것)은 특정 뇌 영역의 손상과 연관되어 있었다. 브로카는 다른 구어의 어려움도 계속해서 규명해 나갔다. 예를 들어, 그가 앞서 묘사했던 표현성 실어증 환자가 욕설하는 능력은 그대로 보유하고 있는 것을 발견하였다. 또 다른 의사 자크 로다Jacques Lordat는 몇십 년 전에 한 교구 목사에 대해 묘사하면서, 자신도 모르게 나타나는 이런 능력 분리에 관한 놀라운 사

10) 뇌 기능에 해당하는 해부학적 장소를 찾는 것(역자 주).

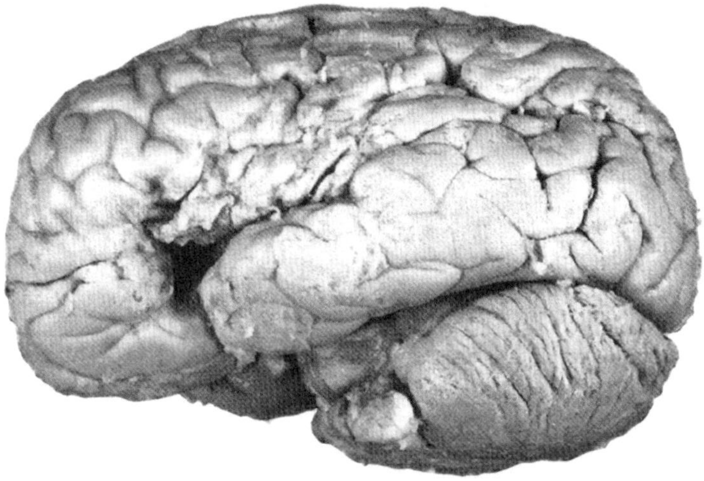

[그림 6.1] 브로카 영역에 손상이 있는 Tan의 뇌

'탄'의 뇌를 왼쪽에서 보면 하 전두엽이랑 부위의 크고-불규칙한 손상이 보이는데 이 영역이 오늘날 브로카 영역이라 불리는 영역이다.

례를 제공하였다. 뇌졸중을 겪은 후 그 목사는 겨우 몇몇 단어만 말할 수 있었는데, '사전에 안 나오는 'f'로 시작되는 가장 강력한 욕설'을 내뱉었다.

브로카는 또한, 읽기의 뿌리(언어와 말)는 대뇌피질에서 있다는 이론을 확실히 정립하였다.[11] 오늘날에는 이것이 자명해 보이지만, 말하기 능력의 근원은 혀라는 믿음이 오랫동안 퍼져있었다. 예를 들어 고대 로마에서는 말하기 능력을 위한 치료가 마치 약해진 근육을 다루듯 혀를 가꾸고 마사지하며 강하게 양치하기였다. 지각 있는 어떤 의사들은 운동 상실(마비)을 언어 상실(실어증)과 구분하기도 했지만, 말을 위한 주요 기관이 혀라는 생각은, 적어도 17세기까지 세계를 풍미한 관점이었다. 혈액순환의 발견으로 과학계를 열광시켰던 윌리엄 하비William Harvey는 1651년 뇌졸중을 겪은 후 말할 수 없게 되었다. 그의 약사는 이 저명한 과학자에게 당시로써는 최고로 여겨진 실어증 치료법을 처방해 주었다. 그는 하비의 혀 아래 주름 띠를 깨끗하게 잘랐다. 그것은 혀를 입 아랫부분에 고정해 주는 얇은 은색 조직이다. 혀가 자유로워지면 실어증도 향상될

11) 피질은 뇌의 표면에 근접해있는 신경 세포들이 모인 회백질이다. 백질은 신경세포들의 긴꼬리들이나 축삭돌기들인데, 신경 세포들로부터 오는 정보를 뇌의 다른 뉴런들이나 척수에 전달한다.

것이라는 희망에서였다. 하비의 혀는 더 느슨해졌겠지만, 그의 실어증은 전혀 좋아지지 않았음은 당연지사이다.

독일 신경학자 칼 베르니케Carl Wernicke는 26살에 벌써 3권으로 된 책, 『실어증 증상군Der aphasischer Symptomenkomplex』을 완간했다. 그는 예리한 임상관찰과 연역 추론을 통해, 측두엽 상부(귓바퀴 뒤의 뇌 영역, [그림 6.2] 참조)를 따라 일어난 손상이 또 다른 실어증을 일으킨다는 사실을 보고했다. 이 언어장애는 이제 베르니케 실어증이라고 불리는데, 브로카에 의해 보고되었던 표현성 실어증과는 거의 정반대이다. 단어를 말하지는 못하지만, 언어를 대부분 확실히 이해하는 브로카의 실어증과는 대조적으로, 베르니케 실어증은 쉽게 말하지만, 언어를 이해하지 못하고 횡설수설하는 증상을 보인다.

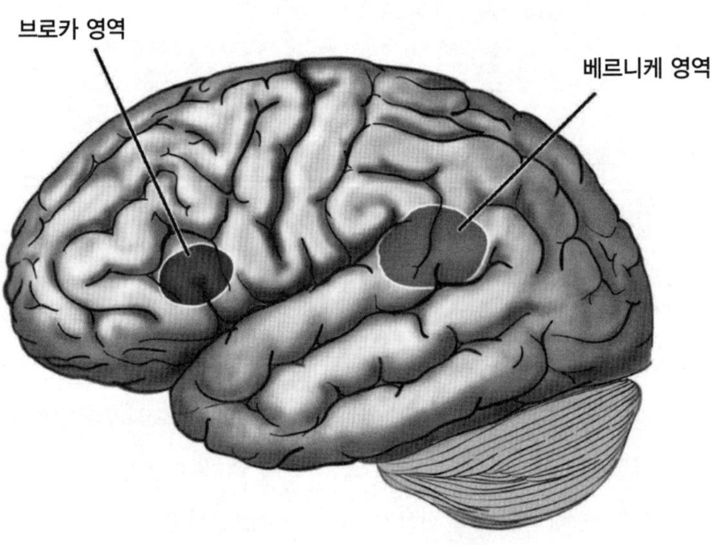

[그림 6.2] 표현 및 수용언어의 뇌 국재화

좌뇌의 두 영역: 표현언어(브로카 영역)와 수용언어(베르니케 영역).

뇌가 읽는 방법

브로카의 발견 덕분에 뇌가 어떻게 읽는지를 알게 되는 새 장이 열리게 되었다. 읽기를 하려면 언어체계 안으로 들어가야 함을 기억하라. 신경계 수준에서 이것은, 언어를 위해 이미 준비된 뇌 회로가 읽기를 주관함을 의미한다. 당시에는 알지 못했지만, 언어에 필수적인 브로카 영역을 밝혀낸 것은 읽기를 위한 뇌 회로를 살펴보는 탐구에 첫발을 내디딘 셈이었다.

브로카와 그 이후 학자들이 사용한 전략은 간단했다. 사망한 환자에게서 손상 영역들을 알아내고, 그것들을 해부학적 지표에 따라 지도를 그려서, 그것들과 환자의 증상들과의 상관관계를 밝혀내는 것이다. 이런 종류의 증거가 우리에게 말해 주는 것과 그 한계를 이해하는 것은 중요하다. 구어를 위한 회로를 차단하는 장소를 정확히 집어내는 것과 언어를 관장하는 신경 체계를 알아내는 것은 같지 않다. 동시대 영국 신경학자 존 휴링 잭슨John Hughlings Jackson은 다음과 같이 그 차이를 설명했다. "말하기를 어렵게 하는 손상의 위치를 파악하는 것과 말하기를 위한 위치를 파악하는 것은 별개의 것이다." 어른이었는데 갑자기 읽는 능력을 잃어버린 한 환자를 살펴보자. 후천성 실독증은 보통 잘 읽었던 사람이 뇌졸중을 겪은 후 생기는 장애이다. 뇌졸중에 의한 뇌 조직의 손상으로 회로가 끊어지는데, 다시 말해, 읽기를 위한 경로가 차단되는 고장이 발생했다고 말할 수 있다. 잘 되어있던 회로 배선이 이제 교란되었다. 손상된 영역의 위치를 파악함으로써 우리는 그 영역이 읽기에 필요한 곳임을 알게 되지만, 읽기를 관장하는 완전한 신경회로가 밝혀진 것은 아니다.

읽기가 정상적으로 발달하지 못하는 발달성 난독증의 경우, 초기부터 무엇인가 잘못된 것이다. 결과적으로, 우리는 회로 배선에서의 단절과 같은 뚜렷한 병소를 반드시 발견할 것이라 기대하지 않는다. 대신, 배선이 처음부터 올바르게 이루어지지 않았으며, 뇌가 언어를 위해 구조화되는 시기인 태아기 동안에 작은 결함이 발생했던 것 같다. 그 결과, 언어에 필요한 음운론적 메시지들을 전달하는 수만 개의 뉴런이 적절히 연결되지 못하였고, 그에 따라 조화로운 회로가 형성되지 못하여 능숙한 읽기가 불가능해진 것이다.

초기 발달 당시의 뇌는 너무나 복잡해서 연결이 잘못되었거나 틀렸을 가능성이 무수히 많다. 이를 바탕으로 우리는 난독증 문제의 기원을 생각해 볼 수 있다. 필시 유전적으로 결정된 오류의 결과로 음운론적 분석에 필요한 신경 체계가 어느 정도 잘못 배선되었고, 그 때문에 문어와 구어 사용을 방해하는 음운론적 손상을 갖게 된다. 배선에서의 이 결함의 성질과 심한 정도에 따라, 다양한 읽기 어려움 양상과 심각도가 관찰될 것이다.

그러나 발달성 난독증을 설명하는 가능한 시나리오가 많이 있다. 난독증을 이해하기 위해서는 읽기를 담당하는 전체 신경회로를 알아낼 필요가 있었다. 그것은 1980년대에 이루어졌다. 그 동안 의사들은 각자 가능한 최고의 방법으로 난독증을 이해하려고 노력했다. 미국 신경학자인 노만 게슈위트Norman Geschwind는 난독증이 태아 때 언어영역의 손상 또는 불충분한 발달로 인해 발생한다는 가설을 세워 난독증의 신경생물학적 원인에 주의를 끄는 중요한 역할이었다.

혁명 - 생각 읽기

1973년, 과학자들은 뇌 단층촬영(CT, 뇌의 3차원적으로 보여주도록 컴퓨터로 합성한 X-레이 사진)을 이용하여, 처음으로 뇌를 볼 수 있게 되었다. 이 획기적인 발견으로 갓프레이 하운스필드Godfrey N. Hounsfield와 알란 코막Allan M. Cormack은 1979년에 노벨 생리의학상을 받았다.

신경과학자들은 CT와 나중에 논의될 자기 공명 영상(MRI)을 이용하여 뇌의 가장 미세한 부분까지 볼 수 있게 되었다. 그러나 이 사진들은 기능보다는 구조에 대한 정보를 제공한다. 따라서, 과학자들이 건강한 사람의 뇌가 기능하는 모습을 볼 수 있게 된 것은, 기능적 뇌 영상functional brain imaging이 가능해진 1980년대 초반에 이르러서였다. 어떤 사람이 읽고, 말하고, 생각하고, 상상할 때, 뇌의 작용이 관찰될 수 있게 된 것이다.

양전자 방사 단층 촬영(PET)은 뇌 활성도를 연구하기 위해 개발된 최초의 기술이다. 이것은 혈관에 방사능 화합물을 주입하여 뇌 부위 사이로 혈액 흐름을 측정하는 것이다. 이 기술 덕분에 뇌 기능에 대해 많은 점을 알게 되었고 계속해서 연구 중이지만, 신체 침습성, 방사능 물질을 만들어 내는 데 필요한 고가의 장비 등으로 인해 제약을 받고 있다. 대부분 PET는 더욱 새로운 기술인 기능적 자기 공명 영상fMRI으로 대체되었는데, 덕분에 신경과학자들은 신체를 하나도 침습하지 않으면서 인간 뇌의 내부 활동을 시각화할 수 있게 되었다. 따라서 더 이상의 방사선이나 액체 주입은 없다. 현재는 fMRI가 뇌 활성도를 연구하는데 가장 널리 사용되는 방법이다.

1890년, 생리학 잡지Journal of Physiology에 출간된 중요한 논문「뇌 혈액 공급의 조절에 대하여」에서 영국 과학자들인 로이C. S. Roy와 셰링톤C. S. Sherrington은 대뇌 혈류의 자동 조절 원리를 주장하였다. 그들은 그 근거로 뇌 부위로의 혈액 공급은 그 부위의 기능적 활동에 따라 다양하게 나타난다는 증거를 제시하였다. 그들은 이렇게 말한다. "이러한 사실들은 우리에게 자동적 기제의 존재를 알려주는 것 같다. 그 기제는 대뇌 조직들의 혈액 공급을 다양하게 조절하는데, 그 부위의 기능적 활성도에 따른 화학적 변화가 혈액 공급량을 결정한다."

훨씬 최근인 1981년, 미국 국립보건원의 과학자 루이스 소콜로프Louis Sokoloff는 혈류량 변화에 직접 영향을 주는 것은 에너지대사의 변화라는 사실을 보여주었다. "그러므로 에너지대사와 기능적 활성도는 신경 시스템 안에서 밀접히 연결되어 있음이 확실하다. 국지적 혈류는 그곳의 대사적 요구와 국지적인 기능 활성도에 맞춰 대뇌 조직에서 배분되고 조절된다."

이로 인해 어떤 사람이 읽을 때 그와 관련된 뇌 부위에서 일어나는 일련의 사건들을 그려보는 것이 가능하다. 그 지역 뉴런들의 기능적 활성도 증가 → 그 지역의 대사 증가 → 그 지역의 혈류 증가.

이러한 일련의 과정은 타당해 보인다. 읽기와 같은 인지 작업을 수행하는 것은 일이고, 따라서 에너지를 소비한다. 두 단어가 운율이 같은지에 대해 생각하고 있는 아이를 가정해 보라. 아이가 이 단어들의 운율을 찾아내려 시도할 때 연속적인 과정들이 시작된다. 이 작업을 수행하는데 필요한 신경 시스템들이 활성화되고 에너지를 소비한다. 증가한 에너지 요구에 부응하기 위해서 더 많은 혈류가 추가적인 연료(산소)와 영양분을 그 지역에 공급한다. 대뇌 혈류의 자동 조절이라는 이 개념은 기능적 뇌 영상의 기본 원리이다. 이 기본 원리와 증가한 혈류가 혈액의 자기적 성질의 변화를 유도한다는 사실로 인하여 fMRI 촬영이 가능하게 된 것이다.

fMRI는 혈액 성분(산화 헤모글로빈)의 자기적 성질에 기초하고 있다. 적혈구 내 산소는 헤모글로빈에 붙어 온몸에 수송되어, 일하고 있는 세포들에 전달된다. 헤모글로빈 분자의 자기적 성질은 그것에 붙어있는 산소의 양에 따라 변화한다. 고농도 산소를 가진 혈액은 산소를 적게 가진 혈액보다 더 강력한 자기장 신호를 만들어 낸다. 따라서 어떤 사람이 특정한 인지 작업을 수행하면, 곳곳에 분산된 관련 뉴런들이 활성화되기 시작하고, 이 부근으로 혈류가 증가하며, 산소 농도가 높은 혈액이 공급된다. 그리고 fMRI 기계는 그 혈액이 내뿜는 강력한 자기장 신호를 포착한다.

이제 당신은 fMRI 실험들이 수행되는 방법과 뇌가 어떻게 읽는지에 대해 fMRI가 가르쳐주는 것을 배우게 될 것이다.

7장

뇌가 읽는다

fMRI는 확실히 환자 친화적이고 따라서 성인들이나 아이들 모두에게 쉽게 시행할 수 있다. 우리의 연구에서도 한결같이 긍정적인 평가를 받으며 다양한 연령대에 걸친 수백 명의 뇌 영상을 얻었다.[12] 실제 두통이나 인대 파열을 검사하기 위해 사용하는 MRI용 스캐너가 fMRI에서도 사용된다. 나는 MRI를 경험해보지 못한 독자들을 위하여 그것이 어떤 것인지 8세 소녀 케이시의 경험을 들려줌으로써 간단히 설명해 보려 한다.

케이시와 그녀의 어머니가 MRI 센터에 처음 도착했을 때, 연구 코디네이터인 제니퍼가 그들에게 인사를 하고 센터를 소개해 주고 케이시가 편안함을 느끼게 도와주었다. 그리고 제니퍼는 촬영하는 동안 케이시가 수행해야 할 작업에 대해서 케이시와 함께 검토하였다. 케이시는 빨리 이해하고 곧 검사에 임했다. 촬영실에서 그녀는 미끄러지는 테이블에 누웠는데, 테이블 끝에는 가운데가 뻥 뚫린 커다란 통이 있었다. 촬영이 시작되자 그 테이블은 움직였고 케이시의 머리는 뚫린 통으로 편안히 들어갔다([그림 7.1] 참조).[13] 스캐너에 누워 있는 동안 케이시는 자신의 손에 들려진 기구의 yes 혹은 no 버튼을 누르면서 각각의 자극에 응답했다. 그 기구는 그녀가 얼마나 정확하고 신속하게 응답하는지를 측정하였다.

스캐너 안으로 미끄러져 들어간 후, 케이시는 자신의 머리 바로 위에 있는 프리즘을 통해 화

12) 이 책에서는 내가 가장 잘 아는 우리 예일대 영상연구 프로그램에 주로 초점을 맞춰 얘기하려고 한다.
13) 통에는 영상을 만들어 내는 전자석이 들어있다.

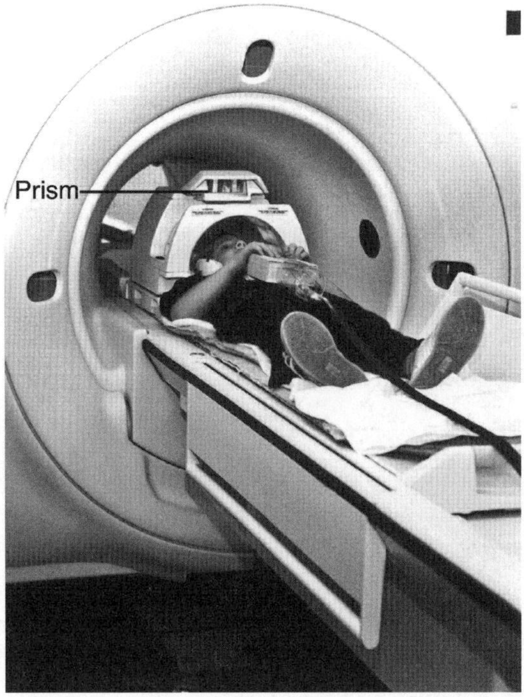

[그림 7.1] 케이시가 스캐너에서 뇌의 이미지를 얻는 방법

케이시는 응답기를 들고 자신의 머리 바로 위에 있는 프리즘을 통해 화면을 보고 있다.

면을 바라보았는데, 이 화면에 몇 쌍의 단어들이 순서대로 나타난다. 무의미하지만, 발음할 수 있는 LETE 와 JEAT 같은 단어들이 자극으로 사용되었는데, 케이시는 각 쌍의 각운이 같은지 질문을 받았다. [그림 7.2]에서 보는 것처럼, 단어들끼리 각운이 같으면 YES 버튼을 눌러야 한다.

이 단어들은 임의로 만든 것이고 케이시는 그것들을 본 적이 없으므로, 그 단어들을 암기 하였거나 들어본 적은 없었다. 따라서 음운 시스템을 위한 신경 경로들이 활성화될 것이 확실했다. 한 쌍씩 단어들이 화면에 나타날 때마다 케이시는 그 단어들을 소리 내어 읽었고, MRI 스캐너는 그녀의 사고 과정을 기록했다. 만약 그 과정이 브로카 영역에 있는 뉴런들을 활성화했다면 신선한 산소를 가진 혈액이 이 부위와 음운론적 분석을 관장하는 신경망과 관련된 부위로 흘러 들어갈 것이다. 활성화된 뉴런의 회로 내에 새로 도착한 풍부한 산소를 가진 혈액은 산소가 부족한 혈액을 대신하고 스캐너는 이 모든 과정을 녹화한다. 촬영이 끝난 후 케이시는 이전과 전혀 변함이 없는 모습을 보였다([그림 7.3] 참조).

촬영 직후 우리는 참가자 각자에게 자신의 뇌 MRI 사진(난독증인 사람도 언제나 정상으로 나온다)을 보여준다. 내 동료들과 나는 난독증을 가진 사람들이 자신의 뇌 영상을 보고 안심할 것이라고 기대했지만 그것이 그들에게 얼마나 의미 있고 감동적인 경험이 될지는 미처 깨닫지 못했다. 아이들과 성인들은 모두 그들의 뇌 사진을 꽉 끌어안고, 마치 오랫동안 헤어져 깊이 그리워하던 친척과 재결합한 듯 보였다. 내가 정상적인 해부학적 구조물들을 가르쳐주면 피실험자들은 나이와 상관없이 한결같이 놀라움에 눈을 커다랗게 뜬 채 환한 표정을 지었다. 어른들은 언제나 이렇게 언급한다. "믿지 않을지도 모르지만 나는 항상 내가 뭔가 부족하고 뇌가 비정상일 거로 생각했어요. 어떤 부분이 빠져 있거나, 구멍이 있거나, 아니면 뭔가 비정상적인 것이 있을 줄 알았어요. 내가 정상적인 뇌를 갖고 있다니 믿을 수가 없어요. 정말 안심이에요."

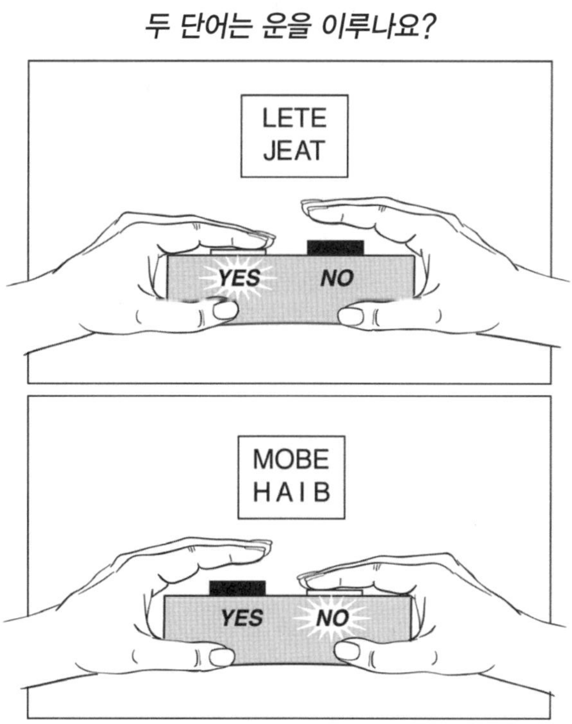

[그림 7.2] 검사 중 읽고 반응하는 방법

케이시는 단어들을 읽고 그것들이 각운이 같으면 YES 버튼을, 그렇지 않으면 NO 버튼을 누른다.

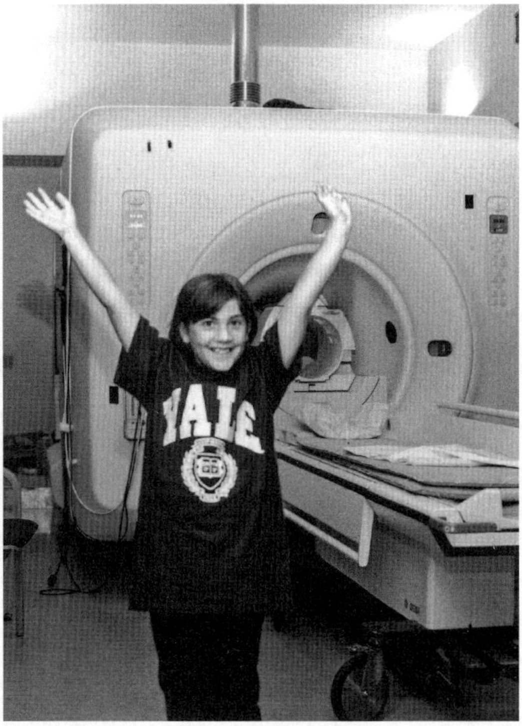

[그림 7.3] 임무 완수

촬영 후의 케이시.

뇌의 기본적인 구조물들

뇌는 특별한 기관이다. 그리고 그 기능의 복잡함에 비해 구조는 비교적 간단한 편이다. 앞으로 언급할 기본적인 구조물들에 관해 설명하기 위해, 나는 흐름에서 조금 벗어난 이야기를 해야겠다.

뇌는 거울에 비친 듯이 같은 모습의 두 덩어리, 우반구와 좌반구로 나뉘어 있다. [그림 7.4]에서 보는 것처럼, 이마 근처의 뇌 앞부분을 전방, 귀의 뒤와 뇌 뒷부분을 후방이라고 한다. 뇌의 각 반구는 네 개의 엽葉들로 나눠진다. 전두엽frontal, 두정엽parietal, 측두엽temporal, 후두엽occipital. 전두엽은 전방에 있고, 후두엽은 후방에 있으며, 측두엽과 두정엽은 그 중간에 위치한다. 두정엽은 측두엽 위에 있다. 뇌 양쪽으로 똑같은 모양의 엽들이 있다. 전통적으로 볼 때, 뇌의 좌측이 언어와 연관되어 있다.

좌반구와 우반구를 연결하는 것은 넓은 띠 모양의 조직인데, 그것은 메시지들을 부지런히 한

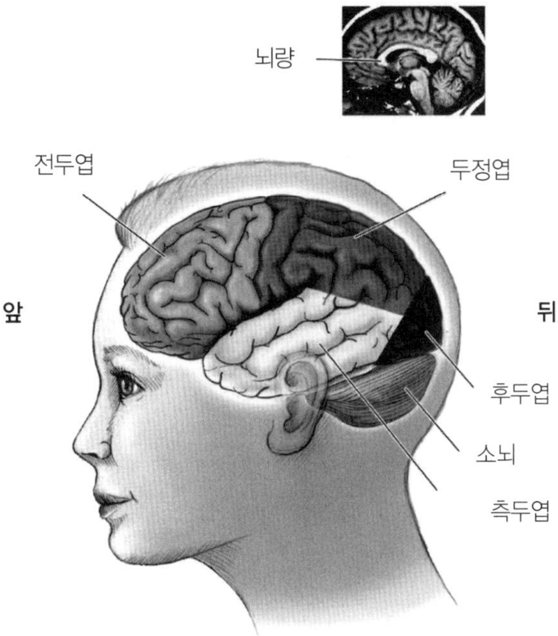

[그림 7.4] 두뇌 주요 구조물들

뇌의 좌측이 보인다. 위의 사진은 뇌의 중심에 있는 구조들의 MRI 영상이다. 뇌량을 주목하라.

반구에서 다른 반구로 전달하는 신경 세포들의 꼬리들이나 축삭돌기로 만들어져 있다. 수초로 절연된 섬유들을 연결하는 이 띠 모양의 조직은 뇌량이라고 불리며, 하얀색 띠처럼 보인다. 반면, 명령의 중심지이자 메시지를 발생시키는 뇌세포들은 수초에 의해 절연되지 않아 회색으로 보인다. 우측과 좌측의 엽들을 글자 H의 세로 막대로 본다면, 뇌량은 그 두 막대를 연결하는 세로 막대와 같다. 마지막으로, 후두엽 밑에 붙어있는 것이 소뇌cerebellum이고, 운동과 협응을 관장한다.

읽을 때 뇌 활동 보기

우리의 fMRI 연구들은 읽기를 위한 뇌 회로의 위치를 알아내기에 초점이 맞춰져 있었다. 연구를 계획하는 데 있어서의 첫 번째 목표는 단어들을 그것이 표현하는 소리로 분해하는 데 관여하는 신경회로를 밝혀내는 것이다.

일단 우리는 피험자들을 모집했는데, 잘 읽을 수 있는 19명의 남성과 19명의 여성이었다. 음운론적 분석을 위한 뇌 회로를 활성화하기 위하여 우리는 피험자들에게 의미 없는 두 단어끼리 서로 각운이 같은지 판단해 보라고 부탁했다. 모든 참가자의 뇌를 영상 촬영한 후 자료들을 분석하였는데, 남성들과 여성들의 뇌 활성화 양상 사이에 놀라운 차이가 있음을 발견하였다([그림 7.5] 참조). 뇌 영상들이 보여주듯이, 남성들이 좌반구 하 전두이랑을 활성화한 반면, 여성들은 좌반구뿐 아니라 우반구까지 활성화했다. 19명의 남성 모두 좌측 뇌만 활성화한 데 반하여, 대부분 여성(19명 중 11명)은 양쪽 뇌 모두를 활성화했다(8명의 여성은 좌측 뇌만 활성화했다). 이것은 언어를 담당하는 뇌 조직에서의 성별 간 차이를 처음으로 보여주는 것이었다(여성들은 남성들만큼 정확하고 빠르게 작업을 수행하였다).

우리는 뇌 기능의 남녀 차이를 발견하고 흥분하였다. 그러나 우리가 가장 흥분한 것은 단어를 읽는 데 관여하는 부위를 발견한 것이었다. 성의 차이를 보여주는 지역인 하 전두이랑이 읽

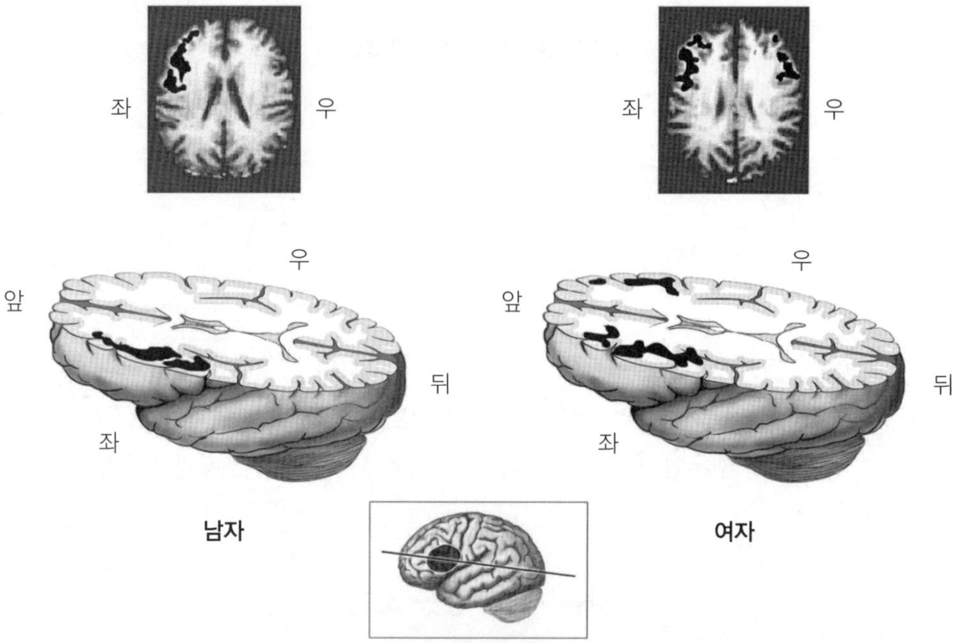

[그림 7.5] 언어를 담당하는 뇌 조직의 성별 간 차이

검은 부분들은 남성과 여성들이 비단어들의 같은 각운을 찾아낼 때 활성화되는 뇌 부위를 가리킨다. 남성들은 뇌의 좌측을 활성화하고, 여성은 뇌의 좌측과 우측 모두를 활성화함을 볼 수 있다. 위에 나온 사진들은 뇌의 활성화를 보여주는 fMRI 영상들이다.

기와 관련되어 있었다. 읽기 연구에 대한 fMRI의 타당성을 만족스럽게 확립한 후, 우리는 뇌 구조와 기능이라는 다음 단계로 나아갈 수 있게 되었다. 바로, 왜 매우 영리한 사람은 읽기에 어려움을 겪는지에 대한 것이었다.

이 연구들은 10년 전에 시작되었고, 그 발전은 놀라웠다. 첫째, 아이들과 성인들의 읽기 신경 시스템이 속속 밝혀지게 되었다. 영상연구 덕분에 적어도 두 개의 읽기 경로들이 밝혀졌다. 한 경로는 천천히 단어를 읽어 내는 초기 읽기 단계를 위한 것이고, 다른 경로는 숙달된 읽기를 위한 좀 더 빠른 경로이다. 둘째, 뇌 활성화 양상을 좀 더 자세히 조사함으로써 난독증을 가진 사람들의 뇌 회로 결함을 밝혀낼 수 있게 되었다. 전 세계에서 수행된 연구들을 통해 난독증인 사람들은 잘 읽는 사람들과는 다른 뇌 회로를 사용한다는 사실이 명확해졌다.

지난 20년 동안 난독증의 신경생물학에 대한 이해의 진전은 놀랍다. 첫째, 아동과 성인 모두 전형적인 읽기를 할 때의 신경 시스템이 어디인지 알게 되었다. 다음으로, 가장 중요한 진전은 뇌 활성화 패턴에 대한 주의 깊은 조사를 통해 난독인이 가진 읽기 회로의 결함을 알게 된 점이다. 세계 어디서 진행된 연구든 간에 의심의 여지 없이 난독인은 건강한 이와 다른 뇌 회로를 사용한다고 알려졌다.

건강한 독자는 좌뇌의 뒷부분과 앞부분을 포함해서 서로 밀접하게 연결된 읽기 회로를 활성화시킨다([그림 7.6] 참조). 당연하게도 읽기 회로는 글자를 구성하는 직선과 곡선 같은 시각 특징을 처리하는 뇌 영역, 알파벳 글자를 언어의 소리 그리고 단어의 의미로 바꾸는 영역을 포함한다.

대부분의 읽기는 뇌 뒤쪽에서 이루어진다. 앞서 언급한 대로, 후방 읽기 시스템으로 불리는 이곳에 난어 읽기를 위한 두 경로가 있고, 한 경로는 다른 경로보다 다소 높이 자리 잡고 있다. 위쪽 경로는 주로 뇌 중앙에 위치한다(전문적으로는 측두-두정 영역, 귀 바로 위 뒤쪽). 아래쪽 경로는 뇌의 바닥 쪽에 더 가까이 위치하는데, 뇌의 후두엽과 측두엽이 만나는 곳이다(후두-측두 영역이라 불림). 몹시 바쁜 이 부위는, 여러 가지의 감각 시스템에 의해 들어오는 정보들이 모여드는 중심 영역으로서, 예를 들어 단어와 관련된 정보들(어떻게 보이고, 어떻게 발음되는지, 무슨 의미인지)이 밀접하게 연합되고 저장되는 장소이다. 아래쪽 회로는 귀 뒤쪽에 위치하는데, 아이들의 경우 두피나 귀의 감염으로 인해 종종 붓게 되는 곳 근처이다.

과학자들은 읽기를 담당하는 중요한 부위인 이 부분에 오랫동안 초점을 맞춰 왔다. 1891년, 위대한 프랑스 신경학자인 쥴 데제린Jules Dejerine은 측두-두정 영역이 읽기에 필수적인 곳이라고 주장하였고, 1년 후, 그는 후두-측두 영역도 읽기와 연관시켰다. 이 두 하위 시스템은 읽기를 할 때 서로 다른 역할을 하는데, 그 기능은 읽는 사람의 필요에 따라 다르다. 초보 단계에서는 먼

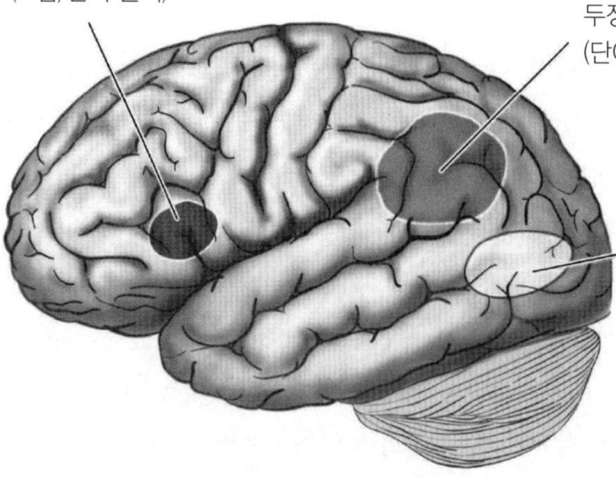

[그림 7.6] 읽기를 위한 뇌 시스템

저 단어를 분석해야 하고, 능숙한 단계에서는 단어를 즉각적으로 알아낸다. 측두-두정 시스템은 초보자를 위해 작동한다. 느리고 분석적인 기능은 읽기 학습의 첫 단계에서 나타나는데, 먼저 단어를 분석하고, 그것을 분해하며, 그 글자들을 소리와 연결하는 일을 한다. 단계적으로 작동하는 측두-두정 시스템과는 대조적으로, 후두-측두 영역은 숙련가들이 사용하는 읽기를 위한 고속도로이다. 읽는 이가 숙련될수록 이 영역은 더욱 활성화된다([그림 7.7] 참조). 그것은 매우 신속하게 반응하여 심장 박동보다도 더 빠른 0.15초 이내에 단어를 파악한다. 단어를 분석하는 대신 후두-측두 지역은 거의 즉각적으로 단어 전체를 하나의 패턴으로 인식한다. 한번 흘낏 보는 것으로 단어는 자동으로 파악된다. 후두-측두 영역이 단어 형태 영역이나 시스템으로 불리는 것은 놀라운 일이 아니다.

어떻게 글을 자동으로 읽는지와 읽기를 어떻게 가르칠지에 대한 신경생물학적 설명

단어를 한눈에 보고 빠르게 인지할 수 있는 능력은 즐겁고 성숙한 읽기의 특징이다. 이러한 자동

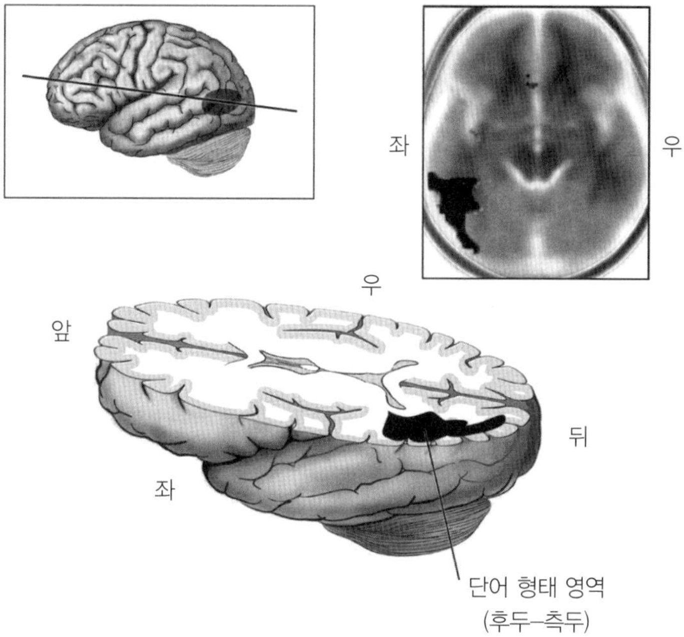

[그림 7.7] 능숙한 읽기를 위한 영역: 단어 형태 영역

이것은 통계적 관련을 보여주는 그림이다. 아이들의 읽기 점수와 검은색으로 표시된 좌뇌 단어 형태 영역의 활성도 사이에는 강한 관련성이 있다; 점수가 높을수록 더 높은 활성도가 관찰된다. 우상단의 사진은 뇌 MRI 사진에서 위치를 보여주고 있다.

적 읽기는 아직 난독인이 할 수 있는 일이 아니다. 자동적 읽기가 어떻게 발달하는지에 대해 신경생물학적으로 더 잘 이해하게 되면, 난독인이 유창하게 읽기 위해 어떻게 해야 하는지를 드디어 알게 될 거라 기대된다.

최근 뇌 영상 데이터는 유창한 읽기가 어떻게 발달하는지에 대한 흥미로운 새로운 설명을 제공했다. 이러한 데이터는 왼쪽 후두–측두 영역(단어 형태 영역)이 제대로 연습을 거친 단어들의 저장소처럼 기능한다는 이전 이론에 대해 강력한 도전장을 내민다. 물론 왼쪽 후두–측두 시스템이 읽기 유창성을 발달시키는 데 실제로 중요하긴 하다. 그러나 이전 이론에서 연구자들은 경험 많은 읽는 이라면, 그가 여러 번 보고 읽은 단어를 만날 때 단어 형태 영역의 관련 뉴런이 해당 단어에 맞게 '맞춤' 된다고 제안했다. 그 이론에 따르면 읽는 이는 눈앞에 인쇄된 단어를 단어 형태 영역에 저장된 단어와 즉시 매칭시켜야 즉시 재인할 수 있다.

과거 이론은, 후두–측두 영역이 저장소가 아니라 음운론(소리), 철자(시각적) 및 의미론(의미

기반) 정보가 통합되고 합성되는 '상호작용형' 신경 중개소 역할을 한다는 강력한 증거를 낸 영국의 저명한 신경과학자 그룹에 의해 강한 도전을 받았다. 이러한 관점에서 읽기 요소(음운론, 맞춤법, 의미론)에 대한 신경 기제는 이러한 각 요소를 나타내는 신경 활동의 분산 패턴으로 가장 잘 개념화된다. 즉, 여러 신경회로가 활성화된 다음, 함께 결합하여야 한다.

단어가 완전한 형태로 저장되어, 전체로서 재인되기만 기다리는지(과거 이론) 아니면 단어 형태 영역이 합성이나 통합 기능을 하는 신경 중개소로 더 많이 기능하는지(새로운 이론)가 논쟁거리였다. 과거 이론이 설명하는 것처럼 단어를 여러 번 반복해서 정확하게 읽다 보면, 단어 형태 영역의 뉴런이 그 단어에 조율되어 마치 사전 맞춤 된 것처럼 즉시 재인되는 것일까? 아니면 상호작용 이론이 제안하듯이 읽기 과정의 세 가지 필수 구성요소인 철자(단어의 모양), 음운(단어의 소리) 및 의미론(단어의 의미)을 표상하는 신경 전류를 반복적으로 모으고 통합했던 경험이 쌓여서 이런 과정이 거의 실시간에 일어나게 됨으로써 읽기가 유창해질까?

이 시점에서 많은 증거가 후자의 손을 들어준다. 단어를 정확하게 자주 읽을수록 눈으로 본 것과 연결된 말소리 및 의미와의 통합이 점점 긴밀해져서 단어가 더 빨리 인식된다.

우리는 단어 형태 통합 시스템이 다음과 같은 방식으로 유창함을 쌓고 지원한다고 생각한다. 아이가 단어의 구성요소들을 통합하고 단어를 여러 번 올바르게 읽다 보면, 통합과정이 점점 더 빠르게 이루어져 단어를 거의 즉시 읽게 된다. 따라서 인쇄된 단어를 보는 것만으로도 준비과정이 활성화되고 단어가 유창하게 읽힌다. 즉, 의식적인 생각이나, 노력 없이 모든 것이 자동으로 이루어진다.

능숙하고 유창한 읽기의 기초가 되는 신경 과정을 알아내는 것은 읽기를 가르치는 방법, 특히 어려움을 겪는 읽는 이에게 중요한 의미가 있다. 최근 음운론(단어를 소리 내어 읽기)을 가르칠 때 종종 다른 읽기 요소를 상대적으로 배제하면서 가르친다. 상호작용이론을 뒷받침하는 이러한 새로운 데이터를 통해 교육자들은 이제 아동들이 초등학교 초기부터 가능한 한 일찍 그리고 가능한 한 많이 맥락이 있는 상황에서 단어를 읽게 하며, 어휘력을 보조적인 것이 아니라 필수적인 것으로 여기도록 자신의 관점을 바꾸는 것에 대해 진지하게 생각해야 한다.

유창한 읽는 이의 신경회로를 찾다 보니, 난독인이 가진 어려움의 본질을 이해할 수 있는 문이 열렸다. 앞서 말했듯이 영상연구는 난독인의 뇌 활성화 패턴이 유창하게 읽는 이의 뇌 활성화 패턴과 현저하게 다르다고 말한다. 읽을 때 유창성이 좋은 읽는 이는 뇌의 뒷부분과 함께 어느 정도 앞부분도 활성화한다. 대조적으로, 난독증을 가진 읽는 이는 이 시스템의 결손을 보여준다. 즉, 뇌 뒤쪽의 신경회로가 비효율적으로 작동한다. 난독인은 단어의 주요 구성요소들을 통합

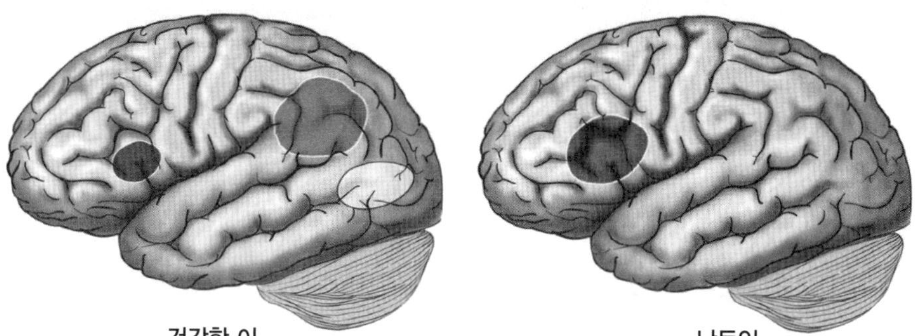

[그림 7.8] 난독증에 고유한 신경학적 특징: 후두 신경 시스템의 미진한 활성화

왼쪽 그림에서, 정상인들은 좌측 후두부에 있는 신경 시스템을 주로 활성화한다(음영 진 곳). 오른쪽 그림에서, 난독증을 가진 사람들은 후두부에 있는 읽기 시스템을 미진하게 활성화하고 전두 부분을 과활성화시키는 경향이 있다.

하는 데 어려움을 겪고 있으며, 이로 인해 유창한 읽는 이가 되는 데 방해를 받는다. 나이가 들어도 그들은 여전히 느리고 유창하지 않게 읽는다.

난독증에 고유한 신경학적 특징

전 세계의 많은 실험실에서 수렴된 증거에 의하면, 이제 '난독증에 고유한 신경학적 특징', 즉 읽기 중 뇌 후방 읽기 시스템이 비효율적으로 기능함을 확실하게 입증했다([그림 7.8] 참조). fMRI 증거는 이제껏 볼 수 없던 장애를 처음으로 볼 수 있게 해주었다. 예를 들어, 첫 번째 fMRI 난독증 연구에서, 우리는 fMRI를 사용하여 144명의 아동을 연구했다. 이 중 약 절반은 난독증을 앓고 있으며 절반은 건강한 이었다. 건강한 이가 음운론적 분석을 하는 동안 찍은 영상에 의하면, 난독인보다 후방 읽기 시스템이 훨씬 더 많이 활성 되었다. 이러한 발견은 앞서 언급한 데제린의 19세기 고전적 보고와 일치한다. 뇌졸중 같은 것을 겪은 후 갑자기 읽기 능력이 상실된(후천성 실독증) 성인에서 발견된 신경 병소와 일치한다는 뜻이다.

난독증 아동 그룹을 대상으로 한 fMRI 연구에서 얻은 자료는 많은 연구자들의 보고서에서 재현되었으며, 읽기 중 좌뇌 후방 시스템, 특히 좌반구 후두-측두 영역의 시스템이 제대로 기능하지 못함을 보여준다([그림 7.9] 참조). 독일과 이탈리아의 난독증을 가진 읽는 이들에게서도

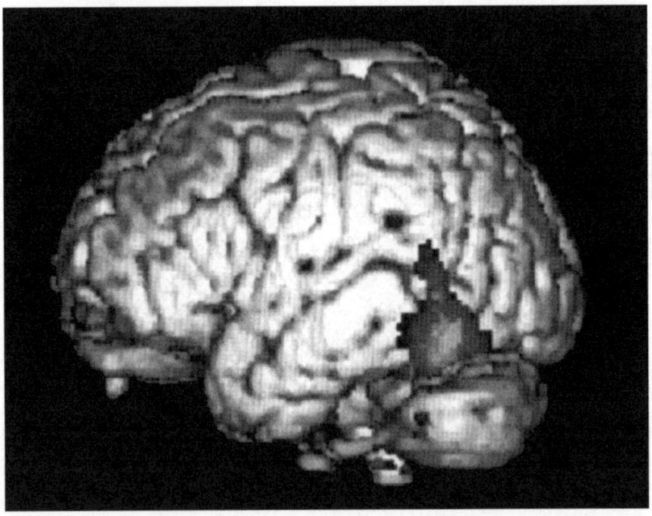

**[그림 7.9] 전 세계에서 발견된 난독증에서
후방 읽기 시스템의 보편적인 비효율적인 기능**

fMRI 뇌 활성화 영상(음영 영역)에는 프랑스어, 영어 및 이탈리아어를 잘 읽는 대학생들의 활성화된 좌측 후두부를 보여주는데, 이 영역은 어린 시절 난독증의 병력을 가지고 있어 현재 정확하지만 느리게 읽는 사람들의 경우 활성화되지 않는다.

유사한 결과가 보고되었다. 중국의 난독증을 가진 읽는 이를 대상으로 한 일부 연구에서도 알파벳 쓰기 체계의 난독증에서 발견되는 것과 유사한 왼쪽 후두, 측두엽 및 전두엽 영역의 뇌 이상을 보여준다.

이런 발견들은 우리가 난독증의 원인을 이해하는 데 도움을 주고 있다. 예를 들어 우리는 어린아이들의 결함을 관찰함으로써 회로의 배선 문제가 오랜 읽기 경험의 부족에 따른 결과가 아니라, 읽기 시작부터 존재한다는 점을 알게 되었다. 같은 후두 영역의 결함이 아이들과 성인들에게서 관찰되는데, 이것은 읽기 문제가 사라지지 않았다는 신경생물학적 증거이다. 그것은 지속적이며, 이제 우리는 그 이유를 알고 있다. 우리는 또한 난독증 아동과 성인이 대체 보상 읽기 시스템에 기댄다는 사실을 알아냈다. 난독인의 뇌 영상은, 뇌의 왼쪽에 있는 후방 시스템이 읽기할 때 효율적으로 작동하지 않음을 보여준다. 대신 느리지만 정확하게 읽는 사람들은 2차적 대체 경로에 기대고 있다. 제대로 고쳐진 게 아니라 다른 경로를 이용할 뿐이다. 전두 시스템(브로카 영역)에 더 많이 의존하는 것 외에도, 난독인은 읽기를 위해 다른 보조 시스템을 사용하고 있다. 이 보조 시스템은 오른쪽과 왼쪽 뇌 앞쪽에 있는데, 이 시스템은 안타깝게도 자동적이지 않

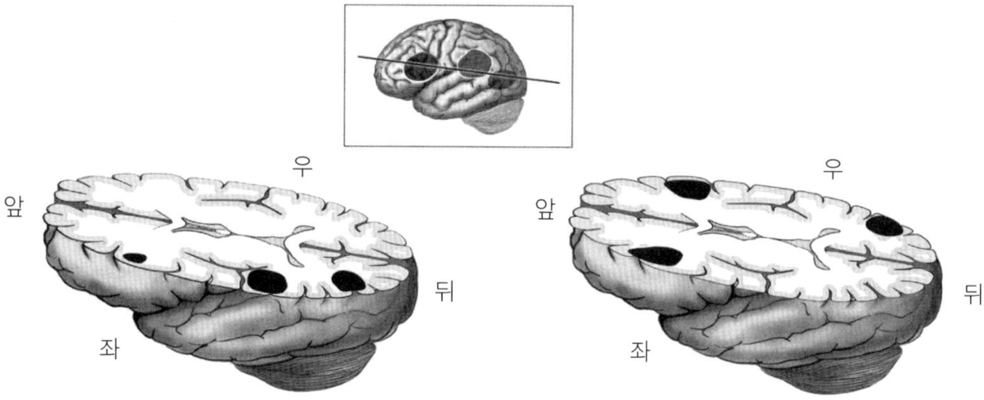

[그림 7.10] 난독인들은 읽을 때 보상 시스템들을 이용한다

왼쪽 그림에서, 건강한 사람들은 주로 뇌의 좌측 후방에 있는 신경 시스템들을 활성화한다. 오른쪽 그림에서, 난독인들은 우측 시스템과 좌측 전방 시스템들을 활성화한다.

다([그림 7.10] 참조).

종합해보면, 여러 실험실의 연구들과 다른 언어를 조사한 연구들은, 유창한 읽기를 위한 후두-측두 시스템의 비효율성을 분명히 보여줄 뿐만 아니라, 난독인의 느린 읽기에 대한 신경생물학적 설명을 처음으로 제공했다.

읽기를 배우기 전 및 읽기 초심자의 뇌 영상

난독증에 고유한 신경학적 특징은 언제 생겼을까? 뇌 기능과 조직의 이러한 변화가 읽기 부진보다 앞선 것일까? 아니면 부진한 읽기 자체의 결과일까? 일련의 실험에서 보스턴 어린이 병원의 나딘 갑Nadine Gaab과 MIT 맨거번 연구소의 존 가브리엘리John Gabrieli가 이 질문에 답했다. 미취학 아동이 음운론 과제를 수행하는 동안 갑 박사는 난독증 가족력이 있는 사람들의 기능적 뇌 영상을 난독증 가족력이 없는 사람들과 비교했다. 결과에 따르면 난독증 가족력이 있는 미취학 아동들은 후방 읽기 시스템의 활성도가 낮은 것으로 나타났다. 또 다른 연구에서 가브리엘리 박사와 그의 동료들은 아직 읽기 교육을 받지 않은 유치원 아동의 뇌 백질(신경섬유) 연결을 조사했다. 그 결과, 음운 인식 과제를 잘 해내는 아동의 설상속(2개의 읽기 시스템 즉, 측두 및 두정 영역의 후방 언어 시스템과 브로카 영역의 왼쪽 전방 언어 시스템을 연결하는 큰 백질 영역)이 더 크고 밀도도 높음을 보여주었다. 두 연구 결과는 아이들이 읽기를 배우기 전부터 뇌 기능과 구조에 차이가 있음을 시사한다.

> **주의:** 두 연구 모두에서 대상 아동이 나중에 난독증에 걸렸는지 아닌지를 알아내지 못했기 때문에, 이러한 연구 결과는 주의 깊게 해석해야 한다. 예를 들어 갑 박사의 연구에서 난독증 가족력이 있는 아동이 난독증에 걸릴 위험이 더 크긴 하지만 가족력이 있는 많은 아동이 난독증에 걸리지 않으며, 알려진 가족력이 없는 일부 아동도 결국 난독증으로 진단되기도 한다. 향후 연구는 이러한 문제를 명확히 해야 한다.

두뇌 채팅 – 읽기를 위한 두뇌 시스템이 통신하는 방식을 보여주는 새로운 자료

읽기와 난독증의 신경 기반을 밝히기 위한 초기 도전은 읽기와 관련된 특정 뇌 영역을 확인하는 것이었다. 이를 완수한 다음, 우리는 다음 중요한 질문으로 넘어갔다. 그것은 기능이다. 읽기의 핵심 시스템은 어떻게 서로 소통하고, 어떻게 연결되어 있으며, 유창하게 읽는 이와 어려움을 겪는 읽는 이 사이에 연결성에 차이가 있을까?

fMRI 자료로 하는 연결 분석은 난독증 뇌 네트워크 특징을 알아내기 위해 가장 최근에 발전된 방법이다. 기능적 연결의 측정은 난독인과 건강한 이의 뇌 활성화 정도는 비슷하지만, 다른 뇌 시스템과 동시 활성화되는 방식의 흥미로운 차이를 감지하도록 설계되었다.

사실, 해부학적으로 구별되는 두 영역이 동시에 활성화되는 방식은 인지 과제 수행과의 관련성에 있어서 단일 영역의 활성도보다 비슷하거나 더 중요할 수 있다. 난독증에 대한 몇 가지 기능적 연결성 연구가 있었지만, 이들은 단지 몇 개의 특정 지역 간의 연결을 조사했으며 건강한 이와 비교하여 난독인의 연결성 특징에 대한 전체적이고 완전한 그림을 제공하지 못했다. 예를 들어, 최근 한 연구에서 시각단어 형태 영역(VWFA)과 읽기 시스템의 다른 구성요소의 연결성에서 난독인과 건강한 이 사이의 차이점을 조사했다. 건강한 이의 시각단어 형태 영역은 왼쪽 및 오른쪽 반구의 가깝고 먼 읽기 시스템에 모두 연결되어 있었다. 이에 반해, 난독인의 기능적 연

숙달된 읽기를 담당하는 영역과의 연결성

건강한 독자 | 난독인 독자

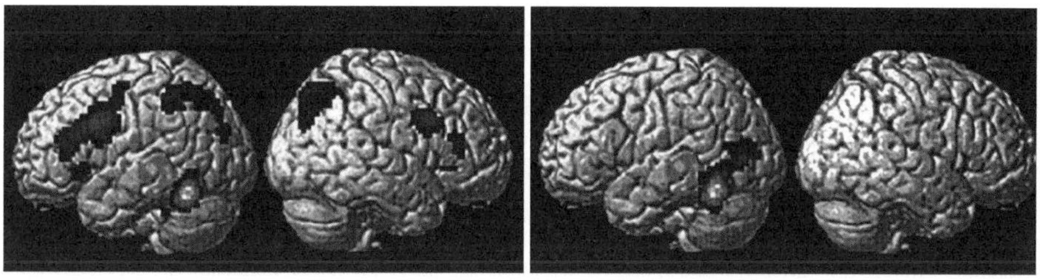

숙달된 읽기를 담당하는 영역이 음운론과 의미론을 담당하는 영역과 연결됨.

숙달된 읽기를 담당한 영역이 인접 영역에만 연결됨.

[그림 7.11] 건강한 독자와 난독인 독자의 뇌 연결성 차이

결은 왼쪽 시각단어 형태 영역에서 인접한 영역에만 주로 연결되는 수준으로 크게 줄어 있었다([그림 7.11] 참조).

임의로 선택한 2~3개의 뇌 영역 간의 연결성을 조사하는 대신, 우리는 전체 뇌에 걸쳐 난독인과 건강한 이의 일반적인 연결 패턴을 비교하여 연구했다. 75명의 아동으로 구성된 대규모 그룹을 대상으로 하여, 우리는 건강한 이에 비해 난독인의 경우 단어 형태 영역(읽기 유창성에 매우 중요함)을 향한 뇌 연결에 결함이 있음을 발견했다. 읽기를 위한 신경 시스템과 주의력을 위한 신경 시스템 간의 연결에도 결함이 있었다.

뇌 기능은 서로 간의 연결 패턴에 의존하므로, 이는 읽기 교육에 특히 시사하는 점이 있다. 반복적인 읽기 연습과 읽기 경험의 결과로 이러한 시스템 안의 신경 연결 패턴이 지속해서 강화되기 때문이다. 우리는 이렇게 상상할 수 있다. 여섯 살짜리 아이가 문자를 특정 소리와 연결할 때마다 이러한 연결을 담당하는 신경 경로가 더욱 강화되고 뇌 깊숙이 각인된다.

이러한 연구를 통해 난독증의 과학은 뇌에서 여러 처리 영역이 각기 어디 있는지에 대해 이야기하는 것을 뛰어넘는다. 건강한 이에서 읽기 영역끼리의 상호작용과 연결을 난독인과 비교했을 때, 더 많이 연결되어 있고 더 상호작용하고 더 역동적이고 의미 있는 설명을 제공할 수 있을 정도로 크게 발전했다.

읽기 및 난독증에서 주의력 기제

거의 20년 동안 읽기 연구의 핵심 교리는 인쇄물에서 음운론적 코드 생성이 모듈 방식이라는 점이었다. 즉, 주의력을 요구하지 않고, 다른 인지 과정이 필요하지 않은 자동적 과정임을 말한다. 최근 영상연구를 포함한 새로운 연구는 이제 주의력 기제가 읽기와 난독증에 중요한 역할을 하고 있음을 시사한다. 예를 들어, 건강한 이와 비교하여 난독증 아동은 음운론적 과제를 하는 중에 뇌 앞쪽 영역(의학적으로 왼쪽 배외측 전전두엽 피질이라고 함)을 사용하지 못했다([그림 7.12] 참조).

이 영역은 오랫동안 주의력에 중요한 역할을 하는 것으로 알려져 왔으며, 이 연구는 들려준 두 단어가 같은 각운인지 말하도록 질문받았을 때 건강한 아이들은 그 영역을 활성화하였고, 난독증을 가진 아이들은 그렇지 않았다는 점을 보여주었다. 현재 우리 연구실에서 활발히 진행되고 있는 연구는 오랫동안 궁금증의 대상이었던 독서와 주의력 사이의 신경생물학적 관계를 조사하고 있다(나중에 논의될 예정).

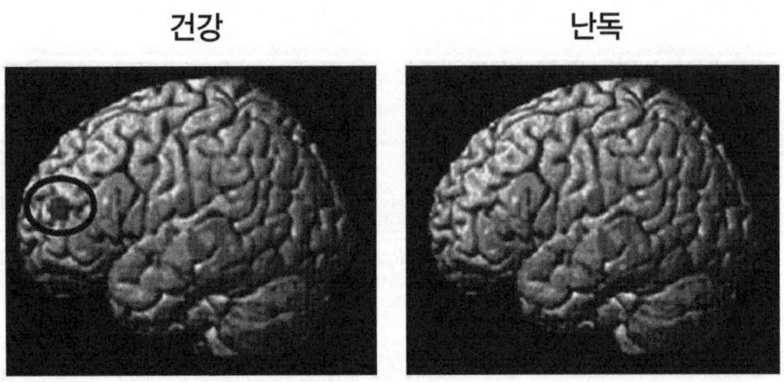

좌측 전두엽 주의력 시스템이 건강한 독자에서는 활성화되나, 난독인 독자에서는 그렇지 않음

[그림 7.12] 난독증에서 주의력 시스템

잠깐만요 – 저는 내(또는 내 자녀의) 난독증을 진단하기 위해 fMRI를 찍어보고 싶어요

다시 생각해 보십시오. 그건 아니에요!

> **주의:** 과학자로서 나는 읽기를 담당한 뉴런이 활성화되어 서로 의사소통하면서 읽기를 가능하게 하는 모습을 보면 정말 흥분된다. 그러나 이것은 내가 계속해서 받는 질문으로 이어진다. "내 아이가 난독증인지 알아보기 위해 내 아이의 뇌를 촬영할 수 있습니까?"라면서 나를 만나러 온 한 의사가 기억난다. "나는 꼭 내 뇌 사진을 찍어야겠어요." 그는 큰 불안감을 보이며 말을 이었다. "영상은 너무나 설득력이 있을 테니 책을 읽을 때 내 뇌가 어떻게 생겼는지 보고 싶습니다. 난독인에게서 나타나는 일반적인 차이가 있습니까? 내 뇌가 작동하는 모습을 보고 난독증이 있는지 확진하는 것은 멋질 것 같습니다. 나는 이미 난독증으로 진단받고 모든 증상이 있지만, 읽을 때 뇌가 작동하는 모습을 보는 것은 여전히 매우 특별할 것 같습니다."

그렇다. 나는 그 자녀나 부모가 기능적 뇌 영상을 찍어봐서 문제의 원인을 볼 수 있다면 멋질 것이라는 데 동의한다. 그러나 책임 있는 신경과학자이자 임상의사로서 *당신이나 자녀의 진단을 위해 fMRI를 요구하거나 검사받지 말 것을 권상한다.* 이 검사는 아직 임상적으로 사용할 준비가 되지 않았다. 왜? 연구를 수행할 때 여러 명의 영상을 찍어 그 결과를 모아서 fMRI 활성화 패턴을 분석한다. 우리와 다른 연구자들이 한 사람에 대해 신뢰할 수 있는 해석을 얻기 위해 노력하고 있지만 그러기엔 개인마다 너무 많은 편차가 있다. 이 시점에서 당신에게 할 수 있는 조언은, 끌리긴 할 테지만 난독증을 진단하기 위해 뇌 영상을 찍지 말라는 것이다. 그러한 검사는 잘못된 정보를 제공할 가능성이 크다. 그러나 좋은 소식은 현재 우리가 가진 난독증에 대한 깊은 이해를 바탕으로 개인의 병력, 증상, 말하고 읽는 사람의 관찰, 검사 결과들을 종합하여 임상적으로 난독증을 신뢰성 있게 진단할 수 있다는 얘기이다.

종합

지금까지 많은 부분을 다루었고 그중 일부는 과학적으로 까다로웠기 때문에 지금까지 우리가 알아낸 내용을 요약해 보겠다.

읽기는 코드이며, 우리가 누구이든 간에 우리 각자는 인쇄물을 어떠해서든 뇌가 해독할 수 있는 신경 코드로 바꾸어야 한다. 기능적 뇌 영상은 이 과정이 잘 보이게 하여 과학자들이 아동과 성인이 문자를 소리로 바꾸려고 시도할 때의 신경계를 관찰하고 기록할 수 있게 해준다. 대부분의 사람들에게 이 과정은 매우 빠르고 매끄러우며 힘이 들지 않는다. 어떤 이에게 이것은 완전히 다른 이야기이다. 뇌 영상은 난독인들이 문자 코드를 언어 코드로 변환하는 핵심과정에서의 어려움에 대한 신경생물학적(물리적) 증거를 제공한다.

이러한 영상들을 보면 난독증의 핵심 문제가 글자를 소리로 바꾸는 음운론적 문제라는 점은 의심할 여지가 없다. 모건이 처음으로 난독증 이해를 위한 신경학적 설명의 기초가 된 퍼시를 우리에게 소개한 이후, 신경과학이 지금까지 찾아왔던 성배를 이제야 찾게 되었다. 읽기를 위한 복잡한 신경망을 정확히 찾아내는 능력을 갖추게 되었기 때문에, 난독증을 이해하려는 우리의 탐구는 비약적인 발전을 이루었다. 읽기와 관련된 신경망을 알아냈고, 난독인에게 결함이 생긴 해부학적 위치가 어디인지 정확하게 알게 된 지금, 우리는 이 시스템을 더 깊이 조사하여 건강한 이의 연결망을 난독인과 비교하고 있다.

앞서 말했듯이 난독증은 '숨겨진 장애'이며 회의론자들은 그것을 적당히 설명해 버리려 했다. 그러나 마침내 기능적 뇌 영상 덕분에 난독인들은 그들이 찾아왔던 증거를 찾게 되었다. 이 놀라운 영상들은 읽기의 물리적 실체에 대해 구체적 증거를 제공한다. 또한, 청소년 및 청년 난독인이 어떻게 정확하지만, 천천히 읽는지 설명해 준다. 그러는 사이, 우리는 난독인의 기본적인 음운론적 취약성과 상당한 장점들에 대해 알 수 있게 되고, 그것들을 이용하여 난독증으로 고생하는 다양한 사람들에게 더 좋은 해결책을 제공할 수 있을 것이다.

과학적 발견을 당신에게 적용하기

새로운 읽기 과학은 읽기의 어려움을 밝히고 치료하는 데 필요한 직접적인 활용법을 갖고 있다. 이를 통해 우리는 읽기 문제의 조기 경고신호를 발견하고, 어떤 연령대에서 찾아야 할 특정 단서가 무엇인지 알 수 있으며, 어떤 것이 읽기 교육에 있어 가장 과학적으로 믿을 만한 접근방식인지 이해할 수 있다. 과학은 실질적인 일상의 필요와 행복하게 일치한다. 이 지식은 난독증에 관한 거의 모든 일반적인 질문에 답하는 데 사용될 수 있다. 난독인의 가능성은 거의 무한하다. 성공이나 행복하고 만족스러운 삶으로 가는 잠재력은 그 어느 때보다 크다. 우리가 지금 알고 있는 모든 것을 적용하면 거의 모든 난독증 아동이 이런 꿈을 꿀 수 있다. 아주 좋은 소식은 우리의 지식 격차가 줄어들고 있다는 것이다. 실망스러운 소식은 이것이 행동 격차로 대체되었다는 것이다. 즉, 우리, 그중에서도 특히 학교와 정책 입안자들은 기존의 과학적 진보를 정책과 실천으로 옮기는 데 훨씬 뒤처져 있다.

난독증을 가진 아이가 자신의 잠재력을 실현하고 꿈을 추구하는 데 있어 가장 큰 장애물은, 난독증의 진정한 본질에 대해 만연된 무지이다. 이 책의 나머지는 과학을 난독증의 진단과 치료에 적용함으로써 이 무지를 타파하는 데 할애될 것이다.

제2부 과학을 실천으로 – 난독증 진단

DYSLEXIA

8장

난독증 진단

– 왜, 무엇을, 어떻게

난독증에 대한 탄탄한 과학적 이해도를 고려할 때, 진단은 간단하고 쉽게 받을 수 있어야 한다. 그러나 어려움을 겪고 있는 아동(또는 성인)이 도움을 받는 데 필요한 이 첫 번째 단계는 너무 자주 그리고 무익하게, 제대로 이루어지지 않는다. 내가 받는 수많은 도움 요청들을 살펴보면 아동에 대한 유효한 진단을 받는 것이 가장 큰 관심사이다. 그러나 이렇게 될 필요는 없다.

최대한 폭넓은 관점에서 난독증을 가장 잘 개념화하는 방법, 난독증 진단의 큰 가치, 그리고 가장 똑똑한 난독인들이 난독증을 어떻게 보는지에 대한 최신 정보를 여러분과 공유하고 싶다. 난독증으로 인해 발생하는 어려움의 원인을 정확히 찾아내는 과학적 발견을 통해 어떤 증상을 찾아야 하는지 알고, 그 증상이 어떻게 그리고 왜 자녀나 당신에게 어려움을 유발하는지 이해하면 난독증은 새로운 의미가 있게 된다. 난독인의 느린 읽기와 빠른 사고의 역설에 관해 읽으면 모든 게 앞뒤가 맞을 것이다.

실제로, 난독인들에 대해 아주 많이 그리고 종종 오해하고 간과하는 부분은 영리하면서(종종 영재) 난독증이 있는(때때로 2e라고도 함, 두 번 예외적이라는 의미) 아동이다. 고군분투하며 읽는 사람이면서 동시에 빠르게 사고하는 사람일 수 있을까? 그렇다, 그럴 수 있다. 최신 과학 연구 결과에 대해 알면 높은 IQ와 느린 읽기가 자주 같이 나타남을 알게 된다. 그런 특징 덕분에 예상치 못한 읽기 어려움으로 난독증을 정의하는 일에 대한 의심이 사라진다. 너무 오랫동안 매우 영리한 아동과 청년들이 난독증 진단을 받지 못하고, 나중에는 당락을 결정짓는 표준시험에서 편의제공을 거부당해 왔다. 우리는 이제 이 잘못된 정책을 종식하고, 잠재력이 가득한 소년 소녀들을 이전과 달라지게 도와줄 수 있는 진단을 가능하게 해주고, 편의제공도 정당화해주는 높은 수준의 과학적 증거들을 가지고 있다. 난독증의 큰 그림이나 핵심 개념을 이루는 필수 요소부터 시작하여, 더 구체적인 세부 사항을 채워나가 보자.

진단 – 필수적인 첫 번째 단계

진단은 미스터리를 풀기 위한 열쇠를 찾는 것과 비슷하다. 그것은 조각을 모으고, 자녀에게 자주 발견되는 많은 수수께끼 같은 측면이나 모순되어 보이는 점을 설명하고 방향을 제시한다. 진단을 받게 되면 여러분과 교육자가 가장 긍정적인 차이를 만들기 위해 무엇을 할 수 있는지 알게 될 것이다. 진단은 최고의 과학적 지식과 자녀의 특성을 종합하므로 구체적이고 확정적이다. 진단을 받지 않는 것은 난독증 아동에게 저지르는 해로운 행위 중 제일 지독한 것이다. 진단을 받는 데 어려움이 없어야 한다. 그러나 잠재적인 함정이 있다.

> **주의:** 최근 염려되는 일부 성향은 일부 평가자가 좋은 의도가 있지만, 지식이 부족해서 다양한 신경 심리 검사에서 아동의 수행을 나열만 할 뿐, 마땅한 경우인데도 난독증이라는 특정 진단으로 종합하는 것을 소홀히 한다는 것이다.

난독증이라는 특정한 진단을 받는 아동과 단순히 자녀의 강점과 약점을 나열한 보고서를 받는 것의 차이를 이해하는 것이 중요하다. 일부 부모는 이 경험을 마지막 장, 대단원, 결말이 생략된 미스터리 소설을 읽는 것과 비슷하다고 설명한다. 많은 부모가 그러한 접근방식을 경험한 후 나를 찾아와 자녀의 평가를 다시 살펴봐달라고 요청했다. 진단도 없이 30페이지가 넘는 보고서를 볼 때(자주 발생한다), 나는 부모들에게 동정심을 느꼈고 그러한 보고서는 매우 실망스러웠다. 그래서는 안 된다.

열두 살 난 올리비아는 자신이 잘한 부분과 그녀가 힘들었던 부분이 담긴 보고서를 받았다. 보고서에서 무엇을 추정할 수 있는지 물었을 때, 그녀는 들었던 말을 반복할 수밖에 없었다. "저에게는 청각 처리, 처리속도, 빠른 이름 대기, 작업기억, 문자-단어 재인, 비단어 해독 및 읽기 유창성에 문제가 있어요. 아, 그리고 저는 이해력, 장기 기억 인출, 유동 지능 및 시공간 처리를 잘해요." 올리비아는 자신이 무슨 말을 하는지 전혀 모르고 있었다.

그러나 이 조각들이 일관된 전체, 즉 난독증 진단으로 합쳐졌을 때 그녀의 반응은 주목할 만한 진전을 보여주었다. "나는 난독증이에요. 나에 관한 건 아무것도 변하지 않아요. 이제야 무슨 일이 일어나고 있는지 이해가 돼요. 그것에는 이름도 있고, 저는 난독증을 가진 사람들을 알아요." 올리비아의 안도감은 분명했다. 그녀는 훨씬 나아졌다. 난독증 진단은 서로 동떨어져 떠다니지 않게 모든 조각을 모아준다. 그것들은 합리적이며 효과적인 행동 계획인 로드맵으로 이어지는 패턴으로 일관되게 결합된다.

진단을 뒷받침하는 신뢰할 수 있는 과학적, 임상적 정보가 중요하다. 그것은 아동이 경험하고 있는 것(어떤 뇌 시스템이 관련되어 있는지)과 효과적인 치료법이 무엇일지 명확하게 알려준다. 또한, 난독증 소년 소녀 커뮤니티의 일원인 올리비아의 경우처럼 진단을 통해 아이는 자신이 혼자가 아니라는 점을 알 수 있다. 내 환자인 이반Evan이 그의 여자 친구 엠마Emma에게 질문을 던지기 직전에, 그는 그녀의 눈을 직접 바라보고 목청을 가다듬고 말했다. "우리가 더 나아가기 전에 알아야 할 것이 있어." "그게 뭐야?" 엠마가 물었다. "나에게 난독증이 있어." 이반이 말했다. "아", 그의 약혼녀가 웃으며 말했다. "걱정하지 마, 나도 난독증이 있어."

또 진단은, 아이와 상호작용하고 아이의 일상과 미래에 대해 결정을 내리고 영향을 끼치는 여러 성인들을 한곳에 모은다. 증상은 이름과 내려진 설명력 있고 의미 있는 진단은, 난독증 아동의 삶에 영향을 미치는 전문가들끼리 서로 분야가 달라도 의사소통을 용이하게 해주는 공통 언어가 된다.

스카이 루카스Skye Lucas는 현재 놀랍도록 행복하고 성공적인 젊은 여성이다. 하지만 막 학교를 시작했을 때 글을 읽을 수 없었다. 스카이가 말하길

> 제게 정말 어려웠던 것은 제가 가진 것을 깨닫지 못했다는 것이에요. 그래서 저는 항상 제가 멍청하다고 생각했고, 그 때문에 힘들었어요. 학교에서 다른 아이들이 매주 5권 이상의 책을 읽어 올 때, 저는 1단원도 넘어가지 못했거든요. 엄청나게 고생했어요.

스카이의 어머니 제랄린Geralyn이 말하길 "그녀는 매우 불안해 보였고 보건실에서 저에게 전화를 걸어 복통이 있다고 말했어요." 어느 날 스카이는 "내 뇌가 작동하지 않아요. 무슨 일인지 모르겠어요"라고 말했다. 제랄린이 말하기를 "내가 스카이를 보았을 때 그녀가 얼마나 우울했는지 지금도 생각해요." "그리고 그 아이가 자신을 바보라고 생각했고, 자기 자신을 믿지 못했어요, 난 그 아이가 6살에 자기 자신을 잃어버리고 있다고 생각했어요."

"나는 교장 선생님께 얘기하러 갔어요. 도움이 될 것으로 생각했어요"라고 스카이는 말했다. "그리고 그에게 물었어요. '내가 멍청한가요?' 이곳은 나에게 맞는 곳이 아닌가요?"

오늘날 우리에게 주어진 강력하고 명백한 과학 지식 덕분에, 어떤 아동도 자신이 고통받는 이유와 읽기가 왜 그렇게 어려운지 모를 때 오는 끔찍하고 외로운 고립감을 경험할 필요가 없다. 많은 아동에게 특히 스카이처럼 꽤 똑똑한 아이라면 자신이 바보가 아니라는 사실을 아는 것이 게임 체인저가 될 수 있다.

더 깊이 들어가기 - 왜 학습장애가 아니고 난독증인가

'학습장애', *'난독증'*, *'예상치 못한'*과 같은 용어는 서로 밀접한 관계가 있지만, 중요한 차이점을 논의하는 것이 중요하다. 하지만 먼저 정신이 번쩍들 주의사항을 얘기하겠다.

> **주의:** 난독증 아동의 부모와 난독증을 가진 청년 남녀의 경우, 학습 차이 및 학습장애와 같은 무해하지만 본질적으로 정보가 없고 도움이 되지 않는 용어에 주의하십시오. 난독인은 이런 종류의 라벨에서 얻을 게 거의 없다. 모호하고 특이성이 부족한 이런 용어에 의해 자기인식이 강화되지 않는다.

학습장애의 구체적인 증상은 무엇인가? 어려움은 무엇이며, 그 원인은 무엇이며, 뇌의 어디에 있는가? 입증된 치료법은 무엇이며 시간이 지남에 따라 어떻게 되는가? 학습 차이 및 학습장애와 같은 병명에 대해 위 질문에 대한 답이 알려지지 않았다. 이러한 용어에는 난독증이라는 정확한 진단이 제공하는 사기 진작, 지식 및 방향 제시 같은 이점이 없다. 정확히 정의할 수 없음은 종종 불안감을 불러일으키지만, 난독증 진단과 함께 오는 모든 과학적 지식은 안심을 주고 힘을 실어준다.

앞서 말한 1896년 프링글 모건 박사의 예상치 못한 읽기 어려움(발달성 난독증)에 대한 과학적 보고서가 나온 후 영국, 유럽 및 미국에서 아동의 예상치 못한 읽기 어려움에 관한 유사한 사례가 많이 보고되었다. 앞서 언급했듯이 스코틀랜드 안과 의사 제임스 힌셸우드는 읽기 어려움의 예상치 못한 특성을 강조한 많은 사례를 보고했다 그것은 지능의 일반화된 결함이 아니라 읽기에 영향을 미치는 '국소적인' 문제 때문이었다. 실제로 힌셸우드 박사는 그러한 아이들이 읽기 어려움뿐만 아니라 장점도 가지고 있다고 지적했다.

20세기 초 임상의사들은 발달성 난독증에 대한 묘사, 가능한 원인 및 가능한 치료법에 대해 자세히 설명했다. 아마도 가장 설득력 있는 설명은 미국의 의사 사무엘 오튼으로부터 나왔다고 볼 수 있다. 오튼 박사는 1937년 논문에서 *아동의 읽기, 쓰기 및 말하기 문제*라는 난독증의 여러 특징을 언급했으며, 그중 상당수는 오늘날에도 들어맞는다. 여기에는 일부 난독인이 읽는 법을 배울 수 있지만 그들의 읽기는 나이와 지능을 고려하면 또래의 읽기에 비해 여전히 느리다는 관찰이 포함되는데, 이 현상은 현재 읽기 유창성 부족이라고 불린다. 또한, 그들의 읽기가 가끔은 간혹 그들의 나이를 고려할 때 적절해 보일 수도 있지만, 그들의 지능을 고려한다면 기대보다 낮다는 점도 관찰했다.

이 무렵, 다른 영리한 임상의들이 뇌 손상 아동에 대해 자세히 설명하기 시작해서, 이윽고 1962년에 미국 심리학자 샘 클레멘츠Sam Clements와 미국 정신과 의사 존 피터즈John Peters에 의해 미세 뇌 기능 장애(MBD)라는 명칭으로까지 발전했다. 첫 번째 보고된 발견은 특정한 학습의 결함이었으며, 첫 번째 증상은 읽기와 철자의 어려움이었다. 같은 해 미국 교육자 사무엘 커크Samuel Kirk와 바바라 베이츠만Barbara Bateman은 학습장애(LD)라는 용어를 처음 사용했으며, 읽기 장애 진단 단계를 제시하며 학습장애 평가를 설명했다. 커크와 베이츠만은 아동에게 학습장애가 있는지 결정하는 첫 번째 단계는 IQ를 반영하는 척도인 아동의 읽기 능력을 알아보는 것이라고 언급했다. 그리고 실제 읽기 성취도를 알아보고 '읽기 능력과 실제 읽기 성취도의 불일치'를 조사했다. 저명한 미국 심리학자 헬머 마이클버스트Helmer Myklebust는 학습장애의 핵심 특징으로 학습 잠재력과 실제 학업 성취도 사이의 불일치로 인한 학습 부진을 강조했다.

학습장애와 난독증 사이의 관계를 분명하게 만들기 위해 베넷과 나는 예일 난독증과 창의력 센터 웹 사이트에 다음과 같이 썼다. "장애인교육법(IDEA)에 설명된 학습장애에 대한 '불완전한 능력… 사고'와 같은 정의는, 난독인에는 전혀 적용되지 않을 뿐만 아니라 해로울 수도 있다. *난독인에게는 사고 장애가 아니라 읽기 장애가 있다.* 이것이 난독증을, 보다 일반적이고 이질적인 것들이 모인 '학습장애'와 구별해야 하는 중요한 이유 중 하나이다."

2014년 9월, 미 하원 과학 우주 기술 위원회에서 '난독증의 과학'에 대해 증언했을 때, 난독증과 학습장애의 차이를 다시 언급했다.

> *난독증은 특정한 것이고, 학습장애는 일반적입니다.* 난독증은 다른 모든 학습장애와 현저하게 다릅니다. 난독증은 매우 특정하고 과학적으로 검증되었습니다. 우리

는 그 유병률, 인지적, 신경생물학적 원인, 증상, 효과적인 증거기반 개입에 대해 알고 있습니다. 학습장애는 아직 정확하게 정의되거나 과학적으로 검증되지 않은 다양한 어려움을 나타내는 일반적인 용어입니다. 학습장애는 의학에서 '감염성' 질환이라고 하는 것과 비슷합니다. 즉, 학습장애는 일반적인 용어인 *감염*과 비슷하며, 여러 원인과 함께 다양한 증상을 가지며 특정 감염원에 따라 서로 다른 치료법이 있을 수 있습니다. 난독증은 연쇄구균 인두염 진단과 유사하며 원인과 증거기반 치료가 모두 알려져 있고 검증된 매우 특정한 장애입니다.

나는 "교육과 최신 과학 지식을 결합하라"라는 탄원으로 나의 증언을 마쳤고, 그다음에는 내가 제시하는 최우선 권고부터 시작하여 구체적인 권장 사항 목록으로 이어졌다. "무엇보다도 학교가 난독증의 존재와 진단을 무시하거나 인지하지 못하거나 부정해서는 안 된다." 진단이 아이를 난독증으로 만드는 것이 아니다. 안개를 걷어내고 이미 존재하는 것을 드러내는 것이다.

앞서 말했듯이, 교직원들은 종종 난독증을 인정하거나 진단하기를 거부한다. 일반적으로 이것은 난독증에 대한 지식의 부족(실제로는 무지)을 반영한다. 동시에 매우 다른 이유로 부모가 난독증을 부인하고 진단받기를 피할 수도 있다. 학교가 진단을 해주지 못하면 해를 끼칠 수 있는 것처럼, 부모의 두려움은 영속적으로 부정적인 영향을 미칠 수 있다. 이 글을 읽는 모든 엄마와 아빠에게, 나의 메시지는 '*두려워하지 마세요*'이다. 아마도 두려움과 불안의 가장 흔한 원인이 잘 알려지지 않았기 때문일 텐데, 난독증의 경우 너무나 자주 발생한다. 나의 통찰력 있는 동료 카렌은 난독증을 '이름을 부를 수 없는 장애'라고 말하며, 풍자적이지만 동정적으로 부모의 잘못된 두려움을 언급한다.

자녀가 난독증을 가진 경우 진단 여부와 관계없이 자녀에게 영향을 미쳐 인생에 혼란을 초래할 수 있다는 점을 기억함이 중요하다. 문제를 덮어둔다고 해서 사라지지는 않는다. 특히, 난독증 진단은 장애를 길들이고 성공적으로 관리하는 데 필요한 첫 번째 단계이다. 수십 년간 많은 부모와 자녀들과 함께한 경험에서, 정확한 난독증 진단을 받은 것을 후회한 부모나 자녀는 한 명도 없다.

진단은 사기를 높여주는 진정한 지능을 보여준다는 점을 기억하라. 자녀가 뉴스에 나오게 하라. 그렇다. 당신의 자녀가 글을 해독하는 데 어려움을 겪을 수 있지만, 동시에 독창적이고 창의적인 사고를 할 수도 있다. 그녀는 그것을 듣고 기뻐할 것이다.

난독증의 수수께끼 풀기
- 그것이 무엇이며 그것이 당신에게 미치는 영향

난독증 진단이 처음에 무작위로 나타나는 증상들을 한데 모아서 이해할 수 있게 해주는 주된 이유는 과학이 어려움의 원인을 밝혀냈기 때문이다. 내가 말했듯이, 난독증의 기본적인 결손은 단어를 이루는 각각의 소리에 접근하는 문제이다. 임상의사, 교육자 그리고 특히나 관심이 있는 부모는 이 과학적 지식을 통해 난독증 증상을 인식할 수 있다. 또한, 난독증이 무엇이고 어떻게 나타나는지 실체적으로 알 수 있다. 이를 통해 가능한 한 빠른 순간에 신뢰할 수 있는 진단이 가능하다. 난독증에 대한 인식과 진단은 어려움을 지원하고 치료해주며, 종종 혼란스럽고 당혹스러운 상황에서 아동과 부모 그리고 관련 교사 모두의 부담을 덜어주기 위한 효과적인 계획 수립으로 가는 필수적인 첫 단계이다.

원인에 대한 수수께끼가 풀리면 혼란과 불안은 논리와 자신감으로 대체된다. 자녀가 경험하는 것의 근원, 실체, 기원을, 아는 일이 힘을 실어준다. 일단 알게 되었다면 자녀에게 가장 적합한 것이 무엇인지 결정하는 책임이 따른다. 당신은 단순히 수동적인 관찰자가 아니라 능동적인 참여자이다. 부모는 자녀의 최고의 챔피언이며, 일단 진단이 내려지면 결정을 내리는 데 필요한 중요한 정보를 얻게 된다. [그림 8.1]에서 알 수 있듯이, 진단이 난독증이라는 것을 알게 되면 어려움

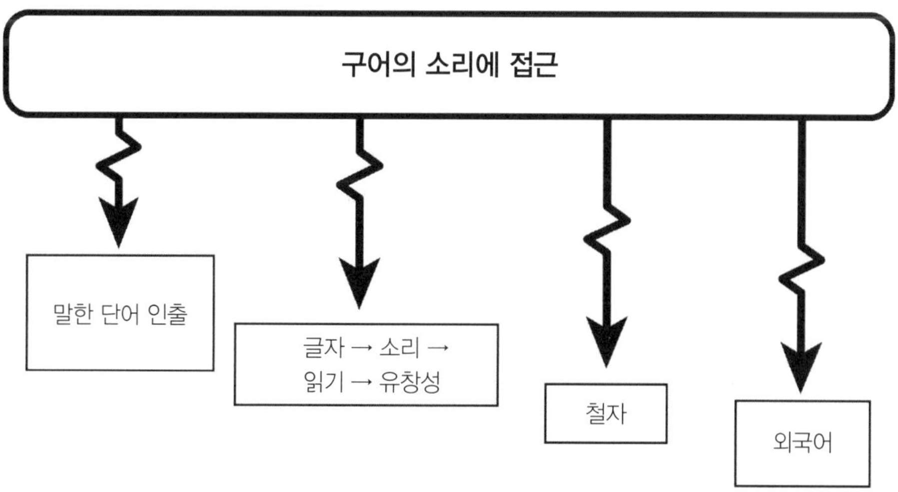

[그림 8.1] 난독증: 어려움의 기원

의 원인과 자녀를 가장 잘 도울 방법을 알게 된다. 진단모델을 바탕으로 작업하면 난독증이 무엇인지, 왜 생겼는지 그리고 어떤 특성이 관련이 있는지를 명확하게 설명되므로 매우 의미가 있다.

이 그림에서 볼 수 있듯이 구어를 이루는 각각의 소리를 이해하는 데 어려움이 있는 경우 아래와 같은 문제가 있을 수 있다.

→ 초기 구어 발달지연이 있다가 나중에는 단어 인출이 어려움
→ 글자에 단어의 소리를 연결하기
→ 해독/읽기의 어려움, 정확성과 유창성 모두에 영향
→ 인코딩(소리를 문자로 변환하기)의 어려움, 철자에 영향
→ 외국어의 소리 시스템 학습

난독증의 근본적인 결함에 대한 지식은 진단의 이유를 알게 해주고 설명해 주는 매우 유용한 임상 도구로 변환된다. 또 이는 목표 있고, 집중적이며, 가장 신중하고 성공적인 학교, 가정, 개인 중재 계획의 개발로 가는 중요한 단계이다. 진단이 난독증임을 이해하면, 읽기뿐 아니라 말하기, 철자, 쓰기, 제2언어 학습을 포함하여, 여러 영역에 영향을 미치는 문제를 다루고 있음을 알게 된다.

이 인식의 중요성은 해롤드의 아들 엘리가 한 번도 진단을 받은 적은 없지만, 2학년 때 읽기 프로그램에 배정된 후 약간의 도움을 받았다는 이야기를 들었을 때 내게 떠올랐다. 당시 해롤드는 아들이 평가 과정을 거치지 않아도 되어 기뻤다. 게다가 엘리의 선생님은 엘리의 수행에 만족하는 것 같았다. 그러나 지금에 와서 해롤드는 아들이 진단을 받지 못하고 진단과 관련된 지식의 이점을 얻지 못한 점을 매우 후회한다. 이제 14살이고 9학년인 엘리는 "철자를 잘 못 쓰고 글쓰기를 싫어하며 학교에서 외국어를 배우려다 이미 좌절하고 있다. 엘리가 2학년 때 난독증으로 진단받고, 필요한 증거기반 중재와 진단과 함께 따라오는 자신이 누구인지에 대한 인식을 했다면 이런 좌절을 덜 겪지 않았을까?"

해롤드의 경험은 모든 부모에게 중요한 메시지를 전달한다. 자녀에 대한 일부 제한적인 지원에 만족하지 마라. 진짜 진단은 필수이다.

난독증은 역설적이다 - 느린 읽기, 빠른 생각

난독증에 대해 알아야 할 가장 중요한 특징 중 하나는 역설적 성격이다. 느린 읽기는 느린 생각을 의미하지 않는다. 사람들은 종종 부적절하게 이 두 가지를 혼동하여 난독증 아동들의 열망과 선택을 제한할지도 모르는 잘못된 관념을 가진다. 그러한 오해는 어른들에게도 해를 끼친다. 예를 들어, 나는 사람들이 "오, 내가 응급실에 들어갔을 때 난독증 의사가 나를 돌봐주는 것을 절대로 원하지 않을 거예요"라고 말하는 걸 들었다.

매우 바쁘고 빠르게 진행되는 예일 아동 병원의 세계적인, 소아응급의학과 교수이자 난독인인 카렌 상투치Karen Santucci 박사는 다음과 같이 반박한다.

> 이건 앉아서 교과서를 보는 것과는 다르다. 듣고, 보고, 경험하고, 환자를 돌보고, 환자의 말을 듣고, 징후와 증상을 파악하고, 정보 조각을 모으는 것이다, 나는 그것을 순간의 주저도 없이 빠르게 내 것으로 만들 수 있다. 빨리 읽을 수는 없지만, 정보를 빨리 처리할 수 있다.

(심장마비로 파래지고 헐떡거림이 생겨 응급실에 갔을 때, 의사가 증상에 관해 책을 읽어야 한다면 심각한 문제에 처한 것이다!)

난독증은 정말로 역설적이다. 읽기나 철자 같은 구체적이고 드러나는 과제를 할 때의 약점은 교실에서 눈에 띄고, 결국 지적받게 된다. 그런데 바로 그 난독 학생이 가진 유리한 특징인, 큰 그림으로 생각하기와 추론하기는 쉽게 눈에 띄지 않고 종종 간과된다. 그 아이의 인생은 그의 높은 사고능력과 뛰어난 추론 능력으로 특징지어져야 할까? 아니면 서투른 철자법으로 특징지어져야 할까?

난독증에 대한 일반적인 오해를 바로잡기 위해, 증상끼리 짝을 지어 역설적 성격을 설명했다. 난독증에 대한 우리의 개념화는 앞서 논의한 강점의 바다 모델과 그것이 어떻게 나타나는지에 생명을 불어넣는다. 나는 이 내용을 종합해서 "당신은 천천히 읽는 사람인가요? 창조적으로 생각하는 사람인가요? 난독인일 수 있겠네요"라는 제목으로 4×6 크기의 노란색 카드를 만들었다. 나는 여행 갈 때마다 이 카드를 가져가서 비행기나 기차에서 내 옆에 있는 사람과 자주 공유한다. 사람들의 반응에 나는 늘 놀라움을 금치 못한다. "오, 난독증이 그런지 몰랐어요" 또는

"확실합니까? 글자를 뒤집는 것이 난독증 아닌가요?"(아니요, 그렇지 않다) 또는 "믿을 수가 없어요. 나는 항상 내 아들이 난독증이라고 생각했지만, 이것은 나와 아들 모두에 해당돼요. 나는 어*떻게 알았냐고 묻고 싶어요. 이게 저예요. 내가 난독증이에요. 나는 이제껏 이것을 몰랐어요. 이것은 많은 것을 설명해요.*"

이렇게 약점을 강점과 함께 짝짓기하면 난독증의 역설이 포착된다. 느린 읽기와 창의력, 동전의 양면.

다음과 같은 경우에는 난독증 가능성이 있다.

… 천천히 그리고 많은 노력을 기울여 읽는다.
… 종종 문제를 해결하는 사람이다.
… 철자법을 모른다. 손글씨가 지저분하다.
… 당신의 작문은 놀라운 상상력을 보여준다.
… 날짜와 이름을 기억하는 데 어려움이 있다.
… 창의적으로 생각한다. 큰 그림을 본다.
… 말할 단어를 인출하고 발음하는 데 어려움이 있다.
… 어휘와 아이디어가 뛰어나다.

(© S. Shaywitz, 2011)

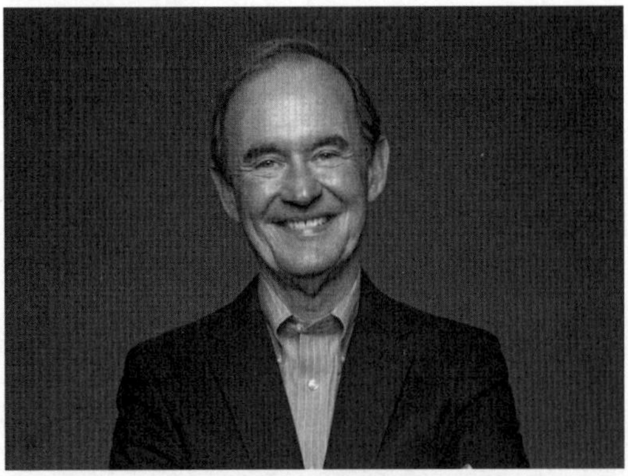

[그림 8.2] 저명한 변호사 데이빗 보이즈

가장 짜증이 나는 것은 사람들이 난독증을 사고 장애와 동일시할 때입니다. 난독증은 전체 그림을 보고 그로부터 물러나서 생각할 수 있는 능력을 제공합니다. 읽기는 '난독인에게' 어려우므로 생각에 더 의존하게 되고, 이는 세상에 나가면 읽기보다 훨씬 더 가치 있는 것이 됩니다.

[데이빗 보이즈]

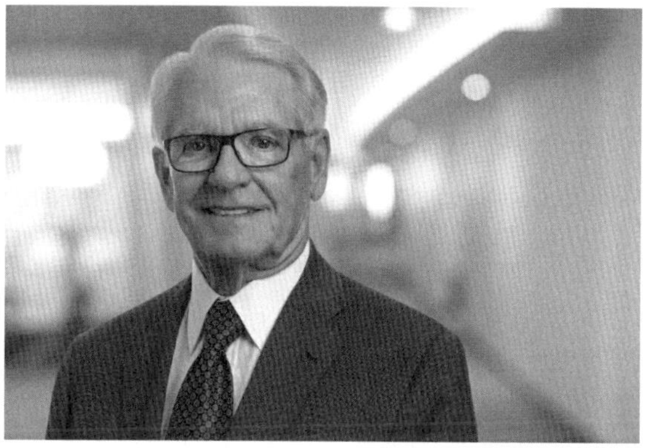

[그림 8.3] 획기적인 금융가 찰스 슈왑

나는 항상 생각에 큰 강점이 있었습니다…. 빨리 읽을 수는 없었지만, 단계적으로 밖에 생각할 수 없는 사람들보다 훨씬 빠르게 일들에 관해 생각할 수 있었습니다. 이는 복잡한 비즈니스 문제를 해결하는 데 도움이 되었습니다. 터널 끝에서 사물이 어떻게 보일지 시각화할 수 있었습니다…. 직관적으로 훨씬 더 빨리 그곳에 도착합니다.

[찰스 슈왑]

더 개인적인 관점에서, 가장 밝고 통찰력 있는 난독인 두 사람이 이 역설을 어떻게 묘사했는지는 다음과 같다.

지능이 높은 사람이 훨씬 낮은 수준으로 읽는 것은 예상치 못하는 일이며, 그것은 난독증의 주요 특징을 구성한다. 그것은 매우 똑똑하고 심지어 영재인 아동이) 난독증을 가질 수 있는가라는 질문에 대한 답이다. 부모들은 너무나 자주 "당신의 아들은 너무 똑똑해서 난독증일 리가 없다" 또는 "그녀는 난독증이라 하기에는 읽기 점수가 너무 높다"라는 말을 듣는다. 의문의 여지 없이, 매우 똑똑한 사람도 난독증을 가질 수 있다.

21세기 난독증 정의

난독증이 처음 보고된 지 120년이 넘었지만, 마침내 이제야 우리는 보편적이면서도 최신 지식을 모두 포괄하는 정의를 얻었다. 과학, 역설, 교육적 의미 및 학교에서 그리고 개인적인 삶의 만족을 위한 진단의 중요성에 관한 지식을 포괄한다. 난독증의 정의가 진단에 중요하다는 점을 감안할 때, 중요한 단계는 이 정의가 연방법에 성문화되는 것이다.

이 분야에서 루이지애나주 상원 의원 빌 캐시디의 헌신과 인내가 매우 중요했다. 난독증 아이를 둔 헌신적인 아버지인 캐시디는 난독증이 끼칠 영향뿐 아니라, 학교가 자녀에게 특정한 진단을 내려주고, 혜택을 제공해 주기를 기다리는 부모의 압도적인 불안과 걱정을 이해한다. 그는 열정적이고 지치지 않는 난독증 아동들의 옹호자이다. 최근 그는 난독증에 대한 과학적 정의를 포함 시킨 공법 115-391이 된 미국 의회 법안을 상하원에서 압도적으로 통과시키는 데 앞장섰다. 2018년 12월 21일 트럼프 대통령이 이 법에 서명했다. 법에는 다음과 같이 쓰여 있다. "'난독증'이라는 용어는, 훨씬 잘 읽는 이가 될 수 있는 지능을 가진 개인에게 발생한 예상치 못한 읽기의 어려움을 의미하며, 가장 일반적으로 음운론적 처리(구어의 개별 소리에 대한 인지)의 어려움으로 인해 발생한다. 이는 그 사람의 구어, 읽기 및 철자 능력에 영향을 준다."

이러한 정의는 관련된 전 세계 모든 소년 소녀, 남성과 여성에게 적용된다. 점점 더 많은 국가가 난독증을 가진 시민들을 인정하고 있다. 『Overcoming Dyslexia』의 1판이 이제 포르투갈어, 네덜란드어, 크로아티아어, 폴란드어와 같은 알파벳 체계 언어로 번역되었을 뿐 아니라 앞서 언급했듯이 일본어, 중국어([그림 8.4] 참조), 한국어로 번역된 것에 놀랐고 만족스러웠다.

일본어

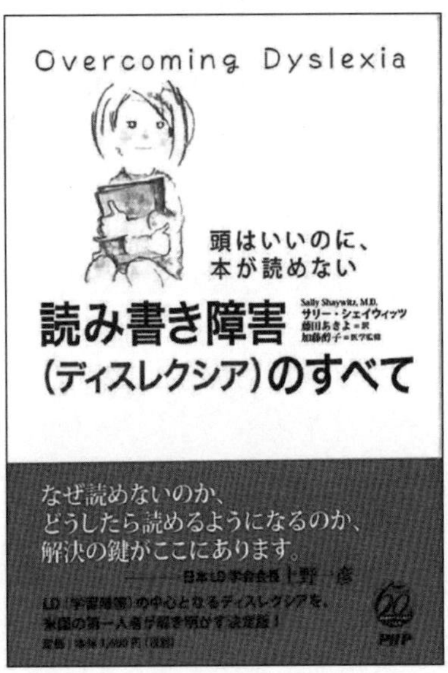

중국어

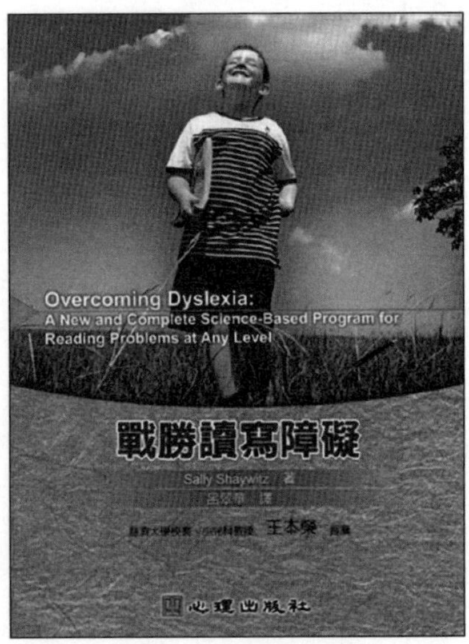

[그림 8.4] 난독증은 알파벳 언어뿐만 아니라 표의문자 언어에도 영향을 미친다

난독증이 영리한 아동에게 미치는 영향

읽기를 배우는 데 어려움을 겪었으며 읽기가 느리고 힘든 영리한 어린이와 성인에게는 예상치 못한 어려움이라는 난독증 정의가 특히 적절하다. 영리한 아이(그중 영재들도 있다)라도 엄청난 노력을 기울여 많이 연습하고 외우다 보면 비교적 정확하게 읽는 방법을 배울 수는 있겠지만, 결코 유창하게 읽지는 못한다. 단어 하나를 읽거나 잘 추측할 수는 있겠지만 읽기는 여전히 느리고 피곤한 일로 남는다. 즉, 나는 매일 월스트리트저널을 읽는 금융 분야의 사람들이나, 심장학, 정신 의학, 마취학 등 전문분야의 논문을 정기적으로 읽는 특정 의학 분야의 사람들처럼 전문분야의 자료를 비교적 유창하게 읽는 난독증 남성과 여성을 많이 접해왔다. 이들은 특정 주제에 대한 개인의 집중적인 관심 때문에 읽고 또 읽게 된다. 이로 인해 해당 특정 영역에서 상대적으로 유창한 수준이 되기도 한다.

읽기가 얼마나 어려운지, 또래들보다 읽는 속도가 훨씬 느리다는 것을 알 때 학생은 무엇을 해야 할까? 학교나 시험 기관에서 지능과 읽기 능력 사이의 불일치(종종 격차라고 함)를 무시할 때 어떻게 해야 할까? 이제 마침내, 강력한 새로운 증거는 지능과 읽기 능력의 불균형이 난독증의 핵심 특징이란 점을 입증한다.

앞서 언급했듯이, 나는 유치원 입학부터 성인이 될 때까지 무작위로 고른 학생들에 대한 대규모 표본을 추적한 코네티컷 장기추적 연구의 수석 연구자이다. 학교에 다니는 동안 어린이들은 각자 격년으로 웩슬러 지능검사를 받았고, 우드콕-존슨Woodcock-Johnson 읽기 검사를 매년 받았다. 나는 이 학생들 집단에서 읽기와 지능의 관계를 조사하고 싶었다.

건강한 이를 대상으로 한 우리의 분석에서 읽기와 지능이 역동적으로 관련되어 있다는 점을 발견했다. 즉, IQ와 읽기는 시간이 지남에 따라 함께 변하며 서로 영향을 미친다. 그해의 IQ가 다음 해 읽기 점수에 영향을 미치고, 그해의 읽기 점수가 다음 해 IQ에 영향을 미친다. 당연히 대부분 사람이 예상하는 것처럼, 건강한 이가 매우 영리하다면 아마도 아주 잘 읽을 것이고, 누군가가 아주 잘 읽는다면 매우 똑똑할 것이다.

실험을 계획하고 진행할 때 과학자는 이론(기술적으로, 가설)을 설정하고 이 가설을 검증하기 위한 일련의 연구를 계획하고 결과 자료를 분석한다. 우리는 코네티컷 연구의 자료를 분석할 때, 이러한 분석을 난독인에게 적용할 때 나타난 결과에 놀랐다. 이 자료([그림 8.5] 참조)는 *난독증(오른쪽 도표)의 경우 IQ와 읽기가 전혀 연관이 없음*을 나타낸다. 데이터에 따르면 난독인은 IQ가 매우 높지만, 여전히 읽기에 어려움을 겪는다. 즉, 그들은 빨리 생각하지만, 천천히 읽는다. 우리 중 많은 사람에게 이것은 자명하지만 나는 연구자로서, 논리적으로 보이지만 종종 의심스러운 연관성을 검증해 주는 경험적 연구가 필요다고 생각하며, 이 연구에서 보람을 느꼈다. 이 연구가 오랜 노력 끝에 난독증의 *예상치 못한* 특성에 대한 경험적 검증을 해낸 셈이다.

실용적인 관점에서 이러한 연구 결과는 중재 그리고/또는 편의제공이 필요한 영리한 난독증 학생에게 큰 의미가 있다. 난독증 정의의 핵심 요소로서 지능과 읽기 성취도 점수 사이의 불일치 타당성을 뒷받침하는 중요한 근거를 제공한다. [그림 8.5]는 최근 연방법에 포함된 난독증의 정의와 함께 자녀가 매우 영리한 상황에서 개입이나 편의제공을 요청할 경우 유용할 것이다.

난독인들이 자신의 머리가 나쁜 게 아닐까 의심하는 것은 드문 일이 아니다. [그림 8.5]의 설명은 그들에게 강력하고 긍정적인 영향을 미치며, 그들의 지능에 자신감을 가지게 되며 상처받은 자존감을 회복하기 시작하는 먼 길을 향해 발걸음을 내디딜 수 있게 된다. 모든 평가자는 검사를 거친 모든 아동에게 자신의 읽기 능력이 위치한 곳(종 모양 곡선에서 표시하면 좋다)과 지능 지수가 있는 곳을 표시해서 보여주어야 한다. 이런 정보가 학생의 부모가 아닌 객관적인 권위자에게서 나올 때 강력한 영향을 미친다.

난독증을 가진 채 대학에 진학하려고 하는 롭이라는 매우 다정하지만 다소 수줍음이 많은 청년이 생각난다. 그는 매우 치열한 새 환경에서 성공할 수 있을지 자기 능력에 대해 큰 우려를 표명했다. 그는 자기가 성공할 만큼 똑똑하지 않다는 부적절함을 표현했지만, 검사받은 동료 100

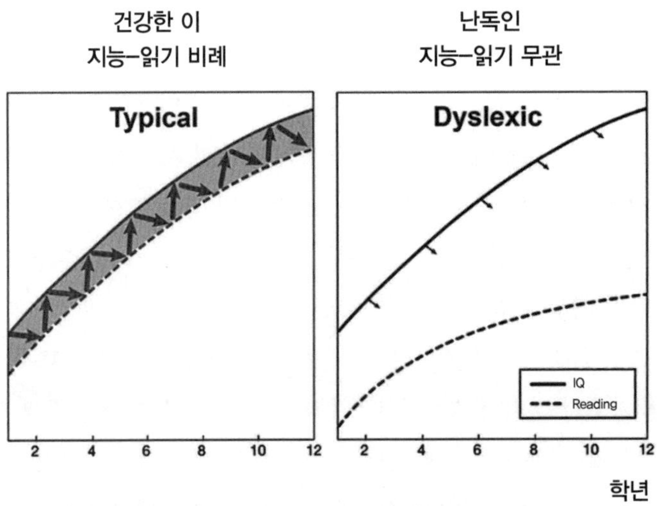

'예상치 못함'의 과학적 실증

[그림 8.5] 난독증의 예상치 못한 특성

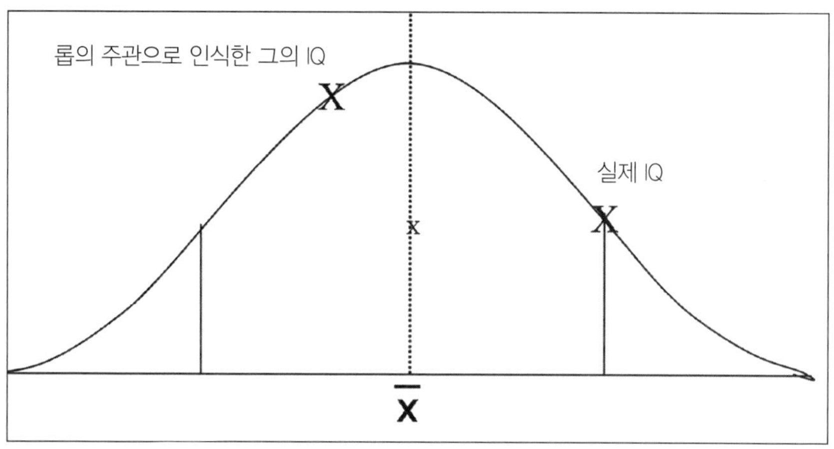

[그림 8.6] 난독증의 예상치 못한 특성

명 중 90명보다 이상으로 높은 지능 지수 범위에 있었다. 나는 흰 지면에 그려진 일반인의 IQ 값 분포를 나타내는 고전적인 종 모양의 곡선을 그 앞에 놓았다. 나는 롭에게 [그림 8.6]과 같이 가장 높은 중간 점이 평균 IQ 점수를 나타낸다고 말했다. 왼쪽 끝은 가장 낮은 IQ 점수를 나타내고 오른쪽 끝은 가장 높은 IQ 점수를 나타낸다. 그렇게 말한 후 그의 IQ가 곡선의 어느 곳에 위치하느니 X표시해보노독 요정했다. 예상대로 롭은 평균보다 약간 왼쪽 평균보다 낮은 지점에 표시했다. "글쎄요." 내가 그에게 말했다. "검사에서 나온 당신의 IQ 위치를 표시해 줄까요?" 그는 다소 주저하면서 "네"라고 작게 말했다.

내가 펜을 곡선의 맨 오른쪽 근처로 옮기면서, 그의 매우 높은 점수를 보여주자 그는 "농담하지 마세요"라고 말하며 나를 노려보았다. 롭은 매우 영리한 학생이었다. 이전 평가에서 아무도 그의 옆에 앉아서 그의 검사 결과와 함께 그가 얼마나 똑똑한지 설명해 주지 않았다. 그의 아버지가 말했듯이, "덕분에 롭의 삶이 바뀌었습니다. 아무도 그가 정말 똑똑하다고 말해준 적이 없습니다." 그는 수년 동안 경험한 읽기의 어려움, 많은 교사로부터 받은 비판, 읽기 능력과 지능이 연관되어 있다는 그의 믿음에 근거하여 자기 평가를 했다.

지능과 읽기 능력의 불일치에 대해 발표된 실증적 연구들은 난독증 진단에 중요한 의미가 있다.

→ 첫째, 지능검사가 난독증 정의와 평가에 필수적임을 의미한다. 이 검사에서 학생의 수행 결과는 특히 매우 똑똑한 학생에게 필요한 정보이다.

→ 많은 학교는 난독증 평가의 일환으로 지름길을 택하고 지능검사를 생략하려고 한다. 이 누락에 대한 여러 가지 이유가 언급되었지만, 일반적으로 재정적 제약을 반영한다고 생각한다. 이러한 누락은 아동에게 해를 끼치며 교육에 대한 책임을 진 학교라면 부당한 처사이다.

→ 단순히 읽기 검사에만 의존하면, 읽기 점수가 하한치 이상이기만 하면 어떠한 경우라도 난독증을 진단할 수 없게 된다. 교육자(특히 학업, 사회, 도덕 교육을 제공하는 등 용어의 완전한 의미에서), 아동의 교육을 총괄하는 책임을 맡은 교육자들은 정확하고 유용한 진단이 학생을 완전히 파악하게 해주고 효과적인 지도와 관련되므로, 진단받기를 방해해서는 안 된다.

주의: 자녀(또는 자신)의 IQ 검사 결과를 고려할 때 몇 가지 주요 정보를 알고 있는 것이 중요하다. 부록에서 나는 가장 널리 사용되는 지능검사에 초점을 맞췄다.

당신이 난독증이고 예상치 못한 어려움임을 인식하면 몇 살이든, 어떤 삶의 단계에 있든 행복한 놀라움이 될 수 있다. 매우 애국적이고 인류애로 충만한 이 두 품성을 모두 반영한 헌신 덕분에 정부에 봉사하는 고위직에 지명된 시민인 팻을 소개하겠다. 나는 몇 년 전에 팻을 만났고, 그녀가 전화했을 때 그녀와 이야기하게 되어 기뻤다. 사람들이 나에게 전화하는 경우 항상 그렇듯이, 그녀가 자녀 중 한 명이나 손자에 관해 물어보기 위해 전화를 거는 줄 알았다. 아니었다. 팻은 나에게 자기 자신에 관해 물어보려고 전화했다. 그녀는 그 자리를 받아들여야 할지 확신이 서지 않는다고 말했다. 이유로, 그녀는 "나는 잘 읽지 못합니다. 내 가족을 제외하고 대부분의 사람들은 이것을 모르긴 하지만, 나는 내 나라에 누가 되고 싶지 않습니다. 특히 대중 앞에서 연설문을 읽어야 하는 경우, 저의 형편없는 읽기는 문제가 될 것 같아 걱정됩니다. 나는 제대로 못 해낼 것 같습니다"라고 얘기했다. 그녀는 뉴헤이븐에 와서 난독증 평가를 받을 수 있는지 물었고, 나는 물론 가능하다고 말했다.

평가를 받은 후 나는 팻에게 그녀가 난독증을 가지고 있고 믿을 수 없을 정도로 똑똑하다고 말했다. "어떻게 아십니까?" 그녀가 나에게 물어봤다. "난독증 멍청이를 위한 검사 중 하나를 하셨나요?" "당신은 현재 표준 지능검사인 웩슬러 성인 지능검사(WAIS)를 받았습니다"라고 그녀에게 말했다. "웩슬러에는 읽기 검사가 없습니다. 그것은 모두 사고력에 관한 것이지 읽기에 관한 것이 아닙니다."

팻이 중간에 끼어들며 말하길 "아시다시피 우리도 직원들에게 검사를 시행합니다. 누가 장차 발전할 능력이 있고 회사에 기여할 수 있는지 알 수 있게 도와줍니다. 그 검사에는 많은 읽기 자료가 있습니다."

"그래요, 팻." 내가 말했다. "역설적이게도 당신 회사는 읽어야만 풀 수 있는 검사에 의존하고 있으며, 그 과정에서 훌륭하게 읽는 이는 아니지만, 매우 창의적으로 사고하고 문제 해결할 수 있는 뛰어난 남성과 여성을 놓치고 있습니다. 아이러니하게도 귀사는 당신과 같은 사람을 놓치고 있을 것입니다."

팻은 안도의 한숨을 내쉬었다. 그녀는 생전 처음으로 주변 사람을 속이고 있지 않다고 느꼈다. 그녀는 난독인 임에도 불구하고 복잡한 결정을 내릴 수 있는 정말 똑똑한 여성이었다. 팻은 제안받은 직위를 수락하고 명예롭게 봉사했다. 베넷과 나는 워싱턴 DC에서 열린 취임식에 초대받았다. 그녀와 악수하기 위해 줄을 서다가 내 차례가 왔을 때, 그녀는 손을 뻗는 대신 진심으로 포옹했다. 두 얼굴에 눈물이 흘러내렸다. "감사합니다"라고 그녀는 속삭였다. "제가 누군지 알려주시고 이 직책을 받아들일 수 있는 자신감과 용기를 주셨습니다." 나중에 리셉션에서 몇몇 사람들이 베넷과 나에게 다가와서 "너무 특별해 보이는 따뜻한 포옹을 받으시던데요. 당신은 우리가 한 번도 만난 적이 없는 가족이십니까?"

"아니요." 나는 "단지 아주 좋은 친구에요"라고 내답했다.

난독증 진단에 영향을 미치는 특별하지만 드물지 않은 상황

한 여성이 나에게 말했다. "제 손자는 아주 똑똑해요. 그는 그저 평균 정도 수준으로 읽어요. 이것은 그가 난독증이 아님을 의미합니까?" 먼저 소위 평균이라는 범위가 넓은 영역을 포함한다는 걸 알 필요가 있다. 예를 들어, 한 아이가 아래에서 9번째 백분위 수만큼 낮은 점수(동일 연령 응시자의 91% 미만: 100명의 학생이 시험에 응시하면 91%가 더 높은 점수를 받음)를 받아도 일부 시험기관 및 학교는 평균(평균 하) 범위에서 수행한다고 판단할 수 있다. 종종 학생의 읽기가 그 범위에 있고, 읽기 이해도에서 좋은 점수를 받으면 난독증으로 진단되지 않아서 필요한 효과적인 개입과 편의제공을 받을 수 없게 된다. 평균 범위의 읽기 능력은 난독증 진단을 거부하거나 필요한 서비스를 보류하는 데 사용되어서는 안 된다.

→ 영리한 난독증 소년과 소녀의 읽기 점수는 평균 범위에 있을 수 있지만, 읽는 방식, 필요한 노력 및 느린 읽기로 관찰되는 유창성 부족은 평균이 아니다.

→ 난독증을 진단하는 데 가장 중요한 것은 그 사람이 읽기 위해 해야 하는 일, 즉 인쇄된 단어를 해독하는 데 소비하는 에너지이다. 법적 및 과학적으로 어느 정도 수준 이상이면 난독증이 아니라는 기준은 없다.[14)]

→ 영리한 학생들은 평균 범위의 읽기 점수를 받을 수 있으며 여전히 난독증으로 간주될 수 있다.

아울러 난독증과 독해력 사이에는 놀라운 관계가 있다. 흥미롭게도 연결된 글(문장, 문단, 장)을 읽을 때, 영리한 난독인은 여기저기서 단어를 잘못 읽을 수도 있지만, 높은 수준의 추론 능력, 종종 우수한 어휘 및 풍부한 배경 지식을 사용하여 읽은 자료의 요점이나 의미를 파악할 수 있다. 따라서 몇 년 전 발표된 논문에서 *청년기에는 난독증 학생 집단과 건강한 학생을 비교하였을 때 읽기 이해점수가 큰 차이 없다*고 보고한 것은 놀라운 일이 아니다. 이 연구는 난독증을 가진 청년 남녀가 단어 하나하나를 정확하거나 빠르게 읽는 데는 계속해서 어려움을 겪지만, 단어 대신 연결된 글을 읽을 때 더 잘 이해할 수 있다는 사실을 알려준다. 어떤 사람이, 자신이 읽은 내용을 이해한다고 해서 그가 난독증을 가지고 있지 않으며 읽을 때 힘이 많이 들지 않는다는 뜻은 아니다. 중요한 것은 독해력 검사에 시간제한이 없다는 점이다.

독창적이고 창의적이면서 느리게 읽는 사람을 꼽자면, 영리한 난독인 영화 제작자 스티븐 스필버그보다 더 좋은 예는 생각할 수 없다. 그는 난독증이 여전히 그에게 영향을 준다고 인터뷰에서 말한다. 예를 들어, 다른 사람보다 대본을 읽는 데 시간이 더 오래 걸리겠지만 그의 이해력은 대본을 잽싸게 읽을 수 있는 사람을 포함한 대부분의 다른 이보다 더 뛰어나다.

---

14) 미국 장애 수정 법안(Americans with Disabilities Amendments Act, ADAA)의 최신(2016) 해석(최종 규칙이라고 함)에 대한 논의는 p. 490을 참조하십시오.

→ *난독증에서 읽기 이해력이 단어 읽기 정확성이나 속도보다 우수한 경우가 많다.*

→ *독해력은 아동의 해독능력 이상의 것을 반영한다. 또한, 그의 어휘, 배경지식 및 추론 능력을 반영한다. 시원치 않은 해독 능력을 가지고 있어도 어휘 창고가 크고 주변 세계를 알고 있으며 강력한 추론 능력을 가진 아동은 자신이 읽는 내용을 잘 이해할 수 있다.*

→ *충분한 시간이 주어지기만 하면, 난독인은 자신이 읽은 내용을 이해하는데 필요한 추론 능력, 어휘력 및 지식을 갖추고 있다. 이처럼 잘 작동하는 고위 인지능력 덕분에 시험에서 추가시간을 받으면 학생의 장애를 드러내기보다 학생의 능력을 드러낼 수 있다.*

데이빗 보이즈가 말하길 "내가 보통 사람보다 읽는 속도가 얼마나 느린지 잘 모르겠습니다. 저는 눈에 띄게 느립니다. 아마도 절반 정도일 겁니다. 천천히 가면서 많이 흡수합니다. 그래서 내가 독해를 위해 읽을 때, 다른 사람들이 읽는 속도의 1/2 또는 1/3 속도로 읽을지라도 다 끝나고 나면 많은 것을 흡수합니다. 빠르게 읽는 많은 이들보다 훨씬 더 많이 흡수합니다."

주의: 깨져야 할 난독증에 대한 신화가 있다. 나열하자면

난독증은 의학적인 진단이 아니라 교육적인 진단이다. 난독증에 신경생물학적 기반이 있기는 하지만 교육적 의미가 매우 중요하다. 난독증은 다른 모든 학습능력이나 학습장애와 마찬가지로 뇌에 기인한다. 다행히 잘 아는 교육자와 부모는 어떤 증상을 찾아야 하는지, 어떤 질문을 해야 하는지, 어떤 진단 평가를 시행하거나 요청할 것인지 알고 있다.

*신경심리학자만이 WISC-V*Wechsler Intelligence Scale for Children*와 같은 지능검사를 시행할 수 있다.* WISC-V를 개발하고 배포하는 회사인 피어슨에 따르면, 실시 자격의 기준은 "심리학, 교육학 또는 인접 분야의 박사 학위… 또는 구매 목적과 관련된 분야에서 검사 실시 면허 또는 인증… 또는 관련 평가영역에 대한 연수와 실습을 요구하는 전문기관의 인증 또는 정회원 자격"이다.

신경심리학자만이 난독증을 진단할 수 있다. 난독증 진단은 교육자, 학

> 교 심리학자, 의사, 언어재활사를 포함하여, 난독증에 대한 깊은 이해를 갖춘 전문가라면 내릴 수 있다. 난독증은 이전에 말했듯이 개인의 병력, 그의 말과 언어의 관찰, 검사 점수를 바탕으로 한 임상진단이다.

난독증 진단을 내리기 위해, 반드시 검사를 시행하는 사람이 될 필요는 없다는 것을 앎이 중요하다. 마찬가지로, 나를 포함해서 난독증에 대해 잘 아는 사람 누구든 난독증을 가졌을지 모르는 아이를 볼 때, 병력을 청취하고 그 아이가 말하는 것이나 읽는 소리를 들으며, 지능검사와 함께 다른 적당한 읽기 검사를 지시할 것이다. 위에서 언급한 전문가들도 동일한 접근방식을 사용할 수 있다.

이 시점에서, 당신은 난독증의 본질에 대해 넓게 바라보는 시야를 가지게 되었으며 매우 똑똑한 아이도 난독증일 수 있음을 알게 되었다. 진단을 받는 이유와 중요성을 이해했으며, 난독증 진단의 핵심 요소에 대해서도 잘 알게 되었다. 또한, 당신은 필요한 학생인데도 진단을 거부하는 일부 학교의 주장에 속지 않도록 완전히 준비되었다.

이어지는 다음 논의에서 난독증 진단에 대해 더 자세하고 실용적이며 보다 개인적인 지침을 제공하는 구체적이고 자세한 정보를 얻을 수 있다.

난독증 아동이 학교에 입학할 때, 그에게는 두 가지 가능한 선택지가 있다. 하나는 만족과 충실의 삶으로 이어지고, 다른 하나는 "무엇이 있었을지도 모른다"라는 자신 없음에 잠재력을 잃고 기회를 놓치게 되는 방향이다. 이러한 가능성은 [그림 8.7]에서 보여주며, 어린아이 앞에 놓인 선택지와 그 결과를 보여준다. 예를 들어, 왼쪽에는 난독증을 가지고 있지만, 진단을 받지 못하고 증거기반 중재(EBI) 또는 편의제공을 받지 못하는 아동이 있다. 이렇게 난독증 진단을 놓치면 종종 학교 실패, 실현되지 않은 잠재력, 낮은 자존감으로 이어지고, 아동과 그의 가족 및 사회에 엄청난 손실을 초래한다. 이에 반해, 난독증 진단을 받은 아동은 증거기반 중재를 받고 학업성공, 자기인식, 사기진작 및 성취로 이어지는 편의제공을 받는 길로 이어진다. 아이가 자신의 잠재력을 실현하고 사회에 기여할 가능성이 훨씬 더 커진다.

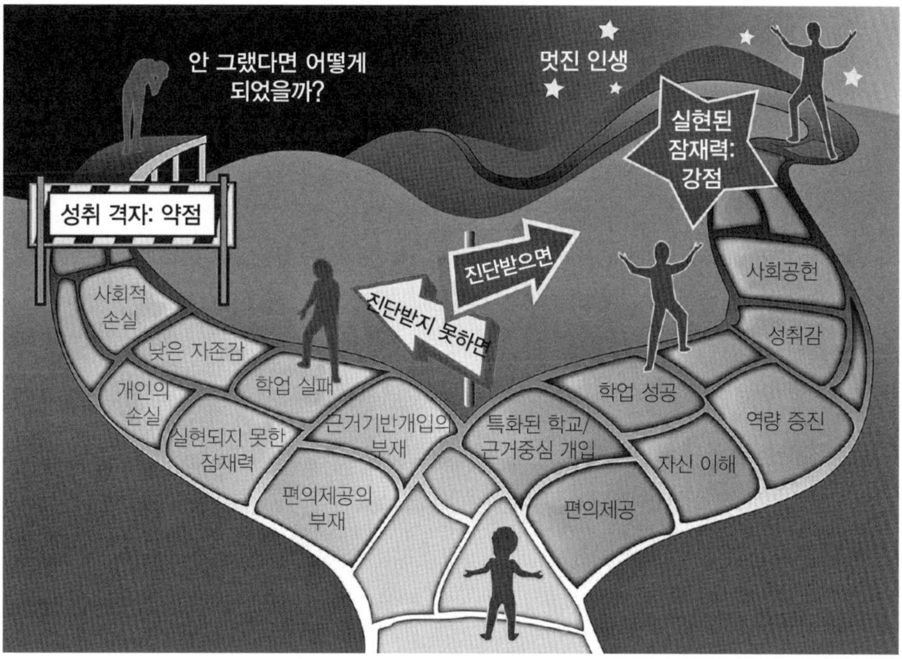

[그림 8.7] 난독증: 어느 길을 택했습니까?

9장

난독증의 초기 영향: 구어

이제 난독증의 과학적 근원에 대해 분명하게 이해했으므로, 가장 초기에 나오는 난독증의 단서를 찾는 방법부터 시작하여 이 지식을 실제로 적용하는 방법을 보여주고자 한다. 난독증을 정확하게 인지하고 효과적으로 치료하는 데 가장 도움이 되는 가이드는 베넷과 내가 만든 강점의 바다 모델로부터 온다. 즉, 높은 수준의 사고력과 추론력 강점으로 둘러싸인 약점, 단어의 소리에 접근하는 능력에 국한된 약점이다. 이 간단한 모델을 사용하여 많은 부모와 교사가 난독증 징후 인식의 전문가가 되었으며 여러분도 그렇게 될 수 있다. 먼저 나는 음운론적 약점이 구어와 글로 된 언어에 어떤 영향을 미치는지 정확히 설명하려 한다.

우리의 모델을 적용해 보면, 난독증 아이를 위한 프로그램 성공의 필수 요소들은 다음과 같다.

→ 단어를 이루는 소리에 접근하는 데 있어서의 약점과 사고와 추론에서의 장점 인지.

→ 그 약점에 대해 초기 도움을 제공 – 난독증이 자신에게 어떤 영향을 미치는지 스스로 인식하기와 장점 이용을 위해 편의제공 받기.

나는 약점보다 장점에 초점 맞추기가 중요하다는 것을 강조하고 싶다. 이 프로그램의 목표는 약점이 아니라 장점이 그 아이의 인생을 결정함을 확인하는 것이다. 이제 우리는 '강점의 바다' 모델이, 아이들의 난독증 징후들을 포착하는 데 어떻게 기여하는지 살펴보게 될 것이다.

자녀의 말에 귀 기울이기

당신은 잠재적인 읽기 문제에 대한 최초의 그리고 아마도 가장 중요한 단서들을 당신의 아이가 말하는 소리 듣기를 통해 발견하게 될 것이다. 당신 아이의 음운론적 기술들이 제대로 발달하지 않고 있음을 보여주는 미묘한 징후들에 귀 기울이는 것은 생각보다 훨씬 쉽다. 이것은 불명확한 음소들이 매일의 언어생활에서 예상 가능한 방법으로 분명하게 드러나기 때문이다. 또한, 이것은 당신의 아이가 단어를 얼마나 잘 발음할 수 있는지, 동요를 얼마나 잘 부를지 그리고 결국에는 알파벳 문자들의 이름과 소리를 얼마나 잘 배울지에 영향을 미친다.

→ 난독증의 최초 단서는 말이 늦는 것이다. 일반적으로, 아이들은 첫 단어를 약 1살에, 문장은 18개월에서 2살 사이에 말한다. 그러나 난독증이 될 취약성을 가진 아이들은 첫 단어를 15개월 무렵에도 말하지 못하고 2살이 지나도 문장으로 말하지 못할 수 있다.

주의: 겉보기에 무해한 언어 지연은 미래의 읽기 문제에 대한 아주 이른 경고신호일 수 있다. 다시 말하지만, 일부 난독증 아동은 언어 지연을 나타내지 않거나 너무 미묘해서 눈에 띄지 않을 수 있다.

→ 일단 아이가 말하기 시작하면, '혀 짧은 애기 소리baby talk'라고 일컬어지는 발음의 어려움이 보통보다 오래 지속하는 것 또한 초기 경보가 될 수 있다. 5살이나 6살 아이라면, 대부분 단어를 정확히 말하는 데 어려움을 겪지 않아야 한다. 새로운 단어를 처음으로 말하려고 하거나 길고 복잡한 단어를 말하려고 할 때 조음 문제들이 드러날 수 있다. 구어를 만드는 조음 기계에 어떤 걸림(잼)이 있는 것 같고, 음소들이 아이의 입 밖으로 나올 때 서로 뒤엉키는 것 같다. 전형적인 발음 실수들은 첫소리를 빼먹거나(spaghetti를 pisgetti로, elephant를 lephant로 발음하는 경우), 단어의 소리를 도치시키는(animal을 aminal로 발음) 경우이다. 우리는 연구의 한 부분으로, 말하기 어려움의 초기 징후들을 보이는 6살 아이들 집단에 일련의 단어를 읽도록 하였다. 그 단어들과 아이들의 발음을 바라보면, 아

이마다 적당한 음소를 모아서 들었던 순서에 따라 발음해 내려고 애쓸 때 보이는 음운론적 혼란을 느낄 수 있다. physicist → *sysitist*, specific → *pacific, spestickit, pacissic, spastific.*

→ 더 나이 든 아이들이나 성인들 역시 음소의 파편에 걸려 넘어지는 것으로부터 안전하지 않다. 의대생 그레고리가 신체 부위에 대한 긴(해부학) 명칭을 발음하려고 시도할 때 그럴 수 있고, 어떤 난독인이 익숙하지 않거나 낯설거나 복잡한 단어를 말하려 할 때 그렇다. 그레고리는 앞에서 읽은 바처럼 난독증의 흔한 증상인 단어 인출에 어려움을 겪고 있었다.

대부분의 취학 전 아동들은 소리나 각운이 같은 단어들을 가지고 게임을 하는 것을 좋아하며, 자신의 나이 단계에 맞는 책들을 읽으며 유머들의 운율적 매력에 사로잡히게 된다. 3, 4세 아이들은 Peter, Peter, pumpkin eater와 Hickory, dickory dock, the mouse ran up the clock과 같은 소리를 듣고 반복하면서 큰 희열을 느낀다.

→ 운율에 민감하다면, 단어들이 더 작은 소리의 조각들로 분절될 수 있음과 서로 다른 단어들이 동일한 소리를 공유할 수 있다는 것을 의미하며, 이것은 읽을 준비가 되었다는 사실을 알려주는 매우 초기 지표가 된다. 이에 반해 *난독증 아이들은 단어의 소리 구조를 파악하는 데 어려움을 갖고 있고, 그 결과 운율에 그다지 민감하지 않게 된다.* 아이들이 동요에 익숙한 정도는 훗날 그들의 읽기 성공에 대한 강력한 예측변수가 된다. 영국에서 연구자들이 3, 4살 아이들에게 물었다. (예를 들어) "Humpty Dumpty를 내게 불러 주겠니?" 지능이나 가정 형편과는 상관없이 동요에 가장 친숙한 아이들이 3년 후 역시 가장 잘 읽는 아이들이 되었다.

→ 부모들은 자기 아이가 4살이 되도록 여전히 대중적인 동요를 낭송할 줄 모름을 인지할 수 있다. *발음이 비슷한 단어끼리 혼동할 수 있으며,* 심지어 각운이 같은 단어를 찾아낼 줄 모른다.

→ 6살 정도가 되면 대부분 아이는 두 단어가 같은 각운인지 아닌지를 판단할 수 있지만, 난독증을 가진 아이들은 여전히 *운율을 인지할 수 있다는 증거를 보여주지 못한다.* 예를 들어, "food와 foam이 같은 각운인가?"

혹은 "talk와 walk는 어떨까?"라고 물으면, 난독증 아이들은 종종 어떤 단어의 쌍이 같은 각운인지 말할 수 없다. talk와 walk의 각운을 이루는 *alk*와 같은, 단어 일부에만 초점을 맞출 수가 없기 때문이다.

영국 연구자들은 읽기 어려움을 가진 아이들 집단과 잘 읽는 더 어린 아이들 집단을 비교하였다. 아이들에게 fun, pin, bun, gun과 같은 단어들을 들려주고 같은 각운이 아닌 단어를 골라내라고 하였다. 읽기 장애 아이들의 경우 운율 인지 어려움이 명백했다. 나이가 더 들었지만 읽기가 부족한 아이들도 정답을 고르는데 훨씬 더 많은 어려움을 보였다. 이것은 성숙의 문제가 아니라, 말소리 구조에 대한 둔감성의 문제이다.

→ 부정확한 음소가 종종 사용되기도 한다. 앞서 언급한 대로, 한 여자아이는 이전에 여러 번 보았던 화산 사진을 보고 tornado라고 발음했다. 이것은 의미가 아닌 소리가 유사하기 때문이다.

→ 의도한 음소에 접근하는 것이 어려우므로 아이는 비슷한 단어로 돌려서 말한다. 알렉스가 ocean이라는 단어를 인출 해내지 못하거나 단어를 말하려고 할 때 계속 "음"이라 하거나 "음, 음… 잊어버렸어요"라는 말로 끝맺을 때 그렇다.

→ 이런 아이들은 종종 말하는 대신 손으로 가리키며, 자신의 마음속에 있는 단어들을 입 밖에 낼 수 없음에 점점 좌절해서 눈물을 머금은 채 화를 내곤 한다.

→ 아이가 크면서 인출의 어려움을 감추기 위해 정확성이나 특이도가 부족한 단어들을 사용하는 방식에 의존할 수 있다. 예를 들어 어떤 물체의 정확한 이름 대신 그거stuff, 그것들things과 같은 모호한 단어들을 사용한다. 가끔 난독증을 가진 사람의 대화를 알아듣기 힘들 때가 있는데, 그것은 그들의 문장들이 대명사들이나 특이도가 부족한 단어들로 가득 차 있기 때문이다. "네가 알다시피, 내가 가서 그거stuff를 집어서 그것it을 거기에there 가져갔어. 그것들은things 모두 섞여 있지만, 어쨌든 그거stuff를 얻었다." 문제는 사고가 아니라 표현언어에 있음을 기억하는 게 중요하다. 그녀는 자신이 말하고 싶은 바를 정확히 알고 있다. 문제는 정확한 단어를 입 밖으로 내는 것이다. 이 표현언어의 어려움은 아이가 다 커도 계속 지

속된다. 따라서 그 아이가 조용히만 있거나, 잘 표현하지 못하는 듯 보이고, 대체로 자신을 표현하는 데 어려움을 겪는다. 이것이 빈번한 패턴이다. 그러나 항상 그런 것은 아니고, 어떤 난독증 아동들은 말할 때 꽤 잘 표현할 수도 있다.

알렉스와 그레고리 사례에서 볼 수 있듯이 그들의 사고력은 우수할 때가 많다. 난독증을 가진 아이들에게 문제가 되는 점은 필요할 때 그 단어를 발음하는 것이다. 부모와 교사들은 매우 명석한 아이가 왜 틀린 단어를 말하는지 이해할 수 없어서 화가 난다. 그러나 어른들의 이러한 좌절감은, 잘못된 단어를 말할 때 아이들이 경험하는 좌절감과 수치심과 비교하면 아무것도 아니다. 그레고리가 회진을 따라다닐 때 교수로부터 질문받는 경우와 같이, 서둘러 즉각적인 응답을 요구받는 상황은 불안만 증폭시킬 뿐이고, 따라서 신속하고 매끈한 단어 인출을 더욱 방해한다. 난독증을 가진 아이가 어른이 되면서, 단어의 소리 구조에 접근하는 데 어려움을 갖고 있다는 증거가 지속해서 나타난다. 그의 말은 더듬거림으로 어수선해지고, 말을 하다 한참 멈추기도 하고, 생각해 내지 못한 단어 자리를 많은 잘못된 단어로 대체해서 돌려서 말하기도 한다(전문적으로 완곡법이라 불림). 그는 구어에 있어서 언변이 좋거나 유창하지 않다.

난독인은 객관식으로 물어보면 거의 항상 맞는 단어를 찾아낼 수 있다. 예를 들어 갑자기 나타난 귀신이 유령apparition인지 칸막이partition인지 물으면, 난독인은 언제나 맞는 답, 유령apparition을 선택할 것이다. 그러나 갑작스러운 귀신 모습에 해당하는 적당한 단어를 기억해 내고 생각해 내야 하는 상황에 직면하면, 그는 자신의 내부 어휘사전에 들어가 자신이 의도했던 단어와 비슷한 소리를 가진 단어를(이 경우는 유령apparition 대신 칸막이partition) 인출할 수 있다. 이 혼란스러운 음운론적 약점을 이해하지 못한 사람들에게는 그 아이가 그저 추측했거나 완전히 헷갈린 것으로만 보일 수 있다. 부모들은 이것이 음운론적 실수이고, 아이는 필시 그 단어의 의미를 알지만, 그것을 밖으로 끌어내지 못하는 것뿐임을 명심해야 한다(그리고 아이의 교사에게 알려주어야 한다). 그 아이나 성인은 이렇게 말할 수 있다. "말이 혀끝에서 맴돌 뿐이에요" 혹은 "그 단어가 안 나와요. 꼼짝없이 막혀 버렸어요."

→ 부모는 항상 이것이 음운론적 실수이며 아이가 그 단어의 의미를 알고 있지만, 그 단어를 발음할 수 없다는 점을 항상 명심해야 한다(그리고 자녀의 교사에게 상기시켜야 한다). 일반적으로 아동(또는 성인)은 다음과 같

이 말한다. "그냥 내 혀끝에 있었어요" 또는 "그냥 말을 내뱉을 수 없어요. 막혔어요."

→ 또 아이가 제대로 발음할 수 있는 것보다 더 많은 단어를 이해한다는 점을 항상 기억하고 교사에게 상기시켜주는 것도 좋다. 이것이 난독증 아동의 듣기 어휘력(듣는 단어 이해)이 표현 어휘력보다 훨씬 풍부하다는 사실로 유명한 이유이다.

→ 마지막으로, 아마도 가장 중요한 것은 음소를 불분명하게 알고 있으므로 읽기 초보자가 밟아야 할 중요 단계인, 알파벳 글자의 이름과 소리를 배우는 데 방해가 된다. 이 단계가 읽기의 시작이다. 읽기를 위한 충분조건이 아니라 필요조건이다.

반대로, 이러한 기술 습득의 어려움은 자녀에게 읽기 문제가 있을 수 있다는 조기 경고신호이다. 이 장에서 논의한 모든 단서는 신속하고 진지하게 찾아보아야 한다. 이는 아무리 강조해도 지나치지 않다.

아이들은 크면서 언어의 조각들에 대한 민감성을 발달시킨다. 초기에 구어는 긴 영화 필름 조각 같아서 끊어짐 없이 이어지는 듯 보인다. 시간이 흘러가면서 아이들은 언어의 분절적인 성질을 이해하기 시작한다. 면밀히 살펴보면 긴 동영상이 개별적인 장면들로 구성된 것처럼, 말의 긴 뭉치들은 개별 단어들로 분해될 수 있고, 단어들은 다시 음절들로 그리고 음절들은 음소들의 입자로 분리될 수 있다.

단어 → 음절 → 음소
Mistake → Mis – take → m / i / s – t / a / k

미취학 아동의 경우 말소리와 언어의 분절적 특성에 대한 민감도가 점차 늘어남을 관찰할 수 있다.

→ 3살 가까이 되면서 취학 전 아이들은 ABC 노래를 배우고 부르는 것을 좋아한다. 이 단계에서 알파벳은 A에서 Z까지 구분되지 않은 하나의 끈이다. 아이들은 대개 개별 문자들을 인식하지 못한다. 만약 당신이 3살 아

이의 노래를 중간에 중단시키고 다음에 어떤 문자가 올지 물으면 그녀는 그 노래를 처음부터 다시 불러봐야 할 것이다. 이것은 완전히 정상이다. ABC 노래는 아이가 알파벳 이름에 익숙해지도록 도와주며, 조금 더 나이가 들어야만 개별 글자를 구별할 것으로 기대된다.

→ 1년 정도 후, 즉 4살가량 되었을 때, 아이는 개별 문자들을 식별하고 그것들의 이름들을 말하게 된다. 아이는 보통 자신의 이름에 들어간 글자들을 배우는 것에 가장 큰 흥미를 보인다.

→ 유치원에 들어갈 무렵, 아이는 대문자와 소문자 전부까지는 아니어도 대부분의 이름을 알 것이다. 물론 이 중요한 성취의 수준은 각자의 유치원과 가정 내 경험에 따라 다양하게 나타난다.

→ 분명히, 유치원에서 1년간 교육을 받으면 아이는 모든 알파벳 대문자와 소문자의 이름들을 알고 말할 수 있어야 한다.

→ 문자의 소리를 배우는 것은 읽기에 결정적인 과정이고, 이것은 문자의 이름을 배우는 것과 밀접하게 연관되어 있다. 문자-소리의 관계를 배우는 것은 유치원 과정에서의 중점 활동으로, 아이들은 알파벳 문자들의 소리를 대부분 아는 상태에서 유치원을 졸업하게 된다.

아이들은 서서히 그리고 순차적으로, 걸음마 시기부터 정규교육의 첫해까지 읽기를 위한 기본적인 자질들(알파벳에 대한 지식, 개별 문자들에 대한 인식, 문자들과 소리를 연결하는 능력 등)을 부지런히 습득해 나간다. 이러한 기술 습득의 실패나 지체는 잠재적인 읽기 문제의 초기 단서가 된다.

유전적 뿌리를 파헤치기

유전학이 놀랍게 발전했지만, 난독증이 하나 또는 몇 개의 유전자로 설명될 것이라는 초기의 기대는 아직 실현되지 않았다. 일란성 쌍둥이를 대상으로 한 연구에 따르면 개인의 유전적 구성이 난독증에 걸릴 위험에 기여하지만, 환경(가족, 지역사회, 학교 및 건강 상태가 포함된) 같은 다른 요인도 중요한 역할을 할 가능성이 있다. 난독증이 전적으로 유전적이라면 일란성 쌍둥이(동일한 유전자를 공유) 둘 모두에게 난독증이 생길 것이다. 그러나 60~70%의 경우만이 둘 다 난독증이다. 30~40%의 일란성 쌍둥이 중 한 명은 난독증이고 다른 한 명은 잘 읽는다.

난독증 위험도에 영향을 미치는 비유전적 요인 외에도 유전적 요소 자체가 매우 복잡하여, 하나 또는 몇 개의 유전자로는 설명할 수 없는 것으로 보인다. 난독증 유전학을 연구하는 과학자들에게는 원통한 일이겠지만, 유전체 전체 연관 연구(GWAS)는 여러 유전자가 관련되어 있으며, 각각 작은 효과를 만든다는 사실을 발견했다. 최근 유전학의 발전으로 GWAS 연구가 시사한 바가 확인되었다. 과학저술가 에드 용Ed Yong이 말한 것처럼, "신장이나 몸무게와 같은 신체적 특징이나, 암이나 조현병과 같은 질병에 걸릴 위험 같은 복잡한 특성은 단지 15개의 유전자의 결과물이라고 유전학자에게 말할 경우, 아마 웃을 것이다. 이제 그러한 특성에는 수천 개의 유전적 변이가 함께 관여한다고 생각된다. 그중 대다수는 아주 작은 효과만을 발휘한다." 저명한 유전학자인 시몬 피셔Simon Fisher가 말하길 "인지 및 행동의 주요 측면을 포함한 인간의 특성을 직접 결정하는 추상적 실체로서 유전자를 생각하는 대중의 오해가 있다. 실제 DNA와 나중에 빚어질 결과(예: 읽기) 사이에는 엄청난 간극이 있다. 단일 유전자와 특정 신경회로 사이에는 일대일 대응이란 없다."

주의: 저는 실제 과학에 대한 무지 또는 과학적 데이터에 대한 잘못된 해석에 기반한 유전학의 무분별한 추종에 대한 나의 깊은 우려를 여러분과 공유하고 싶다. 현재까지 증거에 의하면 "흔한 질병들은 복잡한 경로를 거쳐 상호작용하는 수천 개의 유전자 및 단백질과 관련된다"라는 점을 강조하고 싶다. 또 다른 복잡한 질병(심장병이나 당뇨병과 같은)의 경우와 마찬가지로 *하나 또는 몇 가지 유전자로 난독증인지 알아낼 수는 없다. 오히려, 난독증은 여러 유전자에 의해 가장 잘 설명되며, 각각 난독증의 발현에 조금씩 기여한다.* 난독증을 알려주는 유전자를 찾는 일은 실망스럽게 끝났다. 분명히 나는 당신의 자녀가 난독증인지 확실하게 알기 위해 유전학에 기대지 않을 것이다. 부모는 유아기뿐 아니라 삶의 모든 단계에서 난독증을 진단해 준다고 주장하는 유전자 검사에 대해 매우 회의적일 필요가 있다. 동시에 부모는 진짜로 난독증을 확실하게 진단하는 증거기반 선별 및 진단 평가를 찾아야 한다.

옥스퍼드 대학의 발달 신경심리학 교수인 도로시 비숍Dorothy Bishop이 개념화한 바와 같이, 난독인에게서 하나 이상의 유전자가 살짝 더 자주 나올 수도 있지만, 난독증이 아닌 사람에게서도 그 유전자는 여전히 매우 흔하다. 난독증 아닌 사람이 너무 많으므로 이 유전자는 난독인보다 비 난독인에서 더 자주 발견된다. 이것은 유전학 검사에서 양성이 나왔다고 난독증이라 확진할 수 없으며 음성이 나왔다고 난독증 가능성을 배제하지 못함을 의미한다. 비숍 교수는 "이러한 DNA 변이를 기반으로 아동 중에 나중에 누가 난독증이 될지 선별하는 일은 비효율적이다. 이 분야에서 연관성 연구는 후속 연구에서 같은 결과가 나오지 않는 경우가 많았다"라고 경고한다.

이는 난독증에 유전적 영향이 없다는 점을 의미하는 게 아니라 그 영향이 복잡하고(아마도 매우 많은 유전자가 각각 위험의 작은 부분에 기여함) 기타 비유전적 기여가 중요한 역할을 하는 것을 의미한다. 일반적인 많은 상태(예: 제2형 당뇨병)와 마찬가지로 난독증은 종종 가족 중 여럿에게서 발생한다. 난독증을 앓고 있는 부모나 형제자매가 있다면 당신도 그럴 가능성이 커질 수 있겠지만, 난독증이 꼭 생길 것이라는 의미는 아니다. 실제로 우리의 코네티컷 장기추적 연구 데이터는, 가족력을 선별 수단으로 삼는 것은 불필요하며 잠재적으로 비생산적이라는 결론을 내렸다.

난독증에 가족 또는 유전적 영향이 있는지 알아낼 수 있는지는 제쳐두고, 그것을 알면 난독증 아동을 치료하는 방법이 달라질까? 그 점을 강조하는 듯 보여서 그런지 몰라도 나는 난독증이 대물림되었다는 걸 알면 아이에게 도움을 줄 수 있는 부분이 있는지 자주 질문받는다. 물론 그렇다. 대물림되는 많은 질병(따라서 유전적 요소가 있는)은 치료에 잘 반응한다(예: 제2형 당뇨병). 아이러니하게도, 아이의 읽기 문제를 인식하는 것은 부모 중 한 사람이 읽기에 어려움을 겪고 있다는 사실에 대한 인식을 증가시킬 수 있다. 작가 존 어빙과 금융가 찰스 슈왑은 두 명의 자녀가 모두 진단을 받은 후에 자신들이 난독증임을 발견했다. 많은 성인들은 이따금 자신이 난독증인지 궁금해한다. 그들에게 난독증 가능성이 있는지 확인하기 위해 우리는 성인용 버전의 선별도구인 Shaywitz DyslexiaScreen™, 청소년-성인용 양식을 개발했다(p. 426 참조).

난독증에 대한 미신과 오해

난독증을 알려주는 단서를 주의 깊게 살펴보는 일도 중요하지만, 이를 둘러싼 대중적인 오해와 근거 없는 믿음을 아는 것도 중요하다. 자녀가 이러한 예상되는 '증상' 중 하나 이상을 보여주지 않았기 때문에 진단이 잘못되거나 지연되는 경우가 적지 않다.

가장 오래된 오해 중 하나는 난독증 아동이 글자와 단어를 거꾸로 보고 반전(글자와 단어를 거꾸로 쓰는 것)시키는 것이 난독증의 틀림없는 징후라는 얘기이다. 난독증 아동이 글자와 단어에 적절한 꼬리표나 이름을 붙이는 데 어려움을 겪는 건 사실이지만, 실제로 글자와 단어를 거꾸로 본다는 증거는 없다. 한 연구에서 읽기 문제와 반전 경향이 있는 초등학생에게 일련의 글자와 단어를 베껴보도록 요청했다. 그렇게 하는 데 어려움은 없었다. 대신 발견된 것은 단어를 정확하게 발음할 때 어려움이었다. 예를 들어, 아이들은 was라는 단어를 베껴 쓰고 적절한 순서로 단어를 구성하는 개별 문자를 말할 수 있었다. 그런데 단어를 saw로 읽는 경우가 많았다. 이 연구는 난독증 아동이 단어를 말하는 데 문제가 있지만, 글자를 베끼는 데는 문제가 없음을 확인했다. 관련된 오해는 난독증에서 거울상 반전 쓰기가 꼭 나타난다는 것이다. 사실, 난독증 아동과 난독증이 없는 아동 모두 쓰기 발달 초기 단계에서 거꾸로 쓰기 및 글자나 단어의 반전은 일반적이다.

난독증에 대한 이러한 믿음이 널리 퍼져 있으므로, 반전 쓰기를 하지 않는, 많은 난독증 아동이 종종 오진된다. 딸을 위해 도움을 구하려던 좌절한 한 아버지의 말에 따르면, "그들은 그녀에게 문제가 없고 더 열심히 노력해야 한다고 했어요. 거꾸로 쓰거나 반전 쓰기를 하지 않기 때문에 그 아이가 난독증을 가졌을 리 없다고 말했어요."

왼손잡이, 공간(좌우 모두 포함)과 방향감각의 어려움, 신발 끈 묶기의 어려움, 둔한 몸동작 등이 난독증과 관련되어 있다고 여겨진다. 하지만 이것들은 난독증을 가진 사람들 대부분에서 나타나는 핵심 증상은 아니다. 물론 왼손잡이이거나, 공간 감각의 어려움을 가진 난독인들이 많다. 난독증을 어떻게 분류하든 상관없이, 난독증을 가진 사람들 대부분은 음운론적 취약성이라는 특징을 공유한다(우리 연구조사팀은 약 88% 정도로 추산).

나중에 논의할 다른 신화는 다음과 같다.

→ 난독증은 실제로 없다.
→ 난독증은 발달지연일 뿐이거나, 크면 없어진다.
→ 난독증은 남자아이들에게 압도적으로 많다.
→ 난독증은 소수의 국가에서만 발생한다.

이제 우리는 초기 난독증 단서들을 넘어, 그 이후의 단서들에 초점을 맞추어 나가려 한다. 이후의 단서들을 이용해서 당신은 당신의 아이가 능숙한 읽기의 발달 경로를 따라가고 있지 않으며, 따라서 추가적인 도움이 필요할 수 있음을 알게 될 것이다.

10장

난독증이 읽기를 배우는 데 끼치는 영향

읽기 코드를 해독함으로써 아이는 읽기 세계의 문턱을 넘을 수 있게 된다. 그러나 이는 단지 읽기 학습이라는 끝없는 과정의 시작일 뿐이다. 이제 우리는 아이가 처음에 어떻게 읽기를 배우는지 알게 되었다. 마찬가지로 아이가 어떻게 *능숙하게* 읽을 수 있는지에 대한 명확한 그림도 떠올릴 수 있다. 놀랍게도 그것은 문자들이 모여서 단어를 만들 때 점점 세부 사항에 초점을 맞추기와 관련 있다.

최초 단계인 통 글자 단계logographic stage에서는 어떤 단어를 '읽기' 위해서 문자의 이름이나 소리에 대한 지식을 이용하지 않는다. 우리는 4, 5세 아이들이 멈춤Stop이나 맥도널드McDonald 그리고 아침 식사용 시리얼 박스에 있는 단어들과 같은 친숙한 기호들을 '읽는' 것을 자주 볼 수 있다. 이렇게 매우 어린아이들도 빨간 멈춤 표시나 맥도널드의 황금색 아치 같은 다양한 종류의 시각적 단서들을 이용한다. 한 연구에서, 코카콜라 상표를 '라이스 크리스피' 시리얼 박스에 붙인 경우, 대부분의 취학 전 아이들은 그 상표를 라이스 크리스피라고 읽었다. 이 단계에서 대단히 두드러진 시각적 단서와 연관된 몇몇 단어만을 식별한다. 이 어린아이들은 단어 자체에 집중하지 않고 관련된 시각적 단서만을 기억하고, 또 그 시각적 단서를 이용해서 나중에 단어를 알아볼 수 있다. 이런 임의적인 단서들은 확실히 한계가 있다. 이렇게 아이들은 수백 개 정도의 단어는 암기할 수 있다. 그러나 5학년이 되면 1년에 수만 개의 새로운 단어들을 만나게 된다. 암기에 의존해서는 더 이상 버틸 수 없다. 읽기를 발달시키기 위해서는 알파벳 코드가 어떻게 작동하는지를 배워야 한다. 문자를 소리와 연결하고, 그를 통해 단어들을 발음하는 것만이 수천 개의 새로운 단어들을 해독할 수 있는 유일한 길이다. 이것이 바로 초등학교 때 배워야 할 과제이다.

일반적으로 유치원 시기 동안(빠르면 어린이집 시기에) 아이들은 문자의 이름을 배우는데, 분명히 이는 일종의 초기 단계 읽기라 할 수 있다. 예를 들어 아이는 단어 jail을 읽을 수 있는데, 이것은 첫 문자 이름(제이)과 마지막 문자 이름(엘)을 말한 것뿐이다. 이것은 단어 속의 모든 문자를 완전히 파악하지 못하는 초기 읽기의 모습이다. 아이는 문자의 소리가 아닌 문자의 이름에 의존하고 있다. 효과적으로 읽기 위해서 아이는 단어를 구성하는 모든 문자에 주의를 기울여, 그 문자들을 구어에서 들었던 소리와 연결하고 이를 통해 그 단어를 해독할 수 있어야 한다. 그렇게 못하면, 아이는 첫 자음과 마지막 자음은 동일하지만 중간 모음이 다른 단어들(book과 beak과 같은)끼리 혼동할 것이다. 읽기 학습이 진행되면서, 아이들은 나열된 문자들을 구어에서 들리는 소리와 연결하려는 노력을 더욱 많이 하게 될 것이다.

한 연구팀은 초기 읽기 단계의 아이들이 문자를 소리에 연결하려는 노력이 비록 항상 성공적이진 않겠지만 매우 중요하다는 점을 발견했다. 1학년 아이들이 읽을 때 저지르는 실수들의 종류가 음운론적 코드를 이용하는 그들의 능력과 궁극적으로는 능숙하게 읽게 될 가능성을 알려주는 중요한 단서가 됨을 밝혀냈다. 문자를 소리와 대응시키려는 시도를 반영한 실수를 하는(예를 들어 beg을 big이라고 읽는 실수) 아이들은 학년이 끝날 무렵 훌륭하게 읽는 경향을 보였다. 반면, 소리와 문자의 연관성에 대한 인식이 부족한 실수를 보이는 아이들은 대개 읽기가 부족한 상태로 그 학년을 끝냈다(이 아이들은 milk를 like라고 읽었는데, 이 단어들은 비슷한 문자를 가지고 있지만 같은 소리를 가진 것은 아니다). 이 아이들은 음운론적 읽기 근육을 적절하게 이용하지 못했다. 부모들은 자신의 아이들이 이와 유사한 모습을 보일 때 관심을 가져야 한다. 능숙한 읽기 단계로 넘어가기 위해서는 무엇보다 아이가 단어 내부의 세부 사항, 즉 단어를 구성하는 문자들과 그 문자들이 나타내는 소리에 집중할 수 있어야 한다. 그밖에 다른 방법은 없다.

그러나 읽기는 문자를 소리에 연결하는 활동, 그 이상이다. 장차 잘 읽으려면 방대한 읽기 어휘망을 구축하여 복잡하고 길고 낯선 단어들도 읽을 수 있어야 한다. 문자와 소리를 연결하는 특정한 신경회로가 만들어진 후, 아이의 뇌 속에 문자-소리 이미지들의 방대한 사전을 축적해 간다. 만약 아이가 이 단계에서 멈춘다면, 그는 한 글자씩 따로 읽어야 할 것이고, 따라서 읽기가 매우 더디고 힘겨울 것이다. 그러나 아이는 더 읽을 때마다, 자신만의 어휘망과 저장된 단어들의 창고를 만들게 되며, 마침내 그의 읽기에 가속이 붙기 시작할 수밖에 없다. 아이는 특정한 소리와 연결된 개별 글자들의 이미지 저장으로 시작해서 점점 확장된 글자 묶음(-at, -gh, -th와 같이 자주 함께 나오는 낯익은 글자 조합들)을, 이후에는 되풀이되는 문자로 이루어진 더 큰 글자의 조합들(-ight, -eight,-ought)을 저장한다. 마침내 그 아이가 많은 책을 읽고 수천 개의 단어를 해독하는 데 여러 번 성공했다면, 모든 단어가 창고에 쌓일 것이다. 이제 아이가 해야 할 일은 인쇄된 글자들을 보는 것뿐이며, 그 글자는 뇌에 저장된 단어에 대응된다. 앞서 살펴본 바와 같이, 읽기에 능숙해지면서 단어의 철자, 발음, 의미와 같은 각기 다른 관련 정보들이 후두-측두 단어 형태 영역의 신경회로에서 동시에 활성화되며, 갈수록 더욱 강력하게 연합된다. 아이가 그 단어를 만났을 때 전체 회로의 전원이 켜지고 그 단어가 즉각 감지되고 이해된다. 유창하게 읽는 이는 이 기능이 빠르게 통합된 채 단어를 재인하는 거대한 내부 단어사전을 가지고 있다.

이 과정의 아름다움은, 이를 통해 아이가 한 번도 접해 보지 못한 단어를 해독하고 읽을 수 있게 된다는 데 있다. 아이는 단어를 읽을 때 모든 글자를 빠르게 점검한다. 어떤 글자가 익숙한 패턴에 해당할까? 이것들이 저장된 글자 조합들(단어의 부분들)과 닮았는가? 만약 그렇다면, 아이는 이 문자 패턴들을 알고 있는 발음과 연결할 수 있다. 예를 들어, 낯선 단어인 architect를 보고 그는 문자, t-e-c-t들이 함께 나오며 그것들이 어떻게 발음되는지 알 수 있다. 아울러 그녀는, 경험상 문자 a-r-c-h들이 종종 함께 무리 지어 나오고, arch의 발음은 arch of your foot나 Noah's Ark 이렇게 둘 중 하나임을 안다. 따라서 그녀는 이 모르는 단어를 두 가지 방식, 아치-이텍트(arch-itect)나 아키-텍트(ar-ki-tect)로 발음해 보고, 어느 발음이 적당한지 판단하기 위해 문맥을 살펴본다. 문맥을 통해 그녀는 그 단어가 건물의 설계자라는 의미를 띤 architect이며, ark와 같이 발음됨을 알게 된다(ar-ki-tect). 성공적으로 해독된 이 단어는 그녀의 내부 단어목록에 저장된 기존 단어들과 합류한다. 이제 그녀가 그 단어를 다시 읽을 때마다, 단어가 어떻게 보이는지, 어떻게 들리는지, 어떤 의미인지가 함께 통합되다 보니 단어가 점점 빨리 인지된다. 그것을 몇 번 정확히 읽다 보면, 그 단어의 철자, 발음, 의미 간의 연결이 활성화되어, 유창하게 읽을 수 있는 단어목록에 그것이 추가될 것이다.

어떤 단어를 정확히, 빨리, 매끄럽게 그리고 감정을 넣어 읽는 유창성은, 그 단어를 반복해서 읽는 연습 때문에 얻어진다. 이것은 반복을 통해 강화되는 신경회로에 대해 우리가 아는 바와 일치한다. 아이가 어떤 단어를 유창하게 읽을 수 있으려면 그 이전에 그 단어를 서너 번 이상 만나 성공적으로 처리하는 과정을 겪어야 한다(앞으로 논의되겠지만, 나는 얼마나 능숙하게 읽는가를 설명하기 위하여 유창성이란 용어를 사용한다. 유창한 읽기의 토대를 이루는 신경 과정을 설명하기 위해 쓰이는 자동성이란 단어는 유보한다). 어떤 단어를 유창하게 읽을 수 있다면 더 이상 문맥에 의존할 필요가 없다. 읽는 이가 모든 단어를 즉각적으로 해독할 수 있게 되는 게 아니라, 잘 읽는 단어가 늘어나면서 유창해진다. 읽는 동안 눈 움직임을 추적한 연구들에 의하면, 읽기에 능숙한 사람은 본문 단어 중 50%에서 80% 정도에서만 눈을 잠깐 멈춘다. 제대로 탐지하려면 단어들을 잘 응시해야 하지만, 능숙한 사람은 이미 철자 패턴과 발음을 잘 알고 있으므로 매우 빨리 그것을 끝내 버린다. 당신이 길거리에서 잘 알지 못하는 사람을 만나면, 알아볼 수 있게 해주는 일말의 단서가 나타날 때까지 계속해서 그를 바라볼 것이다. 그러나 당신이 그를 잘 안다면, 흘깃 보는 것만으로도 충분하다.

초기에는 짧은 고빈도 단어들이 쉽게 읽히지만, 읽기가 향상되면서 빈도가 높지 않은 단어들을 포함해 더 길고 난해한 단어들이, 한눈에 파악되는 단어목록에 합류한다. 아이들의 책 속에는 수천 개의 단어가 있지만, 한정된 단어들이 대부분의 본문을 차지한다. 예를 들어 저학년의 경우, 본문의 50%가 약 100개의 단어로, 본문의 75%가 1,000개의 단어로, 본문의 약 90%가 5,000개의 단어로 구성되어 있다. 나머지 10%는 드문 단어들이다. 학령기 아동들을 위한 대표적인 책들을 살펴보면, 약 100개의 단어가 본문의 절반을 차지한다. 따라서 당신은 읽기를 잘하는 아이들이 어떻게 그렇게 상당히 빨리 그리고 비교적 수월하게 읽게 되는지 이해할 수 있을 터이다.

능숙하게 읽는 사람은 단어들을 정확하고 빨리 읽을 뿐 아니라, 자신이 읽은 것을 이해한다. 독해력은 점차 향상되고, 따라서 시간이 지나면서 주로 듣기를 통한 학습에서 읽기를 통한 학습으로 그 균형이 넘어가게 된다. 초기 학습은 글자 읽기를 통해서가 아니라 듣기를 통해 훨씬 많이 이루어진다. 아이의 읽기가 발전하면서 이 차이는 저학년 시기부터 좁혀진다. 7학년이 되면 읽기를 선호하는 쪽으로 균형이 기울기 시작한다. 이 시기에 아이는 성숙한 독해력을 가진다. 점차 그 학생은 읽기를 통해 더욱 많은 것을 습득하며, 대학에 입학할 즈음, 대부분의 지식이나 어휘는 책을 통해 습득된다.

방대한 어휘는 독해력 향상에 있어서 필수적인 요소이다. 또한, 읽기 자체가 아이의 어휘력 발전에 지대한 영향을 미친다. 아이의 지적 성장을 위한 읽기의 중요성은 정말로 아무리 강조해도 지나치지 않다. 읽기 연구자 앤 커닝햄과 키이스 스타노비치는 읽기가 한 아이의 어휘력에 얼마나 큰 영향을 미치는가를 강조하였다. 아이는 하루에 7개의 새로운 단어를 배우고, 이것은 1년에 3,000개라는 압도적인 단어량에 이른다. 어휘력 확장을 위해 새로운 단어를 습득하려면 그 단어를 대충 훑어보는 수준을 넘어, 그것의 세부 사항들을 면밀히 살펴보는 게 필요하다. 보통, 아이의 어휘망에 저장될 정도로 정확한 표상을 형성하는 유일한 방법은, 단어를 이루고 있는 각각의 철자나 철자 조합을 분석하는 것이다. 이를 통해 새로운 단어가 아이의 어휘망 일부분이 된다.

책은 교육수준이 아주 높은 사람들이 하는 말보다 거의 3배 정도 매우 흥미롭고 복잡한 단어들을 접하게 해주며, 이는 6학년 학생의 일반적인 어휘력 이상이다. 성인을 위한 책에는 1,000개의 단어마다 흔치 않은 단어들이 약 50개 나온다. 대졸자의 말에는 1,000개의 단어 중 겨우

17개 정도의 흔치 않은 단어들이 나온다. 마찬가지로 어린이용 책도 '대졸자들의 대화에 비해 흔치 않은 단어들을 50%나 더 많이 가지고 있다.' 따라서 가장 정교한 대화부터, 어휘를 늘리기 위한 매우 인기 있는 유튜브 동영상에 이르기까지 다양한 대안에 의존한다 해도 읽기를 통해 얻을 수 있는 양에 미치지 못한다.

초기 읽기 능력이 향후 독서와 어휘력의 성장에 강력한 영향을 미친다는 사실이 연구를 통해 밝혀졌다. 연구자들은 아이들이 방과 후 시간을 어떻게 보내는지 아이들에게 일기를 쓰도록 하였다. [그림 10.1]에서 보는 것처럼, 읽기 검사에서 상위 10%를 차지하는 아이들은 하루에 20분 이상(1년에 약 180만 개의 단어들) 책을 읽었다. 반면 백분위 50%에 있는 아이들은 하루에 겨우 4.6분 동안(매년 282,000개의 단어들) 책을 읽었다. 최하위 10% 수준의 아이들은 매일 1분 이하(1년에 8,000개라는 빈약한 수의 단어들)만 책을 읽었다. 이 아이들은 상위권 아이들이 이틀 만에 읽는 양을 읽기 위해 1년이 필요할 것이다. 이와 같은 빈약한 읽기의 우려스러운 결과를 고려할 때, 능숙한 읽기 궤도에 진입하지 못한 아이를 초기에 발견하는 것은 바람직하다.

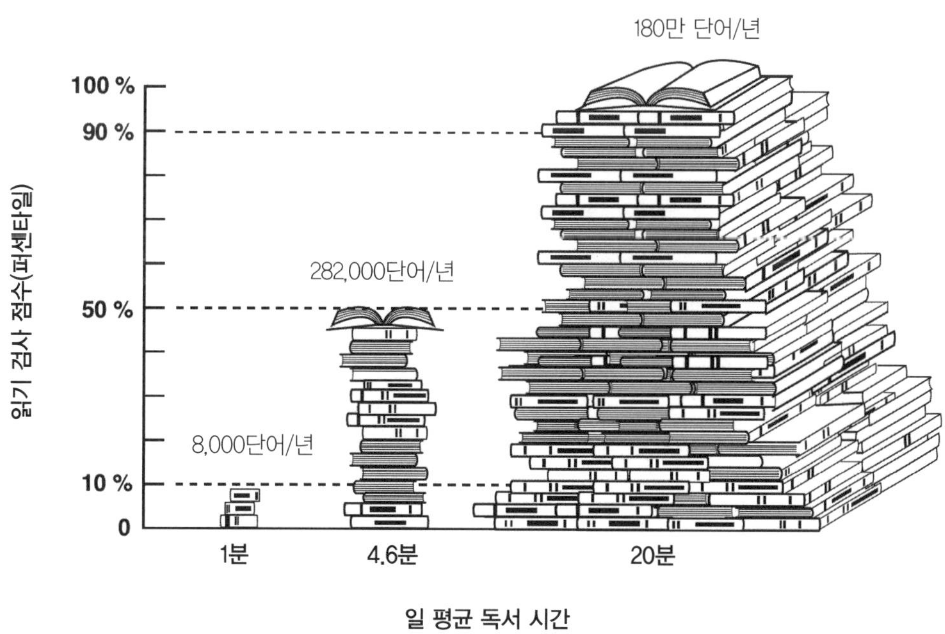

[그림 10.1] 잘 읽는 아이들은 1년 동안 많은 단어를 읽는다.
잘 읽지 못하는 아이들은 매우 적게 읽는다

잘 읽는 아이들은 매일 읽는 데 많은 시간을 사용하며, 잘 읽지 못하는 아이들에 비해 1년 동안 월등히 많은 단어를 읽는다.

읽기 부진의 우려스러운 결과를 감안할 때, 능숙하게 읽는 이가 되지 못하는 아동을 조기에 선별할 수 있을까? 다행스럽게도, 능숙한 읽기에 이르는 방법은 잘 알려져 있다. 그것은 분명하여, 하나씩 단계를 밟아 성취하다 보면 도달된다. 당신은 그 성취들을 체크하고 이를 모니터함으로써 당신의 아이가 제대로 된 궤도로 가고 있는지 확인할 수 있다. 이러한 작업을 돕기 위해, 나는 발달 순서와 읽기 관련 기술이나 지표가 나타나야 하는 시점을 포함한 가이드라인을 이 책에 제시하였다. 그러나 이것들은 전형적인 아이를 위한 일반적인 지침들일 뿐, 절대 고정적인 것이 아니다. 이 예상 단계들은 모두 동일한 사실 하나를 말해 준다. 각 단계에서 우리가 체크하는 모든 것들은 나중에 결국 한 가지로 귀착되는데, 그것은 아이가 정상적인지 문제가 발생할 것인지를 알아내기이다. 가르치고 배우는 경험들이 음운론적 기술에 영향을 미치기 때문에 아이의 나이보다는 학년 수준이 아이의 능력을 적절히 반영할 수도 있다.

벤치마크: 읽기 관련 기술 발달 가이드

▌초기 취학 전 성취(3~4세)

→ 절취선이 들어간 우표들같이 문장과 단어가 서로 떨어질 수 있다는 인식을 발전시키기 시작한다.

→ 언어의 소리에 관심을 보인다. 소리, 특히 운율을 가지고 놀거나 반복한다. 동요 운율을 낭송한다(「Humpty Dumpty」, 「Jack and Jill」).

→ 자신의 이름에 들어있는 10개 정도의 알파벳 글자들을 알아본다.

▌후기 취학 전 성취(4~5세)

→ 들은 단어들을 (protect → pro-tect와 같이) 음절들로 분절한다(50%의 아이들이 들은 단어의 음절 수를 셀 수 있다).

→ 단어들을 음소들로 분절하기 시작한다(20%의 아이들이 구어 단어에서 음소의 수를 셀 수 있다).

▌유치원 초기 성취(5~5½세)

→ 구어 단어들을 음절들로 분절하는 능력의 계속된 발전을 보인다(90%의 아이들이 들은 단어의 음절 수를 셀 수 있다).

→ 두 단어를 듣고 각운이 같은지 비교한다. cat과 mat은 각운을 이루는가? hop과 mat은 각운을 이루는가?

→ cat이나 make처럼 단순한 단어와 각운이 같은 단어를 말할 수 있다.

→ 거의 모든 알파벳 대문자, 소문자를 인식하고 명명한다.

▌유치원 후기 성취(5½~6세)

구어에서:

→ 단어(또는 그림)를 3개 중 어느 것이 주어진 단어와 같은 소리로 시작하는지 안다(mat, can, dog 중, car와 초성이 같은 단어는 어느 것인지 말해 보라고 하면 can으로 답한다). 혹은, 어느 것이 나머지 둘과 다른 소리로 시작하는지 안다(man, dog, mud 중 어느 것이 다른 소리로 시작하는지 물으면 dog라고 답한다).

→ 단어(또는 그림)를 3개 중 어느 것이 주어진 단어와 같은 소리로 끝나는지 안다(man, dig, dad 중, bag와 같은 소리로 끝나는 단어는 어느 것인지 물어보면 dig로 답한다).

→ 짧은 단어에서 음소의 수를 센다(단어 me를 듣고 소리를 세어 보라고 하면, 2개라고 답한다).

→ 단어의 초성을 발음한다(단어 mat의 초성을 말해 보라 하면 "mmmm"이라고 납한다).

→ 음소들을 하나의 완전한 단어로 합성한다('zzzz'와 'oo'가 합쳐져서 어떤 단어를 만드는지 물어보면 zoo라고 답한다.).

문어에서:

→ 모든 알파벳 글자의 이름을 안다.

→ 거의 모든 알파벳 글자들의 소리를 안다.

→ 알파벳 원리를 터득한다. 인쇄된 단어의 문자 배열이 들은 단어의 소리 배열과 개수를 나타냄을 이해한다.

→ 간단한 단어들을 해독하기 시작한다.

→ 보기만 해서 인지하는 흔한 단어들이 늘어난다(you, my, are, is, the).

→ car를 krr로 쓰는 등 자신이 고안한 철자를 사용한다.
→ 많은 대문자, 소문자를 쓸 수 있다.
→ 자신의 이름(성과 이름)과 가족들이나 애완동물의 이름을 쓴다.

▎초등 1학년 성취(6~7세)

구어에서:

→ 음소 인식이 가능해진다(70%의 아이들이 들은 단어의 음소 수를 정확히 센다).
→ 긴(3음소로 된) 단어들의 소리를 센다(단어 same을 듣고 들리는 소리를 세보라고 하면 3개라고 답한다).
→ 3음소 단어의 초성이나 중성을 없애고 남겨진 단어를 말한다(단어 bat에서 'b'를 빼고 말해 보라 하면 그는 at이라고 말한다).
→ 3음소 단어에서 소리를 합성할 수 있다(소리 'p', 'aah', 'n'이 합쳐지면 어떤 소리가 나는지 물으면 pan이라고 답한다).

문어에서:

→ 1학년 수준에 맞는 본문을 정확히 이해하고 큰 소리로 읽는다.
→ 모르는 단어를 해독하기 위해 문자와 소리를 연결한다.
→ 1음절 단어들을 정확히 해독한다(sit 같은 의미 단어뿐 아니라 zat 같은 비단어도).
→ –ite와 –ate같이 흔한 글자 조합이나 단어 군word families의 발음을 안다.
→ have, said, where, two와 같은 흔한 불규칙 단어(알파벳 규칙을 따르지 않는 단어들)를 보기만 해서 인식한다.
→ 일견 단어와 발음하기 쉬운 단어를 포함하여, 300~500단어 정도의 읽기어휘력을 갖는다.
→ 자신의 읽기를 모니터한다.
→ 잘못 읽은 단어가 그 단어의 글자가 제공한 단서나 문맥이 제공하는 단서와 맞지 않으면 자가 수정한다.
→ "책을 펴시오"와 같은 간단한 지시사항들을 읽는다.
→ 독서를 규칙적으로 한다.

→ 짧고 쉬운 단어들의 철자를 정확히 안다.

초등 2학년 성취(7~8세)

구어에서:

→ 3, 4음소로 된 단어를 합성하고 분절한다.

→ 단어에서 소리 하나를 빼낸 후 남은 소리를 다시 합친다(예를 들어, stay에서 t를 빼면? say라 답한다).

문어에서:

→ 모르는 단어를 해독하기 위해 글자들과 소리를 일정하게 연결한다.

→ 다음절 의미 단어들과 Kalamazoo와 같은 다음절 비단어들을 정확히 읽는다.

→ 유창하게 읽기 시작한다(정확하게, 자연스럽고 신속하게, 억양을 넣어 읽는다).

→ 2학년 수준에 맞는 동화fiction나 설명글nonfiction을 읽고 이해한다.

→ 철자를 쓸 때 소리를 빠짐없이 집어넣는다.

→ 자발적으로 읽는다.

초등 3학년 성취(8~9세)

문어에서:

→ 3학년 수준에 맞는 본문을 정확히 이해하고 큰 소리로 읽는다.

→ 단어의 의미를 유추하기 위하여 접두사, 접미사, 어근에 대한 지식을 활용한다.

→ 긴 동화 선집이나 이야기책chapter book을 읽는다.

→ 읽은 것의 요점을 간추린다.

→ 전에 배운 단어들의 정확한 철자를 말한다.

→ 모르는 단어의 뜻을 알기 위해 사전을 활용한다.

초등 4학년과 그 이후의 성취(9세 이상)

→ 배우기 위해 읽는다.

→ 즐거움과 정보를 위해 읽는다.

난독인 독자

난독증을 가진 사람의 경우 읽기를 배우고 숙달하는 과정이 고통스러울 정도로 느리다. 발달 지표들이 상당히 지체된다. 문자를 소리에 연결할 때 겪는 초기 어려움이 읽기 학습을 방해한다. 시간이 경과하면서 난독인들도 읽기 학습을 통해 단어가 보이고 소리 나고 의미하는 바를 한데 이어주는 신경회로를 구축하기 시작한다. 불행하게도 난독인은 단어 중 단지 몇 글자들만을 소리에 연결한다. 그 결과, 저장된 그 단어에 대한 신경 연결은 부정확하고 불완전하다. 차후, 그가 그 단어를 다시 접하게 되어도, 즉시 알아보기 어렵다.

앞서 언급한 바와 같이, 유창하게 읽는 사람이 되기 위한 과정 중 하나는 단어를 구성하는 요소 각각을 표상하는 더 상세하고 강력한 연결들을 만드는 것이다. 일반적으로, 난독인들에게는 인쇄된 단어에 대한 노출이 오랜 시간에 걸쳐 더욱 광범위하게 이루어져야 한다. 그렇지 않으면 신경 경로가 발달하지 못해 단어를 만날 때마다 경로들이 함께 활성화될 수 없기 때문이다. 어떤 경우, 이러한 연결들이 계속해서 강력하지 못한 상태로 남아 즉시 인출되지 않는다. 그 결과, 난독인들은 단어들을 정확히 해독하긴 해도, 읽을 때 여전히 빠르지가 않다.

단어의 각 요소(단어의 겉모습, 소리, 의미)를 한데 모아주는 연결이 불완전한 결과, 난독인들은 단어의 의미를 알아내기 위해 계속해서 문맥에 의존할 수밖에 없다. 이는 단어 재인이 특정 맥락에서만 가능하고 다른 상황에서 일반화되기는 힘듦을 의미한다. 난독인들은 애초에 완전히 단어를 해독하지 않고 그 의미에 도달했기 때문에 단어의 겉모습, 소리, 의미 간의 신경 연결이 강화되지 않고 불안전한 채로 머문다. 차후 그 단어를 다시 접할 때, 그 단어를 한 번도 본 적이 없는 것 같고, 그 단어의 뜻을 알아내려면 또다시 문맥을 이용해야만 할 터이다.

문맥은 난독증에서 흔한 다른 당혹스러운 증상도 설명해 준다. 난독인들의 경우 in, on, the, that, an과 같은 짧은 단어들을 읽는 데 어려움을 토로한다. 9살 난독증 소년 노아의 부모들은 그가 간단한 단어들을 읽을 때 겪는 독특한 어려움을 이렇게 설명했다. "museum과 Metropolitan Opera와 같은 긴 단어들과 tree, bat과 같이 사물을 나타내는 짧은 단어들은 주저 없이 읽을 수 있는데도 말이죠. 야구광인 우리 아들은 3학년 때 Metropolitan Stadium은 읽을 수 있으면서도 단어 on은 정말 어려워했어요."

난독인은 문맥에 상당히 많이 의존하기 때문에, 문맥에서 그 의미가 드러나지 않는 짧은 기능어를 읽기가 종종 어렵다. 예를 들어, 공이 탁자 위에on, 너머에over, 아래에under 있을 수 있으므로 작가가 의도한 바가 그중에 어느 것인지 알아내기 힘들어한다. 같은 이유로 난독인은 tree나

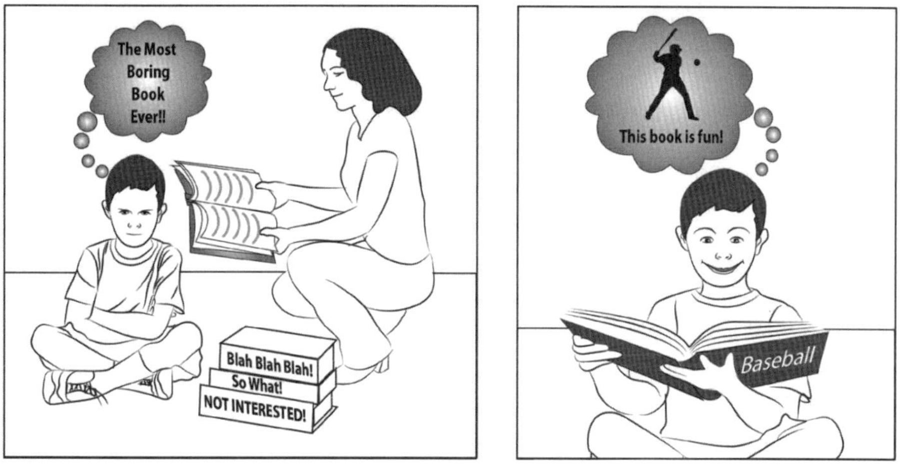
The Most Boring Book Ever!!
Blah Blah Blah!
So What!
NOT INTERESTED!
This book is fun!
Baseball

강요 끌림

[그림 10.2] 왼쪽 패널은 강요를 나타내고, 오른쪽 패널은 끌림을 나타낸다

bat과 같은 단어들은 읽을 수 있는데, 왜냐하면 그 단어들은 시각화할 수 있을 뿐 아니라 문맥에서 예상할 수 있는 구체적인 물건을 나타내기 때문이다. 짧은 기능어들은 의미가 중립적이기 때문에 난독증 아이는 그 단어의 의미를 포착하여 알려줄 단서를 본문에서 찾기가 힘들다.

마지막으로, 열렬한 야구팬인 아동이 더 단순한 단어는 어려워하는 데 반해, 지역 야구장 이름을 읽는다는 사실은, 읽는 이에게 관련성이 있고 의미 있는 자료 읽기의 중요성을 드러낸다. 강요할 필요 없이, 그는 그 내용이 본질적으로 흥미로워서 그 읽기 자료에 끌리게 된다. 과학이든 야구든, 아주 심한 난독증을 가진 사람들도 읽기를 배울 수 있다. 단어 하나하나를 해독하고 자료를 이해하는 방법을 배울 수 있다. 결국, 이것이 끌림이다. 찰스 슈왑과 내가 샌프란시스코의 복지회관에서 난독증에 대해 공동 강연을 한 직후였다, 슈왑 씨는 자신이 읽는 방법에 대한 질문에 "나는 휴가를 갈 때 쇼군, 책을 가지고 갑니다. 나는 그것을 그리 많이 읽지는 못하지요. 그러나 당신이 나에게 월스트리트저널을 주면 나는 그것을 처음부터 끝까지 열심히 그리고 꽤 빨리 읽을 수 있어요"라고 답했다.

자녀의 진행 상황 판단

능숙한 읽기가 어떻게 발전하는지 그리고 능숙한 읽기를 특징짓는 발달 이정표가 언제 나타나

는지 아는 것은 읽기를 이해하기 쉽게 해준다. 새롭고 진일보한 방식으로 자녀의 읽기를 관찰할 수 있다. 여러분이 자녀가 언제 걷고 말하기 시작하는지 예측할 수 있듯이, 이제 읽기 이정표, 즉 자녀의 읽기 발달과정에서 무엇이 예상되고 언제 기대해야 하는지 알 수 있다. 또한, 읽기가 순조롭게 진행되지 않고 있음을 알려주는 구체적인 단서인 위험신호를 인식하는 방법도 알게 될 것이다.

부모가 소아과 의사와 자녀의 예정된 신체 검진을 생략할 생각을 하지 않는 것처럼 모든 부모는 정기적으로 자녀의 읽기를 관찰해야 한다. 난독증의 높은 유병률을 감안할 때, 자녀의 검진 대상인 대부분의 다른 신체 영역보다는 읽기에서 문제가 나타날 가능성이 훨씬 더 크다. 가능한 한 자주, 적어도 일주일에 여러 번, 저녁에 자녀와 함께 책을 읽는 것이 좋다. 그 시간의 일부는 자녀가 책 읽는 소리를 듣는 것에 전념해야 한다. 자녀가 읽는 걸 듣는 것은, 여러분이 모르는 사이에 문제가 발생하지 않게 막아 준다. 게다가 재미있다. 나에게는 아이들과 함께 읽은 멋진 추억이 있고, 그들은 이제 어른이 되었지만, 수년 전에 함께 읽은 이야기의 세부 사항을 아직도 기억해 나를 놀라게 한다.

1학년

아이가 읽기 시작하면 주의 깊게 들으십시오.

→ 불완전하지만 문자를 소리와 연결하려 노력하고 있는가?
→ 그는 단어의 첫 글자를 소리와 연결하는 중요한 첫 단계에 진입했는가?

해가 지나도 당신은 그가 책 읽는 소리를 계속 들어야 한다. 일부 부모는 잠시 동안 자녀와 함께 책을 읽기 시작하는데, 자녀가 제대로 가는 듯 보이면 더 이상 자녀와 함께 책을 읽지 않는다. 그것은 실수이다. 아이들은 이정표를 따라가기 시작할 수 있지만, 단어가 더 복잡해짐에 따라 어려움을 겪고, 읽기에 관한 관심을 잃게 될 수 있다.

→ 그가 짧은 단어 안에 있는(앞, 뒤, 중간의) 문자들을 소리와 연결하는지 주목해야 한다.
→ 그는 자주 나오는 글자 조합들(-ate, -at, -ick 같은)을 인식하고 있어야

하며, 그것들을 소리와 연결할 수 있어야 한다.

→ 그는 1학년 수준 읽기를 벗어나야 한다.

2학년

2학년이 되면 읽기를 위한 기본 준비가 제대로 갖추어져 있어야 한다.

→ 아이에게 쉬운 다음절 단어(animal, sleepy 같은)를 읽는 능력이 생겼는지 살펴보아야 한다. 이때가 단어 *내부*에 집중하는 중요한 단계이다. 단어의 첫 글자나 마지막 부분뿐 아니라, 더 긴 단어의 세부 사항까지도 인지할 수 있다.

→ 그가 크게 읽는 것을 주의 깊게 들어보라. 만약 2학년인 아이가 아직도 단어를 소리 내어 읽지 못하고, 추측해서 읽거나, 제 학년 수준의 새롭고 낯선 단어를 읽을 수 없거나, 읽을 때 단어 전체를 읽지 못하거나, 대부분의 짧고 쉬운 다음절 단어를 해독할 수 없거나, 유창하게 읽을 수 있는 단어들의 어휘망을 갖추지 못했거나, 읽기를 즐기지 않는 듯 보인다면, 당신은 관심을 가질 필요가 있다.

읽기 문제를 가진 아이들이 3학년까지 인지되지 않는 경우가 대부분이지만, 아이의 상태를 알아내고 도와줄 수 있는 최적의 시간은 입학 후 첫 몇 해 동안이다. 그래서 나는 유치원과 1~2학년 때 쉽게 관찰할 수 있는 단서에 집중했다. 내가 이미 언급했고 앞으로 자세히 설명하겠지만, 괜찮은 연구 결과는 난독인과 건강한 이 사이의 성취 격차가 이미 존재하며 1학년 말 정도면 이를 감지할 수 있음을 보여준다. 이는 가능한 한 빨리 난독증을 선별하고 진단해야 함에 또다시 많은 동기를 부여한다. 나는 성취 격차가 너무 일찍 존재한다는 사실을 알게 되었고, 아동이 난독증을 가질 위험이 있는지를 일찍 결정해야 할 중대한 필요성이 있다는 걸 절감하고 Shaywitz DyslexiaScreen™을 개발했다. 신속한 증거기반 선별도구를 사용할 수 있으며, 난독증을 조기에 선별하지 않을 때 발생하는 높은 비용을 감안할 때, 이제 더 이상 기다리기는 허용되지 않는다. 성취 격차는 이미 1학년 때부터 분명할 뿐만 아니라 읽기 중재 연구 결과, 더 늦게 중재를 시작할수록 해독은 개선된다 해도 읽기 유창성 향상이 더뎌진다는 점을 반복해서 말한다. 부모를 위한 메시지는 다음과 같다. 자녀에게 난독증이 의심되면 지금 행동하라.

3학년 이상

아이가 3학년이나 그 이상의 학년으로 올라가면서 당신의 관심도 바뀌는데, 아이가 읽기를 배우고 있는지에서 아이가 단어의 중요한 핵심 부분을 유창하게 읽을 수 있는지에 그 초점이 옮겨가게 된다. 읽기의 성질이 이제 변하고 있는 것이다. 단어들은 훨씬 복잡하고 방대하다. 이제 교실에서는 읽기 가르치기보다, 읽기를 이용하여 정보를 얻기가 강조된다. 따라서 왜 읽기 문제가 흔히 3학년 때 처음으로 진단되는지 이해하기 쉬울 것이다. 난독증을 가진 사람들은 단어의 의미를 파악하기 위해 해독전략을 사용하지 않고, 주변 문맥에 과도하게 의존하기 때문에, 만일 당신의 아이가 단어 대체를 한다면 주목할 필요가 있다. 단어 대체란 글의 문맥상으로는 통하지만, 원래 단어 자체의 발음과는 다르게 읽는 것을 말한다. 예를 들어 아이는 automobile을 car로 읽을 수 있다. 이렇게 대체가 반복적으로 발생한다면 아이가 해독할 수 없는 단어의 의미를 짐작하기 위해 문맥을 이용하고 있음을 보여주는 확실한 징표가 된다. 단어 대체를 해도 종종 뜻이 통하기 때문에, 아이가 읽고 있는 단어들을 하나하나 같이 볼 수 있도록 아이가 읽는 책을 한 권 더 복사해 두는 것이 유용할 것이다. 그러지 않으면, 당신은 아이가 단어를 다른 것으로 대체함을 눈치채지 못할 수도 있다.

아이가 읽을 때 보여주는 전반적인 리듬에 주목하라. 막힘없이 부드러운가, 아니면 머뭇거리는가? 아이는 지면 위에 있는 대부분의 단어를 유창하게 읽어야 하는데, 그렇지 못하고 단어들이 자주 막히는가? 단어들을 빠뜨리고 대체하고 잘못 발음하여 결국 읽기가 느리고 끊어지게 되는 것은 3학년 아이가 능숙한 읽기의 본궤도에 오르지 못했음을 보여주는 중요한 단서이다. 이런 아이들은 소리 내어 읽도록 지명받는 것이 너무나 두려워서, 이런 당혹스러운 상황을 벗어나고자 엄청나게 애를 쓴다. 그들은 종종 학교에 가지 않으려 하고, 교실 밖으로 나가게 해달라고 부탁하고, 교실 밖으로 나가기 위해 돌출 행동을 한다.

부족한 철자 실력은 난독증의 흔한 징후이다. 철자와 읽기는 밀접하게 연결되어 있다. 정확한 철자를 위하여 단어 속 글자와 소리 사이를 이어주는 신경 연결에 의존하는데, 앞서 읽은 것처럼 난독증에서는 이 연결이 불완전하다. 철자 문제는 아동이 해당 단어에서 글자와 소리 사이에 강력한 연결을 형성하지 못하고 있는 징표일 수 있다. 난독증 아동이 학교에 다니는 동안 철자 문제는 지속된다. 사실, 난독증 아동(또는 성인)이 대부분 단어를 정확하게 해독하는 방법을 배운 후에도 철자 오류는 오래 지속될 수 있다. 철자 오류 분석을 해보면 종종 전체 소리 덩어리의 누락 또는 소리 순서의 혼란을 나타낸다. 30대 캐나다인 마크는 다음과 같이 많은 난독인의 경험을 표현한다. "나의 철자는 형편없어요…. 그래서 종종 나는 더 짧은 단어나 단어 여러 개를 사용하는 것으로 보충을 합니다(종종 더 형편없게 되기는 하지만요). 맞춤법 프로그램이 상당한 도움을 주지만 항상 그런 것은 아니에요. 가끔은 철자가 너무 엉망이어서 맞춤법 프로그램도 적당한 것을 찾아내지 못해요."

난독증 아이들은 대체로 악필이고 이는 성인기까지 계속되는 문제이다. 문서 작성기는 난독증 아동과 성인 모두에게 자주 안도감을 준다(아마 글자를 정확하게 만들 필요가 없는 자유로 인한 해방감일 것이다). 난독증을 가진, 컴퓨터 프로그래밍 회사의 책임자인 브루스 밀러Bruce Miller는 키보드 사용 경험을 이렇게 설명한다. "내 친구 누구도 나만큼 빨리 타자를 치지 못해요. 내 생각에 그것은 내가 부분이 아닌 단어 전체를 기억하기 때문이에요. 그래서 나는 그저 단어들을 그대로 재생할 뿐이죠…. 짐작건대, 나는 진짜로 단어 전체를 외워서 입력과 출력을 위한 매개물로 사용하고 있는 듯합니다…." 나는 브루스가 절대적으로 옳다고 생각한다. 그는 단어를 분석하거나 그것을 소리 내어 읽지 않는다. 그는 그저 단어 전체를 들어 올려(pdf를 생각해 보라) 자판을 통해 그것을 지면에 옮겨 놓는 매개체로 사용할 뿐이다.

유창하게 읽을 수 없음은 난독증을 가진 청년들에게 흔적을 남긴다. 청소년기에 접어들면 유창하게 읽는 이는 단어의 구성요소들을 이어주는 수천 개의 강력한 신경 연결을 만들어 각 단어를 유창하게 읽을 수 있게 된다. 연결이 준비되어 있고 그저 읽기만 하면 된다. 독서는 이제 즐거움이다. 해독은 그들에게 문제가 되지 않기 때문에 그들의 에너지는 그들이 읽고 있는 것을 생각하는데 전념할 수 있다. 영리한 난독증 청소년은 생각하기를 좋아하지만, 새로운 발상을 위한 영감의 원천인 인쇄된 단어들이라는 원재료를 받아들이는 게 어렵다. 그들은 단어 해독에 전념해야 한다. 앞서 언급했듯이 난독인들이 일반적으로 이해력이 좋다는 사실에 많은 사람이 놀란다(사실, 일부 아동은 적절한 해독능력을 갖추고 있지만, 이해력이 부족할 수 있다. 이것은 난독증이 아니라 별도의 독립 질병인 특정 독해 장애이다).

그러나 난독인 주의력의 상당 부분이 개별 단어를 해독하기 위해 투자되고 있으므로 이해력에 접근하는 것은 상당히 어려운 작업일 수 있다. 유창성이 부족하다는 점을 보여주듯이 그들은 천천히 읽는다. 이는 난독증의 특징이다. 잘 읽는 이는 유창하다. 즉, 빠르게 자동으로 읽을 수 있다. 이는 읽을 때 주의력 자원을 쓸 필요가 없음을 의미한다. 우리 각자가 한 양동이 분량의 주의력을 가지고 있다고 가정해 보자. 건강한 사람의 경우 읽는 동안 양동이는 그대로 있으며 그대로 가득 차 있다. 대조적으로, 난독인은 자동으로 읽는 게 아니라 수동으로 읽는 데, 이는 그가 읽기 자동화 부족을 지원하기 위해 지속해서 주의력을 양동이에서 퍼 와야 함을 의미한다. 읽기에 필요한 모든 노력을 퍼붓다 보니 매우 지쳐서 결국 주의력 양동이가 바닥난다.

유창성 부족은 난독증 청소년이 많은 양의 작문 숙제를 해내려고 할 때 심각한 문제를 야기한다. 숙제를 완수하는 데 많은 시간이 걸리며 종종 미완성으로 끝난다. 유창성은 읽는 이를 글에 연결하여 준다. 아동이 지면에 있는 중요한 단어를 쉽게 해독할 수 없다면 글에 몰입하기 어렵다. 그는 그것과 따로 놀 것이다. 나는 "아들이 숙제에 신경 쓰지 않아요"라는 말을 자주 듣는다. 책 읽을 때 단어를 꿰뚫어서 완전히 해독할 수 없는 경우 읽기는 얼음 위를 미끄러지는 것과 같다. 단어와 그 의미를 결코 이해할 수 없다. 왜 그녀가 완전히 알 수 없는 말에 계속 주의를 기울이겠는가? 본질을 해독할 수 없는 외국어 글을 계속 읽겠는가? 잠시 후 난독인은 주의력을 거의 다 써 버린 나머지, 공상을 시작하고 창밖을 쳐다본 다음 포기한다.

아이의 교사와 부모들은 내가 *빈 양동이 증후군*이라고 부르는 것에 대해 아는 것이 중요하다. 아이는 고의로 주의를 기울이지 않기로 한 것이 아니라 그저 무의식중에 주의력을 잃었다. 고속도로에서 연료가 부족한 자동차가 멈추는 것과 마찬가지로 주의력이 부족한 난독인은 읽기를 중단할 수밖에 없다. 안타깝게도 그녀는 너무 자주 '주의를 기울이지 않는다'라는 이유로 지적을 받고 심지어 처벌도 받는다.

이 새로운 이해를 감안할 때 학생이나 자녀가 주의력을 잃기 시작한 걸 알아차렸다면 잠시 읽기를 중단하고 휴식을 줘라. 10~20분 정도 기다린 다음 다시 읽기를 시도하라. 아동마다 주의력 자원을 재충전하는 데 걸리는 시간이 각기 다르다. 상황이 어떠한지에 따라 다르지만, 이때가 방금 읽은 이야기, 주제, 등장인물, 다음에 일어날 일에 관해 이야기할 수 있는 최적의 시간일 수 있다. 어떤 때는 부드럽고 차분한 음악을 듣게 하는 것이 최선일 수 있다.

난독증 아동들은 지면 위 단어 해독에 모든 집중력을 기울여야 하기 때문에 소음이나 움직임에 취약하다. 그에게 읽기란 깨지기 쉬운 유리 같아서 그 과정은 순식간에 쉽게 방해받는다. 책 밖의 어떤 작은 소리도 그의 관심을 끌 수 있고, 읽기를 유지하는 능력에 위협이 된다. 그는 모든 주의력을 단어 해독하는 데 써야 한다(반대로, 유창하게 읽는 사람은 주의력이 남고, 따라서 실내의 소음들이 그의 읽기를 방해하지 않는다). 이 취약성 때문에, 난독증 아이들에게는 읽거나 시험을 치를 때 엄청 조용한 교실이 필요하다. 가사가 없는 한 음악은 들어도 된다. 말은 항상 우리를 산만하게 한다. 반면에 말이 없는 음악은 도움이 될 수 있다.

난독인이 새로운 언어를 배우려 할 때, 자신의 모국어보다 음운론적 처리능력이 더 약할 것이다. 외국어를 학습할 때 나타나는 지속적인 어려움은 아이가 난독증일 수 있다는 중요한 단서를 제공해 준다.

난독증을 가진 아이와 성인 모두에게 똑같이 해당하는 마지막 단서가 있다. 그들이 고통스럽다고 말한다는 사실이다. 난독증은 고통을 안겨준다. 그것은 자존감에 대한 중대한 도전이 된다. 초등학교 때 난독증을 가진 아이들이 학교에 가기 싫어하거나 침울함을 보이고, "나는 바보예요"라든가 "나는 놀림을 많이 받아요"라는 표현을 한다는 사실이 이를 증명한다. 사춘기가 되면 수치심이 커져서 자신의 읽기 문제를 감추기 위해 열심히 노력한다. 그들은 학교를 피하거나, 숙제를 잊어버린 척하거나, 교실에서 낭독하지 않으려고 뭐든 한다. 난독증을 가진 성인들은 장기간의 자존감 훼손으로 인해 한결같이 깊은 고통과 슬픔에 빠져 있다.

아울러, 이러한 어려움에도 불구하고 나는 난독증을 가진 사람에게 낙담하지 말라고 분명히 말해 주고 싶다. 사실 읽기 연구자의 진짜 역할은 용기를 북돋아 주는 것이다. 로잘리 핑크Rosalie Fink는, 노벨상을 수상하는 영예와 국립과학원과 국립의학원에 들어갈 영예를 안은 매우 뛰어난 난독인 남성과 여성 집단을 연구했다. 성인이 된 이들 중 많은 사람은 단어의 소리에 접근하는데 계속 어려움을 겪고, 의미를 얻기 위해 문맥에 계속 의존한다. 1980년 노벨 의학 및 생리학상 수상자이자 난독인 고故 바루지 베나세라프Baruj Benacerraf는 다음과 같이 말했다. "아직도 나는 단어를 읽을 수 없을 때 문맥에서 추측합니다. 네, 말이 되도록 추측합니다." 그의 딸 베릴 베나세라프(의사이자 하버드의 매우 존경받는 방사선과 교수)도 난독증이 있다. 분명히, 난독증을 가진 남성과 여성도 중요하고 심오한 기여를 할 수 있다.

11장

우리 아이도 난독증 평가를 받아야 할까?

구어와 능숙한 읽기가 어떻게 발전하는지 그리고 음운론적 취약성이 구어와 읽기에 어떻게 영향을 미치는지 설명한 다음, 이제 나는 난독증을 인지할 수 있는 하나의 초기 경보 시스템 역할을 하도록 모든 단서를 취합해 보려 한다. 그 단서들의 도움으로 당신은 다음의 질문에 답할 수 있을 것이다. 우리 아들이나 딸에게(혹은 나에게) 난독증이 있는지 평가받아야 할까?

아무도 '새가슴'이 되고 싶지는 않다. 아이가 읽기 발달 경로상에서 보여주는 사소하거나 일시적인 어려움 때문에 아이를 평가받게 하고 싶은 부모는 없다. 평가는 시간이 걸리며, 개별적으로 실시되는 검사의 경우 비용이 많이 들어갈 수도 있다. 그러나 우리의 아이들은 소중하고, 하나뿐인 개인들이며, 한 번뿐인 인생을 살아간다는 사실을 명심해야 한다. 우리가 아이를 평가하지 않기로 선택했다가 이후 아이가 난독증으로 판명된다면, 이미 잃어버린 세월을 그에게 돌려줄 수 없게 된다. 인간의 뇌는 쉽게 회복되지만, 초기의 개입과 치료가 나이가 더 든 후에 제공되는 개입에 비해서 현저히 빠르게 긍정적인 변화로 이끈다는 점은 의심의 여지가 없다. 게다가 아이들이 읽기를 어려워하며 보내는 상당한 세월 동안 그들의 자존감 훼손은 축적된다.

어린 시절은 학습을 위한 시간이다. 음성 코드의 분절이 늦어지는 아이는 유창성과 어휘력 향상에 필수적인 읽기 연습을 많이 놓치게 된다. 그 결과 그는 독해력과 자기 주변 세계에 대한 지식 획득에서 더욱 지체된다. 이런 일이 아이에게 발생하는 것을 바라보는 것은 슬픈 일이다. 더구나 그것은 막을 수 있는 일이기 때문에 더욱 그렇다.

개입에 대한 많은 중요한 연구를 수행한 읽기 연구자 조 토르게센Joe Torgesen은 "만약 아이들에게 가장 중요한 단어 읽기기술이 잘 발달 되지 못했다면, 아이들이 정확히 읽을 수 있는 적절한 단계까지 그들을 데리고 가기 위해 상당히 적극적인 개입이 요구된다. 읽기 유창성은 더 회복시키기 어려운데, 왜냐하면 그들이 잘 읽지 못하는 상태로 방치된 세월 동안 하지 못한 읽기 연습량 때문이다"라고 말한다.

대부분 부모나 교사들이 읽기 어려움을 가진 아이의 평가를 미루는데, 이는 그 문제가 일시적일 뿐 곧 소멸할 것이라고 믿기 때문이다. 그러나 그것은 사실이 아니다. 읽기 문제들은 사라지지 않고, 끈질기게 지속된다. 코네티컷 장기추적 연구가 보여주듯이, 3학년 때 제대로 읽지 못했던 4명의 아이 중 적어도 3명은 고등학교나 그 이후에도 계속해서 읽기 문제를 가지게 된다. 3학년 시기에는 견딜만해서 무시했던 문제가 고등학생이나 청년 시기에는 그렇지 않을 수 있다. 진단과 검증된 치료를 해주지 않으면, 초기부터 읽기 어려움을 가졌던 아이들은, 대부분 성인이 된 이후에도 여전히 읽기와 힘겹게 싸우게 된다.

획기적인 새로운 장기추적 데이터는 왜 자녀의 난독증 평가를 기다리거나 지체하면 안 되는지 명확하게 보여준다. 진단이 빠를수록 증거기반 읽기 중재를 더 빨리 시작할 수 있다. 2015년 11월「소아 과학논문집 Journal of Pediatrics」에 게재된 이 자료는 대부분의 읽기 능력 향상이 1학년에서 3학년 사이에 발생했을 뿐 아니라, 난독증 아동이 이미 1학년 때부터 뒤처져 있음을 보여준다. 이 자료는 학업 격차가 지속됨을 보여준다.

다음 페이지의 [그림 11.1]에서 볼 수 있듯이 난독인의 읽기 능력 곡선은 건강한 이의 곡선을

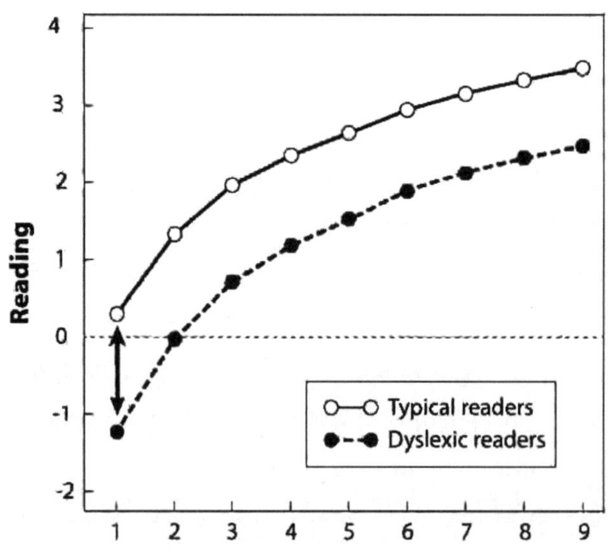

[그림 11.1] 건강한 이와 난독인 간의 성취도 격차는 1학년 때부터 발생한다

따라잡지 못한다. 분명한 점은 아이들이 음운 인식, 글자와 소리의 관계 이해, 어휘망 구축과 같은 읽기 습득을 위한 기초를 쌓고 있을 때 효과적인 읽기 개입이 가능한 한 빨리 투입되어야 한다는 것이다. 이후의 개입은 격차를 최소화하거나 확대되는 것을 막을 수 있겠지만, 원래부터 있던 격차를 극복해 주진 못한다. 중재는 1학년보다 늦지 않게 시작되어야 한다.

강점의 바다 모델의 적용

다행히 부모들은 읽기 문제의 초기 발견에 적극적인 역할을 할 수 있다. 필요한 것은 자신이 찾고자 하는 것을 알고, 자신의 아이가 말하고 읽는 소리를 경청하는데 기꺼이 시간을 투자하는 관찰력 있는 부모이다.

한 개인이 가진 **장단점**이 모두 포함된 난독증의 특징은 그의 나이와 교육수준에 따라 다양하게 발현된다. 글자를 제대로 배우지 못한 4살 아이는 소리와 글자를 연결하지 못하는 6살이 되고, 14살이 되면 소리 내어 읽는 것을 두려워하며, 결국 매우 느리게 읽는 24살의 성인이 된다. 이러한 연속적인 변화는 한 사람의 인생 전반에 걸쳐 지속해서 나타난다. 중요한 점은, 각기 다른 발달 시기마다 그것들을 어떻게 찾아내는지, 그 방법을 아는 것이다.

따라서 앞서 약속한 대로 난독증에 대해 3개의 뚜렷한 이미지를 제공하기 위해 단서를 모았다. 첫째, 유아기부터 1학년 아동. 이어서, 2학년부터 학령기 아동. 그리고 마지막으로, 청소년과 성인에게서. 이러한 단서를 주의 깊게 검토하고, 생각하고, 그 단서가 여러분, 자녀 또는 가까운 사람에게 적용되는지 확인해 보라. 약점과 강점에 대한 단서를 찾아보라. 약점을 파악하면 읽기를 배우기 전의 아동에서도 난독증을 알아낼 수도 있고, 어느 정도의 읽기 정확도가 발달한 후에도 이전 문제의 잔재를 계속해서 드러낸 채로 천천히 그리고 상당한 노력을 기울여 읽는 성인에게서도 난독증 발견이 가능하다.

유아기의 난독증 단서

당연히 초기 단서는 대부분 구어에서 나타난다. 언어(그리고 읽기) 문제의 최초 단서는 언어 지체이다. 아이가 말을 시작하면, 다음과 같은 문제점들이 있는지 찾아보라.

어린이집 시기

→ 「Jack and Jill」과 「Humpty Dumpty」같이 유명한 동요를 배우는 데 있어서의 어려움
→ 운율에 둔감함
→ 단어를 잘못 발음. 지속되는 혀 짧은 소리
→ 알파벳의 이름을 배우는데 (그리고 이해하는데) 어려움
→ 자신의 이름에 든 알파벳들을 알지 못함

유치원 및 1학년

→ 단어들이 분절될 수 있음을 이해 못 함. 예를 들어, batboy는 bat와 boy로 분해될 수 있고, 이후에는 단어 bat은 'b' 'aah' 't'와 같이 잘게 쪼개져서 소리 날 수 있음을 이해하지 못함
→ 문자와 소리의 연결을 배우지 못함. 예를 들어 문자 b를 /ㅂ/소리와 연결할 수 없음
→ 문자의 소리와 전혀 관련 없는 읽기 실수들. 예를 들어 단어 big을 goat로 읽는 실수
→ 흔한 1음절 단어를 읽지 못하고 mat, cat, hop, nap과 같은 짧은 단어들을 소리 내어 읽지 못함
→ 읽기가 너무 어렵다는 불평이나, 읽기 시간에 도망가고 숨는 행동
→ 부모, 형제자매 중 읽기 문제의 병력

고차원적 사고력의 장점 신호

→ 호기심
→ 풍부한 상상력
→ 해결책을 찾아내는 능력
→ 새로운 생각들에 대한 열성적인 수용

→ 요지를 파악하는 능력
→ 새로운 개념에 대한 뛰어난 이해력
→ 놀라운 성숙함
→ 나이에 비해 풍부한 어휘력
→ 수수께끼 풀기를 즐김
→ 모형 만들기에서 재능

2학년 이후 난독증 단서

말하기 문제점

→ 길고 낯설고 복잡한 단어들을 잘못 발음함. 단어의 파괴(단어 일부분을 빠뜨리거나 순서를 혼동함. 예를 들어 aluminum을 amulium으로 말함)
→ 유창하지 않은 말(말하는 도중 자주 멈추고 주저하며, '음'이 많고 매끄럽지 않음)
→ 애매한 언어 사용. 예를 들어 물건의 정확한 이름 대신 그거나 저기와 같은 모호한 지칭어 사용
→ 정확한 단어를 떠올리지 못함. 예를 들어 동일한 발음의 단어들을 혼동함. volcano 대신 tornado로, ocean을 lotion으로, humidity를 humanity로 대체하는 경우
→ 말로 응답을 하는 데 시간이 걸리거나, 질문에 즉답하기 어려움
→ 귀로 들은 단편적인 사항들에 대한 기억(기계적 암기)의 어려움. 날짜, 이름, 전화번호, 무작위로 된 목록 등을 잘 기억 못 함

읽기 문제

→ 읽기기술 습득의 진전이 매우 느림
→ 새로운 단어를 읽는 전략이 미흡함
→ 모르는(새로운, 낯선) 단어 소리 내어 읽기의 어려움. 한 덩어리로 읽으

려 하거나, 추측으로 단어를 읽음. 철자들을 하나하나 합쳐서 읽는 것이 어려움

→ 간단한 '기능어(that, an, in 같은 단어들)'를 못 읽음

→ 다음절 단어 읽기에서의 실수 또는 단어 전체를 소리 내어 읽는 것의 실패

→ 읽을 때 단어의 일부를 빠뜨림. 단어 중간에 구멍이 뚫린 것처럼, 단어 중간 부분들을 해독하는 데 실패. 예를 들어 convertible을 conible이라고 읽는 경우

→ 소리 내어 읽는 것에 대한 엄청난 공포. 소리 내어 읽기의 회피

→ 대체, 누락, 잘못 발음 등이 많은 소리 내어 읽기

→ 자주 끊어지고 힘들어 보이고, 자연스럽거나 유창하지 않은 소리 내 읽기

→ 억양이 별로 없고 외국어를 읽는 듯이 들리는 소리 내어 읽기

→ 읽은 내용을 파악하기 위해 문맥에 의존

→ 단어를 하나하나씩 읽을 때보다 문맥이 있을 때 단어를 더욱 잘 이해함

→ 객관식 시험에서 특히 부진한 불균형적인 수행

→ 시간 내에 시험을 마치지 못함

→ 발음할 수 없는 단어를 같은 의미가 있는 다른 단어로 대체함. 예를 들어 automobile을 car로 읽는 경우

→ 형편없는 철자법, 비슷하지 않은 철자. 어떤 철자는 컴퓨터 맞춤법 검사가 불가능함

→ 수학 문제 읽을 때 어려움

→ 매우 느리고 피곤한 읽기

→ 숙제 끝내기가 어렵고, 부모들이 자주 대신 읽어 주어야 함

→ 악필이지만 워드 프로세싱에서는 뛰어남(날렵한 손끝)

→ 외국어 학습에서의 극심한 어려움

→ 읽기 즐거움의 부족, 책이나 글 읽기의 기피

→ 시간이 지나면서 읽기의 정확성은 향상되지만, 유창성 부족과 읽기의 힘듦은 계속됨

→ 저하된 자존감, 남들에게 보이지는 않는 고통을 항상 수반함

→ 읽기, 철자법, 외국어 학습 문제의 가족력

다른 영역의 단서

→ 구구단을 암기 어려움(수학 계산을 어렵게 하며, 곱셈과 나눗셈과 같은 기본적인 수학 연산을 수행하기 어려움)

→ 수학 개념은 잘 이해했지만 어떻게 답에 도달했는지 지면에 보여주지 않고 머릿속으로만 수학 문제를 해결하는 경향이 있음

→ 방향 문제, 종종 건물 내에서 걷다가 길을 잃거나, 나중에 목적지까지 운전하기 어려움

→ 자신이 쓴 글을 교정하는 데 어려움

→ 훌륭한 아이디어와 상상력을 가리는 잘못된 철자법

좀 더 나이 든 아동의 고차원 사고 과정의 강점 징후

→ 탁월한 사고력(개념화, 추론 능력, 상상력, 추상적 사고력)

→ 기계적 암기보다는 의미를 통해 학습을 제일 잘 수행함

→ '큰 그림'을 포착하는 능력

→ 읽어 준 것에 대한 높은 수준의 이해력

→ 특별 관심 영역에서 보이는, 자주 반복 연습한(즉, 고도로 연습된) 단어를 읽고 이해하는 능력. 예를 들어 취미가 자동차 관리라면 그는 자동차 잡지들을 읽을 수 있음

→ 관심 영역에 대해서는 전문가 수준의 집중적인 어휘력이 발전되어 관심 영역이 더욱 전문화되고 향상됨

→ 놀랍도록 정교한 듣기 어휘력

→ 읽기에 기반을 두지 않은 분야(수학, 컴퓨터, 시각 예술 분야 등)에서의 탁월함. 개념 기반의 과목들(사실 기반 과목에 대비되는)(철학, 생물학, 사회 연구, 신경과학, 창작 등)에서의 뛰어남

젊은 성인과 성인의 난독증 단서

말하기 문제

→ 이전의 말하기 문제점들이 지속됨
→ 사람이나 장소의 이름을 잘못 발음하고 단어의 부분들을 발음하다가 막힘
→ 사람이나 장소의 이름을 기억하는 것이 어렵고, 비슷한 이름끼리 혼동함
→ 단어 회상의 어려움("그 단어가 내 혀끝에서 맴돌 뿐이에요.")
→ 언변의 부족(당황할 때 특히 심해지는)
→ 듣기 어휘력보다 빈약한 말하기 어휘력 그리고 잘못 발음할 것을 우려해 단어를 크게 말하는 것을 망설임
→ 외국어 학습의 어려움

읽기 문제

→ 어린 시절 읽기와 철자법 어려움의 전력
→ 시간이 지나면서 단어 읽기 정확성은 점차 개선되나 아직은 상당한 노력이 필요함
→ 유창성의 부족
→ 소리 내어 읽기가 야기하는 당혹감(성경 공부 모임, 유대인 유월절 읽기, 원고를 읽는 연설 등을 회피함)
→ 드물고 낯설고 독특한 단어들(사람의 이름, 거리나 지역 이름, 메뉴의 음식 이름 등)을 읽고 발음하기 어려워함(메뉴를 읽지 못하는 것에 따른 당혹감을 피하고자 종업원에게 그날의 특별 메뉴를 묻거나, "저도 같은 거로 주세요"라고 말하는 등의 방법에 종종 의존함)
→ 지속되는 읽기 문제들
→ 발음할 수 없는 단어를 읽을 때 지어낸 단어로 대체하고(예를 들어, metropolitan을 mitan으로 읽음) metropolitan을 다음날 강의에서 다시 보거나 들을 때 알아보지 못함

→ 읽기 후 과도하게 피곤해함

→ 대부분의 자료(책, 설명서, 외국영화의 자막 등)를 느리게 읽음

→ 객관식 시험에서의 어려워 끔찍한 점수(객관식 시험에서 불이익을 받아 매우 나쁜 결과를 초래함)

→ 학교나 업무와 관련된 자료들을 읽는 데 유달리 긴 시간이 소요됨

→ 공부하기 위해 사회생활이 자주 희생됨

→ 숫자, 도표, 그래픽 등을 가진 책들을 선호함

→ 지면에 여백이 많고 글자가 적은 책들을 선호함

→ 즐거움을 위한 읽기를 꺼림

→ 형편없는 철자법과, 쓸 때 철자법이 쉽고 덜 복잡한 단어를 선호함

→ 기계적이고 사무적인 과제에서 특히 부진한 수행

젊은 성인과 성인의 고차원 사고 과정의 강점 징후

→ 학령기에 드러난 장점들의 유지

→ 높은 학습능력

→ 객관식 시험에서 추가적인 시간이 주어지면 점수가 현저히 향상됨

→ 의학, 법률, 공공 정책, 재무, 건축, 기초과학 등 고도로 전문화된 영역에 몰입할 경우 탁월하게 뛰어난 성취

→ 철자보다 내용이 중요한 작문에서 뛰어남

→ 생각과 감정에 대한 뛰어난 표현력

→ 특출한 공감 능력과 따뜻함, 그리고 타인에 대한 배려

→ 기계적 암기에 의존하지 않는 영역에서의 성공

→ 고차원적 개념화 능력 그리고 독창적인 통찰력

→ 전체를 보는 사고

→ 독창적으로 생각하는 성향

→ 놀라운 회복력과 적응력

→ 요점을 파악할 수 있는 능력(종종 거의 즉각적으로), 순차적으로 생각하는 다른 사람들보다 뛰어남(종종 거의 즉각적으로, 순차적 사고에서 벗어나지 못

하는 다른 사람들보다 요점을 파악할 수 있는 능력이 뛰어남)

부모, 교육자 및 난독인 자신은 종종 난독증을 인정받거나, 이해받지 못하는 학교에서 난독증의 영향에만 사로잡혀 있어서 자신의 지능이 얼마나 대단한지 인식하지 못할 수 있다. 다음은 찰스 슈왑이 문제를 해결하는 방법에 대해 말한 것이다. "나는 좀 더 급진적인 방식으로 나아가서 최종 결과가 무엇인지 시각화한다. 다른 사람들은 거기에 도달하기 위해 여러 가지 일련의 작업을 거쳐야 할 것이다. 그 때문에 회사의 일부 동료들에게 실망할지도 모른다. 하지만 어떤 면에서는 그것이 그들의 일 처리 방식이라 생각하고 그들의 순차적인 사고방식에 부담을 느끼지 않는다."

당신이나 당신의 아이가 이런 문제들을 어느 정도 가지고 있다고 생각한다면, 얼마나 많은 문제가 얼마나 자주 나타나는가에 주목해야 한다. 단편적이거나 드물게 나타나는 단서라면 걱정할 필요가 없다. 당신이 걱정해야 하는 징후들은 반드시 지속해서 나타난다. 누구든지 때때로 단어를 잘못 발음하고, 비슷한 소리의 단어끼리 가끔 혼동하기도 한다. 당신이 찾아내야 하는 것은 지속적인 패턴(이런 많은 징후가 오랫동안 드러나는 것)이다. 이러한 패턴은 난독증이 있을 가능성을 시사한다.

도움받기

문제가 무엇인지 알아내는 것은 도움을 받기 위한 열쇠이다. 진단이 빨리 내려질수록 당신의 자녀는 도움을 빨리 받을 수 있고, 아이의 자존감에 불어닥칠 2차 손상이 방지될 가능성은 더 커진다. 다음은 자녀의 난독증 가능성을 조기에 선별할 때 도움이 되는 힌트와 몇 가지 주의사항이다.

어린이집 시기

취학 전에 당신의 아이가 언어(특히 운율)와 단어 발음에 어려움이 있다면, 당신의 걱정을 혼자 간직해서는 안 된다. 도움을 구해야 한다.

미취학 아동은 동네 소아과 의사가 볼 수 있다. 동네 소아과 의사는 아이 병력을 고려하고 아이의 말을 듣고, 운율을 인식하는 능력과 특정 소리로 시작하는 그림이나 사물을 식별하는 능력을 판단한 다음 추가 평가를 위해 의뢰할 수 있다. 그러한 어린아이에 대한 평가의 **초점은** 구어(글이 아닌)에 있으므로, 나는 종종 이러한 유형의 평가를 수행하기 위해 언어치료사에게 의뢰한다. 이 전문가들은 초기 언어 발달에 대해 잘 알고 있으며 어린아이들의 음운론적 기술을 평가하는데 매우 도움이 되는 경우가 많다. 학부모는 해당 지역의 공인 언어치료사 목록을 찾기 위해 한국언어재활사협회(02-790-2726, www.kslp.org)에 전화하거나 웹 사이트를 방문할 수 있다.

유치원 시기

부모(및 교사)는 아동의 읽기 학습 진행 상황을, 늦어도 유치원까지 면밀히 모니터링해야 한다. 앞서 논의했듯이, 난독증과 건강한 아이 사이의 큰 읽기 능력 격차가 이미 1학년 말에 나타난다. 유치원은 확실히 행동할 때이다.

유치원은 여러 면에서, 난독증에 취약한 아이들을 발견하는 데 있어서 분수령이 되는 시기이다. 처음으로 아이는 단체생활을 하게 되고, 그곳에서 읽기에 필요한 기술들을 가르쳐주는 정식 교육과정에 노출되며, 또래들도 같은 교육에 노출된다. 그 아이는 이제 학생이고, 성취 수준에 대한 기대치가 생긴다. 아이들이 서로 다른 환경에서 왔고 학습 속도가 아이마다 각기 다를 수 있다는 것은 인정하지만, 내가 열거한 단서들은 읽기가 발전하고 있지 않다는 매우 중요한 징후들이므로 그 단서들을 무시해서는 안 된다. 무시에 따른 대가는 당신의 아이에게나 당신에게나 너무 크다. 나는 너무 일찍 행동에 나섰다고 후회하는 가족을 만나 본 적이 없다.

> **유용한 힌트:** 이런 징후를 목격하면 아이의 교사에게 말하라. 그전에 당신이 관찰한 바와 우려하는 바들을 목록으로 작성하면 종종 도움이 된다. 부모들은 자녀의 교사와 대화할 때 긴장하기 쉬워져서 자신들이 왜 걱정하고 있는지 잊곤 한다. 교사도 그런 목록을 받는 것을 환영할 것이다.

많은 부모는 이 간단한 체크리스트가 자녀의 교사와 면담 약속을 잡을 때 유용함을 발견하였다.

→ 당신이 우려하는 바를 적어 목록으로 만들어 보라.
→ 자녀의 교사와 이야기할 약속 시간을 미리 계획하라. 황급히 만나지 말라.
→ 자녀가 읽기에서 어떻게 발전하고 있는지 파악하라. 당신은 개략적이고

모호한 정보가 아닌, 세부적인 것들이 필요하다(당신은 이것을 9장에서 나열한 기준들을 이용해서 확인해볼 수 있다).

→ 자녀의 읽기 진전이 어떻게 측정되고 있는지 정확히 알아보라.

→ 자녀가 어떤 읽기 집단에 있는지, 또 그 집단은 어느 정도의 읽기 수준인지 물어보라.

→ 자녀가 자신의 학급과 자기 학년의 다른 아이들과 어떻게 차이 나는지 물어보라.

→ 학년 말에는 자녀가 어느 정도 수준이 될지 물어보라.

→ 자녀가 어떤 도움을 받고 있는지 매우 구체적으로 물어보라(읽기 프로그램의 종류, 학생 수, 하루 중 읽는 시간).

→ 가능하다면, 교실을 방문하여 읽기 수업 시간 중 자녀가 다른 아이들과 어떻게 지내는지 관찰하라.

→ 난독증 선별검사를 받았는지 물어보라. 그러지 않은 경우, 난독증 선별검사를 제안하라(예: Shaywitz DyslexiaScreen™ 사용).

지체하지 마라. 갑작스럽고 기적 같은 개선이 있을 것이라고 믿는 것은 희망 사항일 뿐이다. 학교는 대체로 기다리기를 원하는 경향이 있으며, 때로는 부모도 같은 경향을 보인다(추수 감사절 이후까지 일이 어떻게 될지 지켜보지 않겠습니까? 또는 그의 크리스마스를 망칠 수는 없어). 당신은 제 환자 중 한 명의 어머니처럼 되고 싶지 않을 것입니다. 그녀는 종강하는 날에 아들의 선생님으로부터 "저는 정말로 아이가 내년에 더 나은 한 해를 보내기 바랍니다"라는 말을 듣고 놀랐습니다.

풍부한 지식을 가진 부모가 되어, 일시적이거나 그저 좀 늦될 뿐이라는 말, 또는 "그냥 느리게 읽는 아이도 있다"라거나 소녀들은 난독증에 걸리지 않는다는 암시에 넘어가서는 안 된다. 또한 "난독증과 같은 것은 없다"라는 사실을 받아들이면 안 된다. 이렇게 말하는 사람은 누구나 더 교육을 받을 필요가 있다. 모든 학부모는 2018년부터 난독증에 대한 학교의 접근방식에 긍정적인 영향을 미치는 중대한 정책 변화를 향한 핵심단계로 나아가고 있음을 알아야 한다.

→ 연방법은 2018년 12월에 통과된 미국의회입법안인 공법 115-391에서 최초로 난독증의 과학적 정의를 포함했다.

→ 2015년 가을, 교육부 차관보인 마이클 유딘Michael Yudin은 적절한 경우 난독

증이라는 용어를 진단 및 교육 계획에 사용해야 한다고 서신에서 분명히 언급했다. 난독증이라는 단어는 미국의 주요 K-12 법의 최신 버전이자 낙오생 방지법의 후속 조치인 모든 학생 성공법Every Student Succeeds Act(ESSA)에서 처음으로 사용되었다.

→ 이러한 발전은 학교가 난독증 학생에게 효과적인 필요한 서비스를 식별하고 제공할 수 있는 길을 열어줄 것이다.

교사와의 상담이 만족스럽지 않았다면, 다른 사람의 의견을 구하라. 학교 심리학자, 교장 선생님(혹시 학교에 있다면), 읽기 전문가에게 말하라. 선별 및 평가에 대한 요청과 함께 당신의 우려를 글로 써서 교장에게 보낸다면, 좀 더 진지하게 여겨질 것이다.

끈질기게 매달려라. 부모들은 종종 교직원의 심기를 건드리는 것을 두려워한다. 그것이 타당한 때도 있지만, 두려움 때문에 그저 기다린다는 게 당신의 자녀에게 더 해롭다. 자녀의 교사 역시 이미 걱정하고 있을지 모르고, 따라서 당신의 관심이 치료과정을 활성화하는 기폭제가 될 수 있다. 읽기 문제를 의심하는 상황에서 최악의 일은 아무것도 하지 않는 것이다.

어떤 상황에서도 기다리면 안 된다. 이것은 선택사항이 아니다. 학교에 있다 보면 시간은 훽 지나가 버린다. 응답 시한을 정해 놓으라. 그리고 평가를 오직 학교에만 의지하지 말라. 소아과 의사 역시 검사를 받을 곳으로 의뢰해 줄 수 있다. 만약 더 많은 정보를 원한다면, 예일 난독증과 창의력 센터 웹 사이트(www.dyslexia.yale.edu), 루이지애나 키 아카데미 지원센터 웹 사이트(www.dyslexia1in5.com), 국제 난독증 협회 웹 사이트(https://dyslexiaida.org) 또는 부모들이 만든 디코딩디스렉시아 웹 사이트(www.decodingdyslexia.net)를 확인해 보라. 스코틀랜드 라이트 학습 센터(프리메이슨 소속 단체)는 평가와 중재를 제공함으로써 도움이 될 수 있으며, 휴스턴의 노이하우스 교육센터는 교육자와 부모 모두에게 매우 유용한 다양한 지원 서비스를 제공한다.

겁내지 말고 신속히 행동하라. 당신의 직감을 믿으라. 당신의 자녀를 가장 잘 아는 사람은 당신이라는 점을 기억하라. 당신이 지금 흡수한 이 정보를 통해 정보를 갖추면 아이를 효과적으로 후원하는 부모가 될 것이다. 당신의 자녀는 당신에게 달려있다. 통제권을 갖고 무엇이 가능하고 무엇이 불가능한지 안다면 기분이 좋을 것이다.

종종 부모들은 난독증에 관해, 정보에 입각하며, 믿을 만하며, 도움 되는 검사를 수행할 수 있는 사람이 누구인지 그리고 평가를 위해 누구에게 의지해야 하는지 묻는다. 꼭 필요한 것은 어떤 평가든 난독증 진단에 전문성을 갖춘 사람이 수행하는 것이다. 그 사람은 난독증에 대한 21세기 과학적 지식을 갖추고 유치원부터 성인기까지 그리고 가정, 학교 및 직장을 포함한 다양한 상황 및 다양한 발달 수준에서 난독증이 나타나는 모습을 알고 있어야 한다. 평가는, 검사하는 것만이 아니다. 난독증을 이해하는 것이다. 따라서 발달과정 전반에 걸쳐 난독증의 관련 징후를 찾기 위해 깊이 있게 병력을 알아내는 것이 매우 중요하다.

또한, 그러한 평가자는 학교에 대해 잘 알고 있어야 하고, 학교와 함께 일한 경험이 있어야 하며, 난독증 학생을 지원하기 위해 학교가 해야 할 일을 이해하고 난독증에 관한 연방 및 주 법률에 대해서도 잘 알고 있어야 한다. 평가자에게 난독증을 진단해봤는지와 얼마나 많이 해봤는지 물어봐야 한다. 당신은 진단을 내리기 위해 어떤 검사를 사용하는지 알고 싶을 것이다. 난독증에 대한 기본 검사 세트에는 지능(IQ) 검사가 포함되어야 한다. 진짜 단어와 비단어를 포함한 읽기 검사, 읽기 유창성 검사, 개별 단어와 의미가 연결된 글을 소리 내어 읽기, 음운론적 처리 검사, 어휘 및 독해력 검사, 수학 검사, 계산 및 문장제 문제. 아이의 병력에 따라 다른 검사도 할 수 있다. 조금 후 다시 이 주제로 돌아올 것이다.

내가 전에 말했듯이 이러한 검사는 심리학자, 신경심리학자, 학습장애 전문가, 읽기 전문가 또는 특히 5세 미만 아동의 경우 언어재활사가 시행할 수 있다. 그들에게는 난독증에 대한 깊은 이해뿐만 아니라 사용하는 검사에 대한 교육, 경험 및 전문지식을 갖출 것이 꼭 요구된다. 웩슬러 아동지능검사(WISC-V)와 같은 매우 복잡한 검사를 하려면 특정 학위, 면허 또는 인증이 필요하다.

난독증은 최고 수준의 학교 및 가정환경에서도 종종 인식되지 않을 수 있다. 지금부터 들려줄 사라Sarah 이야기는, 미국 최고의 학교 중 하나에서, 훌륭하고 배려심이 많은 교사와 실제로 교육에 적극적으로 참여하고 똑똑하며 아이를 애지중지하는 부모의 돌봄 아래에서도 난독증이 어떻게 나타나고 수년간 인지되지 않고 방치되었는지 보여준다. 사라의 부모는 여러분의 인식을 높이기 위해 자신의 이야기를 공유했다. 이는 단서들에 주의를 기울이고, 합리화해버리지 않으며 자녀가 검사 및 진단을 받도록 깨어있게 해주기 위함이다. 사라의 수년간 투쟁과 자기 의심, 부모의 지속적인 죄책감은 난독증의 징후를 조기에 탐지하고 알아냈다면 피할 수 있었다.

사라는 모든 과목에서 탁월한 모범생인 두 오빠가 남긴 후광으로 축복받으면서 학교에 입학했다. 그녀는 매우 영리했고, 매우 열심히 노력했으며 수업 시간에 즐거웠다. 모두가 놓쳤던 것은, 그녀가 영리하긴 하지만 난독증도 가지고 있었다는 것이다. 엄마는 이렇게 말한다.

> 내가 놓친 모든 것을 되돌아보다 보면, 나에게 이것은 일종의 가슴 아픈 기억입니다. 왜냐하면, 나는 나 자신을 깨어있는 엄마라고 생각했고 내 눈앞에 모든 단서가 있었지만 보지 못했기 때문입니다.
>
> 사라는 많은 분야에서 매우 잘했기 때문에, 우리는 그녀에 대해 변명을 하려고 했습니다. 역설적인 상황이었습니다. 그녀가 읽기를 배우는 데 매우 느렸지만, 암기에는 능숙했습니다. 그녀는 모든 것을 암기했습니다. 그래서 그렇게 학교의 처음 몇 년 동안 계속되었습니다. 사라는 매우 열심히 노력했습니다. 예를 들어, 유치원 때까지도 아이들이 무대에 올라가 소리 내어 읽는 부모 행사에서 사라에게 읽기 문제가 있다는 것을 알 수 없었을 것입니다. 그녀는 일어서서 다른 모든 아이와 부모 앞에서 책을 읽었습니다.

듣는 사람 모두가 몰랐던 것은, 사라가 모든 것을 외웠다는 것이다. "그래서 그녀는 읽기를 곧잘 해냈기 때문에 우리는 그녀가 제대로 발달하고 있다고 생각했으며, 그녀는 수년 동안 결함을 감출 수 있었습니다."

사라는 부모와 교사에게 읽기 어려움을 감추었을 뿐만 아니라, 감정적으로도 어려움을 겪고 있었다. 그 결과 학교에 가지 않고 집에 있겠다는 요청을 자주 했다. 나는 지금까지 너무 많은 학부모로부터 이런 얘기를 들었기 때문에 잦은 등교 회피는 일종의 위험신호라고 생각한다. 아이가 아프다고 호소하고 열이 나 명백한 병의 징후가 없는 상태에서 아주 건강해 보이는데도 집에 있겠다고 요구하는 반복적인 패턴을 조심하라. 자녀가 학교에 갔는데 학교 간호사로부터, 자녀가 아프다고 주장하지만, 징후가 보이지 않는다는 전화를 자주 받을 때도 주의해야 한다. 집에 머물겠다거나 집으로 돌아가겠다는 반복적인 간청은 아이가 겪는 압도적인 불안의 신호이다. 그녀의 부모는 '이 똑똑한 아이가 어떻게 이렇게 많은 문제를 겪고 있었는지' 이해하지 못했지만 사라는 알고 있었다. 그녀랑 비슷하게 공부를 잘하던 급우들이, 이제 그녀보다 앞서가고 있고 '뭔가 잘못됐다'라고 느끼는 우려의 지점에 정말로 도달했다.

마침내, 사라가 말했다. "펄Pearl을 만나 봐야 할 것 같아요. 뭔가 잘못되고 있는 것 같아요." (학습장애 가능성에 대한 평가를 수행한 펄은 사라의 새 할머니였다.) 정말 뭔가 잘못되었다. 평가 결과는 사라의 상위 5%의 높은 지능과 하위 20%의 읽기 능력이라는 큰 불일치를 보여주었다. 의문의 여지 없이 사라는 확연하게 예상치 못한 읽기 어려움을 겪었지만, 부모님도 학교도 그것을 알아내지 못했다. 입학 후 첫 3년 동안 읽기는 상대적으로 단어의 양이 적고 같은 단어가 자주 반복되기 때문에 암기하기에 편하다. 그러나 4학년부터는 단어가 많아지고 반복이 적기 때문에 암기하기가 훨씬 더 어려워진다.

학교와 학부모는 자녀가, 학교에서 집에 돌아오자마자 시작해도 밤까지 숙제가 이어질 정도로 심각한 읽기 어려움을 가지고 있음에도 불구하고, 노력하고 노력하는 사라와 같은 학생들을 간과하지 않도록 촉을 세워야 한다. 이러한 패턴은 아동의 삶의 다른 측면에도 큰 파급 효과를 가져오므로, 사교 활동이나 스포츠 또는 기타 방과 후 활동에 참여할 시간이 거의 또는 전혀 없게 된다.

사라의 부모는 너무 많은 단서를 놓쳤기 때문에 죄책감에 휩싸였고, 딸이 난독증이라는 사실을 알게 된 것이 얼마나 큰 차이를 가져다주는지 알게 되었다. 그녀의 아버지는 그녀가 9학년 때 진단받은 후 생긴 변화를 설명하였다. "사라를 억누르던 짐이 사라의 어깨에서 떨어져 나간 것 같았다. 그 사실을 알게 되고 우리는 그녀와 그녀의 학교와 함께 행동에 나섰다."

사라의 어머니는 "그때 있던 일에 대해 더 빨리 조치를 해야 했었다"라고 말한다. "거기서 멈추지 말고 다음 단계로 넘어갔어야 했다고 생각해요. 예를 들어, 선생님이 사라에게 개인 교사가 필요하다는 말을 들었을 때, 선생님에게 다음 질문을 해야 했습니다. 한 단계 나아가서 사라가 **겪는** 어려움의 원인을 파악하기 위해 검사를 받아야 하는지와 같은 질문 말입니다."

다행스럽게도 사라의 부모는, 사라가 난독증 진단을 받은 후 생긴 모든 긍정적 결과에 대해 할 말이 많다.

> 사라를 바닥에서 건져 올리기 시작하게 해준 것은 그녀가 이것을 감당할 수 있다는 생각이었어요. 난독증 진단을 받게 되자 그녀가 스스로 감당했어요.
>
> 우리는 그것을 놓쳤어요. 그러나 제가 부모님들에게 하고 싶은 말은 두려워하지 마시고 공감해 주고, 그것에 대해 배우고, 아이가 앞으로 잘되어 갈 거라고 믿도록 돕기 위해 최선을 다하십시오. *그것은 세상의 끝이 아닙니다.*
>
> 세상의 끝이 아닐 뿐 아니라 좋은 기회입니다. 고등학교 때 사라는 어떻게 전략적으로 움직일지와 자신을 어떻게 옹호할지 배워야 했다. 많은 아이가 전체 시스템에서 자신이 맡아야 할 역할을 실제로 담당해보지 않은 채 고등학교를 졸업한다는 사실을 생각하면 좋은 일이다. 그녀는 선생님들과 이야기를 나눴다. 그녀는 친구가 왜 그녀가 늦게까지 남아있는지 물으면 설명을 해야 했기 때문에, 이 모든 것을 혼자 해내야 했다. 그래서 그녀는 자신을 돌보는 방법을 배우는 데 있어서 한발 앞서 있었다. 그리고 그녀가 대학에 지원했을 때 그녀는 경쟁이 치열한 대학에 지원조차 하지 않으려고 했다. 그녀는 자신이 거기에 들어갈 만큼 똑똑하지 않을까 두려워했다. 그렇지만 한번 해보기로 했고, 그녀는 입학했다. 그녀는 자신이 성공하지 못할 상황에

처하고 싶지 않았다. 그녀는 과제를 하는 데 시간이 더 오래 걸린다. 그녀는 대부분 시간을 도서관에서 보내야 할 것이며 그녀는 실제 그렇게 하고 있다.

그녀의 어머니는 "하지만 그녀는 그것을 해내고 있고, 그것도 훌륭하게 해내고 있다"라고 말했다. 사라를 자랑스러워하는 아버지는 "그녀는 똑똑한 머리와 함께 근성과 회복 탄력성을 가지고 있어요. 사라가 선생님에게 '30분 더 필요해요. 30분만 더 주셔야 해요'라고 자주 요청했던 기억이 이제야 납니다. 그녀는 스스로 그렇게 하곤 했습니다. 분명히 그것은 많은 사람이 결코 배우지 못하는 종류의 탄력성입니다"라고 말했다.

유용한 힌트: 부모들도 상황을 더 좋아지게 할 방법을 생각해야 한다. 여기에서도 사라의 어머니는 긍정적인 부분에 집중할 계획을 세웠다.

5학년 때 나는 매일 사라를 태우러 갔는데, 그녀는 시무룩해 보이고 우울하고 화나 있었습니다. 아이가 차에 타자마자 말했어요. "좋아, 네가 지금부터 해야 할 말 세 가지는 오늘 무슨 일이 좋았었는지에 관한 거야." 그러자 그녀는 그것에 대해 걱정해야 했고, 낮 동안 그것에 집중했고, 그것이 그녀를 견딜 수 있게 만들었습니다. 그것은 나에게 멋진 순간 중 하나입니다.

이제 난독증 경고신호와 평가를 받아야 하는 절실한 필요성에 대해 알아봤으므로, 평가 자체에 관해 얘기하고자 한다. 바로 난독증 진단을 내리는 방법이다.

12장

학령기 아동의 난독증 진단

읽기 문제가 흔하다고 알려졌지만, 난독증은 자주 간과된다. 내 동료 중 한 명인 줄리엣이 자신의 말로 그녀의 아들에 관해 이야기하는 경험을 들어보자.

> 나는 처음부터, 우리는 항상 앤드류가 읽게 될 거라 기대하고 있었다고 말할 겁니다. 그가 네 살이었을 때, 그는 한 번에 몇 시간씩도 함께 앉아 이상한 나라의 앨리스를 읽어 주는 것을 들었고, 해리포터에 대한 관심도 보여주었어요. 우리는 그가 책에 관심이 있다는 것과 책 읽어 주는 걸 들을 때 상당히 오래 집중할 수 있다는 것도 알고 있었어요. 그래서 우리는 그가 학교에 가자마자 읽을 수 있게 될 거로 생각했어요. 그런 일은 일어나지 않았지만요. 사실, 유치원에서 다른 아이들은 책을 읽었고, 앤드류는 읽지 못했어요. 그리고 1학년 때 선생님을 만났고, 그녀는 이렇게 말했어요. "그는 우리가 기대하는 곳에 있지 않지만, 사람마다 다 때가 있을 것이고 언젠가 그에게 그때가 오겠지요." 그녀는 베테랑 선생님이었고 존경을 받았어요. *그러니 내가 뭘 알겠습니까?* 하지만 앤드류는 알고 있었어요. 그리고 저는 "유치원 때보다 훨씬 더 잘 읽어요"라고 말했다. 그리고 앤드류는 말했어요. "근데 나는 유치원생처럼 읽어요." 그는 내가 그를 속이려 한다는 걸 알았어요. 학교는 형편없는 검사를 했고 이렇게 말했어요. "예, 읽기가 다소 뒤처졌지만, 걱정할 정도는 아닙니다. 그는 괜찮을 겁니다." 앤드류는 매우 영리했지만, 그의 뛰어난 지능을 고려한다면 특히 잘 읽지 못했어요. 그가 한 학년 더 올라갔을 때도 상황이 개선되지 않았어요. 그가 난독증을 가지고 있었는데도, 그들은 아무것도 알지 못했어요. 난독증을 믿지 않는다고 했어요. 아이를 가장 실망시킨 것은, 아이가 아무리 노력해도 다른 아이들이 하

> 는 만큼 할 수 없다는 점이었다. 그래서 학교 다니기 시작하고 읽을 수 있게 되기를 기다리다 지친 앤드류는, 그 대신 반에서 어릿광대 같은 아이 중 하나가 되었어요.

앤드류의 초기 읽기 어려움에 충분한 단서가 있었을 뿐 아니라 그의 높은 지능과 형편없는 읽기 능력 사이의 큰 격차를 보면, 앤드류에게 제대로 된 난독증 평가가 필요하다는 점을 알 수 있었다. 안타깝게도, 난독증의 임상 증상이 있고 읽기 어려움을 겪고 있는 수만 명의 아동이 진단을 받지 못하고 있다.

최근 난독증 평가에서는 우리가 읽기와 난독증에 대해 알게 된 모든 것이 실행에 옮겨진다. 진단은 집중적이고 체계적으로 진행되며 과학적인 근거를 가진다.

난독증의 '예상치 못함'

지난 100년 동안 난독증 정의에서 가장 일관되고 지속적인 핵심은 예상치 못한 저성취라는 개념일 것이다. 예상치 못한 저성취라는 개념은 자신의 지능을 고려할 때 읽기가 예상치 않게 낮은 아동을 의미한다. 기억하겠지만, 이 예상치 못한 난독증 특성은 프링글 모건 박사가 최초로 난독증에 대해 발표했던 환자 퍼시에서 묘사되었다. 난독증의 예상치 못한 특성은 「심리과학Psychological Science」 잡지에 실린 2010년 보고서에서 과학적으로 검증되었으며, 그 과학적 발견은 이제 연방법, 특히 내가 이전에 언급했던 의회법(공법 115-391)에 수록되어 있다.

난독증은 임상진단이다

진단 퍼즐의 각 구성요소를 모두 고려하는 것이 중요하다. 각 구성요소가 기여하는 부분과 진단에 도달하기 위해 모든 조각을 어떻게 종합하는지가 중요하다. 현재 관행은 난독증이 개인의 병력과 증상, 어려움의 원인, 읽기 어려움의 예상치 못함을 알려주는 인지능력, 학업 성취도를 모두 포함한 개인의 학습 프로파일을 고려해서 경험이 풍부한 임상의가 내린 임상적 판단에 기반을 두고 진단을 내리는 것이다. 이러한 개념 틀에서 지능 이하의 읽기(때때로 능력-성취 불일치라고도 함)는 전체 임상평가의 한 구성요소에 불과하다. 전체 평가에서는, 예를 들어 그 사람의 병력과 말하고 읽는 모습의 관찰도 검사 결과와 함께 고려한다.

검사는 도움이 되긴 하지만 평가 절차의 중요한 구성요소일 뿐이다. 대법관 소니아 소토마요르는 이를 이해했다. 대법관이 되기 전 소토마요르 판사는 뉴욕주 남부 지역의 미국 지방법원 판사로 재직했다. 이때 난독인 변호사의 편의제공 요청을 거부한 뉴욕주 변호사 시험위원회의 차별에 대한 재판을 주재하면서 소토마요르 판사는 난독증 진단과 관련하여 다음과 같은 발언을 했다. "본질적으로 학습장애 진단에는 임상적 판단이 필요하다. 단순히 검사 점수만으로 정량화할 수 없다." 심리 검사 점수가 난독증 유무를 판단하는 데 반드시 충분하지는 않다. 대신 개인의 병력, 임상관찰, 행동 관찰 및 판단에 대한 지식이 진단에 필수적이다.[15] 난독증은 하나의 검사 점수만 가지고 정확하게 진단될 수도, 표현될 수도 없다. 장애의 알려진 특성에 부합하는 광범위한 임상 양상을 고려하여야 가장 잘 진단된다. 그러므로 교육자와 평가자가 난독증에 대해 더 깊이 이해하는 것은 필수적이다.

반복해서 말하자면, 가장 일관되고 변치 않는 난독증의 핵심은 예상치 못한 저성취라는 개념이다. 평가는 말하기(단어 인출), 읽기(정확성 및 유창성), 철자 및 제2언어 학습을 포함하여 여러 영역에 대한 전형적인 영향을 설명하는 난독증의 보편적인 정의를 따른다.

오늘날 과학에 근거한 난독증 평가는 유기적이다. 난독증 아동과 그 가족이 겪은 실제 경험을 반영한다. 현명한 임상의는 검사란 개인이 살면서 경험한 현실의 근사치일 뿐이라는 점을 인식한다. 실제로 궁극적으로 검사를 선택할 때 세심한 주의를 기울여야 한다. 평가는 개인의 나이와 교육수준에 맞게 문제가 드러나도록 개인에 맞게 조정되어야 한다.

난독증 진단은 기본적으로 다른 상태의 진단과 다르지 않다. 근본적인 병태 생리학에 대한 지식을 바탕으로, 임상의는 난독증 진단을 뒷받침할 증거가 있는지 병력, 관찰 및 심리측정 평가를 통해 결정한다. 평가 절차의 세 단계는 다음과 같다.

→ 나이와 교육수준을 고려해서 읽기 문제를 규명하라.
→ '예기치 못함'을 뒷받침해 줄 수 있는 증거를 취합하라. 학습능력은 교육 또는 직업적인 성취도를 기준으로 판단할 수 있다.
→ 더 높은 수준의 다른 언어기능들은 상대적으로 괜찮으며, 음운론적 취약성만 고립된 증거를 찾아보라.

15) 이 사건과 소토마요르 판사의 판결에 대한 자세한 내용은 p. 493을 참조하십시오.

난독증을 진단하는 단일한 검사 점수는 없다. 다른 과학 기반 진단과 마찬가지로 난독증 진단은, 사용 가능한 모든 임상 데이터의 신중한 통합을 반영해야 한다. 임상의가 추구하는 것은 그 사람의 지능, 나이와 읽기, 음운론적 기술 사이의 불균형으로 드러나는 음운론 기반 읽기 장애라고 수렴되는 증거를 모으는 것이다. 난독증은 일반적으로 다른 언어 또는 인지 영역을 침범하지 않는 독특하고 한정된 음운론적 결손이라는 특성으로 인한 읽기 어려움이 두드러진 특징이므로 다른 장애와 구별된다.

난독증 진단의 첫 번째 단계는 연령이나 지능을 고려할 때, 읽기 점수가 예기치 않게 낮은지 알아보는 것이다. 읽기 검사는 읽기에는 두 가지 주요 구성요소, 해독(단어 재인)과 이해(읽는 내용 이해)가 있다는 점을 기억하면 이해하기 쉽다. 따라서 평가는 아동이 단어를 얼마나 잘 읽는지와 읽은 내용을 얼마나 잘 이해하는지에 중점을 둔다.

학령기 아동의 읽기는 정확성, 유창성 및 이해력을 측정함으로써 평가한다. 초기에는 정확성이 중요하지만 유창하게 읽는 능력은 아이가 성장함에 따라 중요해진다. 정확하게 읽지만 유창하지 않은 아이는 난독증이다. 평가의 한 가지 중요한 요소는 아동이 단어를 얼마나 정확하게 해독할 수 있는가(즉, 개별 단어를 읽을 수 있는가)이다. 이는 우드콕-존슨 성취도 검사-4판 Woodcock-Johnson Test of Achievement-IV(WJ-IV)과 같이 의미 단어 및 무의미 단어를 시간제한이 있는 상태에서 읽는 표준화 검사로 측정된다. 또한, 웩슬러 개별 성취검사-3판 Wechsler Individual Achievement Test-III(WIAT-III) 및 카우프만 Kaufman 교육 성취도 검사-3판(KTEA-III)도 학업 성취도에 대한 신뢰할 수 있고 유효하며 포괄적인 평가방법이다. 각 검사에는 글자 재인, 단어 읽기, 무의미 단어 해독, 유창성 및 이해력과 같은 조기 읽기 능력을 평가하기 위해 고안된 여러 과제가 포함된다.

의미 단어 읽기

앤드류와 같은 초기 학령기 아동의 경우, 읽기 평가는 먼저 그가 단어를 얼마나 정확하게 해독할 수 있는지, 즉 한 단어씩 따로 읽을 수 있는지 알아본다. 예를 들어 앤드류는 갈수록 어려워지는 단어를 읽어 달라는 요청을 받았다. go, the, me에서 pioneer, inquire, wealth와 같은 단어로, 마지막으로 가장 복잡한 단어인 epigraphist, facetious, shillegah까지 진행한다.

무의미 단어 읽기

난독증 진단의 핵심은 앤드류가 이전에 본 적이 없어서 암기할 수 없었던 이른바 비단어, 다시 말해 인공 단어를 어떻게 읽는가이다. ree, ip, din으로 시작할 수 있다. 단어는 rejune, depine 및 viv까지 어려워지고 가장 어려운 pnir, ceisminadolt 및 byrcal까지 진행한다. 이상하지만 발음할 수는 있는 이 단어들의 요점은 아동이 문자를 소리에 연결하여 단어를 발음하는 능력을 검사한다는 점이다. 음운론적 해독능력을 습득했으면 각 단어를 소리 내어 읽을 수 있다. 무의미 단어 읽기 능력은 아동의 음운론적 해독능력을 측정하는 가장 좋은 도구 중 하나이다. 읽기 검사에서는 종종 이 기술을 단어 뽀개기word attack라고 한다. 읽는 이는 말 그대로 단어의 소리 구조를 꿰뚫을 수 있어야 음소 하나하나 소리 낼 수 있다. 다른 방법은 없다. 대부분의 아동은 일반적으로 청소년기가 되면 무의미 단어 읽기 능력의 정점에 도달한다.

읽기 유창성

유창한 읽기 또는 정확하고 빠르게, 좋은 운율을 가지고 읽을 수 있는 능력은 주의력을 사용하지 않고 자동으로 단어를 재인하게 만들어 주기 때문에 매우 중요하다. 단어 읽기 유창성 검사-2판(TOWRE-II)은 그 사람이 의미 단어와 무의미 단어를 얼마나 정확하고 빠르게 읽는지를 평가한다. 이것도 도움이 되지만 의미 있는 긴 글을 소리 내어 읽고 읽은 내용에 대한 이해를 보여주는 것을 기반으로 하는 진정한 유창성을 측정하지는 못한다.

읽기 유창성 검사(단락을 소리 내어 읽기)는 종종 아동이 단어를 해독할 때의 불확실함을 알아내는 데 특히 도움이 된다. 본질적으로 소리 내어 읽기는 읽는 이로 하여금 각 단어를 발음하도록 한다. 난독인이 고통스럽게 단어를 하나씩 해독하려고 시도하는 모습은 그의 읽기 능력을 의심의 여지 없이 알려준다. 그가 단어의 각 음절을 발음하기 위해 얼마나 많은 노력이 필요한지 관찰할 수 있다. 우리는 뒤죽박죽이거나 새로 만들어진 단어를 들을 수 있다. 우리는 거기에 있어야 할 어떤 단어가 없다는 것을 알 수 있다. 우리는 그의 읽기에서 억양이나 음조가 부족하다는 것을 알 수 있다. 따라서 우리는 글자와 소리 사이의 연결을 아직 완전히 마스터하지 못한 채 고군분투하며 읽는 이를 알아낼 수 있다. 지금까지 들었다시피, 그렇게 힘들게 소리 내어 읽는다면 다른 면에서 대단히 영특하고 뛰어난 사람의 난독증 징후일 수 있다.

읽기 유창성은 일반적으로 그레이 구두 읽기 검사-5판(GORT-V)을 사용하여 아동에게 소리 내어 읽도록 요청함으로써 평가된다. 이 검사는 점점 어려워지는 단락들로 구성되어 있으며, 각각 이해력 문제가 뒤따른다. 점수는 정확성, 속도, 유창성 및 이해도에서 채점된다. **난독증 아동이 읽는 걸 듣고 점수를 살펴보다 보면, 더 빨리 읽으려고 할수록 정확도가 떨어지는 것을 종종 볼 수 있다. 오토매틱 읽기라기보다는 아직 수동 읽기이기 때문이다.**

단어를 정확하고 빠르게 읽는 능력이 유창성 검사의 초점이 되는 경우가 많지만, 유창성 정의의 주요 구성요소는 억양, **즉 *이해하면서* 읽기임을 이해하는 것이 중요하다.** 따라서 그 사람이 의미 있는 긴 글을 소리 내어 읽을 때 귀를 기울이는 것(읽는 내용이나 감정을 반영해서 그의 목소리를 어떻게 바꾸는지 듣는 것)은 유창성 평가의 필수적인 부분이다.

철자

읽기에 어려움이 있는 아동은 일반적으로 철자법(인코딩, 즉 소리를 문자로 변환)에 어려움을 겪는다. 유용한 철자 검사에는 Written Spelling–5, WIAT–III, KTEA–III 및 WJ–IV가 포함되며, 여기에는 문어 검사의 하위 검사에서 측정하는 기술 중 하나로 철자가 포함된다.

인지능력

난독증은 지능을 고려할 때 아동이나 성인에게서 읽기의 예상치 못한 어려움으로 정의되기 때문에 웩슬러 아동지능검사–5판(WISC–V)과 같은 지능 측정이 중요한 요소라는 것은 놀라운 일이 아니다. 난독증을 가진 아동 또는 성인에 대한 종합적인 평가, IQ 검사는 특히 추상적인 사고와 추론의 영역에서 장점 영역을 자주 드러내 줄 수 있으며, 이는 부모, 특히 자녀 자신에게 매우 안심된다. 또한, 읽기 어려움이 국소적이며 일반적인 학습능력 부족을 반영하지 않음을 나타낸다.

> **유용한 힌트:** 지능검사를 완료하고 점수를 매긴 후에는, 그 아이나 어른과 그의 능력에 관해 대화를 나누고 종 모양의 곡선에서 그가 자신이 어디에 위치할지 묻는 것이 필수라는 점을 다시 강조하고 싶다. 그러고 나서 그의 지능이 실제로 어디에 위치하는지 그에게 알려주게 되는데, 보통 그가 가리킨 위치보다 훨씬 높다.

독해력

앤드류가 보여 준 것처럼 해독과 유창성과는 반대로, 읽기 이해력은 난독증을 가진 영리한 아이들에서 거의 영향이 없다. 일반적으로 항상 그런 것은 아니지만 독해력 검사할 때, 묵독하게 한다. 따라서 이러한 검사에서 결과는 개별 단어를 얼마나 정확하게 발음하는지보다는 단락의 의미를 추론할 수 있는 능력에 더 좌우된다. 문맥을 사용하여 일부 단어의 의미를 추측하고 이해력 질문에 올바르게 답할 수 있다. 예를 들어 앤드류가 기린이라는 단어를 읽거나 발음할 수 없는 경우에도 "목이 매우 긴, 키 큰 동물을 기린이라고 한다"라는 문장을 읽고 그 의미를 추측할 수 있다. 독해력 검사는 우드콕-존슨 성취도 검사, 카우프만 교육 성취도 검사 및 독해력 검사-4판(TORC-IV)에 포함되어 있다. 결과적으로 난독인은 (충분한 시간이 허용되기만 한다면) 개별 단어를 하나씩 해독하도록 요청받을 때보다 읽기 이해력 검사에서 더 잘 수행하는 경우가 많다.

아동이 이해력 검사에서 점수가 좋지 않다면 불안 또는 극도로 좋지 않은 해독능력을 포함한 다양한 문제의 가능성이 고려된다. 그러나 아동이 독해력 검사-4판(TORC-IV)과 같은 검사를 받을 때와 같이 이해력을 더 깊이 검사할 때, 그는 이해력 하위 검사 중 많은 부분에서 잘 수행하고 이해력이 부족하다고 간주 되지 않는다.

> **주의:** 아동이 읽기 이해에 큰 문제가 있는 경우, 난독증이 아니라 특정 독해 장애Specific-Reading Comprehension Deficit(S-RCD) 진단을 받아야 한다.

우리는 아동을 평가한 후 난독증을 진단하기 위해 검사 결과에서 어떤 패턴을 찾아야 하는지 정확히 알고 있다(읽기 정확성과 읽을 때 필요한 노력 모두).

→ 개별 단어 읽기 어려움
→ 부족한 음운론적 기술
→ 무의미 단어나 익숙하지 않은 단어를 해독하는 데 특히 어려움
→ 개별 단어를 빠르게 읽어야 할 때, 특히 어려움
→ 부정확하고 느리며 힘든 소리 내어 읽기와 내용을 반영하는 억양 부족으로 입증되는 유창성 부족
→ 짧은 기능어를 읽는 데 어려움(that, is, an, for)

→ 부족한 철자 능력
→ 독해력은 종종 개별 단어를 해독능력보다 우수함
→ 평균 또는 심지어 우수한 지능
→ 지능과 읽기 능력의 불균형

앞서 나는 음운론적 약점과 사고와 추론의 강점을 어떻게 인식할 수 있는지 언급했다. 예를 들어, 부모는 종종 운율이나 단어 발음에 문제가 있거나, 앤드류처럼 단어를 인출하는 데 어려움을 겪거나 혀끝에 단어가 있어서 단어를 내뱉을 수 없는 모습을 관찰할 수 있다.

음운론적 기술은 학령기 아동에게서 직접 신뢰성 있게 측정할 수 있다. 종합음운처리능력 검사-2판(CTOPP-II)은 특히 광범위한 영역을 평가한다. 아이의 난독증을 민감하게 측정하는 음운론적 능력 검사 중 하나는 아동에게 단어에서 특정 음소를 삭제하도록 요청한다. 당연하게도 이를 음소 삭제(또는 제거) 검사라고 한다. 검사자는 아이에게 "sour에서 sss를 빼고 발음할 수 있니(our)?"라고 묻는다.. "crane에서 r을 빼고 발음할 수 있니(cane)?" 단어의 소리를 음소로 분리할 수 없는 아이들은 글자와 소리를 연결할 수 없다.

어휘력

아동의 어휘(흔하거나 흔하지 않은 다양한 단어의 의미에 대한 친숙함)는 일반적인 언어능력에 대한 좋은 지표를 제공한다. 가장 보편적으로 사용되는 피바디 그림어휘력 검사-5판[Peabody Picture Vocabulary Test-V]에서, 예를 들어 네 가지 그림 중 어느 것이 거인[giant], 카누[canoe], 맘모스[mammoth], 기수[equestrian]에 해당하는지 차례로 가리켜 보라고 요구받는다. 말로 하는 반응이 필요하지 않은 이 검사는, 종종 난독증 아동에게 특별히 유용하다. 난독증 아동은 즉시 올바른 그림을 가리길 수 있지만, 말로 응답할 필요가 있는 경우 특정한 이름을 검색하는 데 어려움을 겪는다.

종합

앤드류가 평가를 마친 다음, 우리는 모든 정보를 검토했다. 그의 부모(그리고 교사와 앤드류 자신)가 그의 발달사와 학교 경험에 대해 말한 내용, 평가자가 그와 상호작용하는 동안 관찰한 것 그리고 음운론, 읽기, 철자, 어휘, 지능검사에 대한 그의 수행 패턴은 앤드류가 어떻게 읽는지 알려준다. 각 요소에서 우리는 읽기 문제, 온전한 고차원 사고 및 언어능력 그리고 음운론적 어려움의 증거를 찾았다.

앤드류는 글을 읽는 데 어려움을 겪었다. 그는 무의미 단어를 발음할 때 가장 많은 문제를 보였다. 그는 1학년 수준으로 수행했는데, 처음 몇 단어만 발음할 수 있었다. 개별 단어를 해독하는 데 어려움을 겪는 것 외에도, 앤드류는 단락을 소리 내어 읽는 데 힘들어했다. 그는 단어를 해독하려고 노력하면서 이야기를 아주 천천히 그리고 주저하면서 읽었다. 때때로 그는 두 줄을 건너뛰었고, 그것을 눈치채지 못했다. 소리 내어 읽기 결과에서 앤드류는 처참했다. 분명히 그는 유창하게 읽지 못했다. 대조적으로, 그의 어머니가 예측했듯이 그는 묵독을 기반으로 한 읽기 이해력 검사에서 훨씬 더 높은 점수를 받았다. 분명히 앤드류의 학습능력은 높았다.

그의 부모(및 할머니)는 그의 발달사에 대해 우리에게 말했다. 그들은 끊임없이 이유를 알고 싶어 하는 영리하고 호기심 많으며 창의적인 아이로 묘사했다. 그는 혼자 200조각 퍼즐을 맞추었고, 지구본을 보고 모양을 보고 다양한 나라들을 찾아내면서 시간을 보냈으며, 책 읽어주는 것을 특히 좋아했다. 앤드류는 해리포터와 그리스 신화 이야기를 계속해서 들을 수 있었다. 그의 선생님들은 수업 시간 중에 이야기를 듣고, 가장 추상적이고 미묘한 점까지 흡수하는 모습을 관찰함으로써 이러한 설명을 확증했다. 앤드류의 들은 것을 이해하는 능력과 읽기 능력은 그의 교사에 따르면 '낮과 밤 같았다.'

앤드류는 비록 잘 읽을 수는 없지만, 분명히 훌륭하게 생각하는 사람이었다. 이것은 상위 5%에 있는 그의 IQ 검사 결과에서 분명하게 드러났다. 단어의 소리에 접근하는 능력 검사에서의 그의 능력은 정반대였다. 음소 삭제 검사에서 앤드류는 제시된 단어에서 서로 붙어있는 음소를 분리할 수 있는 것으로 보이지 않았다. 앤드류에게 단어는 견고하고 쪼갤 수 없는 전체였다. 그가 음운론적 약점을 가지고 있다는 점에는 의심의 여지가 없었다.

단어가 그려진 그림을 가리키는 피바디 그림어휘력 검사에서, 앤드류는 우수한 범위에서 수행했다. 난독인은 종종 놀랍도록 높은 어휘력을 가지고 있다. 앤드류는 이것을 증명할 수 있었다. 그는 단어의 소리를 인출해서 말할 필요가 없었기 때문에, 단어의 소리를 인출할 때의 음운론적 어려움으로 인해 어려움을 겪지 않았다.

읽기 정확도(의미 및 무의미한 단어) 및 유창성, 독해력, 철자, 음운론, 어휘, 산술 및 인지능력 검사를 포함한, 시간제한이 있거나 없는 읽기 측정은 학령기 아동의 난독증 진단을 위한 기본 핵심 검사 목록이다. 물론, 산수 성취도, 언어, 쓰기 또는 기억력에 대한 추가 검사는 더욱 포괄적인 평가 일부로 시행될 수 있다. 만약 아이가 읽기보다 수학 개념 시험에서 훨씬 더 잘 수행한다면,

잘 발달 된 다른 학습능력이 둘러싼 가운데 홀로 있는 읽기 부진이라는 인상을 더 명확히 한다.

난독증 아동은 때때로 숫자의 이름을 기억하거나 구구단을 암기하거나 수학 문장제 문제를 읽는 데 어려움을 겪는다. 이것을, 수학적 능력에 기본적인 문제가 있는 아이와 혼동해서는 안 된다. 나중에 당신은 학창 시절에 이러한 어려움을 경험한 매우 존경받는 난독인 경제학자에 대해 읽게 될 것이며 그는 나중에 많은 존경을 받는 복잡한 경제 수학적 모델을 개발한다.

> **주의:** 난독증 진단을 보장하는 단일 검사 점수는 없다. 중요한 것은 전체적인 그림이다. 평균 범위의 읽기 점수를 받았지만 어려움을 겪고, 유창하게 읽는 법을 배울 수 없으며 난독증에 대해 방금 설명한 모든 징후를 가진 매우 영리한 아이는 난독증이다.

이 패턴이 난독인들 사이에서 매우 일관되며 자주 나오기 때문에 내가 설명한 접근방식은, 어려움을 겪는 읽는 이가 수년간 좌절과 실패를 겪기 전에 선별되도록 보장해준다. 소토마요르 판사가 말했듯이, 난독증은 임상진단이며 어느 점수 이상이면 난독증이 아니라는 기준은 없다. 나중에 설명하겠지만, 2008년 미국 개정 장애인법Americans with Disabilities Act Amendment Act of 2008 규정에서 알 수 있듯이, 중요한 결정 요인은 사람이 읽는 *방식*이며, 기술적으로 어떻게 읽고 있는지 *조건, 방법 또는 기간*이라고 한다. 엄청난 노력, 주저함, 건너뛰며 읽기, 잘못된 발음 또는 엄청나게 천천히 읽는가? 그 사람이 어떻게 읽는지를 보여주는 이러한 요소들이 우선적이어야 한다.

> **주의:** 오톤-길링햄 방식(pp. 311-313 참조) 같은 집중적인 코드 기반 읽기 개입을 많이 받은 매우 영리한 나이 많은 아동이, 예를 들어, 종합음운처리능력 검사-2판과 같은 음운론적 처리 검사는 놀랍도록 잘 수행하지만, 아직 읽기가 유창하지 않은 경우가 드물지 않다. 유창함의 부족은 많은 자료를 읽음으로써 새로 배운 음운론적 기술을 적용하는 연습이 부족했음을 반영한다. 즉, 이 아이들은 기본적인 기술은 가지고 있지만 읽기 연습을 통해 연마되지 못했다.

난독증 아닌 다른 장애도 읽기에 영향을 미칠 수 있다.

*발달성 난독증*에서는 음운론적 약점이 일차적이다. 언어 시스템의 다른 구성요소는 거의 손

상되지 않았으며, 처음에는 개별 단어를 정확하게 해독하는 것이 힘들고 나중에는 의미 있는 긴 글을 유창하게 읽는 것이 힘들다. 지능은 영향을 받지 않으며 우수하거나 영재 범위에 있을 수 있다. 이 장애는 출생부터 존재하며 후천적이지 않다.

*언어 학습장애*에서 일차적 결함은 단어의 소리와 의미를 포함하여 언어의 여러 측면을 아우른다. 여기서 읽기 어려움은 해독과 이해 모두에서 발생하며 모든 종류의 언어적 어려움도 두드러진다. 언어성 지능 점수는 언어 결함의 영향을 많이 받으며 지능은 평균 이하의 범위에 있을 수 있다. 이 장애도 타고난다.[16)]

*후천성 실독증*acquired alexia에서는 읽기에 필수적인 두뇌 시스템들에 영향을 주는 뇌 손상, 종양, 뇌졸중에 의해, 읽기 능력의 손상이나 감소가 나타난다. 뇌 손상의 정확한 위치에 따라 여타 다른 증상들이 수반될 수 있는데, 실어증이나 우반신의 근력 약화 등이 그것이다. 발달성 난독증과는 대조적으로, 이 기능장애는 후천적이고 대부분 중년이나 고령자들에게서 관찰된다.

*과독증*Hyperlexia은 그 원인을 알 수 없는, 다소 드문 기능장애이다. 많은 면에서 그것은 난독증의 정반대mirror-image이다. 과독증으로 태어난 아이들은 걸음마 시기나 취학 전 시기같이 매우 이른 시기부터 단어 해독이 가능하다. 그들은 일찍부터 단어와 문자에 강한 관심을 보이며, 그들의 탁월한 단어 재인 능력은 5세 무렵부터 드러나기도 한다. 그러나 그들의 독해력은 심각하게 저조하다. 게다가 추론이나 추상적 문제 해결의 어려움도 보인다. 드물지 않게, 과독증 아이들은 성인이나 다른 아이들과의 관계 형성에서 어려움을 겪는다.

난독증을 진단할 때, 학령기 아동의 읽기를 힘들게 만드는 다른 잠재적인 원인을 배제하는 것도 중요하다. 예를 들어, 아이들은 청각이나 시각 문제에 대한 평가를 받아야 한다. 한때는 만성적인 귀 감염에 기인한 미세한 청각의 문제가 언어 습득과 이후의 읽기를 방해한다고 생각되었다. 그러나 최근의 증거에 의하면 일반적으로 귀 감염은 언어 발달과 읽기를 방해하지 않는다. 눈의 근육을 수축하여 초점을 맞추는 능력의 문제들도 마찬가지여서, 이 능력 부족이 읽기 어려움의 원인으로 종종 간주된 바 있지만, 이러한 연관성을 뒷받침해 주는 강한 증거가 부족하다.

난독증 평가에 불필요한 검사가 있다. 예를 들어 뇌 영상검사(MRI, CT, X-레이), 뇌파(EEG) 및 유전검사와 같은 실험실 검사이다. 이 검사는 난독증 이외의 특정 임상 징후가 있는 경우에만 처방되어야 한다.

16) 어떤 사람들은 난독증을 언어 학습장애라고 말한다. 우리는 특히 언어의 음운론적 구성요소에만 관련된 난독증을 언어의 여러 구성요소에 영향을 미치는 언어 학습장애와 구별한다.

많은 사람이 주의력 결핍 과잉행동장애(ADHD)와 난독증을 혼동한다. 일부는 두 용어를 같은 의미로 사용하기도 한다. ADHD와 난독증은 서로 다른 병이다(자세한 내용은 30장 참조). 지금까지 읽었다시피 난독증은 말소리에 접근하는 데 어려움을 나타내는 장애이다. ADHD는 주의를 할당, 집중 및 유지하는 데 어려움을 반영하는 문제이다. 자동적(유창한) 읽기가 부족하면 주의력 자원이 고갈돼서, 난독인도 부주의해 보일 수 있다.

난독증은 조기에 안정적으로 선별하고 발견하고 효과적으로 치료할 수 있는 소규모 공중 보건 문제 중 하나이다. 우리는 학교의 첫해에 읽기를 배우지 못하는 아동을 선별하고 치료해야 한다. 이제 난독증의 부정적인 영향을 최소화할 수 있지만 그렇게 하려면 먼저 그러한 아동을 선별해야 한다. 앞서 말했듯이 빨리 진단할수록 결과가 더 좋아진다. 이것이 내가 이제부터 읽기 문제의 첫 징후를 찾기 위해 어린아이들을 평가하는 문제로 관심을 돌리고 싶은 이유이다.

13장

난독증 고위험 아동 선별

앞서 읽었듯이, 앤드류는 수년간 좌절감을 겪고 또래보다 많이 뒤처진 후에야 난독증 진단을 받았다. 이렇게 파괴적인 지연(읽지 못할 뿐만 아니라 선별해내지도 못함)은 난독증 아동에게는 절대적으로 불필요하다. 오늘날 난독증에 걸릴 위험이 큰 소년과 소녀가 뒤처지기 전에 확실하게 알아낼 수 있다.

앞서 난독증의 일반적인 단서에 대해 논의했다. 여기서 초점은 어린 아동의 잠재적 난독증을 선별하는 데 도움이 되는 특정한 평가방식이다. 난독증에 가장 취약한 아동을 선별하기 위해 고안된 선별도구가 그것이다. 물론 목표는 잠재적인 어려움이 본격적인 문제가 되어 아이에게 해를 주기 전에 포착하는 것이다.

지난 20년 동안 읽기 연구자들은 조기에, 유치원이나 1학년 때 위험에 처한 아이들을 선별할 수 있는 빠르고 효율적인 선별도구를 개발하기 위해 노력해 왔다. 선별도구는 진단 도구가 아니다. 그 역할은 난독증 위험에 처한 아동을 빠르고 효율적으로 선별하는 것이다. 선별도구는 가장 이른 학년의 모든 아동에게 제공되도록 설계되었으며, 이를 보편적 선별이라고 한다. 가능한 한 빨리 추가 도움이 필요한 아동을 찾아내기 위해, 선별도구는 실제로 난독증이 될 아동(진양성)을 정확히 찾아내면서 어떤 아동은 확실히 난독증이 되지 않을 것인지(진음성)를 찾아낼 수 있어야 한다.

저와 같은 연구자들은, 지금까지 무시되어 왔던 선별 정보 중 하나가 아동의 읽기에 대한 교사의 통찰력과 판단이라는 것을 인식했다. 입학 후 교사는 학생들이 학습에 참여하는 상당 기간 학생들을 관찰할 충분한 기회를 얻는다. 난독증 위험이 큰 학생들의 조기 언어 및 학습 활동을 평가할 수 있는 이상적인 위치에 있다. 아이들의 취학 전 경험이 서로 매우 다르고 처음 학교에 입학할 때 읽기 수준도 다양하므로, 선별을 위해선 2학기까지 기다리는 것이 가장 좋다. 이 시점에서 학생의 읽기에 대한 교사의 통찰력과 판단은 중요한 정보다. 읽기를 배우는 과정에서 보여주는 매일의 기복, 무서운 좌절, 만족스러운 미소를 관찰하면서 밀접하게 몇 달을 보냈던 것은 아이의 교사이다. 이러한 경험은 선별검사에 대한 교사의 반응에 반영된다. 그들의 독특한 통찰력과 경험의 깊이가 활용되지 않는 경우가 너무 많다. 이것은 유감스러운 일이며 개선되기를 바란다.

우리는 예일 난독증과 창의력 센터에서 개발한 전 학년 교사 질문지Multigrade Inventory for Teachers(MIT)의 작은 일부(유치원 10개 항목, 1학년 12개 항목, 2학년 10개 항목, 3학년 10개 항목으로 구성)에 대한 교사의 답변을 사용해서, 난독증에 걸릴 위험이 큰 아동들을 높은 정확도로 예측할 수 있었다. 이 선별도구 Shaywitz DyslexiaScreen™(Pearson, 2016, [그림 13.1])은 다른 선별도구에 비해 여러 중요한 이점이 있다. 교사를 참여시키고, 아동에 대한 통찰력을 포착하고, 매우 효율적이며, 매우 저렴하다. 아이를 아는 선생님이 완성하고, 심리측정적 특성이 아주 좋다. 선별도구는 태블릿으로 작성되며, '난독증 위험' 또는 '난독증 위험 없음'이란 결과를 거의 즉시 보여준다. 가장 중요한 것은 이 선별도구가 증거기반, 즉 잘 작동하는 것이 입증되었다는 것이다. 또한, 아이들의 귀중한 수업 시간을 빼앗지 않는다. 실제로 Shaywitz DyslexiaScreen™은 캘리포니아주 팔로알토와 미주리주, 뉴욕주 브루클린을 포함한 전국의 다양한 지역에서 열성적으로 사용되고 있다.

위험으로 확인된 아동의 경우 두 가지 가능한 경로가 있다. (1) 집중적인 조기 개입 프로그램에 즉시 배치되거나, (2) 완전한 진단 평가를 받는 것이다. 후자를 강력히 추천한다. 진단은 아동이 가장 적절한 개입을 받도록 하는 데 중요하다. 진단을 통해 학생, 가족 및 교사는 난독증 아동의 필요를 이해하고 해결해 줄 수 있다. 선별검사에서 위험하지 않다고 확인된 아동의 경우, 부모와 교사는 자녀의 진행 상황을 모니터링하면서 증거기반 읽기 커리큘럼을 따를 수 있다.

Shaywitz
DyslexiaScreen™

[그림 13.1] Shaywitz DyslexiaScreen™

난독증에 걸릴 수 있는 유치원~3학년 학생을 위한 사용자 친화적인 선별도구 읽기 성공과 관련된 것으로 알려진 기술(특히 음운론)에 대한 평가는 난독증 위험이 있다고 확인된 어린이집, 유치원 및 1학년 아동에게 적합하며 다음과 같은 전문가에 의해 개별적으로 수행된다. 읽기 및 난독증에 대해 잘 알고 있는 전문가, 언어재활사, 학습장애 전문가, 읽기 전문가, 경험이 풍부한 심리학자, 심지어 난독증을 인식하고 이해하고 검사를 적용하도록 훈련된 교사.

앞서 말한 내용을 반복해서 미안하지만, 이것은 매우 중요하다. 코네티컷 장기추적연구에서 나온 새 데이터에 따르면 난독증 아동은 1학년 때부터 평균적으로 읽는 또래보다 훨씬 낮은 수준의 읽기 능력을 보이며, 이 격차는 청소년기까지 지속되고 그 이상까지 지속될 가능성이 크다. 난독인과 건강한 이 사이의 읽기 격차를 좁히려면 가능한 한 일찍, 이상적으로는 유치원 때, 늦어도 1학년 때부터 효과적인 읽기 프로그램을 적용해야 한다.

연구를 통해 학교 첫해에 음운론적 기술을 갖추는 것이 얼마나 중요한지 눈을 뜨게 되었다. 반복하자면, 1학년이 끝날 무렵 대부분 아동은 기본 음운론적 기술을 거의 습득했다. 2학년부터는 이전에 습득한 음운론 기술의 효율성 또는 자동성을 개선하는 쪽으로 발전한다.

음운론적 민감도란, 말의 의미보다는 소리에 집중하는 능력을 말한다. 아이는 단순히 고양이가 동물인지 아닌지보다 고양이와 어떤 단어가 같은 라임을 이루는지 말할 수 있다. 약 4세 때부터, 음운론적 기술은 시간이 지남에 따라 예측 가능한 논리적 순서로 점차 발전한다. 그 순서와 시기를 인식하면, 아동이 궤도를 벗어나는 시기를 인식하고 심각한 손상이 발생하기 전에 다시 궤도로 돌아갈 수 있다.

아동의 음운론적 기술을 설명할 때 두 가지 용어가 자주 사용된다. 음운론적 인식은 단어의 소리 구조에 대한 모든 수준의 인식을 포함하는 일반적이고 포괄적인 용어이다. 또한, 운율에 대한 민감성과 음절 같은, 단어의 더 큰 부분을 알아차리는 것을 포함하여, 단어 일부에 대한 인식을 개발하는 가장 초기 단계를 얘기할 때도 사용된다. 음소 인식은 훨씬 더 구체적인 용어이며 단어를 구성하는 가장 작은 언어 입자인 음소를 인지하고, 식별하고, 생각하고, 조작하는 고급 능력을 의미한다. 음소 인식은 후기 읽기 능력과 가장 밀접한 관계가 있으며, 대부분 검사는 이에 중점을 둔다.

대부분의 임상의사와 연구자들은 전체 범위의 음운론적 기술을 검사할 때 종합음운처리능력검사를 이용한다. 그 2판은 4~6세 범위를 다루며, 이는 5세까지의 기준만 있는 첫 번째 버전보다 개선된 것이다.

아동이 난독증에 걸릴 위험이 있는지를 예측하는 데 있어 음운론적 인식능력 검사만큼 강력하지는 않지만, 문자 이름과 소리에 대한 아동의 지식은 그녀가 읽을 준비가 되었는지에 대한 유용한 지침이 될 수 있다. 문자 지식 검사는 간단하다. 아이에게 한 번에 하나씩 카드에 제시된 글자의 이름을 질문함으로써 비공식적으로 검사할 수 있다. 마찬가지로 문자와 소리에 대한 지식은 아동에게 "이 문자가 내는 소리를 말로 말해 줄 수 있니?"라고 질문해서 검사한다. 문자 재인 부분이 포함된 읽기 검사(예: 우드콕 존슨 성취도 검사 4판의 문자-단어 하위 검사)를 사용하는 것이 더 제대로다.

다시 말하면 교사는 난독증을 가진 학생을 선별하는 데 중요하다. 앞서 언급했듯이, Shaywitz DyslexiaScreen™을 사용하여 우리는 유치원 말년과 1학년 말에 시행한 교사의 평가가 나중에 난독증이 될 아이들을 정확하게 선별할 수 있음을 발견했다.

부모가 할 수 있는 일

난독증이 될 위험이 있는 어린아이들이 읽기 실패를 경험하기 전에 선별하는 가장 과학적으로 탄탄하고 현명한 접근법은 다음과 같다.

→ 당신 자녀의 언어 발달과정을 관찰하라. 운율 찾기, 발음, 단어 찾기 등에서의 문제들에 주목하라.

→ 글자를 언어로 바꾸는 당신 자녀의 능력을 관찰하라. 그가 알파벳 글자들의 이름들을 말하는지 확인하라.

→ 당신의 가족사를 알아보라. 읽기, 쓰기, 철자법, 혹은 외국어 학습 등에서의 문제점들에 주목하라. 난독인을 평균보다 많이 가진 가족들의 경우, 사진작가, 예술가, 기술자, 건축가, 과학자 그리고 영상의학 전문의들이 많은 것 같다. 흔하지는 않지만, 인상적인 점은 이들 가족 중에 난독증을 가진 위대한 작가, 기업인, 법조인이 드물지 않다는 점이다.

→ 만약 구어, 문자 이름 학습 등에서 문제의 단서가 보인다면 그리고 특히 가족력이 있다면, 당신의 아이를 검사받게 하라.

→ 자녀의 학교에서 난독증 위험에 처한 아동을 선별하기 위해 보편적인 선별검사를 하는지 확인하라.

주의: 읽기에 어려움이 생길 징후가 있는 아동의 유치원 입학을 연기하는 것에 대해 자주 질문을 받는다. 유치원 입학을 연기하지 않는 것이 좋다. 이것은 필요한 도움을 지연시킬 뿐이다. 많은 부모는 아이가 동급생보다 한 살 더 많으면 유치원의 요구에 더 잘 대응할 것이라고 믿지만, 증거는 그렇지 않다고 말한다. 한 그룹의 연구자들은 초기 읽기에 가장 큰 영향을 준 것이 생물학적 성숙인지 또는 읽기 교육에 대한 노출인지 검사하기 위해 진짜 자연스러운 실험을 이용했다. 연구자들은 생일이 유치원 입학 기준일로부터 양쪽에 있는 두 집단의 어린아이들을 비교했다. 한 집단은 유치원을 들어갈 수 있는 생년월일이고, 두 번째 그룹은 유치원 입학 기준일에 조금 미치지 못한 것, 외에는 모든 면에서 비슷했다. 그들은 한 달 더 어렸고 입학까지 1년을 기다려야 했다. 나중에 검사받았을 때 유치원에 먼저 입학한 집단의 아이들이 나중에 입학한 집단 아이들보다 더 잘 읽었다. 그들은 또한 학업 측면에서나 정서 측면에서 더 빨랐다(1학년도 일찍 시작하는 학생들이 더 잘한다). 입학 미루기는 아이들의 학습에 도움이 되지 않았고, 추가적인 부정적 심리적 부담을 안겨주는 것처럼 보였다.

이것은 놀라운 일이 아니다. 앞서 나는 그저 좀 느리게 가고 있을 뿐이라는 말이 틀림을 나타내는 자료에 대해 논의했다. 아이가 읽기에 문제를 겪고 있다면, 적절한 도움을 받기 전에 더 많은 시간을 그냥 지나치게 한다고 해서 나아지지 않을 것이다. 그에게는 증거기반의 개입이 필요하다. *처음에 실패하게 만든 교육 방법을 한 번 더 해본다고 아이에게 도움이 되지 않을 것이다.* 따라서 입학 유예에 대한 반대 증거가 매우 많다. 난독증이 조기에 발견되고 아동이 효과적인 개입을 받으면 따라잡기 시작할 수 있다. 이와는 대조적으로 이러한 교육을 받는 것이 지체된 아동은 학교에서 자신을 성공한 학생으로 여기지 않음은 말할 것도 없고, 격차를 좁히는 데도 큰 어려움이 있다.

자녀의 학교 입학을 미루는 것이, 더 나은 읽는 이가 되는 것에 도움이 되지 않는다는 증거가 분명해 보인다. 다른 한편, 효과적인 개입 프로그램과 연결될 때 조기 선별은 차이를 만들 수 있다. 이러한 개입은 난독증이 될 위험에 처한 대다수 아동이, 장기간의 읽기 실패로 인한 트라우마를 경험할 필요가 없도록 하는 데 도움이 될 수 있다. *나이 들기나 '철들기'가 아닌 읽기 지도가 더 나은 읽기로 이끈다.* 요즘은 전례 없이 좋은 도움을 받을 수 있는 때다.

14장

영리한 청년 진단

거의 30년 전, 나는 아이비리그에 속한 한 대학교의 학장으로부터 전화를 받았다. 그 전화는 나를 읽기의 어려움을 가진 명석한 청년들의 세계로 이끌어주었다. 이제 4학년을 막 시작하지만, 학교에서 한 학기를 더 보내고 싶어 하는 학부생 카일라의 특별한 부탁 때문에 그 학장은 나에게 도움을 청했다. 그 학생은 난독증이고 추가 학기가 필요하다고 했다. 그 학장은 매우 놀랐다. "그녀의 성적을 검토해 봤는데, 그녀는 정말 뛰어났습니다!" 난독증을 가진 청년들에 대한 경험이 거의 없었던 나도 당황스러웠다. 그래서 나는 모든 진단 과정들의 출발점인 과거 역사로부터 작업을 시작하였다. 그때 난독증을 가진 영리한 청년들의 세계에 처음 발을 내디뎠다.

카일라는 초기에 고전했으나, 8세부터는 난독증에 특화된 학교에 입학하여 읽기 장애에 대한 세심한 관심과 특별 도움을 받을 수 있었다. 3학년 때 평가서는 그녀를 가르친 많은 교사의 의견들이 반영된 것 같았다. "그녀의 소리 내어 읽기의 특징은, 중간에 자주 끊어지고 반복이 많다는 것이다. 그녀는 하위 읽기기술들을 습득하고자 열심히 노력했으나, 아직 그 기술들을 활용하여 새 단어들을 읽는 것에는 성공하지 못하고 있다. 그러나 독해력은 꽤 훌륭하다."

난독증의 존재를 알려주는 지표들은 확실했다. 난독증의 가족력, 읽기기술 습득에서 초기의 그리고 지속적인 어려움, 훌륭한 독해력, 느린 읽기 속도 등이 그것이다. 나는 카일라가 난독증이라는 것을 알았다. 난독증을 가진 사람도 이처럼 읽기 요구가 많은 학교에서 성공할 수 있다는 사실이 내게는 인상적이었고, 나는 카일라와 같은 학생들이 얼마나 많이 일류 대학에 입학했는지 궁금했다. 카일라의 교과 점수가 최상위권은 아니었으나, 그녀의 고등학교 교사들이 꼽은 그녀의 자질들, '창의적인 사고, 뛰어난 탐구심, 자립심 강한 리더십' 등은 분명히 입학 사정관의 이목을 집중시켰을 것이다.

카일라는 자신의 첫 3년을 마치기 위해 '엄청난 대가'를 치렀다고 설명했다. 많은 노력을 기울였음에도 매우 느리게 읽었기 때문에 진도를 따라가기 위해서 그녀는 모든 시간과 에너지를 투자해야 했다. 마지막 학년에 진급하는 지금, 그녀는 시간이 부족해서 자신의 교육의 질이 저하되는 것을 원치 않았다.

> 내 학점이 나쁜 건 아니지만, 그 학점들은 나의 지능, 성실한 학과 공부, 근면성 같은 것을 반영하지는 못하고 있어요. 그 때문에 평균 정도인 나의 학점은 내게 부당하게 느껴져요…. 추가적인 학기를 신청하려는데요, 나의 지능과 성실한 태도에 어울리는 방식으로 이 과정들을 마무리하고 싶어요…. 중요한 것은 나의 말 표현이 서툴다거나 책 한 페이지를 가까스로 읽어 낸다는 사실이 아니에요…. 나는 소용이 있건 없건 상관없이 평생 함께할 인문학 교육을 원해요. 인문학적 전통을 가진 사상과 지식 그리고 비전을 소유하고, 이해하고, 도전하며, 재창조할 수 있기를 바라요.

카일라는 한 학기 동안 학업을 연장할 수 있도록 허가받았으며, 다음 해 예일 대학을 졸업했다. 그녀는 이제 TV와 영화에서 인상적인 작품성과를 낸 뛰어난 시나리오 작가이다.

비록 난독증으로 치료받은 적은 없지만, 고도로 지적이고 대단히 성실하며 강한 동기가 있는 난독증을 가진 젊은이들이 교육을 받고 성공적으로 학업을 마칠 수 있다. 그들 중 수백 명이 예일, 브라운, 하버드, 스탠퍼드, 워싱턴, 듀크, 펜실베이니아, 윌리엄스, 애머스트, 미들베리 및 그 밖의 명문 대학들과 전문대학원에서 공부하고 있다. 나는 난독증을 가진 학생들이 우리 예일대학의 다른 학생들만큼이나 폭넓은 능력과 개성을 보여주면서 자신의 학업을 훌륭히 수행하고 있음을 알고 있다. 입학 사정관들은 확실히 이런 학생들의 능력을 간파하고 있다. 그들은 자신들이 원하는 자질들이 한 사람의 시험 점수가 말해 주는 것 이상이라는 점을 인정한다. 시카고 대학교도 2018년 6월에 이제 SAT 및 ACT와 같은 표준화 시험이 입학에 필수가 아닌 선택사항이라고 발표했다.

30년간 나는, 예일대학교와 다른 대학에서 그리고 나의 연구와 다른 사람들의 연구를 통해 난독증을 가진 학생들을 직접 만나고 함께 작업하면서, '고립된 약점의 섬을 둘러싼 강점의 바다'라는 모델을 더욱 공고히 할 수 있었다. 특히 예일대학의 학생들은 명석함과 난독증이 뭘 의미하는지를 동시에 내게 보여주었다. 나는 예일대학 학생들과 교직원의 난독증 문제들에 관해 상담하였고, 그 과정에서 그들의 기록들, 특히 짧은 자기소개서들을 검토하였다. 나는 이 문서들을 검토하면서 그 학생들의 어린 시절에 대해 알게 되었다. 그 소년 소녀들은 읽기에 고전했고, 자신 이름의 글자를 잘 모르거나 깔끔하게 쓰지 못했으며, 철자법이 힘들었으며, 단어를 잘못 발음하고 말을 더듬었다. 그들은 교사와 부모들을 당황하게 했고, 이유를 물어보는 사람들에 의해 항상 상처를 받았다. 나는 그들의 어머니들을 떠올려보고 그들과 어머니들이 겪었던 모든 것들에 대해 생각해 보았다. 나는 이 어머니들이 가졌던 걱정에 대해 생각하지 않을 수 없었다. 내 아이는 어떻게 될까? 그들의 기록들을 하나씩 검토하며 나는 그 부모들이(그리고 아이들도) 얼마나 심하게 걱정했을지, 그리고 현재는 난독증을 가진 자신들의 자녀들이 이렇게 높은 수준의 학교에서 성공적인 학생으로 재학 중인 것을 보며 얼마나 기뻐하고 있을지 상상할 수 있다.

나는 수십 명의 명석하고 비범한 학생들과 다양한 교직원들을 알게 되었다. 나는 그들과 만나서 대화하고 문제를 해결하려 했으며, 그들의 검사 기록을 매우 상세히 재검토하였다. 앞서 언급한 바와 같이, 대학생이나 그 이상의 단계에 이르면 표준화 시험과 기타 시험 점수는 난독증을 가진 사람이 향후 학문적으로 얼마나 성공할지 와 사회에 얼마나 기여할지 거의 예측해 주지 못한다.

> **주의:** '인지'검사로 분류된 많은 검사는 영리함, 창의력 또는 인내력으로 수렴되는 필수 자질을 제대로 측정하지 못할 수 있음을 유의하라.

난독증 학생의 경우, 소위 읽기 검사의 평균 점수는 개별 단어를 읽고, 음절마다 힘들게 발음하고, 제대로 들리고 이해될 때까지 반복해서 다시 읽으려는 힘겨운 노력을 제대로 측정하지 못한다. 얼마나 아이러니한가! 난독증을 가진 영리한 성인이, 한편에서는 대단한 인지 강점들과 개념화의 능력을 보여주는 반면, 인쇄된 단어를 해독하고 읽을 때는 가장 기초적인 수준에서 계속 고전하고 있는 것이다. 그는 만반의 준비를 갖추었다. 그의 강력한 지적 무기는 단어들의 영양분을 흡수하여 그것들이 전달하는 사상들과 사고들을 소화하고 음미할 수 있도록 준비되어 있다. 그러나 기초 재료인 인쇄된 단어에 접근하기 위해서는, 먼저 그 단어를 해독하고 읽을 수 있어야 한다. 대단한 좌절감과 불굴의 인내심을 수반하는 일이다. 나중에 여러분과 공유할 새 연구인 예일 결과 연구(pp. 419-420 참조)는 영리하고 열심히 노력하며 인내심 많은 난독증 학생이, 계몽된 대학을 만날 때 일어나는 일에 대한 데이터로 격려와 안심을 가져다준다.

경쟁이 치열한 대학에 다니거나, 석사 학위 프로그램 또는 전문대학원에 등록한 학생들의 경우, 그들의 삶의 질감과 성취는 시간제한 시험에서의 성적보다 더 많은 것을 알려줄 것이다. 학생이 경쟁이 치열한 대학에서 잘 해내고 있다면, 교실에서 통찰력 있는 의견과 사려 깊은 답변, 큰 그림을 이해하고 수업 토론에서 읽거나 들은 내용의 요점을 파악하는 능력, 설득력 있는 에세이나 시간제한 없는 시험에서의 성과보다, 시간제한 시험이 학습 잠재력을 더 잘 측정한다고 믿어야만 할까? 코미디언 리차드 프라이어Richard Pryor가 말했듯이, "당신은 누구를 믿겠습니까, 저? 아니면 당신의 거짓말하는 눈?"

진단

1996년, 발달성 난독증 100주년을 기념하여 나는 사이언티픽 아메리카Scientific America에 「난독증」이란 논문을 실었다. 그 논문에서 나는 앞서 언급한 의대생 그레고리에 대해 논의하였다. 그는 난독증을 가진 명석한 청년들이 보여주는 전형적인 모습을 가졌다. 그는 대단히 명석하고 몹시 어려운 개념조차 이해할 수 있었으나, 해부학 용어들을 발음하고 세부 사항을 암기하는 데는 어려움을 보였다. 그 논문 출간 후, 나는 학생들과 학부모들로부터 많은 편지와 이메일을 받았다. 어떤 학생들은 이미 난독증으로 진단받았으나, 일부 소수의 학생은 난독증으로 진단받지 못했다. 예컨대, 중서부의 한 인문대학에서 철학을 전공하는 브랜든 로저스는 다음과 같은 글을 보냈다.

> 나는 학교생활을 항상 잘해 왔습니다…. 이해가 잘 안되면 될 때까지 반복해서 공부했어요. 밤늦게까지(혹은 거의 밤샘) 공부해야 하는 상황이 와도 필요한 모든 방법을 동원해 최선을 다했습니다. 최근까지도 나는 이것에 대해 특별히 생각해 본 적이 없어요. 나에게 시간을 많이 잡아먹게 한 문제들이 다른 사람들에게도 있으리라 생각했어요. 아무도 내가 난독증일 것으로 생각하지 않았어요. 나는 학교에서 항상 공부를 잘했고 똑똑한 학생이었어요. 나는 전부 A학점을 받았습니다…. 내가 처음 난독증에 대해 들었을 때, 내게 그것은 시중에 떠도는 무의미한 용어에 지나지 않았어요. 그리고 나는 그것은 열심히 공부하지 않는 사람들의 핑곗거리라고 생각했지요. 그러나 그것에 대해 알게 될수록, 그것이 내게 실제로 영향을 미치고 있음을 느끼게 됩니다. 나는 발음문제, 또한 어처구니없는 철자 실수, 지독히 느린 읽기 속도, 재차 반복해서 읽어야 할 필요성, 교수님의 강의를 받아 적는 데 있어서의 문제 등을 가지고 있어요. 내게 항상 남아있던 이런 문제들이 왜 생기는지 이제 알 것 같아요. 나는 확실히 알고 싶을 뿐입니다. 나는 이전에 어떤 검사도 받아 본 적이 없지만, 말 그대로 나는 그저 알고 싶을 뿐입니다.

브랜든의 의문들은, 자신의 읽기를 걱정하는 많은 대학생들과 젊은이들로부터 내가 들은 것들을 대변하고 있다. 그렇다. 자신의 학습장애를 확실히 진단받기가 가능하며 가치 있는 일이다. 절대로, 브랜든이 나열한 문제들은 정상적인 것이 아니고, 난독증을 가진 명석한 청년들에게서만 찾아볼 수 있는 문제들이다.

난독증을 가진 아이가 청년으로 성숙해 감에 따라 바뀌는 검사 점수는 우리에게 시간 경과에 따라 난독증이 변화하는 모습을 보여준다. 이 임상 정보는 이제 (난독증과 정상 모두를 포함한) 성인들의 읽기 연구와 읽기에 관련된 뇌 기능 연구 때문에 그 중요성이 커졌다. 이 연구 결과들은 청년들의 난독증 진단에 중요한 시사점을 제공해 준다.

아이들이 성숙해지면서, 뼈는 성장하고, 근육은 강해지고, 지식은 축적되며, 기술들은 세련되어진다. 그러나 난독증의 음운론적 결손은 가장 명석하고 열심히 공부하는 아이들에게서도 그대로 지속된다. 대학생들과 성인들을 대상으로 한 수많은 연구가 이 음운론적 결손의 끈질긴 지속성을 입증한다.

성인 난독증 진단을 위한 이 모든 것들의 시사점은, 존스홉킨스대학의 연구자인 매기 브룩Maggie Bruck이 언급한 바와 같이, 음운론적 결손이 난독인 남녀들의 일생에 걸쳐 지속해서 나타난다는 것이다. 이것은 난독증을 가진 아이의 검사 자료들이 아이가 성장해도 달라지지 않음을 의미한다. 음운론적 결손은 아동기에 난독증으로 진단받은 모든 사람에게서 실제로 지속해서 나타난다. 물론 난독인도 점점 더 많은 단어를 정확히 읽을 수 있게 되고, 읽은 것을 아주 잘 이해하게 된다. 그러나 지속적인 음운론적 결손 때문에 유창성이 결여된다. 아동기의 어려움은 점차로 성인기의 느리고 힘든 읽기로 진화한다. 감사하게도, 우리가 인간으로서 추론하고, 분석하고, 가장 높은 수준의 문제를 해결하고, 위대한 업적을 남길 수 있는 것은 우리의 음운론적 체계가 아닌 우리의 인지능력 덕분이다.

연구자들은 난독증을 가진 대학생들이 정확히 단어들을 읽을 수는 있지만 그러기 위해 매우 오랜 시간이 걸린다는 것을 발견했다. 만약 난독증을 가진 사람이 지나치게 빨리 읽으려 시도한다면(혹은 그래야만 한다면) 단어들의 의미를 파악하지 못할지도 모른다. 이런 경우, 이해력 부족으로 잘못 해석될 수 있다. 성인 난독증에서 속도라는 사안의 중요성은 소위 읽기 나이가 같은 대조군 연구에서 밝혀졌다. 난독증 병력을 가진 대학생들의 경우, 초등학교 6학년 아이들과 읽기 정확도가 비슷하였고 읽기 속도는 오히려 더 느렸다.

난독증을 가진 대학생 연령대의 사람들이 어떻게 읽는지 이해하기 위해, 우리는 한 사람이 읽을 수 있는 단어의 수와 그 단어들을 읽는 방법을 분리해야 한다. 난독증을 가진 대학생과 정상적인 대학생 모두 제시된 단어를 정확히 읽을 수는 있지만, 읽기는 완전히 다른 신경 경로를 통해서 이루어진다.

앞서 나는, 난독증을 가진 성인과 건강한 성인의 읽기 경로가 어떻게 서로 다른 양상을 보여주는지, 뇌 연구를 통해 알게 된 안타까운 사실들에 대해 언급하였다. 능숙하게 읽는 사람들은 고속의 후두 측두 시스템을 자동으로 작동시켜 주어진 단어를 인지한다. 핵심 구성요소(음운론, 철자론, 의미론)를 한데 모아서 그 단어가 신속히 그리고 수월하게 읽힌다. 난독인은 후두 측두 시스템이 비효율적이어서 자동적인 읽기가 어렵다. 대신, 그는 두뇌의 앞쪽과 우측에 존재하는 이차적인 읽기 경로를 활용한다. 읽기를 위해 이 이차적인 경로에 의존한다는 사실은 그의 읽기 방법에 대해 시사하는 바가 크다. 첫째, 그 때문에 그는 비록 매우 느리긴 하지만 많은 단어를 읽을 수 있다. 둘째, 난독증을 가진 사람은 소리에 바탕을 둔 읽기 경로 대신, 더 고차원적인 인지능력을 활용하여, 주위 문맥으로부터 모르는 단어의 의미를 추론한다. 이러한 이유로, 명석한 난독증인 사람은 따로 나열되어 있거나 얼마 안 되는 문맥 속의 단어보다는, 문맥 속의 단어를 월등히 잘 읽는다.

느린 읽기 속도는 난독증을 가진 사람이 낯선 단어의 의미를 파악할 때, 보다 간접적인 경로를 이용함에 따라 치러야 하는 대가이다. 동시에, 큰 인내심과 충분한 시간을 가진 난독증 청소년이라면 대학생 수준의 자료들을 이해할 수 있다. 여러 연구에서 이러한 배선의 결함이 드물지 않게 일어나는 현상인 것이 확인되었다. 세계 도처에서 난독증을 가진 학생들이 구사하는 언어는 서로 다르지만 읽기를 할 때 주로 사용하는 신경 시스템의 문제는 같다.

난독인이 정확하지만 유창하지 않게 읽게 만드는 신경 시스템에 의존함을 이해하면, 어린 아동의 난독증 진단에 사용되는 검사와 접근방식은 노인과 청소년에게 적합하지 않거나, 충분하지 않은 이유를 설명하는 데 도움이 된다. 단어 재인에 대한 전통적인(시간제한 없는) 검사의 점수는 뛰어난 난독증 청년을 비슷한 나이의 비 난독인과 구별하지 못할 수 있다. 종종 시간이 정해져 있는 읽기 유창성 검사는 이 청년들에게 더 유효한 난독증 검사이다.

매일 하는 임상 판단에 과학적 데이터를 적용시켜, 난독증을 가진 청년 남녀에 관한 결정이 오해나 잘못된 견해가 아니라 과학에 기반하도록 하는 것이 중요하다. 최신 과학 데이터는 난독증을 가진 영리한 청년의 읽기 어려움의 예상치 못한 특성에 대한 강력한 검증을 제공한다. 이러한 사람은 지능검사, 특히 언어추론 구성요소에서 매우 높은 점수를 받을 수 있다. 건강한 사람에게서는 지능과 읽기가 밀접하게 연결되어 있지만, 그렇지 않고, 머리가 좋은 난독인은, 읽기, 특히 읽기 유창성 검사에서 매우 낮은 점수(훨씬 낮음)를 받을 수 있다. 다행스럽게도 지능검사는 어떤 사람이 머리가 좋다는 확실한 증거를 제공한다. 그걸 아는 것은 그 사람에게 엄청나게 다른 차이를 만든다.

그러나 대부분의 경우, 영리한 청년에게 난독증 진단의 핵심은 그의 개인사에 있다. 그의 삶에서, 난독인은 음운론적 어려움에 기인한 읽기 어려움의 흔적을 기록하기에 충분한 삶의 경험이 축적된다. 카일라와 같은 일부 사람들에게는 검사, 개인 교습, 특수교육으로 이어지는 읽기 어려움의 역사이다. 브랜든과 같은 일부 사람들의 경우, 너무 영리하기 때문에 난독증 진단이 지연되고, 증상이 있어도 "아, 그러나 똑똑하니까 기다려 봅시다"와 같은 설명과 함께 어른이 될 때까지 진단을 안 하기도 한다.

아론의 읽기 속도가 고통스러울 정도로 느리고 철자법이 심하게 형편없다는 것을 알았을 때, 문제가 있음을 어떻게 알았을 때 그리고 아이가 밤늦게까지 숙제를 하곤 함을 알았을 때 아론의 어머니가 느꼈던 좌절감이 아직도 기억난다. 그녀는 그의 유대교 성인식 준비에 대해 얼마나 걱정했는지 회상한다. 세상이나 종교에서 만난 교사들에게 거의 똑같은 말을 들었다. 걱정하지 마세요. 아론은 너무나도 똑똑해서 좋아질 것이다. 그녀가 아론의 히브리어 교사와 그녀의 우려를 공유했을 때, 그 교사는 아론의 뛰어난 지능에 주목하면서 무시했다. 그러나 몇 번의 수업 후에 교사는 아론의 부모에게 조심스럽게 연락해서, 그의 높은 지능에도 불구하고 소년이 제2언어인 히브리어를 배우는 데 상당한 어려움을 겪고 있으며, 심각한 읽기 문제가 있다는 데 동의했다. 아론은 고통스러운 좌절감, 불안감, 자기 의심을 견뎌낸 지 수년 만에 마침내 난독증 진단을 받았다. (제가 참석한 난독증 소년 소녀들의 유대교 성인식에 관해 언급하지 않는다면 나도 아쉬울 것 같다. 거기서 적절한 지원과 개인 교습을 받은 아이들이 특별한 날에 빛을 발했다.)

> **주의:** 아이의 높은 사고력과 추론 능력이 불리하게 작용할 수 있다. 내가 말했듯이 난독증에서는 지능과 읽기가 관련이 없다. 자녀의 높은 지능이 진단, 도움 및 자기 이해를 지연시키는 데 사용되도록 허용하지 말라.

우리는 한 청년 삶의 거의 모든 측면에 스며든 음운론적 결함을 가리키는 소견의 패턴을 찾고 있다. 사람마다 특정한 성분의 조합이 달라서, *진단에 그 자체로 확실한 하나의 사건, 증상, 검사 점수는 없다.* 음운론적 약점은 실제 항상 존재하지만, 우리는 다양한 상황과 인생 주기에서 그것을 어떻게 인지할지 알아야 한다. 언어적 어려움의 발달사, 특히 음운론에 기반한 언어 요소에 관한 것은 종종 가장 명백하고 믿을 수 있는 읽기 장애의 증거이다. 느린 읽기는 뛰어난 청년 난독증의 으뜸가는 증상이다. 앞서 설명한 바와 같이 이런 영리한 사람에게 아동에서 사용하는 표준화된 평가 과정이 부적절하고 종종 잘못된 결론으로 이끈다. 아직은 단어 인출 어려움의 역사, 힘든 읽기와 쓰기, 형편없는 철자법 그리고 읽기나 시험에서 추가시간의 필요함이 청년 난독증을 가장 민감하고 정확하게 알려주는 신호이다. 어떤 나이에서든 난독증 진단은 공식이나 마법 같은 기준 점수에 바탕을 두고 내려지지 않는다. 대신 음운론적 약점이 어떻게 그 사람의 인생에 영향을 미치는지에 대한 이해에 바탕을 둔다. 이론은 틀을 제공할 뿐, 진정한 이해는 수년, 심지어 수십 년에 걸쳐 매일 표현되는 장애가 주는 느낌에 친밀해지는 데서 비롯된다.

청년의 진단에 대한 우리의 접근방식은 읽기와 뇌에 대해 알게 된 모든 것에서부터 자연스럽게 나온다. 무엇보다 임상적 판단이 필요하다. 그것은 입증되지 않은 공식이나 임의적인 결정에 근거하지 않으며 생각하는 이의 접근방식이다. 오히려 최첨단 과학과 좋고 오래된 상식이 그 과정을 주도한다. 난독증의 기본 특성을 이해하면 진단이 쉽고 자연스럽게 펼쳐진다. 따라서 평가자가 난독증을 완전히 이해해서, 입증되지 않은 이론에 대한 경직된 신봉자 역할을 하기보다는 *진단자* 역할을 하는 것이 중요하다.

난독증을 가진 젊은 남녀는 명예와 실패, 칭찬과 경고, 일부 영역에서는 상위 1%, 다른 영역에서는 하위 9%, 뛰어난 사고자, 절망적으로 느리게 읽음 등 혼란스럽고 모순된 모습을 보일 수 있다. 모두 같은 사람이다. 난독인은 엄청나게 기분 좋은 날과 파괴적으로 기분이 저조한 날을 경험한다. 어느 날 그들은 예리한 사고로 칭찬을 받아 자신이 매우 똑똑하다고 느끼는가 하면, 다음날 정기 객관식 시험에서 실망스러운 성적을 거둔 나머지 '난 정말 바보야'라고 느끼고, 사람들은 어떻게 '그렇게 오랫동안 많은 사람을 속일 수 있는지' 궁금해한다.

맥스 이야기 - 학교에서, 그리고 현실 세계에서

책을 읽어보라는 요청을 받으면 아직도 상당히 긴장하는 사람이나, 성인이 된 지금까지도 반 친구들의 비웃음과 상처를 주는 말을 아직 기억하는 사람에게도 해피엔딩이 있을 수 있음을 알아주기 바란다. 때문에, 맥스의 이야기를 여러분과 나누고 싶다. 나는 2014년 9월 18일 의회의 과학, 우주 및 기술 위원회에서 주최한 '난독증의 과학' 청문회에 초대받았을 때 맥스를 만났다. 맥스는 난독증이 개인에게 주는 영향에 대해 증언했다. 우리는 청문회 전 저녁 식사 자리에서 만났고 맥스는 자라면서 겪었던 많은 경험을 공유했다. 그는 존 F. 케네디에 대한 단락을 반 아이들 앞에서 소리 내어 읽어야 했고, 그가 더듬거리고 주저할 때 반 전체가 그를 비웃었던 기억에 관해 얘기했다. 그 경험은 참담한 일이었고, "내 남은 생애 동안 죽어도 준비한 원고를 읽지 않기로 했어요"라고 말했다. 당연히 그로부터 수십 년 후 의회에서 증언할 때 맥스는 다음과 같이 말했다. "난독증을 가졌다는 것이 어떤 것인지 이야기해 달라는 요청을 받았습니다. 일단은, 제가 준비한 발표문을 소리 내어 읽으려고 했을 때, 5학년 반 친구 전체가 비웃었기 때문에 이번에는 원고를 준비하지 않았다고만 말씀드리겠습니다. 그래서 저는 간단하게 마음에서 나오는 대로 말하겠습니다."

그리고 그는 말한 대로 했다. 맥스는 『좀비 생존 가이드The Zombie Survival Guide: Complete Protection from the Living Dead』와 브래드 피트가 나온 영화로도 제작된 『월드워 Z』를 쓴 베스트셀러 작가 맥스 브룩스이다. 최근에 맥스는 『마인크래프트: 섬Minecraft: The Island』이라는 소설을 썼다. 그의 책은 수백만 권 팔렸고, 그는 사인을 받으려는 사람들에게 포위당했다.

카일라와 브랜든을 포함하여 그간 알게 된 젊은 난독인 남녀를 생각하면서 나는 맥스에게 물었다. "어렸을 때, 수많은 사람들, 심지어 단 한 사람이라도 당신의 사인을 원하는 꿈을 꿔 본 적이 있습니까?"

"절대, 절대, 절대, 절대, 절대 아니에요. 나는 내가 어떤 일에도 성공할 것이라고 결코 생각하지 못했어요. 내 자존감이 얼마나 낮았는지 몰라요."

높은 벽에 가로막혀 서 있다고 느끼거나, 반 친구들의 비웃음을 듣지 않고 소리 내어 읽을 수 없다고 느낄 때, 수치심, 불안, 낮은 자존감으로부터 일어나 성공하고 행복한 성인으로 성장한 맥스의 삶의 여정을 떠올려보라.

과학과 상식에 따르면 한 사람이 매우 느리게 읽지만, 대학생 이상 수준의 자료를 이해할 수 있다면 상당한 강점뿐 아니라 음운론적 결함도 가질 가능성이 크다. 이 둘이 같이 있다면 그가 난독증임을 강력하게 암시한다. 내 경험상, 진단하는 사람이 난독증의 기본 특성을 이해하면 진단이 간단해진다. 이 지식은 어린아이들의 난독증 진단을 위해, 이전에 말한 3단계 과정에도 적용될 수 있다.

→ *1단계. 연령, 학력 또는 지능을 고려해서 읽기 문제를 파악한다.* 뛰어난 성인의 읽기 문제를 파악하는 주요 단계는 주의 깊게 병력을 수집하는 것에 바탕을 둔다. 가장 일관되게 난독증을 시사하는 신호는 느리고 힘든 읽기와 쓰기이다. 읽기 유창성 부족을 인식하거나 측정하지 못하는 것은

아마도 영리한 청년의 난독증 진단에서 가장 흔한 오류일 것이다.

간단한 단어 재인 과제로는 대학을 졸업하고 법학, 의학, 경영 또는 기타 대학원에 다닐 정도로 충분히 뛰어난 사람의 난독증을 식별하지 못하는 경우가 많다. 난독증을 가진 청년은 시간제한이 없는 의미 단어 읽기 검사에서 좋은 점수를 받을 수 있으며, 이는 그가 이전에 그 단어를 읽었던 적이 있고 그 단어를 기억에 저장했다고 볼 수 있다. 그는 단어 재인 과제에서 이러한 단어 중 하나를 만났을 때, 해독할 필요 없이 기억에서 인출하기만 하면 된다. 따라서 난독증을 가진 청년이 의미 단어목록을 읽을 때 얻은 점수는 믿을 수 없을 정도로 높을 수 있다. 따라서 단어 재인 정확도에만 의존하는 검사는 이러한 사람의 난독증을 진단하는 데 부적절할 수 있다.

무의미 단어를 읽는 검사(단어 뽀개기)가 더 도움이 된다. 이러한 단어를 읽기 위해서는 해독[17]해야 하기 때문이다. 만들어진 단어이기 때문에 이전에 만나서 기억한 적이 없으므로 기억으로부터 인출할 수 없다.

→ 뛰어난 성인의 유창성 부족을 파악하기 위해서는 넬슨데니 읽기 검사 Nelson-Denny Reading Test(NDRT, 14~65세) 같은 검사처럼 시간제한이 있는 상황에서 특정 단락을 읽고 이에 대한 질문에 응답하거나, 그레이 구두 읽기 검사-5판 Gray Oral Reading Test-V(GORT-V, 6세~23세, 11개월까지 검사 가능)과 같은 검사처럼 제한된 시간 아래에 의미가 연결된 글을 소리 내어 읽게 한 다음 질문에 답하게 할 수 있다.

주의: 2013년 학습장애 잡지 「Journal of Learning Disabilities」에 실린 기사에 따르면 넬슨데니 독해력 검사 항목은 관련 구절을 읽지 않고도 올바르게 답할 수 있다. 이상하게 보이지만 응시자는 한 번도 읽어 본 적 없는 단락을 바탕으로 질문에 답하도록 요청받았다. 결과는 더 높은 IQ와 언어 이해 및 다양한 읽기기술이 더 높은 넬슨데니 검사 점수(단락을 읽지 않고 시행

17) 자음과 모음을 합성하여 발음(역자 주).

하는)와 유의하게 연관되어 있음을 시사한다. 질문 자체를 기반으로 응시자는 객관식 답변을 합리적으로 추측할 수 있었다. 이 결과는 유창하지 않아서 큰 노력을 기울여 읽지만, 넬슨데니 이해력 검사(제한된 시간 및 추가시간 제공 상황 포함)에서 높은 점수를 받았던 영리한 청년들에 대한 나와 다른 사람들의 경험과 일치한다. 그러한 점수를 받는 사람은 종종 가장 영리하지만 유창하지 않은 젊은 남녀이다.

이는 난독증 검사를 받는 청년에게 중요하다. 왜냐하면, 단락을 읽지 않고도 넬슨데니 읽기 검사 중 이해력 검사에서 높은 점수를 받을 수 있음을 의미하기 때문이다. 이 점수를 보고 판정관이 제한된 시간 하 독해력 측정에서 높은 점수를 받은 사람에게 추가시간이 필요하지 않다고 잘못 결론을 내릴 수 있기 때문이다. 그 사람이 더 영리할수록, 단락을 읽지 않아도 넬슨데니 검사에서 좋은 점수를 얻을 수 있다. 그가 넬슨데니 검사의 제한 시간 하 검사에서 높은 점수를 받을 수 있겠지만 여전히 시험 볼 때 추가시간이 필요하다.

→ *2단계. 난독증의 예기치 못함을 뒷받침하는 증거를 수집한다.* 높은 학습능력은 웩슬러 성인 지능검사(16세~90세까지)와 같은 지능검사를 하거나, 조금 더 어린 사람들의 경우 웩슬러 아동지능검사(6세~16세, 11개월까지) 같은 지능검사를 통해 직접 측정할 수 있다. 대안 또는 추가로, 높은 학습능력은 교육적 또는 직업적 성취에 기초하여 추론될 수 있다. 뛰어난 성인의 교육수준 또는 직업 상태는 학습능력에 대한 매우 좋은 지표를 제공한다. 명문 대학을 졸업하거나 대학원, 의학, 경영, 법학전문대학원생이라는 지위는 높은 능력을 나타낸다.

그러한 성인의 유창성 부족(느린 읽기)은 예상치 못한 읽기 문제 또는 난독증을 의미한다. 시험에서 얻은 모든 점수는 동일한 수준의 교육 또는 직업 훈련을 받은 동료의 점수와 비교하여 고려해야 한다. 나는 웩슬러 성인 지능검사와 같은 IQ 검사를 시행하는 것을 선호한다. 앞서 말했듯이 웩슬러 검사에서 나온 객관적인 수치를 보면 자신이 얼마나 똑똑한지 알 수 있다.

→ *3단계. 어휘 및 이해력과 같은 상대적으로 영향받지 않은 언어기능은 우수한 데 반해, 음운론적 영역에 국한된 약점의 증거를 찾는다.* 높은 수준의 교육 또는 직업 성취에 비해서 느린 읽기, 단어 인출의 어려움, 서툰 철자법, 외국어 학습 어려움의 지속적인 패턴은 국소적인 음운론적 약점의 증거를 제공한다. 마찬가지로, 웩슬러 지능검사에서 강한 개념 형성 및 추론 능력, 또는 읽기 이해력, 고수준 수학과 같은 음운론과 상관없는 영역의 강점도 강점의 바다를 시사한다.

이 세 가지 기본 단계를 따르면서 읽기 및 난독증 발달 패턴에 대한 지식을 적용하면 뛰어난 청년 또는 성인의 난독증에 대해 정확하고 과학적으로 유효한 진단이 가능하다. 한번 난독증이면 평생 난독증이다. 대학생이 청소년기 이후에 평가 및 진단을 받았다면 증상이나 생활환경에 특별한 변화가 없는 한 재검사를 받을 합리적인 이유가 없다. 재검사는 실제로 해로울 수 있으며, 이미 곤경에 처한 난독증 학생에게 불필요한 심리적, 재정적 부담을 안겨준다.

이는 법무부와 로스쿨 입학위원회 간의 2014년 합의에서 법적으로 확인되었다. 어떤 사람이 전부터 당락을 결정짓는 표준시험에서 편의제공을 받아왔고, 현재 로스쿨 입학시험(LSAT)에서 유사한 편의제공을 요청하는 경우, 해당 개인은 재검사 없이 이러한 편의제공을 받을 수 있다. 1997년 보스턴 대학교의 학습장애 학생이 청구한 재판에서 판사는 3년마다 대학생에 대해 재검사를 요구할 근거가 없다고 판결했다. "피고(대학)는 한 개인의 학습장애가 성인이 된 후 어떤 변화를 보여주거나 학생의 시험 점수가 대학 생활 중에 상당한 변화를 보일 것이라는 생각에 대한 증거가 되는 동료 심사 논문이나 과학적 증거를 제시하지 못했다." 이 판결은 과학적 사실을 반영한다.

일부 학생들이 난독증인 척한다는 자주 반복되는 주장은 완전히 말도 안 된다. 말 그대로 수백 명의 학생과 만난 경험상, 난독증이라고 거짓으로 주장하는 젊은 남녀를 아직 만난 적이 없다. 난독증과 그로 인한 막대한 피해를 이해하는 사람들에게는, 누군가가 기꺼이 그러한 진단을 원할 거라는 생각 자체가 터무니없다. 예일대에서 장애 서비스를 담당했던 전직 코디네이터인 샐리Sally Esposito는 이렇게 설명한다. "학생들은 자신의 상태를 밝히고 싶어 하지 않아요. 그들은 라벨붙이기를 원하지 않아요. 나는 그들이 그저 다르거나 장애가 있는 사람으로 보이기를 원하지 않는 것 같아요. 그들은 낙인에 너무 당황합니다. 그들은 교수나 급우가 알아내리라 생각할 때 당황합니다. 제가 다뤄야 할 큰 문제 중 하나는 학생들이 자신의 신원을 밝히고 그들이 받을 자격이 있는 서비스를 위해 사무실로 오도록 하는 것입니다. 종종 그들은 그것을 하지 않습니다. 그들은 비용이 너무 많이 든다고 말합니다."

마찬가지로, 난독증 진단이 다소 모호하거나 정확성이 부족하다는 말을 자주 듣는다. 그것도 사실이 아니다. 오늘날 분자 의학의 시대에 들어섰음에도, 급성기 소아 입원 병동의 주치의로서 가장 단순하고 가장 흔한 진단을 내릴 때, 피할 수 없는 정확성 부족에 겸손해진다. 많은 사람이 인식하지 못하는 것은, 인간 생물학에 내재된 거대한 가변성이다. 하지만 난독증의 경우 음운론적 약점과 그것이 일생에 미치는 영향에 대한 지식을 통해, 우리는 이제 높은 수준의 자신감을 가지고 상당한 정보에 입각해서 임상적 판단을 내릴 수 있다.

15장

중년 여성에서 난독증 인식

과학은 난독증과 많은 중년 여성이 경험하는 어떤 어려움 사이의 관계를 파악하게 해주는 새로운 통찰력을 제공했다. 이 발견은 난독증의 징후가 특정 연령과 삶의 단계, 특히 폐경기 무렵 여성을 어떻게 놀라게 할 수 있는지를 설명한다. 폐경이 되면 난소의 기능이 크게 저하되어 난소 호르몬, 특히 에스트로겐 수치가 심각하게 감소한다. 폐경 전의 시간을 갱년기라고 하며, 난소가 에스트로겐을 점점 더 적게 생성하는 전환기이다. 이 과정은 일반적으로 30대 후반 또는 40대부터 폐경까지 10년 동안 서서히 진행한다. 폐경기 전후 여성에게는 필요한 에스트로겐이 크게 줄어든다. 폐경기의 평균 연령은 약 50세이며 여성이 약 1년 동안 월경을 경험하지 않는다면 폐경으로 진단된다.

갱년기부터 폐경기와 폐경 후까지 이어지는 여성의 에스트로겐 저하와 난독증 증상과의 관계에 초점을 맞추고 싶다. 나에게 이메일을 보낸 루이스Louise 얘기부터 시작하겠다.

> 나이가 들어감에 따라 난독증이 악화되는 것 같아요. 폐경기가 다가오고 있으며 이것이 내가 겪고 있는 것과 관련이 있는지 궁금합니다. 어렸을 때 있었던 모든 증상이 꾸준히 걱정스러운 속도로 증가하는 것 같습니다. 단어 찾기는 그 어느 때보다 나를 당황스럽게 하고 있습니다. 업무 관련 자료든 심지어 신문이든 읽는 데 시간이 하염없이 걸립니다. 나는 변호사입니다. 당신은 이것이 나에게 얼마나 골칫거리이며 또 심지어 두려운 일인지 상상할 수 있을 것입니다.

루이스의 우려는 점점 말할 단어가 잘 떠오르지 않는 많은 폐경기 여성들의 전형적인 걱정이다. 이러한 걱정은 50~60세의 성공한 여성에게서 자주 발생한다. 즉, 그들은 폐경기에 들어가거나 현재 폐경 상태이다. 난독증 증상은 성인기 중반에는 덜 두드러진 것처럼 보일 수 있다. 그러나 이 여성들이 나이가 듦에 따라 증상이 더욱 두드러지고 문제가 된다고 느끼는 경우가 많다. 그들은 지능을 잃거나 알츠하이머병의 첫 징후가 아닌지 걱정한다. 이 여성들과 이야기를 나눌 때, "나는 많은 사람에게 이것을 말한 적이 없지만, 난독증도 있다"라면서 반쯤 속삭이면서 말해도 더 이상 놀라지 않는다. 나의 뛰어난 동료 중 하나도, 루이스와 같이 단어 찾기 문제에 대해 불평한 적 있다. "내 말이 혀끝에 멈춰서 제대로 단어를 뱉어낼 수 없었어요." 우리는 그녀에게 난독증 진단을 받은 적이 있는지 물었다. "예, 학교 다닐 때요." 그녀가 대답했다. 얼마 지나지 않아 우리는 어떤 학술대회에서 같은 강의에 참석하고 있었는데 그녀가 손을 들어 질문하려 했지만 말할 단어를 떠올리기 힘들어했다. 그녀는 뒤에 있던 나를 향해 뒤돌아서 윙크하며 "그래, 이제 알아, 이렇게 내 난독증이 또 나타나"라고 말했다. 그 후 그녀는 우리가 나눈 대화 덕분에 얼마나 안심이 되었는지 나에게 말했다. 그렇지 않았다면 그녀는 강의 중에 말을 할 수 없을 때 겁에 질렸을 것이다.

이 여성들은 단어 찾기 어려움과 난독증 사이뿐 아니라 여성 호르몬과 읽기, 말하기 사이에 강한 연관성이 있다고 해도 놀라지 않을 것이다.

언어를 위한 뇌의 성 차이

수십 년 동안 난독증은 남성에게만 영향을 미치는 것으로 생각되었다. 그 결과, 난독증 연구에 남자만 대상이 되었고, 심리학자와 교육자들은 남자들에게서만 난독증이 있는지 찾아보는 경향이 있었다. 난독증에 대한 뇌 영상연구를 시작했을 때, 나는 남성뿐만 아니라 여성도 포함되어야 한다고 주장했다. 앞서 말했듯이, 우리의 첫 번째 연구는 기능적 뇌 영상을 사용하여 뇌에서 언어영역의 위치를 찾는 것이었고, 우리는 남성과 비교했을 때 여성의 뇌 활성화 패턴에서 상당한 차이를 발견했다. 다시 말해, 여성은 뇌의 왼쪽과 오른쪽을 모두 활성화하고 남성은 주로 왼쪽 반구만 활성화했다(p. 94, [그림 7.5] 참조). 이러한 발견은 일련의 만화를 포함하여 인지 및 언어에 영향을 미치는 성별 차이에 대한 국제적인 논의를 낳았다([그림 15.1] 및 [그림 15.2] 참조).

이 발견은 우리에게 무엇을 말했을까? 나는 특히, 인간의 건강에 대한 생물학적 기여를 탐

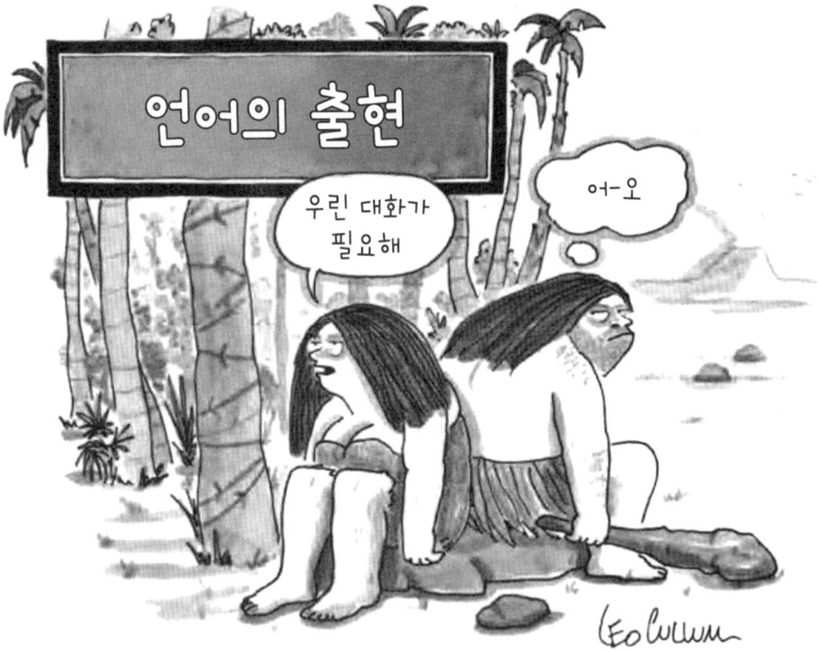

[그림 15.1]

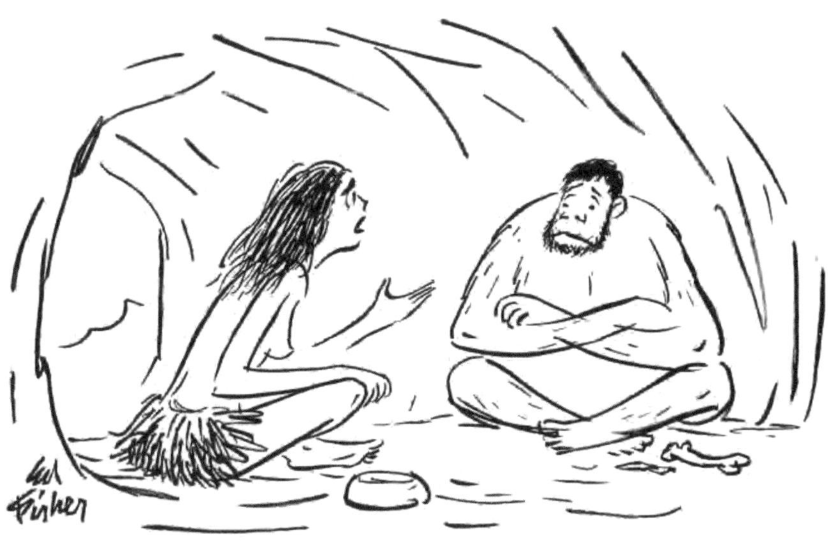

"내가 당신을 사랑하지 않아서가 아니야. 단지 내가 진화했고 당신은 그러지 못했기 때문이지."

[그림 15.2]

구하는 국가 연구위원회에서 일하도록 임명된 후 이 주제를 탐구하기 시작했다. 성별이 중요합니까? 이 위원회에서 나는 사람의 성별이 인지 기능에 어떤 영향을 미치는지에 대해 글을 썼다. 남성인지 여성인지에 따라 다른 인지 영역을 검토하고, 특히 언어영역에서 여성의 수행능력이 남성을 능가하는 기능 목록을 살펴보았다. 그 기능들을 보면서 여성이 더 잘하는 기능 중 얼마나 많은 기능이 읽기에 강하게 영향을 미치며, 종종 음운론적 처리능력과도 상관있음에 놀랐다. 특히 여성은 언어 유창성, 담화 생성, 언어 해독능력, 철자 및 조음 기술에서 이점을 보여준다.

보고서에서 언급했듯이 "언어능력이라는 용어는 단일한 개념이 아니다." 이는 성별 차가 있긴 하지만 모든 언어기능에서 그렇지 않음을 의미한다. 실제로 여성은 일반적으로 이해력 및 어휘력과 같은 언어기능 영역에서는 남성보다 뛰어나지 않다. 이 두 가지 언어기능 영역은 일반적으로 난독증의 영향을 받지 않는 영역이라는 점이 흥미롭다. 이러한 결과와 유사한 발견을 바탕으로, 나는 여성 호르몬인 에스트로겐이 음운론적 능력에 영향을 미칠 수 있으며, 읽기와 말하기에도 영향을 미칠 수 있다고 가정했다.

에스트로겐과 인지 기능과 음운론 관련 기술의 관계를 더 이해하기 위해 우리는 읽기 관련 기술에 대한 에스트로겐의 잠재적 영향을 조사하기 위한 첫 번째 연구를 설계했다. 초기 연구는 폐경기 여성의 뇌 신경계에 대한 에스트로겐의 영향을 조사한 기능적 뇌 영상(fMRI) 실험이었다. 우리는 음운론적 과제를 할 때 특별히 활성화되는 뇌 영역인 두정엽 하부가 에스트로겐을 복용하는 폐경기 여성에서 활성화가 증가함을 관찰했다. 이 연구를 통해 음운론적 처리능력에 대한 작용을 통해 에스트로겐이 폐경기 여성의 읽기에 긍정적인 영향을 미칠 것이라는 가설을 세웠다. 또한, 루이스와 같은 여성의 경우 폐경기 동안 난독증 증상 재발이 에스트로겐 수치 감소와 관련이 있을 수 있음을 시사한다.

우리의 다음 연구인 최신 무작위 이중맹검 위약 대조 임상 시험(RCT, 치료법 연구의 황금 표준)을 「폐경Menopause」 학술지에서 보고한 바와 같이 폐경 후 여성에게 *에스트로겐 치료는 소리 내어 읽기 및 언어 기억력에서 현저히 더 나은 수행과 관련이 있었다.* 이러한 발견은 폐경기 여성을 돌보는 의사들이 해당 여성이 경험하는 읽기, 말하기 및 기억의 어려움에 대해 심각하게 우려하고, 이러한 문제가 생물학적 요소를 가지고 있으며 가능한 효과적인 치료법이 있음을 이해하도록 장려해야 한다.

주의: 에스트로겐은 난독증 여성이 폐경기에 이르렀거나 다가올 때 도움이 될 수 있지만, 특정 여성 집단에 심각한 결과를 초래할 수도 있다는 점을 아

는 것도 중요하다. 다른 약물과 마찬가지로 먼저 의사에게 문의해야 한다.

폐경기가 다가오는 여성이고 자신이 말하려는 단어를 잘못 말하거나 말할 수 없는 경우, 읽기 어려움(특히 읽기가 힘들고 느리다는 것을 발견) 및/또는 갑작스러운 철자 오류가 발생하는 경우, 난독증을 가능한 원인으로 생각해 보라. 난독증으로 진단받았던 루이스는 이러한 증상이 무엇인지 알고 있다. 난독증 진단을 받은 적이 없는 여성들이 이러한 증상을 경험하고 그것이 의미하는 바에 대해 걱정한다. 난독증 진단을 받은 적이 없다고 해서 난독증이 아니라는 의미는 아니다. 지금까지 살펴본 것처럼 학교는 아동의 난독증을 선별하는 데 항상 그다지 좋은 성과를 내지 못했다. 연령에 관계없이 이러한 증상이 계속 반복되면 평가를 받아보라. 모든 연령대에서 읽기를 가르치기 위해 취할 수 있는 매우 효과적인 조치가 있다. 나는 이제 그 주제로 넘어간다.

제3부 자녀가 읽을 수 있도록 돕기

DYSLEXIA

16장

어떤 아이도 읽기를 배울 수 있다

내 기억에 가장 보람된 경험 중 하나는 이전까지 슬프고 패배감에 젖어 있던 아이가 학습에 대한 열의로 가득 찬 모습으로 변하는 것을 보는 것이었다. 읽기 교육에서의 획기적인 과학적 진보가 이것을 가능하게 해준다. 탈리아 매튜는 바로 이런 행복한 아이 중 한 명이었다.

탈리아는 명석하고 쾌활한 붉은 머리의 9세 아이로 자신감에 충만해 있다. 그의 어머니에 따르면, 이전에 탈리아는 이렇지 않았다. 그녀는 우리의 연구 프로젝트 덕분에 3학년 때 난독증으로 밝혀졌다. 그녀의 어머니가 내게 다음과 같이 말씀하셨다. "그전에는 어느 누구도 이야기해주지 않았어요. 탈리아가 읽기 문제를 가졌다고 암시하는 단 한마디 말조차 말이지요. 그러나 다른 이이들은 일고 있었어요. 그들은 내 딸을 패배자라고 불렀어요. 그들은 '패배자야, 넌 읽을 수 없어'라고 말하곤 했어요."

나는 매튜 부인에게, 학교에 이야기한 적이 있는지, 아니면 학교가 그녀에게 이야기한 적이 있는지 물었다.

> 오, 그래요. 그들은 내게 말했죠. "그녀가 더 적극적으로 열심히 노력했으면 좋겠어요…. 어쩌면 그녀는 당신이 생각하는 만큼 똑똑하지는 않은 것 같아요." 나는 그들이 이렇게 말하는 것도 들었어요. "부모들은 자기 자식이 모두 천재인 줄 알아요. 사실은 그렇지 않은데 말이죠." 그리고 그녀의 검사 후 나는 다음과 같이 들었습니다. "그녀의 지능 지수는 매우 높아요. 탈리아는 읽기 문제를 가지고 있습니다." 나는 그 말을 듣고 울었어요. 나는 말했죠. "오, 하나님." 그리고 그들은 그녀를 도와주고 가르칠 방법이 있다고 말했습니다.

탈리아는 난독증으로 밝혀졌고 1년 동안, 하루 한 시간씩, 일주일에 4시간의 읽기 치료 프로그램에 배정되었다.

> 나는 탈리아에게서 실제적인 변화를 느낄 수 있었어요. 나는 그녀가 집에 돌아온 뒤에 숙제하기를 원하는 모습을 볼 수 있었어요. 그 방식은 제대로 들어맞아요. 그들은 그녀를 새로운 방식으로 가르쳤어요.
>
> 그녀는 거기서 배운 그대로 했어요. 그것은 학교에서 가르치는 것과는 전적으로 달랐어요. 그녀가 어떤 단어를 모르면, 그녀는 누구의 도움도 원하지 않았어요. 그것이 큰 차이였어요. 그전에는 그녀는 누군가에게 이렇게 간청했지요. "날 위해 제발 좀 도와주세요."
>
> 이것이 우리 가족에게 어떠한 영향을 끼쳤는지 믿을 수 없을 정도예요. 그전에, 그녀를 다루었던 방법에 대해 우리는 매우 죄책감을 느껴요. 나는 이렇게 말하곤 했어요. "도대체 뭐가 문제니? 네 남동생은 숙제를 다 끝냈잖니. 우리는 너희 둘을 다르게 대할 순 없어." 아시겠지만, 우리는 그녀를 면전에서 다그쳤어요. 그래서 내 남편과 나는 그녀가 난독증으로 진단받고 읽기 프로그램에 들어가기 전까지 그녀를 다뤘던 방법에 대해 많은 죄책감을 느껴요.
>
> 우리 가족의 삶은 좋아졌어요. 정상적이에요. 그리고 그녀에게 친구가 생겼고 자기 자신에 대해 더 긍정적이에요. 친구들이 그녀를 찾고, 그녀는 이렇게 말합니다. "엄마, 그들은 내가 정말 멋지다고 생각해요."
>
> 그녀는 모두에게 말합니다. "나는 읽을 수 없었어요. 그래서 나는 검사를 받았어요. 정말로 나에게 무슨 문제가 있었고, 그들은 내가 그것을 어떻게 해결해야 하는지 가르쳐 주었어요."

나는 매튜 부인에게 읽기 문제를 가진 자녀를 둔 다른 부모들에게 해주고 싶은 말이 있는지 물어보았다.

> 당신의 아이를 가르칠 방법이 있어요. 당신은 그저 그 올바른 방법을 찾아야만 합니다. 읽기는 세상에서 가장 중요한 것일 수 있어요. 왜냐하면, 그것은 모든 것, 정말 모든 것에 영향을 미치니까요.
>
> 포기하지 말라고 말하고 싶어요. 당신의 자녀를 평가할 수 있는 사람을 찾도록 노력하세요. 그리고 당신의 자녀가 어떤 방식의 교육을 받을 필요가 있는지 알아보세요.

이제 탈리아는 무엇이든 할 수 있어요. 그녀는 이미 자신의 삶에서 하고 싶은 일에 대한 비전을 가지고 있습니다. 그녀는 수의사가 되고 싶어 합니다.

난독증을 가진 당신의 자녀도 탈리아의 경우처럼 잘 읽게 될 수 있다. 이러한 변화를 위해 필요한 건 마법 지팡이가 아니고 조기 진단 그리고 효과적인 치료이다. 앞에서 나는 읽기 문제를 조기에 어떻게 밝혀내는지 말했다. 이어진 장에서 당신은 진단 이후 무엇을 해야 할지 배우게 될 것이다. 나는 당신이 당신의 자녀를 최선의 방향으로 인도해 주는 기본적인 원칙들을 당신에게 가르쳐 주려 한다. 그것들은 난독증을 진단할 때에도 유용했던 원칙들이다. 이제 당신은 가장 효과적인 치료를 받을 때도 그 원칙들을 적용할 수 있다.

당신을 인도하는 원칙들

효과적인 치료 프로그램은 어린이나 성인의 특정한 발달적 요구에 잘 부합되도록 설계되어 있다. 6세 아이에게 가장 효과적인 것이 16세 청소년에게는 가장 좋은 방법이 아닐 수도 있다. 따라서 효과적인 읽기 치료 프로그램을 받기 위한 첫 번째 단계는 당신의 아이가 발달과정 상 어디 위치에 있는지를 알아내는 것이다. 그러한 틀 안에서 강조점에 큰 변화가 있었다. 다시 말하자면,

→ 학교가 조기 선별 모델을 채택해야 하는 1학년에 이미 성취도 격차가 있음을 보여주는 새로운 자료가 제시되었다.
→ 유아는 유치원 및/또는 1학년 때 선별검사를 받아야 하며, 위험도가 높은 경우 추가 평가를 받고 난독증으로 진단되며 조기 개입을 받을 수 있다.
→ 난독증으로 진단된 아동은 증거기반 중재를 받는 것이 중요하다.

주의: 강력한 과학적 연구 결과는 중재 반응 모델Response to Intervention(RTI)이 효과적인 접근방식이 아님을 보여준다. 나중에 자세히 설명하겠지만 2015년에 발표된 대규모 전국 연구에 따르면 중재 반응 모델 접근법을 사용하여 중재를 받은 1학년 아동은 실제로 중재 반응 모델 중재를 받지 않은 동료보다 읽기가 더 나빴다.

→ 자녀가 학년이 올라 중학교 그리고 고등학교에 들어가게 됨에 따라 특히 어려워진 공부를 해낼 잠재력이 있는 학생이라면 완치보다는 환경을 조절해 주는 쪽으로 그 초점이 이동하게 된다.

음운론적 약점의 영향을 완화하려면 유창함과 어휘에 집중하고(편의제공을 통해), 아동이 가진 높은 수준의 사고력과 추론 능력을 이용한다. 이것은 아이의 읽기 어려움만 보는 것이 아니라 아이의 강점들을 강조하기 때문에 중요하다. 고립된 음운론적 약점은 크게 봐서 그림의 작은 한 부분에 지나지 않는다. 너무 많은 관심이 그 약점에만 집중되어 있고, 그 아이의 강점(그리고 잠재력)은 무시되고 있다. 추론 능력, 분석 능력, 개념화 능력, 창의력, 공감 능력, 시각화 능력, 상상력, 혹은 독창적 사고력 등 그 강점들이 무엇이든 간에 그것들을 알아내고 개발하여 그 아이의 정체감을 형성하는 데 활용되어야 한다. 많은 아이에게 편의제공이 정당화되는 것은 학문적 성공과 실패, 자신감의 성장과 패배감의 지속 사이에는 격차가 크기 때문이다.

자녀의 읽기와 인생에서 궁극적인 성공에 큰 영향을 미칠 수 있는 다른 중요한 요소가 있다([그림 16.1] 참조).

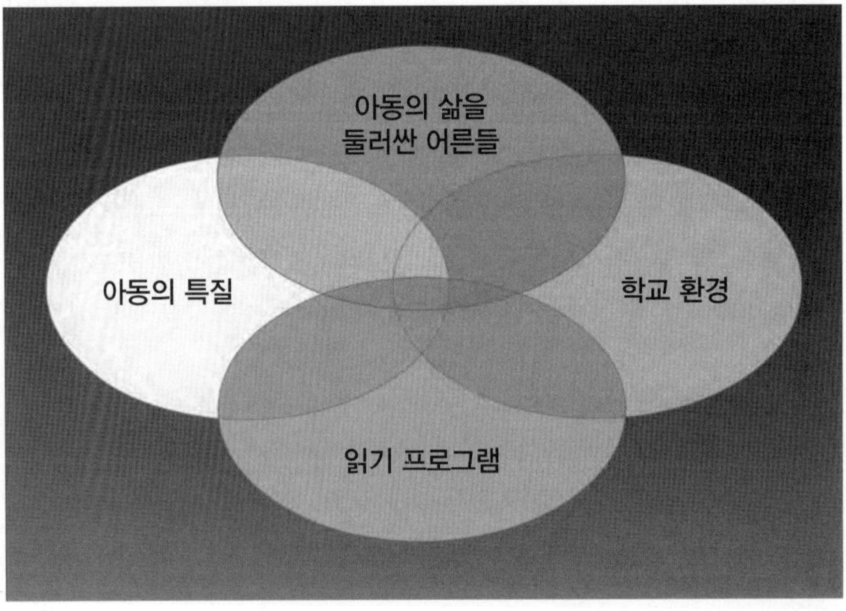

[그림 16.1] 읽기에 영향을 미치는 요인

아이의 특징만 고려하자면, 아이의 장기적 전망은 음운론적 약점의 심각도와 인지적 강점들의 정도에 따라 결정될 것이다. 가벼운 음운론적 약점과 더욱 높은 지적 능력을 가진 아이가 더 좋아지는 경향을 보임은 놀랄 일이 아니다. 다양한 심각도의 스펙트럼에 위치한 아이들 누구나 과학적인 읽기 프로그램으로부터 혜택을 받을 수 있다는 증거는 있다. 또한, 불안 및 ADHD와 같은 동반 질환이 있는지 얼마나 심한지, 대처법이 존재하는지가 그의 미래에 영향을 미칠 것이다.

난독인의 고유한 장단점의 조합은 그가 생물학적으로 물려받은 것과 성장 경험을 반영한다. 이 시점에서 과거를 바꿀 수 없다. 그러나 자신이 통제할 수 있는 요소를 최대화하여 그의 미래를 밝힐 수 있다.

→ 그가 난독증 진단을 받은 시기
→ 주변의 성인들이 그를 어떻게 대하는지
→ 자녀가 받는 읽기 프로그램(나중에 다루겠다)
→ 학교 환경

난독증을 가진 아이의 인생에서 중요한 성인들(보통 아이의 부모나 교사들)은 아이의 미래전망 형성에 결정적인 역할을 한다. 이 사실은 자명해 보이지만, 나는 그동안 사랑이 충만하고 좋은 의도를 가진 부모나 교사들이 그에 어울리지 않게 소극적인 태도를 보이며, 그저 "모든 것이 잘 될 거야"라며 애써 가장하는 모습을 너무나 많이 보아 왔다. 부족한 아이의 부모가 된다는 것은 쉬운 일이 아니다. 발리아의 어머니가 정확히 보여준 대로, 진단되지 않은 숨겨진 장애가 있는 아이의 경우는 특히 그렇다. 그러나 압도적으로 많은 경우, 상황을 호전시키는 유일한 방법은 풍부한 지식을 갖춘 배려 많은 성인이 적극적으로 상황을 주도하여 변화를 끌어내는 것임을 현실은 보여준다.

난독증을 가진 아이에게는 강력한 보호자가 필요하다. 아이의 지지자이자 꺾이지 않는 버팀목이 되어주고, 상황이 좋지 않을 때 아이의 사기를 북돋우며, 남들이 놀리고 괴롭힐 때 기댈 수 있는 아이의 친구이면서도, 말과 행동으로 미래가 낙관적이리라 확신시켜 주는 강력한 옹호자가 필요한 것이다. 아마도 읽기에 고전하는 사람에게 가장 중요한 것은, 자신을 믿어줄 뿐 아니라 그 신뢰를 긍정적인 행동으로 옮겨서 자신의 읽기 문제의 성질을 파악하고 있으며 필요한 읽기 도움과 여타 지원을 받을 수 있도록 적극적이고 끈질기게 추진해 나가는 누군가를 곁에 두는 것이다.

나는 경험을 통해 이런 도움을 받는 아이가 성공할 것임을 알 수 있었다. 난독증을 이해하고 그 지식을 사용하여 매우 영리 난독증 딸 엠마를 지원하기 위해 엄청나게 열심히 노력해 온 로스 앤젤레스의 데이빗 라팽와 필리스 라팽은 좋은 모범이 될 수 있다. 딸에 대한 강한 믿음과 그녀가 자신의 잠재력을 발휘하고 자신에 대해 좋은 느낌이 들게 하려는 열망은 사실상 그들이 부모로서 하는 모든 일에 영향을 미쳤다.

→ 그들은 그녀가 읽기에서 어려움을 겪는 느낌을 표현할 수 있도록 격려했다.
→ 그들은 그녀를 위한 효과적인 읽기 프로그램을 찾았고 발견했다.
→ 이 책의 초판에서 자녀가 잘하는 것을 학교 밖에서 찾는 것이 얼마나 중요한지를 읽었을 때, 데이빗 부부는 그렇게 했다. '말을 좋아하는 사람'은 아니지만, 그녀의 가족은 친구 목장을 방문한 후 그녀의 승마 기술이 그녀에게 얼마나 큰 자신감을 주고 그녀의 자아감을 유지하는 데 얼마나 도움이 되었는지를 발견하고 엠마가 말을 갖고 싶다는 욕망을 받아들였다.
→ 엠마는 정기적으로 가정교사를 만났다. 그녀는 가정교사의 '선임 연구 조교'로 지정되었고, 그녀의 아버지는 모든 수업에 참석할 '보조 연구 조교'로 지정되었다. 그 결과 데이빗은 가정교사를 만나지 않는 날에 아이와 함께 연습할 수 있었기 때문에 일주일에 한 번의 레슨을 받는 대신 세 번을 받은 셈이었다.
→ 초기에 딸이, 읽기에 많은 어려움을 겪을 때, 그녀의 부모는 그녀가 읽을 책을 미리 읽고 종종 메모도 했다.

엠마는 소녀들을 위한 엄격한 사립학교에 다녔다. 3학년 때 그녀는 워싱턴 대학교에 조기 입학하여 우등생으로 학점 평균 3.85로 졸업했다. 그녀는 현재 워싱턴 대학교 법학전문대학원에 입학했으며 변호사로서의 경력을 기대하는 자랑스러운 학생이다.

이런 옹호자를 가진 아이는 학업 면에서 성공할 뿐만 아니라 자신감과 행복한 미래의 가능성을 유지할 것이다. 이 책은 자녀의 옹호자가 되고자 하는 부모에게 자녀의 삶에 진정한 변화를 가져올 수 있는 자신감과 노하우를 제공하기 위한 것이다. 부모뿐만 아니라 다른 성인들도 어려움을 겪는 난독증 아동의 삶에 큰 변화를 가져올 수 있는 옹호자가 될 수 있다.

20세기 과학과 읽기 지도의 조화

효과적인 읽기 교육 방법에 대한 지식은 과학이 우리에게 가르쳐 준 것이다. 내 목표는 21세기 과학과 읽기 지도를 조화시키는 것이다. 이 새로운 지식은 읽기 어려움이 없는 아동, 읽기 문제로 위험에 처한 아동, 특히 난독증으로 밝혀진 아동을 포함한 아동들에게 읽기를 가르칠 때 합리적이고 성공적인 접근방식을 제공하는 데 사용될 수 있다. 읽기 교육에 대한 다양한 접근방식과 난독증에 대한 새로운 '기적적인' 치료법에 대한 정보의 홍수 속에 빠진 일부 부모(및 교사)는 읽기 교육에 대해 혼란스러워한다. 자녀에게 가장 알맞은 읽기 프로그램이 무엇인지 어떻게 알 수 있습니까? 좋은 소식은 전 세계의 실험실에서 들어오는 자료가 읽는 법을 배우는 과정에 대한 더 깊은 이해를 제공하고 있다는 것이다. 마침내 과학적 증거가, 근거가 부족한 경험담, 신화 및 뿌리 깊은 신념 체계를 대체하고 있다.

사상 처음으로 아이들에게 읽기를 가르치는 데 필요한 요소에 대한 증거기반 지침이 등장하였다. 증거기반이란 두 가지 다른 읽기 교육 방법을 비교한 임상시험에서 실제로 한 가지 방법이 더 우수한 것으로 입증되었음을 의미한다. 이것은 이러한 방법의 효과에 대한 실제 증거가 있음을 의미한다. *증거기반* 중재는 이론적으로 효과 있음을 의미하는 *연구기반* 중재와 상당히 다르다.

*증거기반*이란 중재가 엄격한 임상시험에서 효과적이라고 입증되었음을 의미하며, 표준은 잠재적 개입을 다른 개입과 일대일로 비교하는 무작위 배정, 이중맹검, 위약 대조시험이다. 의약 연구에서 우리는 위약과 비교한다. 교육법 연구에서 우리는 학교가 일반적으로 사용했던 것과 비교한다.

*무작위 배정*은, 참여하는 아동이 치료에 무작위로 배정됨을 의미한다. 이를 통해 연구자들은 더 좋은(또는 더 많은 어려움을 겪는) 읽는 이가 의도적으로 다른 그룹이 아닌 한 그룹에 할당될 경우 발생할 수 있는 잠재적인 편견을 방지할 수 있다.

의학 시험에서 *이중맹검*은 약물이나 치료법을 의사나 약물을 받은 환자가 진짜 약을 받고 있는지 위약을 받고 있는지 알지 못한다는 사실을 의미한다. 후보가 되는 읽기 지도법의 시험에서 교사, 학교 행정관, 아동, 부모 등 모든 사람이 어떤 개입을 받고 있는지 모르게 두는 것이 매우 어렵기 때문에, 조사자는 실험 설계를 소위 준 실험적인 방법으로 수정한다. 그 핵심은 두 개입을 정확하게 같은 시간 틀에서 비교하는 것이다.

국립 읽기교육위원회의 보고

국립 읽기교육위원회는 상당히 많은 아이가 읽기 학습에 실패하고 있으며, 부모나 교사들이 다양한 읽기 교육 방법 중에서 선택할 때 받을 수 있는 도움이 거의 전무하다는 사실에 대한 우려에서 생긴 것이다. 따라서 1997년, 의회는 전문가들로 구성된 국립 읽기교육위원회National Reading Panel의 발족을 명하여, 그 위원회로 하여금 읽기 교육과 관련된 기존 연구들을 객관적이고 종합적으로 검토하도록 지시를 내렸다. 나는 그 위원회의 일원으로서 이 단체가 그 임무를 얼마나 충실하게 수행하였는지 증언할 수 있다. 그들은 전국 각지를 찾아다니며 부모들, 교사들 그리고 그 밖의 사람들의 말을 경청했고, 기존 연구들을 검토할 엄격한 기준들을 확립하였으며, 6,000건 이상의 연구 중 기준에 부합하는 것들을 집중적으로 분석하였다. 2000년 4월 13일, 2년 이상의 노력 끝에 그 위원회는 결과물을 발표하였다. 국립 읽기교육위원회 보고서, 「아동 읽기 교육: 읽기에 관한 과학적 연구에 근거를 둔 평가 및 읽기 지도에서의 시사점」이 그것이다. 나는 위원회 의장인 도널드 랑앤버그Donald Langenberg 박사와 국립 아동 보건 및 인간발달 연구소 소장인 듀안 알렉산더Duane Alexander 박사와 함께, 자랑스럽게 그 보고서를 의회에 제출하였다. 미국 교육 역사상 가장 면밀한 보고서로써, 그것은 부모와 교사들이 과학적으로 입증된 가장 효과적인 읽기 교육 방법을 고를 수 있도록 지침을 제공해 준다.

위원회가 낸 결과는 모든 아동에게 효과적인 읽기 프로그램이 제공되도록 아동에게 읽기를 가르치는 방법에서 일어난 혁명의 중요 첫 단계가 무엇인지 알려준다. 이는 교육과 과학을 연계하려는 우리의 목표에서 중요한 단계이다. 국립 읽기교육위원회는 읽기를 가르치는 효과적인 프로그램에서 다음과 같은 필수 구성요소를 선별하는데 엄격한 과학적 방법을 사용하여 큰 공헌을 했다.

→ 음소 인식
→ 파닉스
→ 유창성
→ 어휘력
→ 이해력

이제 우리는 엄격한 연구를 통해 어떻게 이러한 요소를 최적으로 조합하고, 적절한 타이밍에 제공할 건지 결정해야 한다.

교육부의 교육과학 연구소Institute of Education Sciences(IES) 내에 What Works Clearinghouse(WWC)의 설립은 중요한 긍정적인 발전을 보여준다. 의약품 분야에서 미국식품의약국FDA은 의약품 및 의료 기기가 판매 승인을 받기 전에 안전성과 효능에 대한 증거를 확보하도록 함으로써 소비자를 보호한다. 이렇게 읽기 지도법을 조사하고 승인하는 조직은 없다. WWC에는 강제 권한이 없지만, 연구자들이 치료 효과를 평가하기 위해 사용하는 것과 유사한 기준을 사용하여 다양한 프로그램과 교과서의 근거를 평가한다. 이는 효과적인 프로그램을 선택하는 데 있어 교육자와 학부모에게 잠재적으로 상당한 도움이 된다. WWC는 중요한 진전이지만 여전히 진행 중인 작업이다.

주의할 게 있다. 2013년에 지나 콜라타Gina Kolata는, WWC에 대한 뉴욕타임스의 기사에서 다음과 같이 말했다. "'교육 분야에서 효과 있는 것에 대한' 확실한 답변이 부족하고, 추측과 직감, 과대광고 및 소규모 예비 연구의 확대해석만 있다." 또한, 그녀는 읽기 지도프로그램과 같은 교재 선택이 "교사 자신만큼이나 아동의 성취에 크게 영향을 미칠 수 있다. 부적절한 교재 선택은 적어도 끔찍한 교사만큼 나쁘다"라고 지적하였다.

읽기와 난독증에 관심이 있는 모든 사람은 이 글에 언급된 주의사항을 알고 있어야 한다. 콜라타에 따르면, 이 새로운 교육 과학적 접근방식과 그에 따른 증거기반 자료는, 교장, 교육감 및 교육과정 감독자를 포함한 대부분 교육자에게 알려지지 않았다. 콜라타는 교육자들은 자료가 존재한다는 사실을 모르고 "그 의미가 훨씬 적다"라고 말한다. 프로그램 개발자가 만든 효과에 관한 주장을 신중하게 검토해 보면 다음과 같다. "그 뒤에 증거가 없다. 그리고 엄격한 연구를 했을 때 소규모의 비과학적인 연구에서 유망해 보였던 프로그램의 90%가 성취도에 영향을 주지 않았거나 실제로 성취 점수를 악화시켰다."

교사에게 학생들의 읽기 성취도를 향상하는 방법을 가르쳐주는 프로그램을 시행해도 교사의 주제에 대한 지식은 향상되었지만, 학생들의 성취도에는 비슷한 향상이 없다는 결과가 나온 적이 있다. 내가 교육과학 연구소 이사회에서 일하는 동안 널리 홍보된 읽기 지도 전문성 연수 프로그램에서, 교사들은 향상되었지만, 학생들은 그렇지 않았다는 보고를 들은 적이 있다. 이것은 프로그램이 학생들을 의도한 대로 도울 수 있다고 받아들이기 전에, 대규모 연구가 필요하다는 교훈을 얻었다. 아놀드 재단Arnold Ventures의 증거기반 정책 부사장인 존 배런Jon Baron에 따르면, "대부분의 프로그램은 증거기반이라고 주장하지만, 효과적이라는 제대로 된 증거는 없다." 존스홉킨스대학교의 교육 연구 및 개혁센터 책임자인 로버트 슬래빈Robert Slavin은 교육자들이 "너무 자주… 마케팅이나 체험담 또는 최신 유행에 흔들리고 있다. 그리고 항상 프로그램을 판매하려는 사람들은 증거가 전혀 확실하지 않거나 실제로 부족할 때에도 증거가 있다고 말할 것이다"라고 말한다.

여러분은 특정 읽기 발달 시기에 어떤 읽기 교육 프로그램이 가장 효과적일지 다루는 이어지는 토의에서, 내가 최신 연구 결과에 기반하여 1판에서 언급했던 일부 프로그램을 제거했음을 알게 될 것이다. 또한, 충분한 증거가 존재하지 않는 것으로 보이는 프로그램을 포함 시키기 위해, WWC 평가자들이 부적절한 연구 결과에 근거하거나 주관적 결정을 내린 것으로 보이는 WWC의 몇 가지 권장 사항에 의문을 제기한다. 나는 어디에 문제가 있는지 지목하려 한다.

읽기 코드를 해독하는 것이 가장 중요하며, 많은 아동에게 가장 어려운 단계이며, 나는 여기에 큰 관심을 기울일 것이다. 그런 다음 아동이 어떻게 하면 능숙하게 읽게 되는지, 즉 정확하고 빠르게 읽고, 읽은 내용을 이해하도록 할지에 초점을 맞출 것이다. 이어서 어려움을 계속 겪는 아이를 위해 무엇을 해야 하는지에 대해서도 논의할 것이다.

17장

자녀가 읽기 코드를 해독할 수 있도록 돕기

당신의 자녀가 유치원에 입학해서 이듬해 유치원을 졸업할 때까지의 기간에, 아이에게 일어나는 가장 경이로운 일 중의 하나는 그가 읽기 코드를 깨친다는 것이다. 그렇게 되기 위해 아이는 두 가지의 읽기 퍼즐을 풀어야 한다. 하나는 구어, 또 하나는 문어와 관련된 것이다. 인간이 읽기 시작한 이래 약 5,000년 이상 동안, 읽기를 배우기 시작한 사람이라면 누구나 이와 같은 도전에 마주쳐 왔다.

읽기를 배우고자 하는 사람이라면, 퍼즐의 첫 부분을 풀기 위해 구어 단어는 나눌 수 있으며 매우 작은 언어 조각들로 구성되어 있음을 먼저 이해해야 한다. 앞서 말한 바 있듯, 이 언어의 작은 입자를 음소라 부르며, 단어에 대해 이러한 통찰이 발전하는 것을 음소 인식이라고 한다. 구어 단어가 개별적인 소리로 분리될 수 있음을 아이가 인식했다면, 그는 읽기 퍼즐의 구어 부분을 제대로 풀고 있는 것이다. 이제 그는 다음 단계로 발전하게 된다. 그것은 인쇄된 문자가 소리와 어떻게 연결되는지를 파악하는 단계이다. 예를 들어 아이는 sat이란 단어의 첫 음인 'ssss'가 문자 s에 의해, 마지막 음인 't'가 문자 t에 의해 표현됨을 알게 된다. 그러고는 어느 날, 그는 퍼즐을 풀어낸다. 그는 문어 단어 sat이 구어 단어 sat의 소리인 'ssss', 'aah', 't'와 같은 개수와 순서를 가지고 있다는 중대한 통찰을 얻게 된다. 그는 읽기 코드를 해독한 것이다! 아이는 알파벳 원리를 터득했고, 이제 그는 읽을 준비가 되었다.

이 단계가 대단히 중요한 이유는, 일단 코드가 어떻게 만들어졌는지 알게 되면 인쇄된 단어들이 더 이상 풀리지 않는 미스터리가 아니기 때문이다. 그는 전략을 가지게 되었다. 그는 문자들을 그것들이 표상하는 소리와 연결하는 방법을 알게 되었고, 단어를 읽을 때 그 소리를 어떻게 합성하는지 알게 되었다. 문자와 소리를 연결하는 방법을 알아내면, 아이는 그 원리를 적용하여 더 많은 새로운 단어들을 분석하고 읽을 수 있게 된다. 이것을 해독이라고 한다. 아이가 단어 해독을 더 잘할수록 그는 더 정확히 읽을 수 있다. 단어를 소리 내어 읽을 수 있게 되면 그는 읽기의 신비를 풀고 전에 본 적이 없는 단어를 읽을 수 있다.

최근의 뇌 연구 덕분에, 우리는 아이가 읽기를 배울 때 거치는 일련의 단계들을 읽기 교육뿐 아니라 뇌 속에서 진행되는 읽기 코드 해독 작업과 연결하여 이해할 수 있게 되었다. 아이는 구어 단어의 소리인 음소와 그 소리를 표상하는 인쇄된 코드인 문자를 연결해 주는 신경회로를 자신의 뇌 속에서 그야말로 창조하고 있다. 유치원이 해주어야 하는 주요 역할은 아이가 이런 뇌 연결을 최대한 정확하고 강력하고 빠르게 구축할 수 있도록 아이에게 다양한 경험을 제공하는 것이다.

코드 1부: 소리 조언

읽기를 시작할 때 초기 목표는 아이의 관심을 언어의 소리에 집중시키는 것이다. 아이들의 읽기 발달 속도가 다양하다는 점을 명심하라. 어떤 아이들은 각 단계를 천천히 밟아 나갈 필요가 있지만, 어떤 아이들은 과정마다 설명해 줄 필요가 없으며 남들보다 빨리 발전할 것이다. 이 단계에서 주요 초점은 아동이 음소 인식, 즉 단어를 구성하는 언어의 가장 작은 입자를 파악하고 분리하고 조작하는 능력을 개발하도록 도움을 주는 것이다.

읽기 학습에서 가장 중요하고 때로는 가장 어려운 작업인 음소 인식은 모든 후속 읽기 및 철자 교육의 기초이다. 그것을 가르치는 데는 학교 수업 중 짧은 시간만 필요하지만, 유치원에 다니는 아이들, 심지어 어린이집에 다니는 아이들은 음소 인식을 배우는 것으로부터 혜택을 받는다. 점진적으로 아동의 관심은 단어의 소리로 향한다. 일단 아이가 각운을 인식하기 시작하면, 이어서 두 단어의 소리가 같은지 비교하고, 마침내 어떻게 '단어를 조작'하는지를 배워 소리를 분절시키고, 합성하고, 이동시킬 수 있게 된다. 음소 인식은 발음된 단어의 소리와 관련된 것이지만, 소리끼리 서로 다르다는 것을 강조하기 위해 문자를 사용할 수도 있으며, 이 기술을 읽기에 적용할 때 도움이 된다. 우리는 음소 인식 자체를 목표로 하여 가르치는 것은 아니다. 음소 인식 교육의 핵심 목적은 아이가 문자와 소리의 연관성을 이해하여 나중에 읽을 수 있도록 도와주는 것임을 항상 명심해야 한다.

1단계: 각운에 대한 인식 발달

아이가 통과해야 할 첫 단계는 단어들끼리 운율을 이룰 수 있다는 인식 발달시키기이다. 아이가 운율에 관심을 가지기만 하면 아주 어린 아이들조차 단어가 분해될 수 있다는 사실을 인지하기 시작한다. 예를 들어 단어 fig와 jig가 운율을 이룬다는 것을 알기 위해 아이는 단어 일부에만 즉, 마지막 ig 부분에, 주의를 기울일 줄 알아야 한다. 아이는 단어가 부분들로 이루어져 있음을 인식하기 시작한다. 각운(동일한 마지막 소리를 가진 단어들)과 두운(click, clack, clock과 같이 동일한 첫 음으로 시작하는 단어들)을 가지고 놀면서 아이가 얻게 되는 자연스러운 즐거움은 음소 인식 교육의 기초를 쌓는 데 도움이 된다.

당신은 아이에게 이야기나 시를 크게 읽어 줌으로써 아이가 운율에 민감해지도록 도울 수 있다. 아이는 그림이 풍부한 운율 책인 케빈 루이스Kevin Lewis와 대니엘 커크Daniel Kirk의 『츄가-츄가 츄-츄Chugga-Chugga Choo-Choo』를 좋아할 것이다.

> 츄가-츄가(Chugga-chugga)
> 츄-츄(choo-choo),
> 기적 소리 울려요(whistle blowing),
> 후우우우(whoooooooo)! 후우우우(whoooooooo)!

그리고

> 터널 속으로(Into tunnels), 땅 밑으로(underground).
> 어둠을 보세요(See the darkness). 소리를 들어봐요(Hear the sound).
> 츄가-츄가 츄-츄(Chugga-chugga choo-choo), 메아리가 울려요(echo calling),
> 후우우우(whoooooooo)! 후우우우(whoooooooo)!
> 후우우우(whoooooooo)! 후우우우(whoooooooo)!

아이들은 기차 기적 소리를 내기도 하고 때때로 주먹을 위아래로 흔들면서 좋아한다.

아이가 읽기에 준비되도록 아이와 함께 읽을 수 있는 책들은 많이 있다. 당신이 지금 아이의 읽기 기초를 닦아주고 있다는 사실을 안다면, 거의 매일 아이와 함께 소리 내어 책을 읽어 주는 시간을 가지고 싶어 할 것이다. 부록에서 당신은 언어의 소리를 가지고 즐겁게 놀 수 있는 어린이 도서 목록을 찾을 수 있다.

자녀와 함께 이 책들을 소리 내어 읽는 것은 무척 재미있는 일이다. 아이는 읽어 주는 것을 듣거나 짤막한 노래를 함께 부르면서 읽기를 향한 첫걸음을 내디딘다. 캘리포니아 주립대학에서 읽기 강좌를 맡은 할리 케이 욥은 위 목록에 나오는 많은 책을 추천하면서 아이들이, 읽어 주는 것을 들으면서 즐겁게 할 수 있는 몇 가지 활동들을 제시하였다. 첫째, 그녀가 말하길, "읽기와 함께 하기가 주는 순수한 즐거움을 위해 이야기를 몇 번 크게 읽어라." 그다음, 아이가 소리에 주의를 기울이도록 유도하라(오취스의 「도망간 무스Moose on the Loose」에서 동물원 관리인이 자운Zown이라는 동네town를 뛰어다니며 사람들에게 '기관실에서 도망간 무스'를 본 적이 있는지 묻는 것을 듣고 아이가 키득거리는 소리를 나는 들을 수 있다). 이런 이야기를 읽어 주면서 당신은, "이렇게 많은 단어가 운율을 이룬다니 참 재미있지 않니?"와 같이 간단히 언급할 수 있고, 이것은 아이들의 운율 인식을 촉진시키는 데 도움을 준다. 당신은 또한 아이에게 운율 이야기 도중 다음에 나올 단어를 맞춰 보게 하거나, 아이에게 한 문장 속에서 같은 소리로 시작하는 다른 단어가 또 있는지 물어볼 수도 있다. "다음 단어들의 첫소리들을 들어보렴. Pink pigs picked pretty petals. 무슨 소리가 들리니? 그래, 'p' 소리구나. 그 소리로 시작하는 단어는 또 무엇이 있을까?"

당신의 자녀에게 읽어 줄 만한 작품들을 더 소개하겠다. 나의 아이들이 좋아하던 것 중 하나를 골랐는데, 그것은 수스Seuss 박사의 『물고기 한 마리, 물고기 두 마리, 빨간 물고기, 파란 물고기One Fish Two Fish Red Fish Blue Fish』이다.

> 쿵(Bump)!
> 쿵(Bump)!
> 쿵(Bump)!
> 웜프 타본 적 있나요(Did you ever ride a Wump)?
> 우리는 웜프 한 마리를 갖고 있는데요(We have a Wump).
> 그놈은 혹이 딱 한 개예요(with just one hump).
> 하지만(But)
> 우리가 아는 어떤 아저씨는(we know a man)
> 이름이 멍청이 씨인데요(called Mr. Gump).
> 멍청이 씨한테는 일곱 개 혹 달린 웜프가 있어요(Mr. Gump has a seven

hump Wump).
그러니까(So)…
만약에 쿵! 쿵! 가고 싶으면(if you like to go Bump! Bump!)
그저 웜프 혹 위에 올라타세요(just jump on the hump of the Wump).
멍청이의 것 말이에요(of Gump).

또 어떤 아동들은 루드비히 베멜만[Ludwig Bemelmans]이 쓴 라임을 가진 만델린[Madeline]을 좋아할 수도 있다. 그는 어린 만델린을 다음과 같이 묘사한다.

그녀는 쥐를 무서워하지 않아(She was not afraid of mice)
그녀는 겨울, 눈 그리고 얼음을 사랑하지(she loved winter, snow, and ice).
동물원의 호랑이에게(To the tiger in the zoo)
마델린은 지금 막말하지 "푸-푸"(Madeline just said, "Pooh-pooh,")
그리고 아무도 그렇게 잘 알진 못해(and nobody knew so well)
어떻게 클라벨 양을 놀라게 하는지 말이야(how to frighten Miss Clavel).

이런 운율 이야기들을 크게 읽어 줄 때는 운율이 같은 단어들의 소리를 과장하는 것이 좋다.

2단계: 단어 조작

운율을 알게 되고 단어가 작은 조각들로 이루어져 있다는 인식이 발전하면, 아이들은 읽기 발달의 다음 단계(단어를 분해하고 그것들을 다시 결합하는 단계)로 크게 도약할 준비가 된 것이다.

→ 단어를 더 작은 소리로 분리하는 것을 분절[segmenting]이라고 한다.
→ 단어를 만들기 위해 소리를 결합하는 것을 합성[blending]이라고 한다.

이것들은 철자 학습과 읽기 학습에서 필요한 매우 중요한 두 과정이다. 예를 들어, 철자를 쓸 때 아이는 들은 단어를 소리로 분절하고 각각의 소리를 문자로 바꾼다. 읽기를 할 때는 문자를 소리로 전환하고 그 소리를 합성하여 한 단어로 발음한다. 이와 같은 단어의 조작은 읽기를 위한 기초 작업이며 어린아이들을 대상으로 한 읽기 프로그램의 핵심적인 부분이 된다. 외과 의사가 인체 해부학에 대해 가장 세밀한 부분까지 배워야 하는 것처럼, 이제 막 읽기를 시작한 아이는 구어와 문어 단어들의 내부 구조에 대한 인식을 예리하게 발전시켜야 한다.

그러기 위해서 아이들에게 언어의 소리를 점진적으로 소개한다. 대부분의 읽기 프로그램의 경우 처음에는 아이들에게 단어가 가장 큰 소리 덩어리인 음절들로 분절됨을 보여주고, 점차 더 작은 조각들인 음소들을 소개한다.

단어를 음절들로 분리하기. 음절부터 시작하면 좋은 이유가 있다. 음절은 단어를 구성하는 가장 큰 소리 단위이고, 아이들이 단어 속에서 그것을 인식하고 다루기가 비교적 쉽다. 아이가 단어 속 소리를 분리할 수 있도록 돕는 활동 중 하나는 자기 이름의 음절 수를 세게 손뼉 치면서 분리하는 것이다.

A…ri(손뼉, 손뼉). Jon…a…than(손뼉, 손뼉, 손뼉). Ev…a(손뼉, 손뼉). Kay…la(손뼉, 손뼉). 그밖에, 아이들은 요일의 음절들에 맞추거나[튜스…데이(Tues…day)], 월의 음절들에 맞추어 [셉…템…버(Sep…tem…ber)], 잘 알려진 사물의 음절들에 맞추어 [카우…보이(cow…boy)], [스케어…크로우(scare…crow)], [큐…컴…버(cu…cum…ber)]나 [신…데…렐…라(Cin…der…el…la)], [프로…즌(Fro…zen)]과 같은 재미있는 단어의 음절들에 맞추어 손뼉을 칠 수 있다.

아이들은 단어를 만들기 위해 음절들을 결합하는 연습도 할 수 있다. "rain…bow가 어떤 단어를 만들까?"(rainbow) "이번엔 a…corn."(acorn)

또 아이에게 자기 이름의 소리를 합성해 보라고 지시할 수 있다. "Mi…mi는 어떤 단어를 만들어요?"(Mimi) 단어의 음절 수에 대하여 알고 싶으면 사전을 참고할 수 있다.

음절을 음소들로 분리하기. 단어를 음절들로 나누는 것은 비교적 쉬운 일이다. 단어는 이미 어느 정도 나누어져 있고 손쉽게 떨어진다. 반면, 구어 단어가 더 작은 조각인 음소들로 분절될 수 있다는 다음 단계의 중요한 인식은 읽기를 시작하는 대부분의 사람들에게, 특히 난독증을 가진 아이들에게 어려운 일이다.

가장 효과적인 프로그램의 경우, 아이들은 일단 단어끼리 소리를 비교하거나 대응시키는 연습을 한다. 그 목표는 아이들이 소리를 단어끼리 서로 비교하는 방법을 생각해 보기 시작하는 것이다. 아이들로 하여금 처음에는 항상 단어들의 첫소리들을, 그다음은 마지막 소리를 비교하게 한다(예: map, man, knee, cat, dog, mom, mitt, can, cup, tag, top). 일상적인 물건들의 사진

카드들을 가지고 있으면 도움이 될 수 있다. 잡지에서 그림을 오려 카드에 붙이거나, 아동용 보드게임의 사진들을 활용할 수 있다.

map과 같은 단어의 첫소리를 아이에게 물으며 활동을 시작할 수 있다. 아이에게 지도의 사진을 보여주며 분명하게 말한다. "이것은 mmmap이다." 아이에게 그 사진의 이름을 물어본다. 그다음, 말한다. "'mmmap'의 첫소리는 'mmmm'이구나. 첫소리를 말해 보겠니?" 그리고는 'mmmm' 소리로 시작하는 네다섯 장의 카드를 더 펼친다. 아이가 각각의 이름을 말하게 하고, 'mmmm' 소리로 시작하는 카드를 모두 모으게 한다.

또한, 아이에게 예를 들어 pan, dog, cake의 사진 카드를 보여주며 각각 이름을 말하라고 지시한다. 그리고 묻는다. "이 사진 중 어느 것이 'd' 소리로 시작할까?"(dog) 사진을 가리키며 dog라 말한 후 다시 묻는다. "이 방에서 똑같은 'd' 소리로 시작하는 다른 물건을 찾을 수 있을까?" 또는 간단히, 목표 단어와 똑같은 소리로 시작하는 단어를 아이에게 말해 보라고 할 수도 있다. "'ssssnake'와 같은 소리로 시작하는 단어를 말해 보겠니?"(sit, soup, smile) 같은 소리 찾기 게임Sound-matching game은 아이들이 음소들을 직접 다뤄야 할 필요가 없기 때문에 비교적 쉽고 읽기를 막 시작한 유치원생들에게 이상적이다.

일단 아이가 같은 소리를 찾는 데 성공했다면, 이제 그는 단어를 분리하는(처음에는 초성을, 그다음은 종성을, 그러고는 중성을 분리 해내는) 한층 더 어려운 작업을 위한 준비가 된 것이다. 처음에 아이들은 말로 불러 준 단어를 가지고 이런 종류의 활동을 하고, 익숙해지면 인쇄된 단어를 이루는 문자나 소리를 가지고 게임을 하게 된다.

단어를 분해하는 방법은 다양하다. 당신은 아이가 불러 준 단어에서 들리는 소리의 수에 맞춰 손뼉을 치게 할 수 있다. 예를 들어 당신은 다음과 같이 말할 수 있다. "ssss…ee, see. 들리는 소리의 수에 맞춰 손뼉을 쳐보렴, ssss…ee, see." 아이는 "ssss"와 "ee" 두 소리에 맞춰 두 번 손뼉을 칠 것이다. 흥미롭게도 유치원생들은 eat, it, say, zoo 같은 2음소 단어의 소리를 분해하라고 하면 대부분 성공하는 듯 보이지만, fan, mop 등 비교적 단순한 3음소 단어를 분해하라고 하면 대부분 실패한다. 그러므로 천천히 진행하라. 가장 기초적인 2음소 단어부터 시작해서 점차 3음소나 그 이상의 소리로 나아가야 한다.

또한, 당신은 소리를 첨가하는 것에 대해 질문할 수 있다. "단어 see에 't' 소리를 더하면 무슨 단어가 될까?"(seat) 단어에서 초성을 탈락시키는 것에 대해 질문할 수도 있다. "단어 seat에서 'ssss' 음을 없애면 무슨 단어가 될까?"(eat) 다음은 종성을 탈락시킨다. "'t' 소리 없이 seat을 말해 보겠니?"(see)

위 작업은 분절을 필요로 한다. 그 반대 과정인 음소합성은 읽기 초보자가 습득해야 하는 가장 중요한 일이지만, 놀랍게도 가장 어려운 일이기도 하다(읽기를 할 때 아이는 문자들을 소리로 전환한 후, 한 단어로 발음하기 위해 그 소리를 모두 합성해야 함을 기억하라). 당신은 가정에서 자녀와 함께 음소합성 활동을 연습하고 싶을 것이다. 한 가지 방법은, 남자(man), 지도(map), 선풍기(fan) 사진을 늘어놓는 것이다. 사진이 나타내는 단어 중 하나를 선택한다. 예를 들어 남자(man)를 선택해 그것의 소리를 하나씩 천천히 발음한다. "므므므므(mmmm)"… "애애애애(aaaa)"… "느느느(nnn)." 아이에게 이 소리를 합성해서 만들어지는 단어의 사진을 가리키도록 지시한다.

약간 더 어렵게 변형한다면, 이 소리를 합침으로써 만들어지는 단어를, 아이에게 가리키는 대신 직접 말하게 시키는 것이다.

분절과 합성 활동을 위하여 아래에 나오는 2음소와 3음소 단어들을 활용할 수 있다.

2음소 단어들

is	tie	zoo	fly
to	see	chew	knee
do	toe	row	my
sew	be	mow	it
shoe			

3음소 단어들

cat	bat	cab
sheep	fudge	map
right	jeep	cub
mice	fish	book
feet	man	dog
nap	jet	tag
zap	nip	top
sun	net	mom
cup	bag	tap
bed	bug	top
can	pan	

성공을 위한 힌트

이 활동들의 목표는 단어의 가장 작은 조각까지 아이의 주의를 집중시키는 것이다. 이 과정에서 명심해야 할 사항은 다음과 같다.

→ 당신은 아이가 적극적으로 참여하기를 원한다. 그렇게 된다면, 아이가 집중하고 있는 것이고, 학습이 순조롭게 진행되고 있는 것이다. 활동은 짧고 즐거워야 한다. 아이가 흥미로워하지 않는다면 내버려 두라. 만약 아이는 수동적으로 앉아 있고 당신 혼자 이야기하고 있다면 얻는 것이 별로 없다. 당신과 아이 모두 활발하고 기분 좋은 상태일 때 이런 활동을 하라.

→ 당신은 아이가 당신이 불러 준 단어와 단어의 조각에 주목하기를 바랄 것이다. 그렇다면 천천히 그리고 명확하게 말하고, 각각의 소리를 매우 신중하게 발음하라.

→ 소리를 과장하고[예를 들어, 므므므맨(mmmman)] 아이도 같은 방식으로 따라 말하게 하라.

→ 단어의 소리를 상징하는 구체적인 사물(블록이나 동전 등)을 활용하라. 아이는 테이블에 동전(혹은 블록)을 올려놓음으로써 자신이 들은 소리의 수를 나타낼 수 있다. 예를 들어, 2음소 단어 zoo의 경우 아이는 동전 하나를 그리고 또 다른 동전을 탁자에 놓으면서 각각의 소리를("zzzz", "oo") 말할 수 있다([그림 17.1] 참조).

→ 특정한 소리를 강조하기 위해 직접 동시, 동요, 우스운 이야기들을 만들어 내거나 아이와 함께 노래 불러봐라. 아이들의 관심을 끄는 소리로는 재미있고 시각적으로 우스꽝스러운 각운들과 두운들이 최고이다. 예컨대, 'ssss' 소리에 주의를 집중시키기 위해 아이와 함께 다음과 같은 노래를 불러라. "바보 같은 물개 새미가 고요한 은빛 바다에서 늘어지게 잠을 잤어요Silly Sammy seal slept soundly in the silent silver sea."

모름지기 이런 활동에는 논리적 일관성이 있어야 함을 명심해야 한다. 그것들은 아이의 교실에서 일어나는 활동을 강화해야 한다.

→ 당신과 교사 그리고 당신의 자녀가 서로 협동할 수 있도록 항상 아이의 교사와 상의하라.

→ 아이가 수업 시간에 어떤 활동을 하고 있는지 그리고 그의 읽기기술을 더욱 발전시키기 위해 당신이 가정에서 어떻게 도울 수 있는지 교사에게 질문하라.

기존에 이미 만들어진 음소 인식 교육 프로그램을 선호하는 교사들과 부모들이라면, 몇몇 뛰어난 상품 중 하나를 구매할 수 있다. 그것들은 유치원 아이들을 대상으로 만들어졌기 때문에 읽기 장애의 위험이 있는 아이들에게 특히 유용하다.

→ Headsprout(Learning A-Z, Headsprout.com)은 인터넷 기반의 6살pre-K을 위한 6개의 보조 커리큘럼이다.

→ Ooka Island(Scholastic.com)는 Kay MacPhee 박사가 SpellRead(증거기반 프로그램)를 만드는 데 사용한 검증된 개념을 기반으로 유치원에서

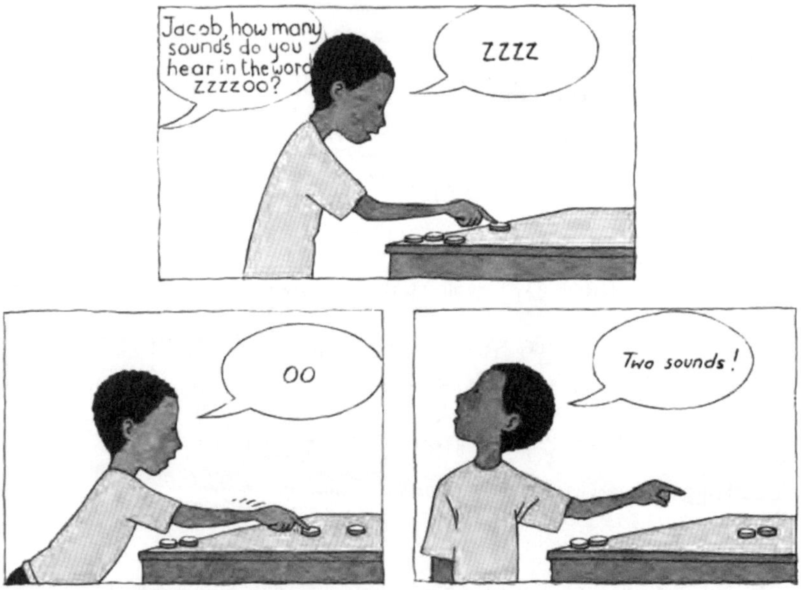
Jacob, how many sounds do you hear in the word zzzzoo?
ZZZZ
OO
Two sounds!

[그림 17.1] 당신의 아이가 단어 내 음소의 개수를 세도록 돕기

아이는 zoo와 같은 단어의 소리를 각각 발음하면서, 탁자 위에 동전을 하나씩 놓는다.

초등 2학년을 위해 개발했다.

→ 전산화된 읽기 프로그램인 Lexia Core5 Reading(Lexialearning.com)은 파닉스 교육을 제공하고 유아원부터 초등 5학년까지의 학생들에게 기본 읽기기술에 대한 5개의 개별 연습을 제공한다.

이 외에도 교사는 특히 6~7살 교실 교육용으로 만들어진『유아들의 음소 인식: 교실 교육과정Phonemic Awareness in Young Children: A Classroom Curriculum』(Brookes)이 특히 도움 된다고 여긴다. 부모는 또한 6~7살 읽기 기초를 가르치는 데 도움이 되는 체계적인 방법인『100개의 쉬운 수업으로 아이에게 읽기를 가르치기Teach Your Child to Read in 100 Easy lessons』(Touchstone)가 도움이 된다고 여길 수 있다. 나는 이 프로그램을 성공적으로 사용했던 부모님을 알고 있으며, 일주일에 한 번에서 세 번 정도 자녀와 함께 공부한다. 아이들과 부모 모두 프로그램을 즐기고 이익을 얻는 듯 보였다. 그들은 유치원에 들어갈 때 혼자 읽기가 되어가는 중이거나 이미 읽을 수 있다면 학교가 매우 긍정적인 경험이 되는 주요 요인이라는 것을 발견했다.

코드 2부: 쓰기

아이가 구어 단어의 분절적 성질을 배웠고 개별 소리에 익숙해지고 있다면, 이제 문자 학습을 위한 순비가 된 것이다. 대부분의 아이들은 유아원 시기에 이미 ABC 노래를 배우고 대부분의 문자 이름을 아는 상태에서 유치원에 입학하게 된다. 유치원은 문자에 대한 지식이 강화되는 시기로, 문자의 형태나 이름뿐 아니라 문자의 소리까지 그 지식이 확장된다. 유치원 후반기에 들어서면 대부분의 아이들은 개별 문자들을 인식하고 쓸 수 있다. 이제 아이들은 읽기를 할 때 그 능력을 활용하기 시작한다.

단어를 해독하기 위해 소리와 문자 사이의 다양한 연결 조합을 배우고 이용하는 것을 파닉스phonics라고 한다. 영어에는 문자보다 소리가 더 많다. 약 44개의 음소들과 단지 26개의 문자가 있다. 읽기를 배운 사람은 이 44개의 소리에 문자들을 연결한 후 조합해서 글, 즉 '보이는 말'을 만들어 낼 수 있다. 많은 아이가 유치원 시기부터 파닉스를 배울 준비가 되어있을 수도 있겠지만, 거의 대부분 아이는 1학년 시기에 준비가 되어있다.

윌슨 읽기 시스템Wilson Reading System의 창시자인 바바라 윌슨Barbara Wilson이 코네티컷 컨퍼런스 연설에서, 두 방향으로 소리를 가르친다고 말했을 때 그녀가 파닉스 교육에 대해 중요한 관찰을 했다고 생각했다. 첫 번째에서는 아동에게 소리를 듣고 그 소리를 나타내는 문자가 무엇인지 물어보게 한다. 예를 들어, “tuh”라고 말하면 아동은 문자 t를 말하거나 가리키도록 응답해야 한다. 다른 방향으로 아이는 글자 t를 보고 “tuh”라고 말한다. 소리와 그 문자를 동시에 배우면 연관성을 강화하고 연결이 확고한지 확인하는 데 도움이 된다.

읽기 시작을 가르치는 A부터 Z

읽기를 배우기 위해서는 먼저 소리와 문자에 대한 인식이 필요하지만, 이야기 글을 읽으려 한다면 연습도 필요하다. 아이는 새로 습득한 기술을 적용할 필요가 있다. 아이는 익숙하거나 덜 익숙한 단어를 소리 내어 읽으며 해독하고, 문장과 책 속에서 단어를 읽고, 단어와 문장의 의미를 이해할 때 그 기술을 적용한다.

연습. 과학자들은 새로운 뇌 영상 기술을 이용한 연구 결과, 전문성 혹은 기술이라고 부르는 것의 발달과 관련된 신경 회로망의 형성에는 연습이 강력하고 긍정적인 효과를 가지고 있다는 사실을 밝혀냈다. 기본적으로, 뇌는 연습에 의해 학습한다. 연습의 중요성에 대하여 엄마들과 교사들이 반복하는 오래된 격언인, ‘연습, 또 연습’은 옳은 것으로 판명되었다. 야구공 던지기, 악기 연주하기, 읽기를 비롯한 어떤 학습에 있어서 든 신경 시스템의 형성과 강화를 위해 연습보다 더 중요한 것이 없다. 아이가 문자를 소리에 연결하는 방법을 일단 알게 된 다음에는, 배운 것을 연습함으로써 더 큰 발전의 기회를 얻게 된다.

문자-소리 사이의 특수한 관계를 안 다음 필요한 중요 단계는 개별 단어 그리고 간단한 문장이나 책을 가지고 연습하는 것이다. 정확성을 늘리기 위해 아이는 묵독과 다른 사람 앞에서 소리 내어 읽는 방법을 통하여 읽기를 연습할 필요가 있다. 아이가 특정 단어를 읽다가 막혔을 때 교사나 부모의 도움으로 그것을 수정, 개선해 가다 보면 점진적으로 자신의 뇌에 더 정확한 단어 구성요소의 표상이 확립된다. 아이 머릿속 단어 표상은 그 단어의 정확한 철자, 발음, 의미를 담고 있다. 단어를 쓰고 철자를 배우는 것 역시 아이의 신경 회로망 내에 정확한 단어 표상을 각인시키는 데 도움이 된다.

철자-소리 패턴 배우기, 책을 읽으며 다양한 단어 속에서 그 패턴들을 연습하기, 철자법을 배우기 등의 활동들을 통해, 그 단어에 대한 신경 코드를 만들어 주는 연결들이 형성되고 강화된다. 모르는 단어의 미스터리를 풀어야 하는 초기 읽기 단계를 생각해 보라. 단서가 많을수록 미스터리를 해결할 가능성은 더욱 커진다.

읽기를 막 시작한 유치원생도 자신의 새로운 기술을 연습할 수 있다. 문자-소리 관계를 많이 알지 못한 상태에서도 아이는 읽는 것을 매우 좋아한다. 약 12~24쪽 정도의 단순한 소책자인 이른바 『해독훈련용 책자decodable text』(아이가 이미 배운 문자-소리 패턴을 가진 단어들이 나오는 책) 덕분에, 아이는 책에 나오는 단어들을 읽으면서 자신의 새로운 기술을 적용해 볼 수 있다. 『밥 북스Bob Books』 시리즈가 그 좋은 예이다. 많은 아동이 이 시리즈를 인쇄물뿐만 아니라 디지털 버전의 태블릿에서도 즐긴다. 다른 해독훈련용 책자는 EPS 출판사가 낸 『S.P.I.R.E』와 같은 읽기 시리즈의 일부, Scholastic에서 낸 『Decodable Readers』(Scholastic.com), 피어슨에서 낸 『Ready Reader』 및 『Reading Street』이다. 이 모든 것들은 매우 사용자 친화적인 형식으로, 점점 더 어려워지는 픽션과 논픽션 읽기 자료를 제공한다.

새로운 접근방식인 리더블Readables은 초보 독자를 위한 글을 새로운 수준으로 끌어올렸다. 훌륭한 예는 읽기에 성공하게 해주고 읽기를 사랑하게 되도록 아동의 기술을 개발함과 동시에 지식을 쌓는 책을 제공하는 새로운 읽기 시리즈인 지오드Geodes이다. 이 시리즈는 과학, 역사, 시각 예술 및 문학(Great Minds Wit & Wisdom® 커리큘럼에 있음)을 포함한 다양한 주제를 다룬 초보자용 글이 담겨 있으며, 동시에 해독 및 단어 재인 기술에 중점을 둔 윌슨 읽기 프로그램Wilson's Fundations® program의 내용과 순서와 보조를 맞추게 되어있다.

일견 단어. 아이가 어떤 단어에서 문자-소리의 대응 관계를 배우게 되면, 그는 마침내 이 원리를 일반화하고 활용하여 동일한 문자 패턴을 보이면서, 동일한 방식으로 발음되는 새로운 다른 단어도 읽을 수 있다. 아이가 cat을 읽을 수 있고 그것을 c-at으로 분리할 수 있다면, 그는 같은 at 어군에 있는 다른 단어들(mat, sat, bat) 역시 읽을 수 있을 것이다. 시간이 지나면서 아이는 계속해서 점점 더 많은 복잡한 문자조합들에 대한 지식을 습득해 갈 것이다.

그러나 때때로, 문제는 전혀 예기치 않은 곳에서 발생한다. 나는 지금 a, is, are, one, two, said, again, been, could, the, once 같은 단어들을 염두에 두고 있는데, 이것들은 유아용 책에서 빈번하게 등장하지만, 규칙을 따르지는 않는 것처럼 보인다. 이 단어들은 패턴을 따르지 않고, 따라서 소리 내어 읽을 수 없다. 결국, 그것들은 외워서 기억되어야 하고 한눈에 인식되어야 한다. 그것들을 종종 일견 단어라고 지칭하는 것은 놀라운 일이 아니다(그것들은 문자-소리 연결의 비일관성 때문에 '불규칙' 단어라고도 불린다).[18] 일견 단어들은 어린이용 책에 틀림없이 나오는 것들이기 때문에, 매우 일찍부터 그것들을 아이의 어휘 목록에 일부가 되도록 하는 것이 중요하다. 플래시 카드를 두꺼운 종이나 디지털 기기(예: Quizlet, quizlet.com)로 만들고 그것들을 규칙적으로 보여줌으로써, 아이가 이 흔한 단어들을 배울 수 있도록 도와줄 수 있다. 아이로 하여금 스스로 자신의 카드에 그 단어를 쓰면서 말하게 하면 단어를 발음하는 능력을 강화하는 데 종종 도움이 된다(가장 흔한 일견 단어들의 목록은 pp. 268-269 참조).

글자 쓰기. 문자를 인식하고 쓴다는 것은 읽기 학습에서 중요한 전환점이 된다. 소문자가 더 일반적이기 때문에 소문자 쓰기를 강조하게 된다. 아무리 서툴더라도 아이가 일단 문자를 쓸 수 있으면 다양한 쓰기 연습에 참여할 수 있고, 그것을 통해 아이는 단어를 이루는 소리 그리고 문자가, 어떻게 이 소리를 표상할 수 있는지에 대한 인식을 하도록 더욱 자극받게 된다. 자신의 이름과 cat, mom, dad와 같은 일반적인 단어들을 써 봄으로써 그러한 인식은 강화된다. 유치원 초반부터 아이들은 단어들을 '쓰기' 위하여 알파벳 블록이나 문자 카드를 활용할 수 있다. 아이들이 유치원을 마칠 즈음, 그들이 백 퍼센트 정확하게는 아니더라도 단어의 철자를 발음대로 쓸 수 있게 된다. 이러한 초기 철자법을 '창안적 철자법invented spelling' 혹은 임시 철자법이라고 부른다.

철자. 소리와 문자가 연결되어 있기 때문만이 아니라 단어가 코드화되어 있기 때문에, 철자와 읽기는 관련이 밀접하다. 쉽게 해독되게 되지 않고 그야말로 해독이 필요한 코드에 담겨 있다. 앞서 언급한 바와 같이, 철자를 쓸 때 구어 단어는 소리로 분리되고 각각의 소리는 다시 그 소리를 표상하는 문자로 코드화되거나 변형된다. 창안적 철자법은 유치원생들이 처음으로 시험 삼아 문자와 소리를 연결할 때 사용하는 과도기적인 방법이다. 자신이 들은 단어의 소리를 바탕으로 하여 단어의 철자를 쓰려고 노력하는 모습은 아이들이 읽기 발달과정을 제대로 따라가고 있음을 보여주는 좋은 지표이고, 이것이 바로 아이로 하여금 '창안적 철자법'을 연습하게 하고 단어를 소리 나는 대로 쓰게 격려하는 이유이다. 예컨대 아이는 candy를 knd로, horse를 hrs로, cat을 kt로 쓴다. 이런 예들을 통해 알 수 있듯이 초기 읽기 단계에서는 모음 소리를 자주 빠뜨리고, 따라서 단어 house에 대해 아이가 창안한 철자가 hs에서 hws로 그리고 house로 발전해

---

18) 일견 단어(Sight word)는 두 가지 의미를 가질 수 있다. 하나는 앞서 언급한 바와 같이, 발음 규칙을 따르지 않는 단어들을 지칭한다. 다른 하나는 '한눈에' 읽히는 단어들을 의미한다. 즉, 해독 과정을 거치지 않고 자동으로 읽히는 단어들이다. 이 책에서 나는 첫 번째 의미를 채택하고 있다.

감은 당연한 일이다. 창안한 철자의 발음이 목표 단어의 발음과 매우 유사함에 주목하라. 즉, 아이는 소리에는 익숙하지만, 소리와 문자의 연결은 완전히 습득하지 못한 것이다. 유치원 시기에 이것은 문제가 되지 않는다.

듣기, 놀이, 상상하기. 유치원 아이를 위한 읽기 프로그램은 아이의 언어기술과 문학이 주는 즐거움을 향상시켜 주는 다양한 활동들로 가득 차 있다. 학교나 가정에서 책에 둘러싸인 채 이야기를 읽어 주는 것을 듣고, 이야기 속의 인물과 사건에 대해 이야기하고, 블록이나 인형을 가지고 노는 등의 활동들을 통하여 아이는 사고력과 상상력을 개발하고, 어휘력을 늘리며, 자신을 둘러싼 세계를 인식하게 된다.

읽기와 단어 지식은 상호 강화작용을 한다. 읽기는 아이의 어휘력을 확장해 주고, 단어의 의미를 알게 되면 단어를 해독하는 데 도움을 주어 독해력을 향상시킨다. 읽기의 주된 목표는 글의 의미에 도달하는 것이다. 이를 위하여 아이는 일단 단어를 해독한 후 자신의 어휘 목록에 그것을 포함시킬 필요가 있다. 처음에 아이가 읽기 위해 배우는 단어들은 꽤 단순하고 자신이 평소 말하는 어휘에서 늘 나오는 것들이지만, 점차 단어들이 보다 낯설고 복잡해진다. 이 단계에서 단어의 의미를 아는 것은 단어 해독을 촉진하는 데 도움을 준다. 아이는 새로운 단어를 접할 때 발음해 보려 다양하게 시도한다. ink의 i는 ice의 i와 it의 i 중 어느 것으로 발음될까? 아이가 단어 ink의 의미를 알고 있다면, 그것을 정확히 발음할 가능성은 훨씬 크다. 아이의 어휘력이 풍부할수록 아이는 더 많은 단어를 그리고 더 어렵고 복잡한 단어들을 해독하고 읽을 수 있을 것이다. 따라서 아이에게 새로운 단어와 그 의미를 알려주는 것은 빠를수록 좋고, 이를 통해 아이가 장차 새롭게 접하게 될 단어들에 대한 아이의 신경 모델은 강화된다. 부모는 이야기에 새롭게 등장하는 단어나 개념에 대하여 아이와 이야기 나누고, 단순한 단어로 그것의 뜻을 정의해 주고, 자녀로 하여금 그 단어를 활용한 문장을 만들게 함으로써 도움을 줄 수 있다. 새로운 단어의 의미를 배움으로써 아이의 단어 지식뿐 아니라 배경 지식 역시 강화되는데, 이 두 지식은 읽기의 목표인 독해력을 향상시키는 핵심 요소이다.

아이의 어휘력 향상시키기와 함께, 이야기 들려주기 역시 읽기 능력 향상에 많은 도움을 준다. 효과를 늘리고 싶다면, 가정에서 이야기를 읽어 줄 때 아이를 당신 옆에 앉히고 당신이 단어를 각각 가리키며 발음하는 모습을 아이로 하여금 지켜보게 하라. 아이는 더 길게 발음되는 단어들이 지면 위에서도 더 길어 보인다는 사실을 곧 인식하게 될 것이다. Caterpillar는 cat보다 더 길게 발음되며, 지면 위에서도 그 단어는 더 길어 보인다. 이러한 관찰을 통해 아이는 구어 단어와 문어 단어가 서로 연관되어 있음을 배우게 된다. 나중에 아이는 문어 단어를 소리와 그리고 구어 단어를 의미와 연결하기 시작할 것이다. 마침내 아이는 단어들을 각각 손가락으로 가리키며 읽는 것을 배우게 되고, 나중에는 혼자 힘으로 그 단어들을 가리키며 읽고 싶어 할 것이다. 이 활동을 위해 부록 '읽기를 막 시작한 아이들에게 적당한' 목록에 나오는 책들을 크게 읽어 주기를 권한다.

유치원 아이들은 이야기 만드는 것과 자기가 이야기한 것을 교사나 부모가 받아 적는 것을 좋아한다. 아이가 보기에는 신기하게도 부모나 교사는 아이가 말한 단어를 글로 옮겨 적을 수 있다. 아이가 만든 짧은 이야기를 받아 적은 후, 단어들을 짚으면서 다시 아이에게 읽어 준다면 아이는 소리와 문자와 의미를 연결하는 것을 배울 수 있다. 그는 읽기에 필요한 통합 신경망을 구축하고 있는 것이다. 그는 또한 상상력을 발달시키고 있다.

자신감. 아이가 읽기 준비를 끝내고 좋은 출발을 하도록 보장해 주는 가장 중요한 요소는 아마도 자신감일 것이다. 유치원 과정을 모두 마치고 당신의 자녀가 유치원을 떠날 때 아이에게 가장 중요한 것은 아이가 자신에 대해 어떻게 느끼는가이다. 유치원 경험의 중요한 역할은 모든 아이가 자신의 성과물로부터 어느 정도의 성취감을 얻고, 교사로부터 긍정적인 평가를 받으며, 격려를 받는 것이다. 이것이 아이로 하여금 계속해서 읽게 하는 동기가 된다. 이러한 동기나 자신의 성공에 대한 확신이 없다면, 아이는 분리 불가능해 보이는 단어들을 분해하려고 고군분투할 이유가 별로 없을 것이다.

자녀가 유치원에서 발전하고 있습니까?

아이들은 서로 다르고, 당신의 자녀가 읽기 발달단계 중 어디에 위치하는지 정확히 아는 것이 중요하다. 아이가 자신에게 맞지 않게 빠른(혹은 느린) 교육 속도를 따라가기 위해 노력하는 것보다는 교육이 아이에게 맞춰져야 한다.

읽기 교육이 시작되면 불가피한 의문들이 생긴다. 이 접근법이 효과가 있는가? 내 자녀가 제대로 따라가고 있는가, 혹은 지체되고 있는가? 이 속도를 유지한다면, 아이의 미래의 읽기 능력은 어떻게 될 것인가?

조기 평가와 모니터링이 필요 없어 보이는 아동에게도 시행해야 한다. 특히 영리한 일부 아동은 읽는 방법을 일찍 배우는 것처럼 보일 수 있으며 음운론적 기술을 배우는 것을 지나치고 뛰어넘는 것처럼 보인다. 이 아이들은 새롭거나 익숙하지 않은 단어를 발음하는 방법을 알아내는 것은 물론, 단어를 분석하고 분리하는 방법을 배우지 않고도 쉽게 많은 단어를 암기해서 풍부한 읽기어휘력을 빠르게 가졌다. 틀림없이 그러한 아이들이 새롭고 상대적으로 긴 단어의 내부를 해독할 수 없는 때가 온다. 특히, 과학 전문 용어(중탄산염, 다항식, 스테고사우루스)나 역사, 전 세계에 있는 사람이나 장소의 이름(피카소, 라파예트, 라라미, 팀북투, 카트만두) 같은 단어이다. 그들은 그것을 다룰 전략이 부족하다. 따라서 진행 상황을 주의 깊게 모니터링하는 것이 가장 좋다.

종합: 유치원 학생

요약하면, 먼저 자녀나 학생이 난독증에 걸릴 위험이 있는지 확인하고 학교에서 효과적인 선별 도구를 사용하는지 확인해야 한다. 진행 상황이 주의 깊게 모니터링되고 있는지 확인하는 것도 중요하다. 유치원이 끝날 때 자신의 관찰을 바탕으로 자신이나 자녀의 유치원 교사에게 다음과 같이 질문할 수 있다.

→ 말소리가 분절되고 문자가 이러한 소리를 나타낸다는 것을 알고 있는지
→ 대문자든 소문자든 알파벳 문자의 이름을 쉽게 말할 수 있는지
→ 알파벳 문자(처음에는 소문자)를 쓰는지
→ 문자 소리 대응에 대해 배우기 시작했는지
→ 간단한 단어를 해독하기 시작했는지
→ 흔한 단어 50개 이상을 인식하기 시작했는지
→ 고안된 철자법을 사용하는지
→ 아주 간단한 단어의 철자를 정확하게 쓰기 시작했는지
→ 페이지 상단에서 하단까지, 왼쪽에서 오른쪽으로 읽는 인쇄물 관습에 대해 알고 있는지
→ 어휘력이 늘어나고 있는지
→ 읽기를 기대하는지

자녀가 이러한 기술을 보여준다면 안심할 수 있다. 그녀가 유치원 선별검사 후 위험 없으므로 밝혀지면 훨씬 더 확실히 안심할 수 있다. 그것이 아이가 실제로 읽기를 시작한다는 더 신뢰할 수 있는 지표이기 때문이다. 물론, 자녀가 위험 있으므로 판명되면 진단 평가를 받거나 증거 기반 개입을 시작해야 한다.

18장

자녀가 읽을 수 있도록 돕기

1학년은 아이의 읽기 발달과정에서 가장 중요한 시기 중 하나이다. 읽기 코드를 풀어냄으로써 읽기 발달 경로에서 가장 중요한 첫걸음이 이미 시작된 것이다. 이제 아이는 읽기의 원리를 배우고, 지면 위의 단어를 알아보기 위해 집중하고, 그 단어가 의미하는 바를 이해하는 데 초점을 맞추면서 읽기 체제를 배워야 한다.

대부분의 아이들은 *읽을 준비*가 된 채로 1학년을 시작한다. 그들은 400단어 정도의 어휘력을 갖추고 있는 *읽는 이*가 된 상태로 1학년을 마쳐야 한다. 그들은 쉬운 책이나 간단한 지시사항 정도는 읽을 수 있어야 하고, 많은 짧은 단어들의 철자를 정확히 알고 있어야 하며, 알아낸 단어가 철자나 주위 문맥이 제공하는 단서와 어울리지 않으면 스스로 자신의 읽기 오류를 수정할 수 있어야 한다. 이런 중요한 성과는 우연히 얻어지는 것이 아니다. 그것은 아이로 하여금 단어가 어떻게 기능하는지를 상세히 이해할 수 있도록 유도해 주는 잘 짜인 체계적인 활동이 있어야 가능하다. 가장 성공적인 읽기 프로그램은 읽기 코드에 대한 해독 방법을 아이들에게 가르치기 위해 고안된 모델을 따르며 다음과 같은 활동을 포함한다.

→ 단어 읽기 배우기
  - 짧고 간단한 단어 소리 내어 읽기를 통해(1학년)
  - 더 긴 단어 분해하기를 통해(2학년 이상)

→ 단어의 철자 배우기

→ 일견 단어 암기하기

→ 음독과 묵독 연습하기
→ 읽기 유창성 연습하기
→ 문자 쓰기와 이야기 쓰기를 포함한 작문
→ 단어에 대한 지식과 세상에 대한 지식 쌓기
→ 독해전략 배우기

자존감 확립을 위한 지속적인 노력은 프로그램을 강화하고, 프로그램 성공의 기본 열쇠가 된다.

이 장에서는 일반적인 단어(긴 단어, 짧은 단어 모두)를 읽는 데 필요한 기본 기술, 일견 단어 암기 그리고 읽기 연습에 초점이 맞춰질 것이다.

짧은 단어 소리 내어 읽기

정확한 읽기로 가는 초기 단계는 단어를 소리 내어 읽는 방법을 배우는 것이다. 처음에는 zoo와 dog 같은 간단한 2, 3음소 단어부터 시작하여 점차 play, chick, snail 같은 더 복잡한 단어들을 만드는 긴 문자조합이나 소리조합을 배우게 된다. 1학년 시기에 아이들은 단어를, 보다 확실히 분해하기 시작하고, 점차 어려워지는 단어들을 분석하고 해독하는 방법을 배운다. 이것은 아이들이 문자와 소리의 관계를 더 많이 배우고, 이를 바탕으로 그것을 읽기에 적용하는 방법을 배움으로써 가능하다. 앞 장에서 언급한 바와 같이, 이런 종류의 지식을 전문 용어로 파닉스라고 한다.

과거 파닉스는 매우 지루하고 반복적인 읽기 교육 방법과 함께 시행되었기 때문에 어떤 사람들은 그것이 읽기 교육과정의 일부가 될 가치가 있는지에 대해 의문을 제기해 왔다. 그러나 파닉스에 대한 비판이 아이의 읽기 학습을 돕는 데 있어서 그 효과가 부족하다는 것을 의미하는 것은 아니다. 그보다, 파닉스는 그것을 가르치는 방식 때문에 매도되었던 것이다. 파닉스는 이제 새롭게 변신하여 그것의 핵심적인 교육적 가치를 유지한 채 아이를 읽기 과정으로 이끌어 줄 수 있도록 재정비되었다. 파닉스는 차후의 모든 읽기 과정의 기초를 마련해 주므로 이것은 좋은 방법이다. 아이가 파닉스로부터 최대의 효과를 얻도록 하기 위해서는 눈에 잘 띄지 않고 종종 간과되는 파닉스 교육의 특징들을 잘 아는 것이 중요하다.

파닉스의 필수 요소

다양한 효과를 내는, 많은 파닉스 프로그램들이 있다. 국립 읽기교육위원회가 발견한 바로는 체계적이고 명확하게(이것에 대해서 나중에 간략히 논의할 것이다) 가르치는 파닉스 프로그램이 가장 효과적이다. 체계적인 파닉스는 문자와 소리가 어떻게 연결되는지를 아이에게 가르치는 조직화된 교육 방법이다. 아이는 문자를 특정한 소리로 전환하는 방법과 그 소리를 다시 합성하는 방법을 배운다. 아이는 다양한 패턴의 문자들이 어떻게 다른 소리를 표상하는지를 배운다. 아이는 규칙과 그 규칙의 예외사항을 배운다. 그러다 보면, 아이는 자신이 접하는 모든 단어를 분석하고 식별하는 데 필요한 지식을 갖추게 된다. 이것이 체계적인 파닉스 교육의 목표이다. 이러한 방식으로 파닉스를 배우는 것이 매우 중요하고 특별한 이유는 이 방법이, 아이로 하여금 자신의 축적된 지식을 적용하여 이전에 한 번도 접해 본 적이 없는 단어들도 해독하고 읽을 수 있게 해주기 때문이다. 이것은 다른 어떤 읽기 교육 방법도 할 수 없는 일이다.

체계적인 파닉스 프로그램은 일반적으로 아이에게 다양한 문자-소리의 조합을 점차 소개해 주는데, 처음에는 가장 간단하며 일관성 있고 흔한 조합부터 시작해, 나중에는 점점 더 복잡하고 특이한 조합들까지 넓혀 나간다. 이러한 프로그램은 전형적으로 다음과 같은 것을 가르치면서 시작한다.

간단한 문자-소리 일대일 대응 관계. 여기에서 문자와 소리 사이에 예측할 수 있는 일대일 관계를 맺고 있는 자음들이 초점이 된다(일반적으로 문자 b, d, f, h, j, k, l, m, p, r, t, v, w 및 z). 드문 경우를 제외하고 이러한 각 문자를 발음하는 방법은 한 가지뿐이므로 동일한 소리에 일관되게 연결된다. Dear, sledding, pad에서 d의 소리는 항상 같다.

모음 소리들. 아이들이 단어를 읽기 위해서 모음 소리 역시 배울 필요가 있다. 모음은 자음보다 발음하기 더 어려운 경향이 있다. 모음은 길거나 짧을 수 있다. 아이들은 장모음을 '글자 이름대로 발음하면 된다'라고 배운다(cake에서의 'a' 소리, key에서의 'e' 소리, time에서의 'i' 소리와 같이). 단모음의 경우 그렇지가 않다(예: cap, help, tip).

체계적인 프로그램에서는 특정 소리조합들(보통 여섯 개에서 여덟 개의 자음들과 두 개의 모음들)을 한 단위로 삼아 가르친다. 일단 그것들을 배우고 나서 아이는 다른 조합으로 넘어간다. 초기의 조합들은 보통 위에 열거한 자음 몇 개와 모음 a와 i로 이루어지는데, 이 두 모음의 소리가 구별하기 가장 쉽기 때문이다. 일단 배운 자음과 모음의 소리를 알기만 하면, 아이는 이제부터 혼자서도 문자를 소리에 연결할 수 있고, 그 소리들을 합성할 줄 알며, 지면 위의 단어를 읽을 수 있다는 사실에 흥분한다. 이러한 간단한 자음과 모음의 조합을 이용해 만들어진 단어를 가지고 아이의 첫 번째 책을 만들 수 있으며, 이러한 자음과 모음의 조합은 1학년 읽기 교육의 초점이 된다. 1학년 중반까지 아이는 점점 더 많은 단어를 소리 내어 읽을 수 있어야 한다.

복잡한 문자-소리 패턴. 소리-문자의 일대일 대응을 배웠다면, 아이는 이제 꼭 일대일 대응을 하지 않는 문자와 소리의 대응에 대해 배울 준비가 된 것이다. 여기에서의 초점은, 예를 들어 두 문자가 하나의 소리를 나타내는 것 같은 패턴에 맞춰진다. 이러한 조합을 이중 문자[digraphs]라고 한다. 이중 문자라는 용어는 다소 전문 용어처럼 들릴지도 모르지만, 매우 흔한 것이다. ship에서의 sh-, chip에서의 ch-, sing에서의 -ng, thing에서의 th-, when에서의 wh-가 그 예이다. 이런 복잡한 문자-소리 관계를 1학년과 2학년 시기에 걸쳐 계속해서 배우는 것이 보통이다. 더 나아가 이중 문자뿐 아니라 3중 문자[trigraphs](wedge에서의 -dge, itch에서의 -tch), 4중 문자[quadrigraphs](weigh에서의 -eigh, tough에서의 -ough)까지 있다는 사실을 알고 놀란다. 이러한 패턴을 배우는 것이 얼마나 유용한지 실감하려면, 하나로 발음되는 소리를 만들기 위해 여러 문자가 모일 수 있다는 사실을 배우지 못한 채 -dge(ledge)나 -eigh(sleigh)의 문자를 발음하려 시도한다고 상상해 보라.

규칙. 아이들은 다양한 문자 패턴을 정확히 발음하는 데 도움을 주는 유용한 규칙들을 배운다. 아이는 어떤 문자의 발음이 바로 뒤에 오는 문자에 따라 달라진다는 것을 배운다. 1학년 시기에 아이들은, 묵음 e 규칙을 배운다. take, dime, home과 같이 모음 뒤에 자음이 나오고 그다음 e가 따라오는 경우, 그 모음은 보통 장모음으로 발음된다. 아이들은 또한 문자 c가 a, o, u 앞에 나오거나(cake, come, cup과 같이), 어떤 자음 앞에 나오면(clap, crack과 같이) 'k'로 발음되고, e, i, y 앞에 나오면(cent, cinema, cyclone과 같이) 'ssss'로 발음된다는 것을 배운다. 이러한 규칙들 덕분에 아이의 읽기는 발전하며 단어를 구성하는 모든 문자에 주목할 수 있게 된다.

철자. 철자는 엄밀히 말해서 파닉스 교육의 영역은 아니지만, 읽기 및 문자-소리 대응과 밀접히 연관되어 있어서 여기에 포함 시켰다. 아이가 단어 읽는 것을 배우다 보면 그 단어의 철자도 배우기 시작한다. 일반적으로, 읽지 못하는 단어의 철자를 아이에게 물으면 안 된다. 본격적인 철

자 교육은 1학년 중반에 시작되지만, 아이들은 보통 2학년까지는 철자를 정확히 알지 못한다.

효과적인 철자 교육은 단어목록을 기계적으로 암기시키는 것 이상을 의미한다. 철자(소리를 문자로 바꾸는 것)는 읽기(문자를 소리로 바꾸는 것)를 강력히 강화시키며, 따라서 철자 교육은 아이의 읽기 학습과 관련하여 이루어져야 한다. 읽기와 마찬가지로 철자 교육 역시 논리적 단계를 밟으면서 하는데, 음소 인식부터 시작하여 어떤 문자가 어떤 특정한 소리를 나타내는지를 가르치게 된다. 아이가 더 많이 읽고 더 많은 단어를 배워 나가다 보면, 동일한 소리가 다른 철자를 가질 수 있다는 것을 인식하기 시작한다. 예를 들어 아이는 'a' 소리가 mate, weight, straight와 같이 다양한 철자로 표현됨을 배운다. 스스로 읽기뿐 아니라 철자 학습을 통해서도 아이는 특정 소리를 나타내는 가장 흔한 문자 패턴이 뭔지 알게 된다(주의할 점: 처음에는 가장 흔한 철자를 강조하고, 하나의 소리를 나타내는 모든 철자를 알려주어 아이가 압도되는 일이 없도록 하는 것이 좋다. 이 경우에는 mate가 'a' 소리에 대한 가장 흔한 철자가 될 것이다).

아이가 발전하면서, 새로운 단어의 철자를 알아내는데 적용할 수 있는 철자 전략을 획득하게 된다. 아이는 또한, 소리와 철자 대응이 배운 규칙에 맞지 않는(should, colonel 같은) 소위 불규칙(일견) 단어들에 대해 배우게 된다. 이러한 단어들의 철자는 암기해야 한다. 아이마다 철자 능력은 상당히 다양하지만, 난독증을 가진 아이의 경우 정확한 철자 능력에 있어 아주 심각하고 오래 지속되는 어려움을 경험한다.

단어 재인을 위한 두 가지 접근법

읽기를 가르치는 데 있어서 무엇을 가르치는지 뿐 아니라 어떻게 가르치는지 역시 중요하다. 아이들이 글자와 소리의 관계를 이해하기 위한 강력한 기반을 개발함이 중요하다. 이를 위해서 파닉스에 대해 일찍부터 초점을 맞추는 것이 필요하며, 아동이 읽다가 접하는 단어를 해독할 때 적용할 수 있는 지식이 필요하다. 난독증 아동은 훨씬 더 강력하고 빈번하며 확장된 파닉스 교육이 필요하다. 앞서 언급한 바와 같이, 효과적인 읽기 프로그램은 아이에게 파닉스를 체계적으로 가르칠 뿐 아니라 명시적으로 가르친다. 애매하고 모르는 사이에 이루어지는 교육이 여기서는 통하지 않는다. 아이가 알아서 깨우치도록 맡길 수는 없다. 일반적으로 체계적인 파닉스 프로그램은 문자-소리 대응을 직접적으로 가르친다. '합성 파닉스synthetic phonics'는 이러한 프로그램의 전형적인 예이다. 아이들은 체계적으로 코드 기반 교육, 즉 문자를 소리로 변환한 다음 소리를 합성하여 발음 가능한 단어를 형성하는 방법을 배운다. 이것은 '총체적 언어whole language' 방식의 읽기 프로그램과 대조된다. 거기에서 파닉스를 가볍게 다룰 수는 있겠지만 초기부터 일관되게 코드 기반 교육을 강조하지 않는다. 일반적으로 이러한 총체적 언어 프로그램에서는 체계적이고 명시적으로 단어를 분석하고 분절하는 작업에 대해 그렇게 강조하지 않는다. 초점은 주로 언어의 소리가 아니라 의미에 있다. 일찍부터 아이는 읽을 책과 다른 사람이 읽어 줄 책들을 제공받는다. 해독은 가볍게 다루어지지만, 교육의 우선적이거나 주요한 초점은 아니다. 읽기는 말과 같이 자연적으로 습득될 것으로 기대된다(그러나 알다시피 이것은 잘못된 기대이다). 이런 관점에서는, 아이가 문학에 둘러싸여 종이로 된 매체들을 접하다 보면 문자-소리 대응은 마치 삼투압 작용처럼 서서히, 자연스럽게 학습될 거라 본다. 이 관점에 따르면, 파닉스를 체계적이거나 명시적으로 가르칠 이유가 없다. 아이는 그것을 스스로 또는 최소한 본격적인 강조를 통해서라기보다는 단어 학습 미니레슨으로 그것을 알아낼 것이다.

두 접근법의 뚜렷한 차이는 아이를 새로운 지면 위 단어에 접근시키는 방법에 있다. 파닉스는 아이로 하여금 단어를 분석하고 그것을 소리 내어 읽도록 가르치는 반면, 총체적 언어 방식은 이야기의 맥락이나 이야기와 함께 나오는 그림들을 통해 그 단어를 짐작하도록 강조한다. 파닉스에서는 단어를 알아내기 위한 단서가 단어의 내부에 존재하고, 따라서 아이는 단어 구조의 더 세밀한 부분들에 집중하도록 유도된다. 총체적 언어 프로그램에서 단서는 단어의 외부에 있고 이야기의 내용으로부터 얻어진다. 국립 읽기교육위원회의 결론에 따르면, 파닉스를 체계적이고 명시적으로 교육받는 아이들이 여타 다른 종류의 교육법으로 학습하는 아이들보다 읽기에서 더 큰 진전을 보였다. 위원회는 유치원이나 1학년 시기에 파닉스 교육을 시작하는 것이 가장 효과적임을 발견했다. 일단 아이가 구어의 기능에 대해 어느 정도 이해하고 있다면, 이제 문자와 소리의 연결 방법을 배울 시기가 된 것이다. 보통 파닉스 교육은 2년 이상에 걸쳐 이루어지며, 아이들은 그 교육으로부터 많은 것을 배우게 된다.

1학년 시기의 파닉스 교육은 아이들이 단어를 소리 내어 발음할 수 있도록 돕고, 읽기 정확도를 발전시킬 뿐 아니라, 독해력 향상에도 도움을 준다. 그러나 아이들이 고학년이 되어 더 복잡한 글을 읽어야 할 시기가 되면, 독해력에 대한 파닉스의 영향력은 훨씬 작아지는 경향이 있다. 이것이 타당한 이유는 저학년 독해의 경우 꽤 친숙하고 단순한 단어 읽기가 보통이기 때문이다. 아이가 단어를 해독할 수 있다면 그 의미도 아는 것이 보통이다. 고학년이 되면 더 복잡하고 낯선 단어들이 포함된 읽기를 하게 된다. 아이는 자신이 읽고 있는 것을 이해하기 위해서 단어를 발음하는 것뿐 아니라 그 단어의 의미까지 알아야 하는데, 이것은 파닉스 교육을 통해 배울 수 있는 것이 아니다.

읽기를 가장 효과적으로 가르치는데 사용할 수 있는 자료의 질과 양이 그 어느 때보다 우수하다. 앞서 언급했듯이 교사와 학부모는 Lexia, Ooka Island 및 Headsprout과 같은 프로그램을 포함하여 파닉스 및 음소 인식을 가르치기 위해 많은 선택지가 있다.

다시 말하면, 일반적인 파닉스 교육과정은 1학년 때 시작하거나(요즘에는 점점 유치원에서 시작하는 경향) 2학년까지 계속된다. 일단 아이가 대부분의 1음절 단어를 편안하게 읽을 수 있게 되면, 강조점은 점점 더 길고 복잡한 단어를 읽기 위한 학습 전략으로 전환된다. 그러나 아이마다 발달 속도가 다양하므로 일부는 어려움을 겪고 이후 학년에서도 파닉스 교육이 필요할 수 있다. 파닉스에 전념하는 교실의 수업 시간은 길지 않아도 된다. 아마도 하루에 15분에서 20분 정도일 것이다. 이에 더해 아동의 읽기 프로그램의 다른 활동들을 통해 그리고 아동이 독립적으로 읽고 쓰도록 장려함으로써 하루에 여러 번 강화된다.

1학년 이후, 읽기 교육은 체계적으로 진행된다. 2학년과 3학년 시기의 교육 목표는 아이가 더 많이 읽고, 더 복잡한 책들을 혼자 힘으로 읽을 수 있도록 해주는 것으로, 읽기 교육의 기본 원칙이 더욱 강화된다. 2학년 말까지 아이는 단어의 철자를 정확히 알고 자신이 만든 이야기를 짤막하게 쓸 수 있으며, 이야기책을 고르고, 읽고, 즐길 수 있어야 한다.

더 긴 단어를 분절하기

3학년, 특히 4학년 이상에서의 읽기 교육은 더 긴 단어에 초점을 맞춤으로써 새로운 차원을 맞게 된다. 읽기 시작 단계의 학생에게는 짧은 단어를 분해하는 방법이 필요한 것처럼, 읽기 능력이 발전하고 있는 학생은 더 길고 복잡한 단어를 분석할 수 있는 전략이 필요하다. 1학년에서 3학년까지는 읽기 위해 배우지만, 4학년에서 8학년까지는 (새로운 정보를) 배우기 위해 읽는다. 4학년이 되면 특정 전문분야를 공부하기 시작하고, 아이는 그 분야의 심화 학습을 위해 급격하게 늘어난 복잡한 단어들을 정규 수업 중에 접하게 될 것이다. 이제 아이가 다음절어를 읽어 내야 하는 시기가 왔으며 다음절어를 작게 분해한다는 기본 전략에는 큰 변화가 없다. 목표는 아이가 단어 속에서 자연적인 분절 지점을 찾아낼 수 있도록 가르치기이다. 일단 단어를 분해한 다음, 문자-소리 관계의 지식을 이용하여 분해된 부분을 하나하나 분석하면 된다.

시간이 지나면서 아이는 점점 더 긴 단어를 다루는 방법을 배우게 된다. 이러한 교육은 종종 1학년 시기에 시작되는데, 이때 아이는 inside나 goldfish 같은 복합어들을 만나게 되고 그것들을 두 부분으로(in과 side로, gold와 fish로) 분리할 수 있음을 배운다. 2학년 시기 동안 아이는 더 길고 복잡한 단어를 분석할 수 있는 확실한 전략들을 배우게 되고, 이러한 교육은 3학년 시기에 더욱 강화된다. 가장 유용한 접근법은, 일단 단어를 자연스럽게 갈라지는 지점에서 음절들로 분리하는 것이다. 음절에는 하나의 모음 소리가 들어있다(비록 한 음절이 toe와 bait과 같이, 하나 이상의 모음 문자를 가질 수도 있겠지만). 모음 소리는 입을 벌리면서 만들어진다(이 해부학적인 관련성 때문에 당신은 단어를 말할 때 턱이 움직이는 횟수를 세면 음절 수를 말할 수 있다. 당신은 턱에 손을 대고 서로 다른 단어들을 조음할 때 발생하는 턱의 움직임을 느낄 수 있다. 단어 jaw를 말할 때, 당신은 하나의 움직임을 느낄 수 있을 것이다. 단어 scarecrow를 말할 때, 당신은 두 개의 움직임을 느낄 것이다).

이러한 전략들을 이용하면 아이는 놀라울 만큼 많은 단어를 분해할 수 있게 된다. 일단 단어를 음절들로 분해할 수 있으면, 아이는 각 음절을 구성하는 음소도 분석할 수 있으며, 그 소리들을 합성할 수 있으며, 그 단어를 발음할 수 있게 된다. 그리고 앞서 말한바 와 같이, 연습을 많이 하는 것이 중요하다. 아이들은 낯선 단어도 발음하려고 시도해 볼 만큼 충분한 자신감을 가질 때 최선을 다하게 되고 자신의 오류에 대해 웃을 수 있으며, 동시에 자신의 실수를 스스로 고치기 위해 노력한다. 연습, 지도, 그리고 피드백을 대신에 할 수 있는 것은 없다. 연습, 자가수정, 또 연습이 필요하다.

아이들이 다음절어를 분해하는 것을 배울 때 활용할 수 있는 몇 가지 유용한 전략들이 있다. 가장 유용한 전략들은 다음과 같다.

긴 단어를 두 자음 사이에서 분리하기. kitten과 같은 단어는 kit-ten으로 분리된다. 아이는 각각의 음절을 kit → "크(k)"… "이(i)"… "트(t)" 그리고 ten → "트(t)"… "에(e)"… "느(n)"와 같이 소리 내어 읽고, 그 소리를 함께 합성하여 단어 kitten을 정확히 발음한다.

단어의 어원 알기. 단어가 어떻게 만들어졌으며 어떻게 합쳐졌는지 알면, 아이는 그것을 어떻게 분리하는지도 알게 된다. 아이는 접두사, 접미사 그리고 단어의 어원(처음에는 앵글로색슨어, 그다음은 라틴어, 이후에는 그리스어의 어원)에 대하여 점차 배워 나간다. 이러한 것을 형태소^morpheme^라고 부르는데, 이것은 의미를 전달하는 단어의 가장 작은 부분이다. 접두사는 단어의 첫 부분에 위치한다[im은 부정^not^을 나타낸다. impure는 순수하지^pure^ 않은^not^의 의미이다]. 접미사는 단어의 끝에 위치한다(-er는 행위자를 의미한다. 사진사^photographer^는 사진을 찍는^photograph^ 사람이다). 당신의 자녀가 접두사나 접미사, 아니면 둘 다 알고 있다면, 그는 어려워 보이는 단어도 잘 분해할 준비가 되어

있다고 할 수 있다. 예를 들어, 단어 unsinkable은 가장 흔한 접사[19] 두 개를 가지고 있다. 접두사 un은 '부정(not)'의 의미를, 접두사 -able은 '…할 능력이 있는'의 의미이다. 일단 당신의 자녀가 un-이나 -able과 같이 자주 사용되는 접사를 안다면, 그는 unsinkable(un-sink-able)과 같은 긴 단어를 분리할 수 있게 되고, 그것을 정확히 발음할 수 있으며, 그것은 가라앉을 수 없는 어떤 것을 의미함을 알게 된다.

단어의 어원은 단어의 발음, 철자, 의미 등에 대한 정보를 제공해 주기 때문에, 그것을 아는 것은 읽기에 매우 큰 도움이 된다. 예를 들어 라틴어가 어원인 script는 '쓰는 것'을 의미하며, manuscript나 transcript와 같은 단어들을 이해하는 데 도움이 된다. 마찬가지로, 그리스어 어원에 대한 지식은 과학이나 기계에 관심이 있는 사람들에게 필수적이다. 학생이 '~에 대한 학문'의 의미인 ology(ol-ogy)를 아는 것은 매우 유용하다. 그는 zoology(동물에 대한 학문), biology(생물과 생명 과정에 대한 학문), meteorology(환경, 특히 날씨에 대한 학문) 등 어렵지만 학문적으로 중요한 광범위한 단어들을 해독하고 그 의미를 알 수 있게 된다.

단어의 어원이나 뿌리를 알면 상당히 모호하고 복잡해 보이는 단어들조차 다루기 쉬운 단위들로 분절할 수 있다. 이러한 지식이 없다면 학생은 본문에서 가장 단순한 것 이외는 읽기가 어려울 것이다. 긴 단어를 해결할 수 없는 아이는 그것을 빠뜨리고 읽거나, 예를 들어 astronomy를 asty나 Amy로 읽는 것처럼 이미 아는 다른 소리로 읽는 수밖에 없다. 그런 방법으로 아이는 본문을 읽기는 하겠지만, 단어 astronomy를 접할 때마다 그것을 다른 의미로 추측한다, 때문에, 그 단어를 항상 처음 보는 셈이고 모여서 단어를 구성하기 위해 꼭 함께 활성화되어야 할 소리, 의미, 철자 요소를 맡은 신경 요소들을 강화하지 못한다. 요점만 말하건대 그 단어를 만나면 즉시 인지할 수 있을 정도로, 세련되고, 잘 발달 되고, 준비된 수준으로 단어의 신경 구성요소를 통합하지 못했다. 그 결과, 교사가 다음 날 교실에서 천문학에 대해 이야기할 때, 혹은 단어 astronomy를 책에서 만났을 때, 그는 그 단어를 알아보지 못할 것이다.

아이들은 체계적이고 논리적으로 단어를 읽는 방법을 학습해 나간다. 대부분의 짧은 단어들을 쉽게 읽을 수 있고, 더 길고 복잡한 단어를 다루는 전략을 갖춘 아이는 이제 성숙한 독자이다. 그는 교과서에 나오는 전문 용어들과 문학작품에 나오는 희귀 단어들을 대상으로 자신의 기술을 적용할 준비가 되었다. 그는 철자를 확인하거나 정확한 의미를 알아보기 위해 사전을 활용하는 데에도 능숙하다.

---

19) 접사는 단어 또는 어근의 시작 또는 끝에 붙어 의미를 변경하는 문자 또는 문자 그룹이다. 접두사와 접미사는 접사이다.

자녀를 돕기 위해 당신이 할 수 있는 일

당신이 당신의 자녀가 읽을 수 있게 도울 때 필요한 가장 중요한 정보들을 정리해 보면, 그 정보들은 두 부분으로 나누어진다. 첫 번째, 정보들은 학교에 초점을 둔 것으로, 자녀의 읽기 프로그램에 대한 질문을 포함하고 있다. 두 번째, 정보들은 가정에 초점을 둔 것으로 부모인 당신이 자녀의 읽기 발달을 위해 아이와 함께할 수 있는 여러 종류의 활동들에 주안점을 둔 것이다.

학교에서

내가 자주 질문받는 것 중의 하나는 효과적인 읽기 프로그램을 선택하는 방법에 관한 것이다. 2000년 국립 읽기교육위원회의 연구 결과물이 발표된 것은 읽기에 대한 과학적 지식을 실천으로 옮기려는 국가적 노력의 이정표에 해당한다. 예를 들어, 그것은 국립 읽기교육위원회가 가장 효과적이라고 결론지은 요소들을 포함하고 있으며, 읽기와 쓰기 교육에 필요한 시간을 규정하고 있으며(1, 2학년의 경우, 하루 150분 정도), 추가적인 도움이 필요한 아이에게는 연습과 보충을, 앞서 나가는 아이에게는 심화를 위해 제공되어야 하는 추가시간(하루 30분에서 45분)을 명시하고 있다. 보고서의 결과가 발표된 이후, 출판사들은 기존의 읽기 교재들에 효과적이고 과학적인 교육 방법들을 통합시킴으로써 새롭게 개정하고자 많이 노력해 왔다.

자녀의 읽기 프로그램 시작에 관한 간단한 체크리스트

당신이 알아야 할 가장 중요한 것은

→ 프로그램이 효과적임을 증명하는 과학적 증거가 있는가? 즉, 프로그램이 증거기반입니까? 당신은 세부 사항을 알기 원할 것이다. 이 문제를 알아보는 것을 시작하기에 좋은 곳은 미국 교육부의 What Works Clearinghouse이다. 추천의 글은 아무리 감동적일지라도 과학적인 증거가 될 수 없고, 회보와 잡지에 실린 기사들이나 대중매체나 온라인에 나온 글 역시 증거가 될 수 없다는 것을 명심하라.

주의: 연구기반이라는 용어는 충분하지 않다. 그것은 단순히 프로그램이 이론에 기초하고 있다는 것을 의미하며, 이론은 프로그램이 실제로 효과 있다는 증거나 보증이 아니다.

읽기를 가르치기 위해 어떤 방법이 사용되는가?

질문해야 할 주요 질문은 다음과 같다.

→ 초기 읽기 교육의 초점이 코드 기반 교육 맞습니까? 즉, 아동이 먼저 알파벳 원리(예: 음소 인식 및 파닉스)를 배우는가?

→ 읽기를 처음 가르칠 때 음소 인식과 파닉스가 주요 초점이며 체계적이고 명시적으로 가르치는가?

→ 아이들이 어떻게 낯선 단어에 접근하도록 가르치는가? 그들은 그림이나 문맥만으로 추측하기보다는 먼저 처음 본 단어를 분석하고 발음할 자신감이 생겨야 한다. 삽화와 문맥은 발음이 의미가 있는지 확인하기 위한 두 번째 단계로 사용될 수 있다.

→ 프로그램에 읽기 연습, 쓰기, 이야기 듣기 및 이야기를 할 많은 기회가 포함되어 있는가?

교육이 아동의 개별적 요구에 어떻게 부합하는가?

알아볼 중요한 요소는 다음과 같다.

→ *개별화.* 교육할 때 그룹의 크기와 유연한 조절이 중요하다. 어휘력과 같은 읽기의 분야는 교실 전체를 대상으로 교육을 할 수 있다. 그러나 학생들의 수준이 각각의 읽기기술마다 다양하므로, 기초적인 음운론적 기술과 소리 내어 읽기와 같은 요소들에 대한 교육은 소규모 집단에서 가장 잘 이루어진다.

  그룹이 얼마나 큰지 물어보고 싶을 것이다. 난독증 아이들에게는 집중적인 읽기 지도가 필요하다. 국립 읽기교육위원회가 지적했듯이, 이를 위해 4~5명 학생의 소규모 그룹보다 개별화된 1:1 또는 2:1 교육이 바람직하다. 학생이 더 큰 그룹에서 공부하는 경우 거의 45분 동안 한 번 정도만 관심을 받을 것이 분명하다. 관심을 받지 못할 때, 읽는 것에 어려움을 겪고 있는 이는 따라가기가 너무 어렵기 때문에 그룹의 진행 상황에 관심을 끊기 시작하고 창밖을 응시하거나 말썽부리는 데 많은 시간을 보내게 된다. 어느 그룹에 둘지는 각각의 읽기 요소들에 맞게 유연하게 이루어져야 하고, 따라서 아이는 자신의 발전 속도와 특정 영역에서의 기술 수준에 따라 어떤 그룹에 포함될 수도 있고, 포함되지 않을 수도 있다. 비교적 느리게 발전하는 아이는 보다 소규모 그룹에서 그 기술에 대해 더욱 집중적인 관심을 받고 혜택을 얻을 수 있을 것이다. 전반적으로 난독증 아동은 읽기 교육의 혜택을 받기 위해 반복과 연습과 함께 많은 개별적인 관심이 필요하다.

→ ***피드백과 안내.*** 학습은 교사와 아이의 상호작용이 활발히 이루어지는 능동적이어야 한다. 교사가 아이에게 읽기의 시범을 보여주고 학생이 그것을 다시 읽을 때 피드백과 안내를 해주는 것이 이상적이다. 자녀의 교실을 방문하여 직접 관찰함으로써 이를 확인할 수 있다.

→ ***지속적인 평가.*** 아이의 읽기기술은 비공식적인 교사의 관찰과 보다 공식적인 aimsweb 또는 DIBELS(pp. 314-315 참조)와 같은 방법을 모두 이용해서 평가되어야 한다. 나중에 논의하겠지만, 아이의 변화하는 요구에 맞추기 위해서는 아이의 읽기 발달에 대한 평가가 지속해서 이루어질 필요가 있다. *저학년의 경우(1학년에서 3학년까지)* 정상적으로 읽기가 발달하고 있는지 확인하기 위해, *학년 중 적어도 세 번은 평가해야 하고*, 만약 발전하지 않는 징후가 보인다면 더욱 자주 시행해야 한다.

집에서

부모는 아이의 읽기 교사가 될 수는 없지만, 자녀의 가장 든든한 조력자는 될 수 있다. 당신은 가벼운 마음으로 유머 있게 그리고 여기서 제시된 조언들을 바탕으로 자녀의 발달을 촉진시키는 데 도움을 줄 수 있다. 대부분의 경우, 나는 부모들에게 모든 파닉스 규칙이나 읽기 교육과정을 가르치려고 하지 말라는 주의를 준다. 읽기를 가르치는 것은 전문가들에게 맡겨야 하는 복잡한 과제이다. 당신의 자녀가 하루에 약 6시간을 교실에서 보낸다는 것을 명심하라. 방과 후 아이는 피곤해서 학습에 수용적이지 않으며, 당신 역시 기운 넘치고 인내심이 큰 상태가 아님을 알게 될 것이다. 따라서 일주일에 몇 번, 저녁 시간에 15분에서 20분 동안 아이와 함께 공부할 것을 권장하는 바이다. 이것은 당신이나 당신 자녀 모두에게 재미있고 따분하지 않은 일이 되어야 한다. 주말 대부분은 부진을 보충하기 위한 시간이 아닌, 즐거움을 위한 시간이 되어야 한다.

복습에 초점을 맞춰라. 학교는 새로운 것을 배우는 곳이다. 가정은 *연습과 복습*을 위해 이상적이다. 학교는 읽기에 필요한 신경 모델을 아이 뇌 속에 심어준다. 가정에서의 연습은 그 모델을 강화하고 확고히 한다. 가정에서의 읽기 활동이 자녀가 학교에서 배우는 것과 조화되도록 노력하라. 목표는 아이가 배운 것을 강화시키고 공고히 하는 것이다. 아이들은 한 번에 하나의 지도나 방법에 집중할 수 있을 때 최선을 다한다. 따라서 자녀의 교사와 조화를 이루며 진행해 나가야 한다.

책 읽기를 더욱 쉽게 만들고, 궁극적으로는 아이에게 즐거운 것으로 만들어 줄 기초적인 기술들을 선택해서 강화하도록 권장하는 바이다. 아이에게 적합하고, 아이가 읽을 수 있고, 아이가 읽는 것을 즐거워하고, 아이가 더 많이 읽도록 자극할 수 있는 도서 목록을 만들 필요가 있다. 만들기 활동은 하기 쉬우며, 색인 카드나 자석 문자, 펠트지용 펜, 형광펜 등의 준비물만 필요하다. 일부 활동에는 흰색 색인 카드뿐만 아니라 유색 색인 카드를 권장한다. 또 많은 학생이 전자 색인 카드(예: Quizlet 앱)를 사용하는 것이 도움이 될 뿐만 아니라 재미도 있음을 발견했다. Quizlet을 사용하면 자신만의 개인용 카드를 만들거나 다른 사용자가 만든 엄청나게 많은 카드 중에서 하나를 선택할 수 있다.

짧은 단어 소리 내어 읽기. 대부분의 다른 행동들처럼, 우리의 읽기는 교육과 연습을 통해 형성된 습관을 보여준다. 아이에게 어떤 행동을 하도록 격려함으로써 아이의 좋은 읽기 습관을 발전시키는 데 있어 중요한 역할을 할 수 있다. 중요한 것은 단어 소리 내어 읽기를 일찍부터 배우는 것이다. 자녀가 잘 알지 못하는 단어를 만날 때마다 그것을 소리 내어 읽으려고 시도하도록 격려하라. 아이에게 첫 번째 소리가 뭔지 묻는 것으로 시작할 수 있다. 예를 들어, 그 단어가 sat이라면, 당신은 그것을 다소 과장하여 말할 수 있다. "첫 문자는 sss구나. sss의 소리는 무엇일까?" 이 과정을 마지막 소리인 't'를 가지고, 그다음은 중간 소리인 'aaaa'를 가지고 반복하라. 일단 아

이가 's' 'aah' 't' 소리를 말할 수 있으면, 아이에게 그 소리들을 모으고 빨리 합성해서 sat이라고 소리 내라고 지시한다. 이 소리가 맞는지 아이에게 묻는다. 전체 이야기 맥락에서 그 단어의 의미가 통하는가? 지금 아이는 모르는 단어를 해독한 다음 그것의 발음이 정확한지를 확인하는 좋은 읽기 습관을 연습하고 있는 것이다. 아이가 자신에게 이런 질문들을 자동으로 하도록 가르침으로써, 당신은 아이의 독립심과 자신감 역시 길러주고 있다.

자녀의 교사에게 아이가 요즘 어떤 소리와 전략에 대해 공부하고 있는지 그리고 그의 연습을 돕기 위해 당신이 무엇을 할 수 있는지 물어보라. 만약 교사가 제안할 수 없다면, 당신은 아래 제시된 몇 가지 활동을 교사에게 부탁할 수 있다. 이런 간단하고 유용한 전략들은 아이와 연습하기가 비교적 쉽고, 연습하지 않았더라면 포기했을지도 모르는 수백 개의 단어를 아이가 분석하는 데 도움을 줄 것이다. 그 전략들은 당신이 아이와 함께 읽을 때도 유용하게 쓰일 수 있다. 만약 아이가 발음 전략 중 어느 하나와 연관된 어떤 단어를 잘 몰라 더듬거린다면, 당신은 그 페이지나 이야기를 다 읽은 후 문제의 그 단어를 이용하여 그 규칙을 다시 살펴볼 기회를 가질 수 있다. 이러한 전략들 덕분에 당신의 자녀는 mate와 mat의 차이를 알려 주는 묵음 e 규칙을 따르는 단어들과 문자 c를 포함한 단어들[c가 언제 cereal과 cinder와 같이 부드럽게 발음되고, 언제 camel과 clock과 같이 강한 소리를 만드는지 알아내는 것('c의 규칙'이라고도 부름)]을 정확하게 발음할 수 있을 것이다.

더 긴 단어를 분절하기. 일단 당신의 자녀가 쉬운 단음절어를 편안하게 읽을 수 있다면, 아이가 더 길고 복잡한 단어들을 위한 전략을 발전시키도록 도울 수 있다. 당신은 아이가 다음과 같은 단어들을 읽을 수 있도록 도울 수 있다.

- → newspaper와 backpack과 같이 두 개의 작은 단어로 이루어진 합성어들
- → 특정한 문자 패턴을 보인 단어(Goblet과 mitten처럼 모음 두 개로 둘러싸인 두 개의 자음을 가진 단어)를 분리하는 방법을 배움으로써 읽을 수 있는 더 긴 단어들
- → 접두사, 접미사 그리고 어근을 알면 읽을 수 있는 단어의 처음, 중간 그리고 마지막 부분

다음은 위에서 서술한 활동들에 대한 구체적인 세부 사항이다. 짧은 단어에 초점을 맞춘 활동부

터 시작한 다음, 자녀의 교사와 협의 후, 더 강력한 읽기기술을 갖춘 나이 든 아이들에게 적합한 나머지 전략들을 아이에게 소개하라. 일찍부터 가르칠 수 있는 매우 유용한 규칙은 다음과 같다.

묵음 e 규칙의 비밀. 무엇보다, 묵음 e 규칙에 초점을 맞추고 강화하라. 이 규칙은 많은 단어에 영향을 주기 때문에 읽기 초심자에게 무척 유용하다. 그것은 또한 가르치기가 간단하다. (1) 당신의 자녀에게 그 규칙을 말해주라. (2) 그에게 몇 가지 예를 보여주라. (3) 그 규칙을 다른 단어에 적용하는 연습을 하라. 당신에게는 끝에 묵음 e를 가진 단어와 가지지 않은 단어가 한 쌍으로 된 색인 카드들이 필요할 것이다. 다시 말하지만 Quizlet을 이용해 만든 전자 색인 카드가 도움이 될 수 있다.

1단계에서는 자녀에게 "어떤 단어들은 그것들을 읽는 방법을 알려주는 비밀 코드를 가지고 있다. 묵음 e 코드는 네가 엄청나게 많은 단어를 읽을 수 있도록 도와준다. 여기 그 코드가 있다"라고 말한다. 모음 다음에 자음이 오고 마지막에 e가 나오는 단어를 찾아보라. 이때, 앞에 나온 모음은 자신의 이름대로 발음된다(모음, 자음, 묵음 e). 그리고 rate, fine, same과 같은 몇 가지 예를 적어보라.

→ 순차적으로 모음, 자음 그리고 마지막에 묵음 e를 가리킨 후, 단어를 읽는다.
→ 단어의 형태가 마술처럼 다른 것으로 변신하는 게임을 하라. 당신은 한 쌍의(pan/pane과 같은) 단어들이 인쇄된 색인 카드들이 필요할 것이다.
→ 단어 쌍 중 한 짝과 나머지 짝을 이어서 읽는 연습을 하라. 예를 들어 우선 단어 hid를 읽고, 이어서 묵음 e를 가진 비슷한 형태인 hide를 가리키고 읽어보라. 다른 단어 쌍들에 대해서도 이것을 반복하고, 당신의 자녀도 똑같이 하도록 지시하라. 아이가 그 개념을 파악한 듯 보이면, 이번에는 묵음 e를 가진 단어를 먼저 읽은 후 나머지를 읽어보라(rate, 그다음 rat). 가끔 짧은 짝(rat)을 먼저 시작하고 끝에 묵음 e를 가진 단어(rate)를 이을 수도 있다.

당신은 이제 그 규칙을 실제 읽기에 적용할 수 있다. 당신의 자녀에게 자신이 좋아하고 친숙한 책을 가지고 오라고 지시하라. 아이의 곁에 앉아서, 아이로 하여금 형광펜을 가지고 묵음 e 코드를 가진 단어들을 표시하고 읽게 시킨다. 아이는 그 훈련에 숙달될 것이고, 이제 자신의 비법을 이용해서 많은 단어를 해독하고 읽을 수 있다는 사실에 즐거워할 것이다.

여기에 시작해야 할 40개의 단어 쌍이 있다. 각 쌍을 색인 카드에 베껴 쓴다. (또는 Quizlet을 사용한다.)

bit, bite	cub, cube	cut, cute
can, cane	cap, cape	cod, code
con, cone	Dan, Dane	dim, dime
fad, fade	fat, fate	fin, fine
fir, fire	hat, hate	hid, hide
hop, hope	kit, kite	Jan, Jane
man, mane	mad, made	mat, mate
not, note	pal, pale	pan, pane
pin, pine	rat, rate	rid, ride
rip, ripe	rob, robe	rod, rode
Sam, same	Sid, side	sit, site
tam, tame	tap, tape	Tim, time
Tom, tome	tub, tube	van, vane
win, wine		

묵음 e를 가진 단어와 가지지 않은 단어의 쌍을 만들기 위해 자석 글자를 이용할 수도 있다. 예를 들어, 먼저 pal의 철자를 자석으로 만들고 다음에는 pale의 철자를 자석으로 만들라고 지시하라. 반대로 할 때는 pale을 발음하라고 한 뒤, 아이에게 자석 e를 없애서 pale을 pal로 변형시키면 어떻게 발음하는지 묻는다.

c의 발음. 당신의 자녀로 하여금 왜 cent에서의 c는 can에서의 c와 다른 방식으로 발음되는지 이해하도록 도울 수 있다. 아이에게 그 규칙을 소개하고, 몇 가지 예를 제시한 후, 단어들 속에서 문자 c를 만날 때마다 어떻게 발음해야 하는지 결정하는 규칙을 적용하도록 연습한다. 그 규칙은 다음과 같다.

→ 단어 c 다음에 문자 e, i, y 중 하나가 나오면, 그것은 cent와 cinnamon 에서의 ssss와 같이 부드럽게 발음된다.
→ 문자 c 다음에 자음이나 모음 a, o, u 중 하나가 따라오면, 그것은 car와 cup과 같이 강한 c, 즉 k 소리가 된다.

색인 카드에 c가 들어있는 다양한 단어들을 적어 놓으면 당신의 자녀가 서로 다른 소리를 가지고 연습할 수 있게 도울 수 있다. 어떤 것들은 부드러운 c가 되도록 뒤에 e, i, y가 나오게 하고, 다른 것들은 k 소리를 만들도록 뒤에 하나의 자음이나 a, o, u가 나오게 적는다. 다음은 시작할 때 도움이 되는 몇 개의 단어들이다.

→ 부드러운 c로 발음되는 단어들: cent, center, cell, cellar, cinder, Cinderella, cite, city, cycle
→ 강한 c로 발음되는 단어들: cab, cake, call, can, cap, car, cat, clam, clap, Coke, cop, cup

일단 두 가지 발음 방식마다 5, 6개씩 카드를 만든 다음, 아이에게 cent와 같이 발음되는 단어카드들은 한 편에 모으고, cat과 같이 발음되는 단어카드들은 다른 편에 모으라고 지시하라. 그다음, 아이로 하여금 각 그룹에 있는 단어들을 큰 소리로 읽게 하라. 아이가 어떤 단어를 제대로 발음하지 못한다면, 분류되기 전의 카드들 속에 놓아 아이가 다시 한번 바르게 읽을 기회를 가질 수 있도록 하라.

합성어. 합성어는 긴 단어를 가르치는 데 있어서 아주 중요한 역할을 한다. 그것은 두 개의 단어로 만들어져 있으므로, 아이들은 그 합성어가 어떻게 더 작은 조각들로 분리되는지 쉽게 알 수 있다.

→ 당신의 자녀가 합성어를 잘 이해할 수 있도록 돕는 재미있는 한 가지 활동은 집안이나 책자, 잡지 속에서 흔히 보이는 일상 가정용품들(치약[toothpaste], 칫솔[toothbrush], 머리빗[hairbrush], 수건[washcloth], 어린이 식탁의자[highchair], 식기 세척기[dishwasher], 계단[staircase], 출입구[doorway], 손잡이[doorknob], 전구[lightbulb], 침실[bedroom], 야구

baseball, 차도driveway)을 찾아낸 다음, 소리 내어 읽게 하는 것이다. 단어가 하나하나씩 어떻게 분리될 수 있는지를 들려주라. 예컨대, "치약toothpaste은 정말로 두 단어, 치아tooth와 반죽paste으로 되어있구나"라고 말한다.

→ 그리고 분리된 단어를 각각 다른 색인 카드에 적은 후 아이에게 그것들이 한 단어를 만들 때 어떻게 합쳐지고 또 어떻게 분리될 수 있는지 보여준다. 이러한 활동은 아이로 하여금 긴 단어들이 분리될 수 있고 다시 합쳐질 수 있는 부분들로 만들어져 있음을 인식하도록 도와줄 것이다.

양쪽 모음으로 둘러싸인 두 개의 자음. 이 전략은 비교적 습득하기 쉽고, 당신의 자녀가 점차 긴 단어들을 만날 때마다 그 진가를 알게 된다.

→ 이 규칙은 하나의 모음 뒤에 두 개의 자음 그리고 또 다른 모음이 뒤따라오는 단어 속에서, 두 개의 자음이 분리될 수 있음을 아이에게 말해 준다. 이 규칙이 복잡하다고 미루지 마라. 아이들이 배우기에 그렇게 어렵지는 않기 때문이다.

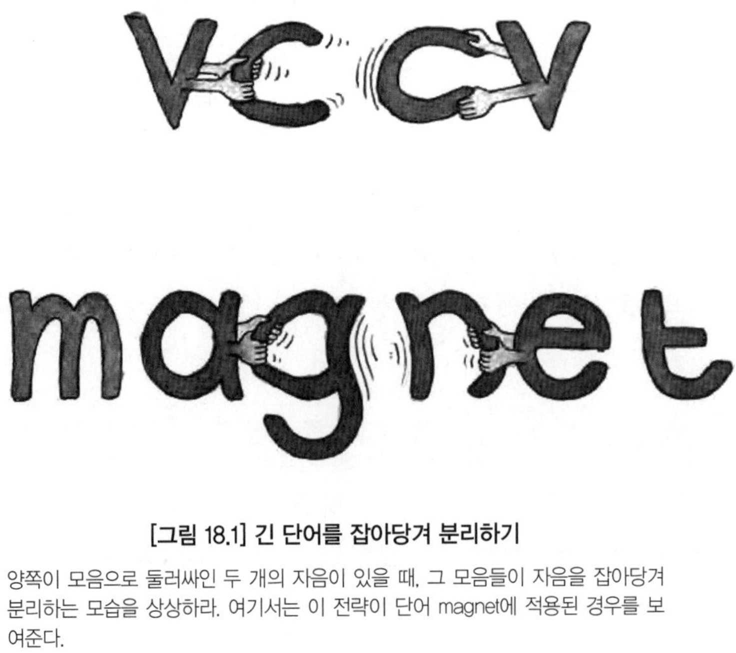

[그림 18.1] 긴 단어를 잡아당겨 분리하기

양쪽이 모음으로 둘러싸인 두 개의 자음이 있을 때, 그 모음들이 자음을 잡아당겨 분리하는 모습을 상상하라. 여기서는 이 전략이 단어 magnet에 적용된 경우를 보여준다.

→ 나는 이 과정을 양쪽 모음으로 둘러싸인 두 개의 자음이라고 부르는 것이 도움이 됨을 종종 발견하였다[모음, 자음, 자음, 모음(v, c, c, v)]. [그림 18.1]에서 보는 바와 같이, 당신의 자녀에게 모음들이 자음들을 잡아당겨 분리하는 모습을 연상하라고 말할 수 있다. attic(at-tic)과 magnet(mag-net)처럼, 예를 드는 것은 언제나 도움이 된다.

당신의 자녀에게 규칙을 알려준 다음, 아래의 몇 가지 단어의 예를 들어 아이에게 단어를 분리하는 방법을 보여주라. 아이에게 연습할 기회를 제공하라. 단어를 하나하나 색인 카드에 적고, 아이에게 어디서 그 단어를 분리해야 하는지 정확하게 말해 보라고 한다(처음 몇 단어들은 분리되어 있다. 당신의 자녀에게 나머지를 분리하라고 지시하라). 만약 아이가 주저한다면, 전략을 다시 알려주고, pic-nic과 같이 그 단어의 부분을 따로 발음하면서 중간에 위치한 자음들을 가리켜라.

ab-sent	com-mon	hap-pen	pen-cil	suc-cess
attic	cotton	helmet	picnic	sudden
basket	custom	hidden	plastic	tablet
blanket	dentist	himself	possum	tennis
blossom	fallen	insect	problem	traffic
bottom	funnel	kidnap	public	triplet
button	gallop	kitten	puppet	trumpet
cactus	goblet	lesson	rabbit	tunnel
cannot	gossip	magnet	ribbon	upset
cobweb	gotten	mitten	signal	velvet
		napkin		

접두사, 접미사, 그리고 어근. 앞서 언급한 바와 같이, 단어를 이루는 의미 부분에 대해 가르치는 것은 다음절어를 분리할 때 썩 괜찮은 전략이다. 작지만 의미를 지닌 언어의 조각들에 대해 배우다 보면 아무리 무심한 아이라도 흥미를 느낀다. 그는 완전히 새로운 방식으로 단어를 바라볼 것이고, 자신이 하나의 단어를 말 그대로 해체하여 그것의 발음과 의미를 알게 되었다는 사실에 즐거워할 것이다. 아이에게 접두사(혹은 접미사)를 소개하고, 그것의 의미를 설명해 주고, 다

음의 예들을 보여줘라. 다음에 나오는 접두사들은 모든 접두사의 약 2/3 정도를 차지한다(접두사에 대한 자세한 내용은 p. 287 참조).

목록에 나오는 단어를 연습시킬 때 아래와 같이 imperfect를 연습시키기 위해 사용하는 방식으로 연습시키라.

→ 접두사 im을 일단 쓰고 발음하고 뜻을 알려 준다. "im은 부정을 의미한다." 그리고 당신의 아이에게 그것을 발음하라고 지시한다.
→ 그 접두사가 들어간 단어 하나를 골라서 적고 그 접두사에 밑줄을 친다(imperfect). 아이로 하여금 밑줄 친 접두사(im)를 발음하게 하고, 다음은 전체 단어를 크게 읽도록 지시하라(imperfect).
→ 그 단어를 사용해서 문장을 만들어 보면 그 단어의 진정한 의미를 파악할 수 있을 것이다. 이런 단어 중 많은 것이 3학년 말이나 4학년 아이들 수준에 가장 적절하다. 학생들이 다음절어를 쉽게 읽을 수 있는 것은 4학년이 되어서야 가능하다는 사실을 명심하라.

접두사

dis (부정: not)	*im- or in-* (부정: not)	*mis-* (나쁜: bad)	*pre-* (앞: before)	*re-* (다시: again)	*un-* (부정: not)
disagree	impatient	misbehave	prearrange	reappear	unable
disappear	imperfect	mislay	precook	rearm	unbend
disarm	impolite	mislead	prepaid	rearrange	uncover
disconnect	impossible	misplace	preschool	recount	undo
dishonest	impure	mispronounce	pretest	redo	unequal
dislike	inactive	misread	preview	reenter	unfair
disloyal	incomplete	misspell		refill	unhappy
dismount	independent	mistreat		refresh	unkind
disobey	invisible	misuse		reheat	unlock

disorder	renumber	unwrap
disown	replay	
distrust	retell	

접미사

−able (할 수 있는: is, can be)	*−ful* (가득 찬: full of)	*−less* (없는: without)	*−ly* (−같이: resembling)	*−ment* (행위/과정: action/process)	*−ness* (상태/성질: state/quality of)
admirable	careful	ageless	bravely	agreement	cleverness
agreeable	cheerful	beardless	brotherly	amazement	darkness
breakable	colorful	bottomless	cleverly	arrangement	fairness
curable	delightful	careless	fatherly	development	fullness
desirable	fearful	fearless	foolishly	entertainment	goodness
enjoyable	forgetful	jobless	freely	experiment	happiness
excitable	helpful	painless	honestly	government	kindness
laughable	joyful	sleepless	loudly	payment	loudness
movable	painful	worthless	neatly	punishment	sadness

짧은 단어를 소리 내어 읽을 수 있게 된 후 점차 긴 단어도 분석할 수 있도록 배우는 것은 전체 읽기 프로그램 중 일부에 지나지 않는다. 아이들은 규칙을 따르지 않는 단어들마저 읽는 방법을 배워야 하고 그것을 읽기와 쓰기에 적용할 수 있도록 교육받아야 한다.

일견 단어 암기하기. 책에 자주 나오는 일견 단어들을 당신의 자녀에게 소개하고 암기시켜라. 아이가 다빈도 단어들을 읽을 수 있으면 혼자 책을 읽으려 시도할 때 훨씬 수월하다. 앞서 말한 바와 같이, 일견 단어를 학습하는 방법은 기계적인 암기 외에는 없다. 과정은 간단하다.

→ 단어를 소개하고, 문장 속에서 활용하고, 카드에 적고, 당신의 자녀로 하

여금 그것을 발음하게 한다.

→ 아이 역시 카드에 그 단어를 적게 한다. 단어를 발음하면서 쓰는 활동을 통해 아이는 단어의 발음에 대한 기억을 강화할 수 있다.

→ 단어를 개별적으로 읽는 것뿐 아니라 문장 속에서 읽는 연습도 중요하기 때문에 단어를 문장 속에 서도 쓰게 하라. 색깔 있는 색인 카드에 단어를 하나씩 적으면 아이가 각 단어를 기억하기 좋다. 특정 색상을 특정 단어에 연결하는 것은 모르는 단어에 대한 기억 연결을 강화하는 데 도움이 된다.

→ 모르는 단어에 대한 카드를 만들었으면, 이제 커다란 신발 상자를 준비하여 아이와 함께 예쁘게 꾸미고 그것을 '단어 은행'이라고 이름 붙인 후, 그 속에 일견 단어들을 계속해서 넣어 그 수를 늘려나간다. 처음에는 주당 2~3개씩의 단어를, 나중에는 4개나 그 이상의 단어들을 단어 은행에서 꺼내어 몇 분 동안 복습한다.

유용한 힌트: 한꺼번에 너무 많은 단어를 꺼내려는 욕심을 버려야 한다. 적은 단어들을 집중적으로 학습하는 것이 훨씬 효과적이다.

자녀의 발전 속도에 맞춰 진정하라. 아이가 어떤 단어를 어려워하면, 다음 주에 공부할 단어들에 그것을 다시 포함한다. 그 주에 공부한 단어들을 책이나 잡지 혹은 신문에서 만날 때마다 지적해 주고 강조하라.

일견 단어들은 너무 흔하고 인쇄물에서 자주 나오는 단어들이기 때문에, 그것들을 학습시키기 위해 장기적으로 가장 좋은 방법은 아이가 그 단어들을 한 번에 조금씩 서서히 암기할 수 있도록 돕는 것이다. 다음은 『빈출 단어 모음집Word Frequency Book』에 나오는, 영어에서 가장 흔한 150개의 단어목록이다. 이 단어들은 빈도 순서로 열거되었다. 이것들을 훑어보면 대다수 단어가 일견 단어라는 사실을 바로 눈치채게 될 것이다.

the	not	into	water	think
of	but	has	long	also
and	what	more	little	around
a	all	her	very	another
to	were	two	after	came
in	when	like	words	come
is	we	him	called	work
you	there	see	just	three
that	can	time	where	word
it	an	could	most	must
he	your	no	know	because
for	which	make	get	does
was	their	than	through	part
on	said	first	back	even
are	if	been	much	place
as	do	its	before	well
with	will	who	go	such
his	each	now	good	here
they	about	people	new	take
at	how	my	write	why
be	up	made	our	things
this	out	over	used	help
from	them	did	me	put
I	then	down	man	years
have	she	only	too	different
or	many	way	any	away
by	some	find	day	again
one	so	use	same	off
had	these	may	right	went
would	other	look	old	number

이 단어들은 매우 흔하기 때문에, 잘 읽기 위해서는 이 짧은 단어들을 '한눈에' 해독할 필요가 있다. 매주 조금씩 반복연습을 한다면, 아이의 책 읽기는 순조로운 출발을 할 수 있을 것이다. 보다 광범위한 단어목록은 프라이 일견 단어(https://sightwords.com) 또는 어휘 철자 도시 VocabularySpellingCity(www.spellingcity.com)의 단어목록에서 찾을 수 있다.

유용한 힌트: 우선 맨 위 단어 10개 정도를 가지고 시작하라. 그것들은 모든 인쇄물에 나오는 단어의 25%를 이룰 정도로 엄청난 부분을 차지하고 있다.

의미가 연결된 긴 글 읽기 연습. 완전한 읽기 프로그램의 가장 중요한 구성요소 중 하나는 아동이 단어를 따로 읽는 것이 아니라 의미가 연결된 긴 글을 읽는 게 중요하며 그것도 일찍 읽는 것이 중요하다. 연결된 글을 읽는 것은 시간 여유가 있는 경우 추가사항이 아니라, 강의의 필수 부분으로 간주되어야 한다. 연결된 글을 읽는 것은 아동의 어휘와 배경 지식을 향상시킬 뿐만 아니라 단어가 발음되는 방식과 의미에 영향을 미칠 수 있는 다양한 상황에서 단어를 만날 수 있도록 하여 개별 단어를 읽는 능력을 구성요소기회를 제공한다. 예를 들어, 단어의 시작 부분에 나오는 문자 gh는 ghetto에서처럼 g로 발음된다. 그러나 enough처럼 단어 끝에 gh가 오면 f로 발음된다.

다시 말하지만, 반복은 능숙한 읽기로 가는 열쇠이다. 반복이 없다면 아이가 단어를 봐도 나중에 머릿속에서 사라진다. 반복을 통해 단어 구성요소(단어가 들리는 방식인 음운론, 단어의 뜻에 대한 의미론, 단어가 보이는 방식이 정서법)을 단어가 다시 필요할 때 금방 꺼내 쓸 수 있도록 기억회로에 새겨 넣을 수 있다.

연습에 필요한 읽기 교재를 선택할 때 도움이 되는 지침은 매우 간단하다. 아이가 쉽고 재미있게 읽을 수 있는 책을 골라야 한다. 그러한 책에 나오는 대부분의 단어들은 읽기를 담당하는 아이의 뇌 회로에 이미 저장되어 있기 때문에 아이에게 친숙할 것이다. 이러한 책들은 아이가 이미 습득한 읽기기술들을 강화하는 데 도움을 준다. 그것들을 가지고 하는 반복연습은 특정 단어와 단어 군에 대한 신경 연결을 강화하고 보강하는데 핵심적인 역할을 한다. 다소 어려운 책들을 읽는 것 역시 아이들에게 유익하다. 교사나 부모가 지도하고 질문에 답해주면서 이런 책들을 아이와 함께 읽는다면, 아이는 문자-소리 관계에 대한 지식을 넓히고, 규칙의 예외사항들을 더욱 잘 알 수 있게 되며, 새로운 단어들과 개념들을 배우게 된다.

실제로 아이가 가장 간단한 책으로 연습을 시작해서, 더 많은 문자와 소리들 그리고 더 많은 일견 단어들을 배워 나가다 보면, 점차 더 길고 흥미로운 책들까지 읽을 수 있게 될 것이다. 그러나 처음에는 혼자 읽을 수 있다는 순수한 기쁨(그리고 그로 인한 자신감 형성)이 중요하기 때문에 앞 장에서 논의되었던 짧은 해독용 책자와 앞서 언급한 최근에 나온 Geode 시리즈가 가장 효과적이다.

당신이 일단 책을 한 권 아이에게 읽어 주면, 아이는 그 책을 혼자 여러 번 반복해서 읽을 가능성이 크다. 아이들은 혼자서 읽을 수 있기 때문에, 이러한 간단한 책들을 읽기를 좋아하는 것이다. 시작하기에 좋은 시리즈로는 바비 린 매슬른Bobby Lynn Maslen의 『밥 시리즈』가 있다. 당신이 먼저 아이에게 책을 읽어 주고, 이어서 아이가 옆에 앉은 당신에게 다시 읽어 주는 것을 규칙으로 삼으라. 이렇게 함으로써 아이는 그 책을 읽을 수 있고, 당신은 아이가 예기치 않게 어려운 단어를 만날 때 도움을 줄 수 있다. 다음은 아이와 함께 읽을 때 아이를 도울 수 있는 방법이다.

→ 읽기의 즐거움 중 하나는 단어를 이해하는 것이고, 그것을 위해서는 여러 번 시도할 필요가 있을 수도 있음을 아이에게 상기시킨다.
→ 읽기를 하다가 당신이 한 실수에 대해 아이와 이야기 나눈다.
→ 아이에게 우선 소리 내어 단어를 읽어보게 하고, 그 단어가 어떻게 소리 나는지 들은 후, 스스로에게 물어보도록 격려한다. 그것을 바르게 발음하였는가? 그것은 문맥에 어울리는가?
→ 아이가 자신의 직감을 믿을 수 있도록 격려하여, 어떤 단어가 정확하지 않은 것 같으면 자신이 알고 있는 전략을 적용해 보거나 자신의 '단어장'을 점검하여 그 단어가 암기할 수밖에 없는 까다로운 단어인지 판단하게 한다. 그런 단어라면 아이는 그것의 발음을 당신과 함께 확인해 볼 수 있다.

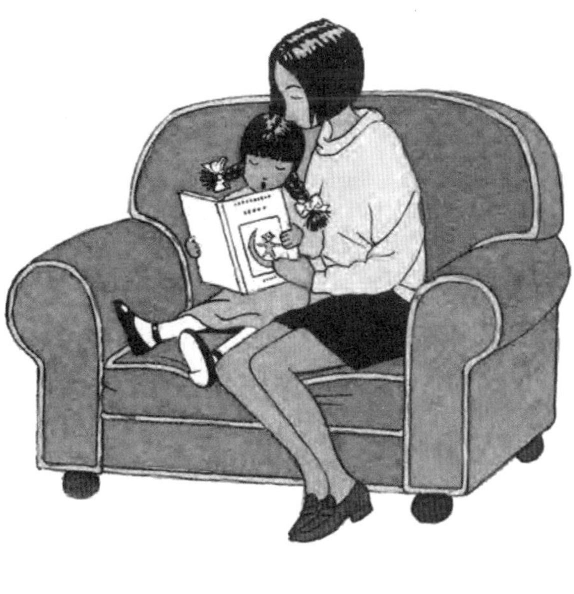

[그림 18.2] 자녀와 함께 책 읽기

아이가 어떤 책을 수월하게 읽기 위해서는 한 페이지에 있는 단어 20개 중 19개는 정확히 읽을 수 있어야 한다. 이것은 읽기를 막 배우기 시작한 유치원이나 1학년 아동에게 특히 중요하다. 2학년 이상의 학생들을 위한 읽기 자료를 선택하는 가장 좋은 방법에 대한 견해는 어떤 학년이든 교육수준과 책이 일치해야 한다는 이전의 믿음(즉, 90~95%의 정확도로 읽는 정도)에서 그들에게 선택권을 주고 관심도에 더 가중치를 두면서 그들에게 다양한 수준의 글을 읽어 주고 읽게 하는 것이 가장 좋다는 최근의 생각으로 변화하고 있다. 혼자 책 읽을 때조차 학생들은 실제로 자신의 교육수준을 넘는 글을 선택하는 경향이 있다. 학생들에게 쉬운 것부터 어려운 것까지 다양한 난이도의 책을 읽도록 하자고 주장하는 시카고 일리노이 대학 명예 교수인 팀 섀너한Tim Shanahan 교수는 읽기 자료를 선택할 때 학생들의 "더 어려운 자료의 내용에 대한 호기심이 실패에 대한 두려움을 능가한다"라고 말한다. 연구에 의하면 읽기 자료를 학생의 교육수준의 글로 제한하는 것이, 읽기 향상이나 읽기에 대한 관심으로 이어진다는 기존의 널리 알려진 믿음을 뒷받침하지 못했다. 그러나 학생이 더 높은 읽기 수준의 책을 선택하는 경우, 단어를 발음할 수 없을 때나 단어의 의미를 모를 때 도움을 주기 위해 성인이 옆에 있는 것이 중요하다.

올여름, 2학년 올라가는 7.5살인 손녀가 방문했을 때 책의 주제에 대한 아이의 관심이 얼마나 중요한지 알게 되었다. 그녀는 자매 이야기와 서로의 관계에 대한 이야기를 선택했다. 먼저 내가 처음 몇 장을 읽었고, 우리 둘은 몇 페이지를 번갈아 가며 읽었다. 그녀는 이야기에 몰두했다. 이윽고 그녀는 책을 손에 쥐고 자기 집으로 돌아갔다. 그녀가 돌아간 후에도 계속 읽었을지 궁금했다. 몇 시간 후 그녀의 아버지는 큰 미소를 지으며 소파에 앉아 있는 그녀의 멋진 사진과 앞에 책을 들고 있는 멋진 사진을 보냈다. 그녀는 책을 읽었고 이제 아버지에게 같은 주제에 관한 다른 책을 주문해달라고 요청하고 있었다. 이전에 나는 그 책을 살펴보니 5학년 아동들에게 추천된다고 나와 있었다.

비영리 단체인 Great Minds® 협회에서 제공하는 비범한 글들인 Wit & Wisdom®은 초기 읽는 이에게 지식을 제공하면서 상당히 광범위한 주제에 대한 관심을 아우른다. Wit & Wisdom®은 이제 Wilson Reading System Fundations® 프로그램과 결합하여 앞서 언급한 읽기 연습용 소책자를 만들었다. 그것은 특히 초기 읽기를 가르치는 프로그램인 Fundations®과 보조를 맞추면서도, 흥미로운 콘텐츠를 제공하는 읽기 시리즈인 Geodes를 출판했다.

초보 독자의 부모에게는 책의 난이도를 아는 것이 특히 도움이 된다. 정확히 그렇게 하는 데 도움이 되는, 보조도구가 있다. 그중 하나인 렉사일 체계Lexile Framework는 공통 척도인 렉사일Lexile 단위를 사용하여 학생들을 책에 맞추어 준다. 렉사일 레벨은 0에서 약 1,700이며, 2~3학년 학생들은 일반적으로 420에서 820 사이의 렉사일 수준에서 읽는다. 이 시스템에서 『모자 쓴 고양이The Cat in the Hat』는 렉사일 지수 260, 『샤롯의 거미줄Charlotte's Web』은 680, 『이선 프롬Ethan Frome』은 1,160, 『침묵의 봄silent spring』은 1,340이다. 부모와 기타 사람들은 www.lexile.com에서 렉사일 체계를 이용할 수 있다. 또 다른 시스템인 독서력 수준Degrees of Reading Power(DRP) 시스템은 아이들의 읽기 단계에 맞는 어린이 도서 목록을 제시해 주고 있다. 이 정보는 두 종류의 가독성 보고서 형식으로 제공되는데 '문학작품과 대중적인 작품의 가독성'과 '교과서의 가독성'이 그것이다.

도서관에서 책의 난이도를 알아보려면 제목, 저자 및 주제별로 책을 분류한 자료인 Children's Books in print를 참조하라. 도서관은 그 자료를 구독하고 있으며 도서관에서 이용할 수 있다.

부록에는 그림책, 시, 쉬운 소책자, 운율/패턴 반복이 있는 그림책, 과도기 용 챕터북을 포함한 어린이용 도서 목록을 제시했다. 이 목록을 추가 탐색의 시작점으로 고려하라. 지역 도서관에는 좋은 책이 많이 있으며, 다음과 같은 가이드에서도 추천 작품 목록을 참조할 수 있다.

A to Zoo: Subject Access to Children's Picture Books, tenth edition by Rebecca L. Thomas(Santa Barbara: Libraries Unlimited, 2018).

Books to Build On: A Grade-by-Grade Resource Guide for Parents and Teachers, edited by John Holdren and E. D. Hirsch, Jr.(New York: Dell, 1996).

Boys and Literacy: Practical Strategies for Librarians, Teachers, and Parents, by Elizabeth Knowles and Martha Smith(Westport, CT: Libraries Unlimited, 2005).

How to Get Your Child to Love Reading: Inspiration and Ideas from a Teacher Who Really Knows, by Esmé Raji Codell(Chapel Hill, NC: Algonquin, 2003).

100 Best Books for Children by Anita Silvey(Boston: Houghton Mifflin, 2004).

The New York Times Parent's Guide to the Best Books for Children by Eden Ross Lipson(New York: Three Rivers, 2000).

잡지는 모든 연령대와 관심사에 맞는 적당한 길이의 읽기 자료를 제공한다. 진정한 관심의 대상이 되는 자료를 제공하면 좋은 읽기 습관을 만드는 데 도움이 되며 유창한 읽기 시스템을 구축하는 연습도 장려한다. 읽기를 시작한 아이는 자신의 어린이 잡지 최신호가 배달되기를 학수고대하는데, 그것은 아이가 읽을 수 있는 간단한 이야기들과 기타 재미있는 활동과 퍼즐 등을 가득 담고 있다. 3세에서 6세까지의 어린이를 대상으로 하는 「레이디버그Ladybug」지는 여러 가지 시, 운율 및 노래들을 소개해 준다. 「스파이더Spider」지는 혼자 읽을 수 있는 6세에서 9세까지의 어린이를 대상으로 한다. 「ASK」지는 같은 연령대를 대상으로 하지만 질문하길 좋아하는 '호기심 많은' 아동을 대상으로 한다. 「ASK」지는 특히 예술과 과학에 중점을 둔다. 「MUSE」지도 과학과 예술에 다소 비슷하게 초점을 두고 있지만 9~14세 아동을 위한 첨단 기술과 많은 농담이 포함되어 있다. 「크리켓Cricket」지의 독자는 9세에서 14세까지의 조금 성숙한 나이의 어린이인데, 이 잡지는 이제 막 읽기를 배워서 즐기기 위해 책을 읽는 아이들의 흥미를 끄는 멋진 이야기, 퍼즐 그리고 경연대회들로 채워져 있다. 또한, 크리켓 출판사CricketMedia는 9~14세 아동을 위한 역사 및 고고학 잡지인 「역사 깊이 파기Dig into History」와 같은 아동을 위한 더 많은 전문 잡지를 발행한다. www.cricketmagazine.com에 연락하여 이들 중 하나를 구독할 수 있다. 자연, 과학 및 야외 활동에 전념하는 「레인저 릭Ranger Rick」지는 아름다운 사진으로 가득 차 있어 호기심 많은 7~12세 아동에게 이상적이며 「레인저 릭 주니어Ranger Rick Jr.」지는 4~7세 아동을 대상으로 한다. 구독은 국립 야생생활 연합National Wildlife Federation(www.nwf.org)에서 가능하다. 아이들에게 시사 정보를 소개하기 위해서는 유치원~6학년 학생들을 위한 시사 잡지인 「어린이 타임TIME for Kids」지를 제안한다. 모든 에디션에는 아이들이 기고한 특집 뉴스가 포함되어 있다. 권장 활동 및 구독 정보는 www.timeforkids.com에서 확인할 수 있다. 스포츠 관련 이야기를 원하는 6~12세 아동을 위해 「어린이 스포츠 일러스트레이티드Sports Illustrated Kids」(www.sikids.com)는 모든 주요 스포츠 협회(NBA, NFL, NHL 및 MLB)와 익스트림 스포츠를 다룬다.

자녀가 너무 어렵다고 판명된 책이나 잡지를 선택했더라도 당신은 항상 함께 읽기를 할 수 있다. 이때 자녀가 대부분의 단어를 혼자 읽다가, 읽거나 발음하거나 추측할 수 없는 단어가 나왔을 때 잠시 멈추어 보라. 자녀가 그 단어를 정확하게 읽게 되면, 다음 단계로 넘어갈 준비가 된 것이다. 그러한 읽기 발달단계에서 그는 단어를 정확하게 읽을 뿐만 아니라, 주저 없이 부드럽고 빠르게 읽을 것이다. 그녀가 유창한 읽는 이가 되는 방법과 그녀의 발전을 돕기 위해 당신이 할 수 있는 일은 다음 장의 주제이다.

19장

자녀가 숙련되게 읽도록 돕기

유창성

책을 빠르고 정확하게, 그리고 제대로 이해하며 읽는 능력인 유창성은 숙련된 읽기의 특징이다. 유창성을 가진 아이는 읽기를 매우 좋아한다. 그에게 읽기는 에너지 소비가 적은 편안한 활동이다. 유창하게 읽는 사람들은 쉽게 책 속에 빠져 버린다. 그들은 저녁 식탁 앞에서도 책을 보거나 한밤중까지 계속 불을 끄지 않고 '딱 한 장만 더' 보길 원하는 그런 사람들이다. 유창하게 읽지 못하는 사람들에게는 책을 펴는 것이 그다지 즐거운 일이 되지 못한다.

유창성에 대한 이해를 돕고자, 같은 반 친구인 4학년 두 학생, 아멜리아와 크리스티를 소개하겠다. 이 두 소녀는 모두 매우 명석하고 학교의 영재 교육 프로그램에 참여하고 있다.

최근, 크리스티는 두통으로 인해 자주 결석했다. 이야기를 듣고 이해하는 능력에 비해 그녀의 읽기기술은 떨어지는 것 같았으나, 아무도 그녀에게 읽기 문제가 있다고 생각하지 않았다. 크리스티는 읽기를 피하려 하였다. 그녀가 책을 읽을 때, 그녀는 단어 해독하는 것이, 많이 힘들었다. 단어 하나를 정확하게 읽기 위해 여러 번 시도해야 하는 적이 많았다. 따라서 그녀는 자신이 읽고 있는 지문의 의미를 생각할 여력이 없다. 그녀는 감정이 실리지 않은 단조로운 어조로 읽기 때문에, 듣는 사람도 이해하기가 힘들었다. 반면 아멜리아는 책을 거침없이 읽어 내려갈 수 있으며, 내용에 맞추어 속도나 목소리를 조절할 수 있다. 아멜리아는 유창하고, 크리스티는 그렇지 않다.

숙련된 읽기에서 유창성이 핵심적인 역할을 한다는 사실과 그것을 얼마나 쉽고 효과적으로 그것을 가르칠 수 있는지를 부모나 교사가 이해한다면, 유창성은 더 이상 무시할 수 없는 읽기기술이 될 것이다. 국가 수준 학업 성취도평가National Assessment of Educational Progress의 결과에 따르면, 4학년 학생 중 44%가 아직 유창하게 읽지 못한다. 이것은 아이들이 2학년 말까지는 유창하게 읽게 되리라는 예상과 반대되는 충격적 자료다. 이러한 결과가 나오는 이유는, 일단 아이가 정확히 단어를 읽게 되기만 하면 많은 교육자가 읽기를 배우는 일과 가르치는 일이 모두 끝났다고 믿기 때문인 것 같다. 단어를 정확하게 읽는 것은 능숙한 읽기의 출발점에 불과하다. 그리고 이제부터 부모와 교사는 읽기 초심자인 아이가 능숙한 독자로 발전하는 데 있어서 중요한 역할을 할 수 있다.

아이들은 단어를 정확하게 읽는 방법을 배우고 난 후, 많은 연습을 통해 유창하게 읽는 방법을 배운다. 유창한 독자가 소리 내어 읽는 소리를 들어보면, 그가 단순히 단어를 해독할 뿐 아니라 읽고 있는 단어의 의미를 이해하는 수준으로 발전했음을 알 수 있다. 유창성은 숙련된 독자가 읽는 방법을 보여준다. 유창한 읽기를 가능하게 하는 뇌의 처리 과정을 설명하기 위해 자동적automatic이라는 용어를 사용하였다. 뇌 신경 회로가 단어의 모든 특징을 반복해서 저장함으로써 단어를 슬쩍 봐도 좌뇌 후방 단어 형태 영역에서 단어의 정서법, 음운론 및 의미가 즉시 통합될 수 있다는 사실을 기억하라. 그러므로 유창한 독자는 정확하고 빠르게 읽을 수 있을 뿐만 아니라, 무엇보다 중요하게도 좋은 이해를 반영하는 좋은 억양으로 읽을 수 있다고 믿는다.

유창성은 해독(정확하게 읽기)과 이해(읽은 것을 이해하기)를 연결하는 다리 역할을 한다([그림 19.1] 참조). 유창성은 단어별 또는 단어 군별로 습득되는데 이는 읽은 단어에 반복적으로 노출되면서 완전히 숙달됨을 반영하는데, 단 정확하게 읽을 때만 그러하다. 유창성은 아이가 갑자기 모든 단어를 유창하게 읽는 단계가 아니라는 것을 강조하고 싶다. 누구에게는 단어를 자동으로 인식하기 위해 최소 4번 정도 정확하게 읽어야 하는 반면, 다른 누구에게는 12번의 정확한 읽기가 필요할 수 있다. 정확성이 유창성의 필수적인 선행조건이기는 하지만, 정확성이 반드시 유창성

[그림 19.1] 유창성은 해독과 이해 사이의 가교역할을 한다

으로 발전하는 것은 아니다. 이것은 난독증을 가진 아이의 경우에 특히 그러한데, 난독증을 가진 아이는 단어 형태를 인식하는 특별히 전문화된 영역의 도움을 받지 못하기 때문에 더 느리고 보조적인 신경 경로에 의존해야 한다. 이 경로는 정확한 읽기를 할 때는 효율적이지만, 유창성의 측면에서는 그렇지 아니하다.

완전한 읽기 프로그램의 가장 중요한 구성요소 중 하나는 아이가 단어만 따로 읽는 것이 아니라 연결된 글을 일찍부터 읽기 시작하는 것이다. 연결된 글 읽기는 의미로 가는, 또 지면 위 단어가 연결되어 있고 읽는 이에게 메시지를 보낸다는 인식으로 가는 지극히 중요한 방법을 제공한다. 읽기가 유창하면 읽는 이의 주의력이 자유로워져서 메시지의 내용을 이해하는 데 더 전념하게 해줄 수 있다. 또 연결된 글을 읽는 것은 자녀의 어휘 및 배경 지식을 향상시킬 뿐 아니라, 단어가 발음되는 방식과 의미에 영향을 미칠 수 있는 다양한 상황에서 단어를 만날 수 있도록 하여 개별 단어 읽기 능력도 향상시켜주는 중요한 기회를 제공한다. 그러므로 아이들은 개별 단어를 해독하는 방법을 배우기 시작하자마자 연결된 글(먼저 해독 연습용 나중에는 진짜)을 읽기 시작해야 한다.

유창성 지도하기 – 가장 효과적인 방법

국립 읽기교육위원회는 거의 100여 개에 달하는 유창성 지도에 관한 연구 논문들을 분석한 결과 중요한 발견을 하였다. 가장 큰 효과와 성과를 보여준 프로그램들은 다음과 같은 세 가지 핵심적인 특징을 공통으로 갖고 있다는 것이다.

→ (1) 소리 내어 읽는 것에 중점을 둠.
→ (2) 아동이 연결된 글에서 단어를 소리 내어 읽고 다시 읽을 수 있는 연습 기회.
→ (3) 아이가 읽는 동안 지속적인 피드백.

후속 연구에서도 국립 읽기교육위원회의 주장과 같은 결과가 나오면서 계속 지지받고 있다.

소리 내어 읽으면 피드백이 가능하지만, 묵독한다면 그럴 수 없다. 피드백을 통해 아이는 특정 단어를 발음하는 방법을 수정하는 동시에, 저장된 단어의 신경 모델의 구성요소를 수정하여

그 모델이 더 정확한 발음과 철자를 반영할 수 있도록 해주기 때문에, 피드백은 필수적인 요소이다. 피드백이 건설적이고 긍정적인 방법으로 이루어져야 함은 자명하고, 아이가 자신감을 상실하거나 남들 앞에서 읽기를 두려워할 정도로 피드백을 남용해서는 안 된다. 아이가 읽는 것을 듣고 있는 사람은 읽기 과정에서 문제 되는 지점을 발견할 수 있을 만큼 숙련되어야 하며, 즉각 개입해서 "좋아, 그 문장을 다시 읽어봐"라고 말해야 한다. 듣는 사람이 경험 많은 사람이라면, 자신의 읽기 유창성이 좋지 않아 좌절감을 느끼기 시작하였을 때 다음과 같이 말할 것이다. "이번에 내가 읽어봐도 될까? 다음 단락이나 그다음 단락까지 읽어도 될까?"

경험이 많은 성인 앞에서 아이가 소리 내어 읽도록 하는 이 기술을 통칭하여 *지도하 소리 내어 읽기*라고 한다. 지도는 학교 교사, 가정교사 또는 부모가 할 수 있다. 일단 아이가 성인으로부터 꾸준히 피드백을 받았고 꽤 유창한 상태라면, 이제 그는 또래와 함께 연습하거나, 혹은 자신의 읽기를 녹음기나 스마트폰으로 녹음한 것을 들으며 연습할 수 있다. 이런 방식의 접근법을 따라 읽기echo reading, 짝지어 읽기paired reading, 반복 읽기repeated reading, 함께 읽기shared reading 그리고 도움받아 읽기assisted reading라 명명하기도 한다. 따라 읽기의 경우, 교사가 먼저 한 단락을 읽어 주면 학생이 교사의 지도하에 그 단락을 소리 내어 읽는다. 그날 저녁에 가정에서 아이가 같은 글을 읽으면 부모는 경청하고 부드럽게 교정하며 피드백을 준다. 다음날, 학생들은 교실에서 짝을 지어 번갈아 한 페이지(혹은 단락)씩 서로에게 읽어 준다. 짝지어 읽기는 유창한 읽기에 도움이 될 뿐만 아니라 자존감 발달과 아동의 파닉스기술 향상에 중요한 역할을 한다. 이 방법을 사용하면 교사는 쌍으로 읽는 많은 아동을 추적하고 모니터링할 수 있다. *짝지어 읽기를 할 때 의미와 내용에 관한 토론이 연습의 필수적인 부분이 된다면, 읽기 이해력 향상에 효과적*이라는 증거가 있다. 그러나 최근 연구에서는 소리 내어 읽기가 동일한 자료(반복 소리 내어 읽기)를 여러 번 읽는 데에 초점을 맞춰야 하는지 아니면 새로운 자료 읽기(연속 읽기라고 함)에 초점을 맞춰야 하는지 의문을 제기한다. 결론은 두 가지 방법 모두 단어 재인 능력을 높이고 유창성을 향상시키겠지만, 새로운 자료를 읽는 아동은 읽기 이해력마저 더 좋아짐을 보여준다.

이 연구의 일환으로 연구자들은 이야기를 직접 읽는 대신 선생님이 읽어 주는 걸 듣기만 하는 아이들을 조사할 기회를 가졌다. 이 아이들은 단어 재인, 유창성 또는 이해력에서 어떤 이득도 얻지 못했다. 퍼듀 교육대학의 멜라니 쿤Melanie Kuhn 교수는 "학생들에게 소리 내어 읽어 주는 것은 읽기에 대한 사랑을 키우는 데 중요하겠지만, 학습자가 숙달된 독자가 되려면 연결된 글 읽기에 적극적으로 참여해야 한다"라고 말한다.

지도하 소리 내어 읽기는 다른 면으로도, 잘 읽거나 못 읽는 독자를 돕는다. 어려움을 겪는 사람이 피드백을 받으며 단락을 반복해서 읽는 것은 특정 단어에 숙달되기 위한 입력을 얻는 또 다른 방법이다. 덕분에 학생은 자신의 두뇌 내에 해당 단어의 구성요소에 대한 더 정확한 신경 표상을 구축하고 단어를 올바르게 발음할 수 있다. 유창한 독자가 단락을 소리 내어 여러 번 읽으면 단어의 의미를 주변 텍스트와 통합하여 단락의 억양이나 리듬을 더 잘 이해할 수 있다.

국립 읽기교육위원회는 광범위한 조사 끝에 지도하 소리 내어 반복 읽기 훈련이 "아이들의 읽기 능력 향상에 있어서 적어도 5학년까지는 도움이 되며, 학습장애를 가진 학생들에게는 그 이후까지도 도움이 된다"라고 결론지었다. 이처럼 유창성 향상에 있어서, 소리 내어 반복 읽기의 효과가 입증되었음에도, 여전히 그 중요성은 쉽게 무시된다. 이것은 납득할 수 없는 일이다. 따라서 *증거가 명백한 이 읽기 훈련을 초등학교 6년 내내 읽기 교육과정의 필수 요소로 채택할 것을 촉구하는 바이다.* 지도하 소리 내어 읽기는 중학교 또는 고등학교의 일부 학생들에게 도움이 될 수도 있다. 이 접근법은 또한 독자가 생물학이나 역사 같은 과목에서 한정되어 사용되는 전문 용어에 숙달되도록 도와줄 수 있다. 아이가 단어를 발음하는 데 어려움이 있다면, 그 단어에 대한 정확한 신경 복제물을 뇌 속에 갖지 못한 것이고, 따라서 아이는 그 단어와 관련된 어떤 정보도 저장하거나 인출하기 힘들 것이다. 어려운 단어를 미리 찾아낸 후 지도를 받으면서 소리 내어 연습한다면, 아이는 그 단어에 대한 신경 모델을 훨씬 쉽게 형성하고 관련 정보를 그 단어와 연결할 수 있을 것이다.

종합적인 읽기 수업의 한 요소인 유창성 훈련 수업에는 1회당 약 15분 이하의 시간이 소요된다. 아이가 유창하게 읽기 위해서는 먼저 정확히 읽을 수 있어야 함을 기억하라. 따라서 지도하 소리 내어 읽기를 지도할 때 중요한 것은 아이가 자신에게 편안한 수준의 지문을 읽는 것이다. 앞서 언급한 바와 같이, 아이들은 20개의 단어 중 약 19개를 정확히 읽을 수 있는 책에 대해 편안함을 느낀다. 이러한 수준의 책이 아이의 *독립 읽기 수준*independent reading level에 해당한다. 아이에게 알맞다고 판단되는 책들을 추천해 달라고 아이의 교사에게 부탁할 수도 있다. 학교가 독서력 수준(DRP)이나 렉사일 지수 프로그램을 운용하고 있다면 교사는 당신 아이의 읽기 수준과 흥미에 맞는 도서 목록을 제공해 줄 수 있을 것이다.

초등학교 고학년생과 중학생의 경우 www.pearsonschool.com의 '피어슨 학교 도서관 선집 Pearson School Library Collection' 메뉴에서 흥미롭고 가독성이 낮은(비교적 쉬운 글) 책이 무엇인지 알아낼 수 있다. 예를 들어 피어슨 출판사 버전의 『모비딕』은 3~4학년 수준으로 씌어있다. 『붉은 훈장 Red Badge of Courage』은 4~8학년 수준으로 씌어있다. 이러한 종류의 읽기 자료에 대한 다른 좋은 출처는 갠더Gander 출판사에서 구할 수 있으며, 아마존 사이트에서 구할 수 있는 『옥스퍼드 학교 세

익스피어Oxford School Shakespeare』 시리즈도 있다. 이 시리즈에는 셰익스피어 연극 전체뿐만 아니라 어려운 단어와 구절에 대한 명확한 설명, 줄거리 개요, 개별 장면 요약, 주인공에 대한 메모도 포함되어 있다.

부모가 유창성 증진을 도울 수 있다

정보력을 갖춘 부모라면 자신의 아이가 유창하게 읽을 수 있도록 강력하고 적극적으로 도울 수 있다. 아이는 2학년 중반부터는 유창하게 읽기 시작해야 한다. 당신은 아이가 자기 수준의 책을 얼마나 술술 읽는지 그리고 감정을 담아 읽을 수 있는지 경청함으로써 아이의 유창성을 판단할 수 있다.

아이가 소리 내어 읽는 것을 듣는 것은 당신이 이 무렵 할 수 있는 가장 중요한 활동이다. 그것을 위한 시간을 매일 저녁, 혹은 적어도 일주일에 서너 번 따로 마련하라. 매회 연습에 할애되는 시간의 양 보다는 꾸준한 일관성이 훨씬 더 중요함을 강조하고 싶다. 연습시간 동안, 한 번에 한 단락, 한 페이지, 혹은 한 장을 아이에게 읽어 달라고 할 수 있고, 혹은 아이와 당신이 번갈아 가며 서로에게 읽어 줄 수도 있다. 읽기를 힘들어하는 아이를 위해서는 당신이 먼저 조금 읽어 준 다음, 아이로 하여금 방금 본보기로 들려준 것을 다시 읽게 하는 것이 도움이 될 수 있다. 가능하다면 그 책의 복사본을 준비하여, 함께 읽을 때 한 사람이 읽는 동안 다른 사람은 눈으로 따라갈 수 있도록 한다. 아이가 소리 내어 읽거나 눈으로 따라갈 때 읽는 부분을 놓치지 않도록 아이에게 문장 밑에 놓을 수 있는 자를 주는 것도 도움이 된다.

유창성을 키우는 데 가장 좋은 글은, 시와 연극처럼 감정을 실어 읽기를 장려하는 글로, 아이가 읽는 것이 자연스럽게 들리도록 소리 내어 읽으면서 진행된다. 목표는 학생이 청중 앞에서 읽을 수 있을 만큼 충분히 연습할 수 있는 읽기 자료를 고르는 것이다. 이를 통해 유창성을 연습할 때 속도를 높이기보다는 의미를 얻기 위해 읽는 것이 목표임을 느끼게 해준다. 그러므로 단순히 단어를 따로 읽는 것보다 연결된 글을 읽는 것이 속도를 높이기 위해 꼭 필요하며 더 선호되는 이유이다.

교육자들은 학생들이 단어목록과 연결된 글을 빠르게 읽도록 연습하는데 시간과 에너지를 집중하는 경우가 너무 흔하다. 속도도 중요하지만, 글에서 의미를 얻어내는 것이 더 중요하다. 교육자들은 유창함의 정의가 정확하고 신속하게 읽을 수 있을 뿐 아니라, 무엇보다 억양을 넣어서 읽는 능력이라는 점을 이해해야 한다. 억양은 *유창함의 중요한 구성요소이며 반드시 포함되어 있어야 한다.* 일단 학생이 해독에 숙달되기 시작하면 연결된 글을 읽는 연습과 인쇄물에서 의미(특정 단어가 독자에게 구문이나 문장 또는 단락의 의미에 대해 알려주는 내용)를 얻어낼 필요성을 강조하는 데 더 많은 관심과 시간을 투자해야 한다. 유창성에 필수적인 자동성은 읽는 이가 자신의 주의력을 의미와 이해로 바꿀 수 있게 해준다. *정확하고 빠른 읽기가 반드시 이해력 향상으로 이어지지는 않는다. 그러므로 의미와 이해력이 강조되는 유창성 연습이 중요하다. 필요한 것은 연습과 더 많은 연습일 뿐만 아니라 인쇄물이 읽는 이에게 말하는 내용을 이해하는 것을 강조하는 연습이다.* 여기에서 억양(감정을 실어 읽는 것)의 중요성이 분명해진다. 억양과 이해력은, 소리 내어 읽다가 잠깐 멈추는 순간, 속도, 끊어 읽기, 음량 및 음조에서 드러난다.

책을 함께 읽는 저녁 시간은 평생 지속되는 즐거운 습관을 만들어 준다. 이러한 경험을 통해 얻는 즐거움들은 아이 뇌의 읽기 신경망에 축적된다. 따라서 아이가 십 대가 되고 청년으로 성장하게 되면 더 이상 부모와 함께 책을 읽지는 않겠지만, 책을 꺼내 읽기 시작할 때마다 그는 어린 시절 포근하게 엄마나 아빠 곁에서 『모자 쓴 고양이The Cat in the Hat』, 『달아 잘자Goodnight Moon』, 『대니와 공룡Danny and the Dinosaur』, 『장미 말 로버트Robert the Rose Horse』 그리고 나중에 『호박깨는 마녀Pumpkin Smasher Witch』 및 『웨스팅 게임The Westing Game』을 읽었던 행복한 기억을 떠올릴 수 있을 것이다.

여기에 설명된 방법은 비 난독인 독자를 위한 것이다. 난독인에게는 더 많은 것이 요구될 수 있다(21장 참조).

읽기 유창성에 대해 부모와 교사가 알아야 할 사항을 요약하면 다음과 같다.

→ 여기에는 정확성, 자동성, 운율(표현으로 읽기)이 포함된다.
→ 일주일에 4~5회, 15분 동안 아이가 어른 앞에서 소리 내어 읽도록 하면 개선된다. 읽기 자료는 아동의 현재 읽기 수준이어야 하는데, 즉 85~90% 정확도로 읽을 수 있는 수준이다. 자녀의 유창성이 향상됨에 따라 더 어려운 읽기 수준의 글에 노출시킬 수 있다.
→ 같은 단락을 반복해서 소리 내어 읽으면 개선된다. 그러나 유사한 읽기 수준에서 다양한 단락을 연속해서 소리 내어 읽으면, 정확성과 어휘력뿐만 아니라 유창성을 높이는 데도 훨씬 더 도움이 된다.

아이가 더 많은 단어를 정확하고 신속하게 읽기 시작한다면, 이제 그는 더욱 복잡한 글에도 주의를 돌릴 수 있다. 이 단계에서 작동하는 고차원 사고 및 추론 기술 그리고 어휘력과 주변 세계에 대한 지식의 도움으로, 이제 아이는 자신이 읽는 것에서 의미를 얻어낼 수 있게 된다.

독해력 증진 – 어휘력과 배경 지식

성숙한 독자라면 어휘력과 배경 지식을 가지고, 자신이 방금 읽은 것을 문맥 속에서 이해할 수 있어야 한다. 예를 들어 에펠탑이라는 단어를 만날 때, 그는 단어를 발음하는 방법을 알아야 한다. 그러나 단어의 의미를 파악하기 위해서는 에펠탑이 무엇인지(프랑스의 거대한 탑) 알 필요가 있다. 이것은 그의 단어 지식, 즉 어휘력에 관한 문제이다. 그 단어를 문맥 속에서 더욱 완전하게 파악하려면, 에펠탑이 파리의 샹 드 마르스Champ de Mars공원에 있으며, 1889년 파리 박람회를 위하여 알렉산드르 구스타브 에펠Alexandre Gustave Eiffel의 설계로 건립되었고, 이후 중요한 관광 명소가 되었다는 사실을 알 필요가 있다. 이런 종류의 정보는 읽은 것의 의미를 파악하는 데 도움을 주는 주변 세계에 대한 지식이다. 단어에 대한 지식word knowledge은 사전에서 얻을 수 있고, 주변 세계에 대한 지식worldly knowledge은 백과사전이나, 요즘에는 위키피디아나 구글에서 찾을 수 있다.

아이가 책을 단순히 펼치기만 하면 단어가 해독되고 그 내용이 마술같이 이해되는 것은 아니다. 아이의 어휘력과 배경 지식의 범위와 깊이에 따라 아이가 글의 의미를 파악할 수 있는 능력의 수준이 결정된다. 기존 지식과 새롭게 접하는 정보를 통합하는데 필요한 아이의 적극적인 사고 과정 역시 중요하다. 일반적으로 이러한 사고 과정을 추론이라고 한다. 이런 모델을 바탕으로, 독해력 교육 방법은 단어와 주변 세계에 대한 아이의 지식을 확장시키는 것 그리고 읽으면서 자신의 사고를 조직화하고 종합할 수 있도록 해주는 일련의 전략들을 아이에게 제공하는 것에 중점을 두고 있다.

어휘력 증진 – 단어의 의미

아이의 어휘력 크기는 독해력에 대한 가장 좋은 예측변수 중 하나이다. 가장 풍부한 어휘력을 갖춘 아이가 가장 잘 읽는 경향이 있다. 유아기에 언어 및 어휘에 대한 노출 및 부모나 돌보는 사람과의 언어적 상호작용의 질과 양이 좋으면 아동기 후반에 언어 및 어휘도 좋음을 시사하는 증거가 늘고 있다.

초기 학령기 아동의 어휘에서 중요한 요소는 부모와 대화하는 동안 부모의 어휘의 정교함과 부모가 말할 때 얼마나 직접적인지와 관련이 있다. 사실, 어릴 때 부모-자녀 상호작용은 텔레비전을 통한 우연한 언어 노출 같은 것보다 언어 발달에 훨씬 더 중요하다. 또한, 미취학 아동을 위한 교사-아동 언어 상호작용의 질은 유아의 어휘력 및 이해력 향상과 긍정적인 관련이 있다. 수용 어휘[20]를 포함한 언어평가점수는 난독증 위험에 처한 아동과 일반적으로 발달하는 아동 모두에 대해 초등학교와 중학교에서의 독해력을 예측했다.

어린아이들에게 일찍부터 책을 읽어 주는 데 초점을 맞춘 전략은 언어, 특히 어휘력을 향상시킬 가능성이 큰 방법을 제공한다. 책은 평범한 대화보다 더 많은 어휘를 포함하고 있기 때문에 오래전부터 어휘력 발달을 자극하는 것으로 알려져 왔으며, 유아를 위한 단순한 이야기책조차도 전형적인 부모-자녀 대화의 내용보다 더 복잡한 단어와 구문을 포함하고 있다.

우리는 코네티컷 장기추적 연구의 결과 자료를 인용한 최근 보고서에서, 1학년부터 9학년까지의 읽기 이해력과 언어능력의 발달을 조사했다. 우리는 학령기 초기 어휘가 독해와 밀접한 관련이 없음을 발견했다. 그러나 5학년 이상에서는 어휘력이 훨씬 더 큰 영향을 미쳤다. 이러한 결과와 초기 언어 발달이 독해력에 미치는 중요성에 대해 우리가 이미 아는 것을 종합하면, 건강한 사람과 난독인 사이의 읽기 성취 격차를 줄여주는 통합적 접근방식이 어떠해야 하는지 알 수 있다.

→ 일반적으로 특히, 초기 아동기부터 학령기 전반에 걸쳐 구어 언어를 장려하고 어휘력을 키우도록 한다.
→ 학교에서 음운 인식, 해독, 단어 읽기, 유창성 및 읽기 이해력을 체계적으로 증진하는 증거기반 교육을 장려한다.

벡의 틀 – 어휘력 증진

피츠버그 교육대학의 명예교수 이사벨 벡Isabel Beck과 공동 저자인 마가렛 맥케운Margaret McKeown과 린다 쿠칸Linda Kucan은 체계적으로 어휘를 구축하기 위한 틀을 제공한다. 그들은 3단계의 어휘력

20) 수용어휘는 구어에서 사용되지 않지만, 아동이 이해하는 어휘이다.

을 말한다. 1단계는 구두 언어에서 발견되는 일반적인 단어로 구성된다. 2단계는 글에서 자주 나오는 단어로 구성된다. 3단계는 법률, 의학, 고고학과 같은 전문 영역에서 나오는 단어로 구성된다. 1단계 단어는 이미 알고 있으며 3단계 단어는 매우 전문적이므로 2단계 단어학습에 초점을 맞춰야 한다.

학교가 시작될 때, 아동이 글에서 접하는 대부분의 단어는 그가 말하는 어휘인 1단계 단어에 해당한다. 그러다가 3학년쯤 되면 글에서 만나는 단어인 2단계 단어가 그에게 익숙하지 않을 것이다. 이것은 아동이 유능한 독자로 성장하는 데 중추적인 역할을 한다. 따라서 그는 익숙하지 않은 단어를 만나도 인식할 수 있도록 어휘력을 쌓아야 한다. 벡과 그녀의 동료들은 코멘트comment, 발생occurrence, 경향tended, 언급mention, 신흥emerging, 인정admit 등 2단계 단어의 예를 제시한다.

어휘 수업의 기본 원칙은 아동들로 하여금 대상 단어에 대해 다양한 경험을 자주 하게 하기와 탄탄하게 지도하기이다. 어휘는 시간이 지남에 따라 단어에 여러 번 노출됨으로써, 가장 잘 학습되는데 일반적으로 12번 정도 접하면 학습된다. 교사가 매주 10개의 새로운 단어를 소개하는 것도 가능하지만, 보다 합리적인 접근방식은 5~7개의 새로운 단어에 집중하는 것이다.

가장 효과적인 어휘 교육은 아이로 하여금 가능한 모든 관점에서 단어를 습득할 수 있도록 적극적으로 개입하는 것이다. 아이가 새로운 단어를 자신이 기존에 알고 있던 단어 및 세계와 더 많이 연결할수록 그 단어는 더 명확해진다. 아이가 새로운 단어를 만나 학습하는 과정에서 가장 중요한 것은 그 단어를 최대한 많이 사용하도록 독려받는 것이다. 초기에는 단순히 그 단어를 이용하여 문장을 만들다가, 점차 자신의 일상생활에 단어를 통합시킨다. 해당 단어를 아이가 반복적으로 접하다 보면 그것의 의미는 뇌 속의 자동화된 읽기 회로에 강력히 각인되고, 이후 그 단어는 신속히 인출될 수 있다.

어휘를 가르칠 때 *목적은 아이로 하여금 새로운 단어를 단지 라벨로서가 아닌 하나의 완전한 개념으로서 생각하게 하는 것*이다. 단어의 뜻을 암송하거나 유사어를 읊어 대는 것보다는, 아이가 그 단어를 자신의 사고 과정에서 살아 숨 쉬는 부분으로 만드는 것이 최종 목표가 된다. 아이가 단어를 친숙한 개념이나 자신의 과거 경험과 통합시킬 수 있을 때 그 단어는 가장 활기를 띠게 되는 것 같다. 예를 들어 전송transmission이라는 새로운 단어를 접했을 때 아이가 자동차나 그것의 작동 방법에 이미 익숙해 있다면, 단어 transmission을 자신의 지식베이스에 재빨리 통합시켜 자신의 사용하는 어휘 일부로 만들 것이다. 우선으로 가르쳐야 하는 것은 개념이고, 따라서 특정 단어가 표상하는 개념에 대한 논의에 가장 많은 시간이 할애되어야 함을 명심하라. 사실, 단어를 읽기에 앞서, 그 단어의 의미와 연관성을 논의하는 것이 더 바람직하다. 실제로 그런 활동은 단어를 만날 때 그것을 파악하고 자신의 것으로 만드는 지지대 역할을 한다.

아이의 어휘집에는 1년에 약 3,000여 개의 새로운 단어들이 추가된다. 이 단어들은 어휘력 교육 프로그램을 통해 직접적이고 명시적으로 교육되기도 하지만, 대부분의 중산층 아동은 일상생활의 경험(부모의 대화나 자기 또래 및 교사들의 대화를 듣거나, 텔레비전과 영화를 접하면서, 혹은 박물관이나 가게 방문을 통해, 혹은 읽기)을 통해 학습한다. 중산층 아동의 경우 그가 가진 어휘 일부만이 직접 교육에서 나온다. 대조적으로 가난하거나 소수 인종 일부 학생들의 경우 주변 성인으로부터 얻는 어휘가 부족할 수 있다. 따라서 그들의 어휘를 향상시키려면 학교에서 명시적으로 가르쳐야 한다. 가장 중요한 것은 유치원과 초등 1학년의 경우 어휘를 가르치는 가장 좋은 방법은 교사가 이야기책을 큰 소리로 읽은 다음, 복습할 단어를 그 이야기에서 선택하는 것이다.

학령기 아동에게 유용한 안내서는 퀘스타Questar에서 하드커버 도서와 CD로 제공하는 「교육자용 단어빈도 안내서The Educator's Word Frequency Guide」이다(CD는 다소 비싸다). 이 안내서는 6천 개 이상의 교과서, 문학작품, 인기 있는 소설 및 실화 작품으로부터 고른 6만 개 이상 글자의 견본으로 만들어졌으며, 미국 학교 학생들이 접하는 문어 어휘 빈도를 쉽게 볼 수 있게 해주며 학생들의 연령과 교육적 발전에 맞춘 교육 자료를 만들 때 도움이 된다. 기타 유용한 정보원으로는 vocabulary.com, VocabularySpellingCity(Spellingcity.com) 및 textproject.org/teachers/word-lists가 있다. 끝에 언급한 프로그램에는 3~9학년의 글에서 가장 자주 사용되는 수천 개의 단어를 포함한 매우 유용한 단어목록이 있다. 옥스턴하우스Oxton House(www.oxtonhouse.com)에서 구할 수 있는 단어목록도 도움이 된다.

부모의 역할

교사의 지도를 따르면 부모도 쉽게 도와줄 수 있다. 예를 들어 당신의 아이가 책에 몰두해 있을 때, 아이에게 나중에 공부하고 토론할 새로운 단어를 각각의 장마다 한두 개씩 골라 보라고 지시한다. 아이는 그 단어들에 표시해 놓거나, 포스트잇을 붙이거나, 혹은 따로 적어둘 수 있다. 나중에 당신은 아이와 함께 그 단어가 본문에서 어떻게 사용되었는지 살펴보고 그것의 의미에 대해 이야기 나눌 수 있다. 주변 단어들로부터 단서를 찾아보라. 그 단어가 아이 인생의 경험과 관련된 어떤 이미지나 연관성을 이끌어 내는가? 아이가 유사한 다른 단어를 알고 있는가? 단어들의 공통점과 차이점에 대해 이야기를 나눠 보라. 같은 의미나 개념을 떠오르게 하는 다른 단어는 무엇이 있는가? 그 단어들을 적어 보라. 종이와 연필을 준비한 다음 개별적인 브레인스토밍 활동을 통해 당신과 아이가 얼마나 많은 단어를 만들어 낼 수 있는지 살펴보라. 그 단어들을 분류하라. 당신의 자녀로 하여금 그 단어들을 문장 속에서 사용하게 하라. 아이로 하여금 단어 탐정 놀이를 통해 앞으로 24시간 이내에 그 단어를 몇 번이나 만났는지 알아보게 한 후, 그 단어를 다시 공부하고 토론을 지속하라.

창의적인 교사와 부모는 책과 교실에 한정된 어휘 교육을 뛰어넘는 기타 유용한 방법들을 개발한다. 아주 성공적인 프로그램의 예를 하나 들면, 아이들은 '단어 마법사Word Wizard'가 되려고 경쟁하는데, 이는 학교 밖의 다양한 상황에서 사용하고, 보고, 들으며, 새롭게 배운 단어들을 학급에 가져오면 포인트를 얻는 방식이다.

사전 또한 단어학습의 출발점으로 유용하지만, 그것이 제공하는 단어의 개념은 종종 충분치 않다. 3학년 이상의 아이라면 사전을 찾는 방법을 배움으로써 많은 이점을 얻게 되지만, 단어를 배우는 방법이 이 한 가지에만 국한되어서는 안 된다. Dictionary.com에는 계속해서 쏟아져 나오는 새로운 단어들을 소개해 주는 '오늘의 단어word of the day'라는 코너가 있으며, 단어의 개념, 동의어 및 반의어를 찾아볼 때 유용한 온라인 사이트이다.

보통, 간결하게 사전이 제시하는 정의는 때때로 아동이 이해하기 어렵다. 아동에게 매우 유용한 사전 중 하나는 롱만사전Longman Dictionary of Contemporary English(www.ldoceonline.com)으로, 영어에서 가장 일반적인 2천 단어만을 골라 명확하고 아동 친화적인 정의를 제공한다. 이 사전은 정의가 일반적으로 예제와 함께 제공되기 때문에 더 유용하다. 또 다른 유용한 사전 웹 사이트는 Onelook.com으로, 많은 사전에 대한 접근을 제공한다.

단어 교육은 융통성 있게 이루어져야 하고, 단어에 따라 그 방법이 달라져야 한다. 민주주의democracy와 같은 단어들은 예문들과 함께 충분한 토론이 필요하다. 이중 나선구조double helix와 같은 단어들은 설명뿐 아니라 시각적 이미지를 통해 가장 효과적으로 학습된다. 모든 것이 동원될 수 있다. '구석구석nooks and crannies'이란 단어를 배우기 위해 영국식 머핀이나 테니슨의 시, 「금 간 담벼락에 핀 꽃Flower in the Crannied Wall」을 활용할 수도 있다. 새로운 단어를 학습할 때, 반복과 강화는 역시 큰 도움이 된다. 개념적으로 어려운 단어는 여러 번 반복하여 소개하고 논의할 필요가 있다. 아이는 그것을 한 번, 두 번, 어쩌면 세 번 접하고도 완전히 이해하거나 사용하지 못할 수도 있다. 많은 반복이 필요하다.

접두사, 접미사, 그리고 라틴어 어원 및 그리스어 어원 등과 같은 단어의 부분에 대한 지식을 이용하여, 모르는 단어를 분해하고 그것의 의미를 파악하도록 유도할 수 있다. 이야기에 나오는 모르는 단어 모두를 아이에게 가르치지 않는 것과 마찬가지로, 수백 가지의 접사와 어근 중 가장 중요한 것만 골라 중점적으로 가르치는 것이 좋다. 당신의 자녀가 이것들에 능숙해진다면, 그는 자신의 읽기어휘력에 상당한 양의 단어들을 추가할 수 있을 것이다. 다행히도 실제 자주 나오는 것은 이들 중 상대적으로 적은 수이다. 영어 교과서에 나오는 접두사를 가진 단어의 97%가 20개 정도의 접두사로 이루어져 있고, 이 중 9개의 접두사가 접두사를 가진 모든 단어 중 75%를 차지한다. 다음은 가장 흔한 접두사들이다.

순위	접두사	접두사가 있는 모든 단어의 백분율
1	Un- (부정)	26
2	Re- (다시)	14
3	In-, im-, il-, ir- (부정)	11
4	Dis- (부정)	7
5	En-, em- (특질을 더하다)	4
6	Non- (부정)	4
7	In, im- (안에)	3
8	Over- (초과의)	3
9	Mis- (나쁜)	3
10	Sub- (밑)	3
11	Pre- (앞)	3
12	Inter- (사이)	3
13	Fore- (더 이른)	3
14	De- (거꾸로의)	2
15	Trans- (가로질러)	2
16	Super- (위에)	1
17	Semi- (절반의)	1
18	Anti- (반대의)	1
19	Mid- (중간의)	1
20	Under- (아래)	1
나머지		4

아이는 많은 어휘를 우연히 습득하기 때문에, 일상 경험으로부터 새로운 단어를 학습할 수 있

는 능력을 극대화하는 것이 중요하다. 주변 세계에 대한 지식 망이 더 풍부하고 치밀할수록, 새로운 단어가 아이 것이 되는 데 도움을 주는 관련 단서를 찾아낼 가능성, 기존 지식을 활성화시킬 가능성 그리고 결국 지식 망 안에 통합될 가능성이 더욱 커진다는 것이 그 지도 원리이다. 마찬가지로, 아이의 어휘력이 풍부할수록 아이는 더 쉽게 새로운 개념이나 정보를 이해하고 기존 지식에 연결할 수 있다. 아이가 광범위한 경험에 더욱 많이 노출되고 더 많이 읽을수록 아이의 어휘력과 지식 망은 더욱 확장된다.

부모와 교사는 아이들이 새로운 단어에 관심을 가지고 학습하도록 유도할 수 있다. 내가 아는, 한 아버지인 헤이든은 자기 아들인 제레미에게 학습 경험을 제공하기 위해 수족관을 관리하는 자신의 취미를 활용했다. 제레미는 아빠와 함께 애완동물 가게에 가서 필요한 장비를 사고 새 물고기를 고른다. 출발하기 전에 아빠와 아들은 물고기에 관한 많은 책을 훑어보며, 다양한 종류의 물고기와 관리법에 대해 읽고, 가장 흥미로운 물고기를 골라 그 이름을 적는다. 처음에는 헤이든이 모든 것을 읽어 주고, 제레미는 사진을 보며 내용을 따라갔다. 곧 제레미는 단어들을 읽을 수 있게 되었고, 제브라 피시zebra fish, 상어shark, 엔젤 피시angelfish, 비늘돔parrot fish, 흰동가리clownfish 등의 단어들이 나올 때마다 가리켰다. 얼마 지나지 않아 아빠와 아들은 함께 소리 내어 읽기 시작했다. 그리고 이제 4학년이 된 제레미는 아빠에게 점점 더 많은 관련 책들을 읽어준다. 아빠와 아들 간의 토론은 물고기에게만 한정된 것이 아니라, 조류algae, 산호coral, 말미잘anemone, 엽록소chlorophyll, 육식 동물predators, 물고기가 걸리기 쉬운 전염병infections, 진화evolution, 생태계ecology 등에까지 확장되었다. 수족관의 물고기에 대한 흥미로 시작된 것이, 바다와 해양 생물에 관한 관심으로까지 확대된 것이다. 또 다른 부모들은 스포츠, 개, 자동차, 스케이트보드, 인형의 집, 정치, 우주, 말 등에 대한 아이들의 관심을 더 풍부한 어휘력과 더 넓은 세계관을 발전시키기 위한 자극으로 활용하였다.

아이에게 새로운 단어를 가르치기 위해 정해진 하나의 공식은 없다. 그보다는, 모든 경험들[낚시 가기, 할머니 댁 방문하기, 야구하기, 장 본 후 식료품 정리하기, 숲속 산책하기, 텔레비전에서 뉴스 보기, 읽기(책, 잡지, 신문, 상표와 신호들까지)]이 학습을 위한 기회가 될 수 있음을 명심하는 것이 중요하다. 중요한 것은 아이를 다양한 종류의 많은 경험에 노출시키고, 아이와 함께 경험과 그 경험이 생성한 단어들에 대해서 정답을 요구하지 않는 열린 방식으로 이야기를 나눈 다음, 새로 배운 단어를 가능한 한 자주 사용하도록 독려하는 것이다.

대학을 생각하는 청소년이나 전문대학원이나 대학원에 진학할 계획이 있는 청년에게 중요한 단어들은 학술단어목록Academic Word List(https://www.victoria.ac.nz/lals/resources/academicwordlist/most-frequent)에 들어있다. 이는 뉴질랜드에서 개발되었으며 다양한 주제 분야의 학술 문헌에서 골랐다. 예를 들어 distribute, conclusion, proceed, logical, obtain, acquire, retain, exclude, attribute, assume, capacity, enable, perspective, relevant, perceive, component, restrict, generate, distinct, assess, alter, amend, contrast 같은 단어가 있다.

부모가 독해력을 키워줄 수 있는 방법

부모가 유창성과 어휘력 향상에 긍정적인 영향력을 줄 수 있는 것처럼, 독해력에 있어서도 유사한 영향력을 발휘할 수 있다. 6~7세 아이를 대상으로 한 최근 연구 결과에 따르면, 가정에서의 읽기 습관은 향후 아이의 읽기 수행에 대한 강력한 예측변수가 된다. 능숙하게 읽는 아이는 부모가 더 자주 책을 읽어 주었고, 더 많이 부모와 함께 읽었으며, 책과 이야기에 대해 부모와 더 많이 이야기를 나누었던 아이들이었다.

아이가 초등학교 저학년에서 고학년이나 중학생으로 갈수록 독해력은 더욱 중요한 역할을 한다. 알다시피, 독해력은 어휘, 배경 지식 및 추론 능력과 함께 아동의 해독능력과 독해 능력의 복잡한 상호작용의 결과이다. 이해력은 종종 글에서 얻은 새로운 정보와 읽는 이가 이미 알고 있는 정보를 연결하는 과정으로 생각된다. 우리는 종종 세 가지 수준의 이해에 대해 이야기한다.

→ 글자 그대로 또는 사실적으로 이해
→ 추론적 이해
→ 비판적 또는 평론적 이해

과거에는 글자 그대로 이해하는 것이 수업의 주요 초점이었지만, 공통 핵심교육과정Common Core State Standards(CCSS)[21]의 도입 후에는 추론적이고 비판적인 이해 수준이 강조된다. 이것이 의미하는 바는 부모(및 교사)가 이해력 증진을 위해서는 생생한 예를 제공하고, *이미지를 떠올리게 하고, 자녀에게 비교 및 대조 방법을 가르치고, 가설 형성 및 예측을 장려*함으로써 배경 지식 구축

21) CCSS는 2010년에 개발되고 많은 주에서 채택한, 유치원부터 고3 학생들이 각 학교 학년이 끝날 때 영어와 수학에서 알아야 하는 것에 대한 표준을 설정하는 교육 정책을 말한다.

을 구축하는 전략에 집중해야 한다는 것이다.

이해 전략은 낮은 수준의 사실적 질문에서 벗어나 아동이 글에 제시된 정보뿐만 아니라 배경지식과 추론 기술을 사용하도록 요구하는 높은 수준의 질문에 답하기를 강조하기 시작해야 한다. 읽기에 더해서, 아이는 자신이 읽은 내용을 요약하고 종합하기 위해 쓰기 능력을 결합하도록 가르쳐야 한다.

나는 독해력 활동을 세 영역으로 나누고자 한다. 책을 펼치기 전에 할 수 있는 활동, 책을 읽을 때 가장 유용하게 할 수 있는 활동, 읽기를 마친 후 자신 생각을 정리하고 이야기에 나온 사건들을 요약할 수 있도록 도와주는 활동이 그것이다. 이러한 활동들은 재미있지만, 집중적인 훈련이 된다. 당신과 당신의 아이가 함께 읽는 모든 책마다 이 활동들을 다 해야 한다는 의무감을 느낄 필요는 없다. 나는 가능한 한 폭넓게 방법을 제시해 주려는 것뿐이다. 당신은 어느 활동이 당신과 당신 자녀에게 가장 적합한지 결정해야 한다. 당신의 자녀에게 독해력 기술을 가르치는 데 있어서 한 가지 옳은 방법이나 정해진 공식은 없다. 활동의 목적은 읽기에 대해 생각하는 방식을 당신 자녀에게 전수하는 것이다. 일단 아이가 이렇게 읽기를 적극적으로 생각하는 방식을 완전히 이해했다면, 이제 그는 혼자서도 읽을 수 있다.

읽기 전 활동. 읽기를 시작하기 전에 읽기의 목적(예를 들면, 주인공에게 무슨 일이 일어날 것인가, 혹은 미스터리가 어떻게 풀릴 것인가를 알아내기)을 정하는 것이 중요하다. 읽기의 목적에 대해 생각해 볼 수 있도록 아이를 유도하는 여러 방법이 있다. 책의 제목과 작가를 주목하라. 표지에 그림이 있다면, 그것이 그 책의 용도와 목적에 대해 무엇을 말하고 있는지 이야기해 볼 수 있을 것이다. 본격적으로 읽기 전에 대강 훑어봄으로써 독자는 책의 내용에 친숙해질 수 있고, 그 책이 진행되는 방향에 대한 감을 잡게 된다. 마조리 플랙Marjorie Flack과 쿠르트 바이제Kurt Wiese의 『핑 이야기The Story About Ping』를 살펴보자. 표지 그림에는, 저무는 해 속에 떠 있는 작은 중국 배를 배경으로 오리 한 마리가 바쁘게 달려가고 있다. 책장을 넘기면서 당신은 황급히 달려가는 오리 핑, 다른 오리들, 작은 배들, 강물, 핑을 붙들고 있는 한 소년, 마지막에는 건초더미 속에서 많은 오리에게 둘러싸인 핑의 모습 등을 보게 될 것이다. 당신은 아이에게 이 책이 무엇에 관한 것으로 생각하는지 그리고 무슨 일이 일어날 것으로 예상하는지 물어볼 수 있다.

책의 표지 그림을 통해 오리들, 농장 방문, 오리에 대해 알고 있는 것 등에 대한 토론을 이끌어 낼 수 있다. 오리는 물을 좋아하나? 수영할 줄 알까? 핑은 물속에서 뭘 하고 있을까? 작은 배는? 표지를 보면, 멀리 석양이 보일 것이다. 표지가 말해 주는 시간은 하루 중 언제일지, 또 그렇게 생각하는 이유는 무엇인지 아이에게 물어보라. 이 이야기가 희극일지 비극일지 그리고 그렇게 생각하는 이유를 아이에게 물어보라. 당신은 아이에게 훌륭한 독자가 거치는 과정의 모델을 보여주고 있는 것이다. 능숙한 독자는 생각 없이 휘둘리지 않고 적극적으로 읽는다. 그는 목적을 가지고 읽으며, 예측하고, 자신의 예측이 타당한지 아니면 수정이 필요한지 알고 싶어 한다. 예측을 통해 아이는 이야기에 더욱 몰입하게 되고 계속해서 읽기를 열망한다.

어렵고 낯선 단어나 개념을 먼저 예상해 보는 것은 언제나 바람직한 일이다. 시간이 있다면 당신이 미리 그 책이나 그 단락을 읽거나 훑어보면서 문제가 될 만한 단어를 확인해 두면 좋다. 이 이야기의 경우에는, 양쯔Yangtz라는 단어가 당신의 자녀에게 새로운 것이 될 것이다. 당신은 아이에게 지구본을 통해 양쯔강이 어디에 있는지 보여줄 수 있고, 또는 동네에 있는 강이나 가본 적이 있는 강 등을 포함한 여러 강에 대해 아이와 이야기를 나눌 수 있다. 이런 방식으로 당신은 아이의 배경 지식을 활성화시켜, 아이가 이미 알고 있는 것이나 아이에게 의미 있는 것을 그 이야기와 연결할 수 있다. 나중에는 이 이야기를 오리에 관한 다른 이야기들과 연계시키는 시도를 할 수도 있다. 이러한 전략은 꽤 유연하게 사용될 수 있다. 당신이 아이에게 읽어 줄 때 이런 전략을 적용할 수도 있고, 아니면 아이가 당신에게 읽어 줄 때 적용할 수도 있다.

읽기 중 활동. 이야기의 첫 문장 몇 개나 첫 단락에 대해 언급하면서 활동을 시작하라. 이를 통해 당신의 자녀는 처음부터 적극적으로 참여하게 된다. 시작하는 문장들은 종종 전체 이야기의 배경을 설정해 주고 장소와 인물을 소개해 주기 때문에 중요하다. 우리는 핑 이야기의 시작부터 핑과 그의 '엄마, 아빠, 두 자매, 세 형세, 11명의 이모들과 삼촌들 그리고 42명의 사촌들'을 만날 수 있다. 우리는 '그들의 집은 양쯔강에 떠 있는 큰 눈이 두 개 달린 배'라는 것을 알게 된다. 짧은 몇 단락이 지나고 나면, 우리는 '핑은 항상 조심했고, 꼴찌가 되지 않기 위해서 매우 조심했는데, 왜냐하면 다리를 마지막으로 건너는 오리는 항상 엉덩이를 맞았기 때문이다'라는 사실을 알게 된다. 이 시점에서 잠깐 읽기를 멈추고 지금까지 알게 된 것과 작가가 독자를 위해 준비하고 있는 것에 대해 생각해 볼 수 있다. 당신은 다음과 같이 물을 수 있다. "다음 페이지에서 핑이 꼴찌가 될 가능성이 있을까? 왜 그럴까? 만약 그렇게 된다면 핑은 어떻게 할까? 너라면 어떻게 하겠니?" 그 이야기에 대해서 그리고 아이가 그 이야기와 관련된 부분에 대해서 이야기를 나누면서, 당신은 아이를 이야기 전개에 몰입시키고 흥미를 높이고 있는 것이다. 시작과 함께 바로 이것을 하는 것이 중요한 이유는, 일단 아이가 흥미를 잃어버리면 이야기 흐름을 거슬러 되돌아가기가 힘들기 때문이다. 반면, 아이가 전개되는 사건에 빠져든다면, 그는 이야기에 몰입된 것이고

다음에 무슨 일이 일어날지 알고 싶어 할 것이다.

처음부터 누가, 무엇을, 어디서, 언제, 그리고 왜를 규명하는 것 역시 중요하다. 이러한 정보들은 이야기 구조를 알려 준다. 그것은 토론의 기준을 제시해 주고 이야기 흐름의 중심을 잡아 준다. 이러한 이야기 속 사실들을 알게 됨으로써 당신의 자녀는 이야기에서 일어나고 있는 일을 시각화할 수 있고, 그 장소 및 인물과 관련된 이미지를 떠올릴 수 있다. 이런 심상은 이야기 속 사건과 또 하나의 연결고리가 되어 이야기에 대한 이해력을 높여 준다. 앞서 그랬듯이, 당신은 어려운 단어나 개념을 찾아내고 아이와 그것에 대해 이야기를 나눌 수 있다. 핑 이야기에서는 슬기로운wise, 허둥대는scurrying, 달아나는running away, 재회reunion 등이 그런 것들이다. 아이로 하여금 이야기 속 인물이 겪는 갈등을 찾아보게 하고, 가능한 해결책 몇 가지를 제시해 준다. 당신은 아이와 함께 각각의 어려움에 따른 결과에 대해 이야기를 나눌 수 있다. 이야기를 읽어 나가다가 아이에게 자신의 예상을 바꾸거나 수정할 필요가 있는지 물어보고 자신의 생각을 설명해 보라고 지시하라.

때때로 당신은 자녀에게 줄거리 요약하기, 발생한 사건들을 순서대로 다시 말하기, 방금 읽은 단락의 주제 말하기 등을 시킬 수 있다. 이 중 마지막 활동은 아이가 사소하거나 불필요한 정보들로부터 중요한 정보를 구별해낼 수 있도록 도와주며, 따라서 이야기의 요지를 파악하기 위한 핵심 요소다. 이야기를 풍성하게 하고 아이가 그것에 더욱 친숙해지게 해주기 위해, 등장인물들에 대해 좀 더 물어보라. 핑, 저녁마다 "라-라-라-라-레이!"라고 소리치는 배의 주인, 혹은 핑을 물에서 건져 올리는 소년 등에 대해서 이야기를 나눌 수 있다. 아이는 어떤 등장인물을 좋아하는가? 그 이유는? 등장인물들이, 아이가 알고 있거나 전에 읽은 적이 있는 누군가를 새삼 떠올리게 하는가? 아이는 그 이야기에 대하여 행복, 슬픔, 다행스러움, 공포, 열망, 흥분 같은 것 중에서 어떤 느낌이 들게 되는가? 그 이유는? 그 밖의 다른 책을 읽을 때에도 이와 같은 패턴을 따라, 늘 아이와 아이의 경험이 이야기 구조에 통합되도록 하라.

읽기 후 활동. 아이에게 책의 줄거리를 요약하고 발생한 사건과 그것에 대한 자신의 느낌을 말해 보라고 요구한다. 아이가 사건들을 순서대로 다시 말할 수 있는지 살펴보라. 그렇지 않다면, 종이와 연필을 준비하여 이야기의 여러 측면들, 예컨대 인과 관계나 특정한 사건의 발생 순서 등을 시각적으로 도식화할 필요가 있다(p. 469 참조). 아이에게 그 이야기를 다시 읽고 싶은지 물어보라. 같은 소재를 가진 다른 이야기들을 또 읽고 싶은지 물어보라. 이 경우는 오리, 배, 강, 중국 등이 될 것이다.

이러한 활동들은 기본적인 추론 능력과 관련된 것이기 때문에, 아이가 읽기를 배우기 전에도, 혹은 해독 기술을 배우기 전에도 참여할 수 있다. 아이에게 책을 읽어 주는 것이 이 활동을 시작하는 훌륭한 방법이다. 아이에게 제일 먼저 가르쳐야 하는 일은, 책을 읽는 목적이 책 속 단어로부터 의미 파악이라는 것이다. 당신은 아이에게 이야기 속에서 무엇을 찾고, 무엇에 귀 기울여야 하는지를 알려줄 수 있다(다음에 논의될 것이다). 당신과 당신의 자녀는 등장인물들에 대한 역할극을 할 수도 있다. 이런 종류의 활동을 통해 아이는 이야기 속으로 빠져들고, 적극적인 청취자가 될 수 있으며, 의미를 파악하는 여러 기술을 습득할 수 있다. 이러한 활동은 아이의 구어 능력, 어휘력, 배경 지식, 책의 전반적인 구성에 대한 이해도 등을 향상시키는 데 도움을 준다.

책은 아이의 읽기 능력 발달에 있어서 그 중심을 차지한다. 다양한 연령, 관심 그리고 읽기 수준에 맞는 훌륭한 아동도서들이 많이 있다(pp. 544-551 참조). 아이를 책과 독서에 아주 일찍부터 노출시켜라. 아이가 커 가는 동안은 책을 읽어 주도록 하라. 아이로 하여금 당신에게, 혹은 스스로에게 책(아이의 읽기 수준에 맞는 책)을 읽어 주게 하라. 처음에는 하루에 최소 20분은 읽어야 하고, 이후에는 30분 이상 읽어야 한다. 꾸준한 독서(잠깐 읽더라도 일주일에 최소 4, 5일)가 독서 시간의 양보다 중요하다. 특히 더 자주 소리 내어 읽음으로써 아이의 읽기기술은 향상될 수 있고, 그렇게 하는 것은 다른 무엇보다도 아이로 하여금 긴 시간 책을 읽고 싶어 하게 해준다.

주의: 부록에 설명된 공통 핵심교육과정에 대해 아는 것이 중요하다. 공통 핵심교육과정은 초등학교 초기에 해독 기술을 가르치는 데 초점을 맞추지 않는다. 이렇게 가르침이 부족한 것은 난독증 학생에게 그다지 도움 되지 않는다.

일찍부터, 심지어 아이가 읽을 수 있기 전부터 도서관에 데리고 가라. 자격이 되는 즉시 당신의 자녀에게 도서관 카드를 만들어 주라. 도서관에 자주 가고, 이야기 구연 시간에 참석하고, 인근 공공 도서관의 아동 도서 담당 사서와 친해지는 것(나중에는 학교 사서와도 마찬가지다)은 아이를 위해 좋은 일이다. 아동 도서 담당 사서는 아동 도서에 있어서 전문가이고 당신과 당신의 자녀에게 훌륭한 정보들을 제공할 수 있다. 사서가 당신의 자녀를 알게 되고 아이의 관심사, 아이가 좋아하는 책이나 작가 그리고 아이의 유형을 잘 파악하게 되면, 아이가 좋아할 만한 책이나, 곧 있을 행사 그리고 도서관에 도착한 신간 도서들에 관해 아이에게 알려줄 수 있다.

글쓰기는 언제 병행할까?

교육자들은 읽기와 수학을 위한 효과적인 프로그램을 개발하는 데 상당한 진전을 이루었지만, 글쓰기는 종종 3r[22] 중에서 고아처럼 버려진 구성원으로 간주 되는 주제이다. 지난 몇 년 동안 글쓰기는 교육자와 연구자, 특히 애리조나 주립대학의 교수인 스티븐 그래함Steven Graham과 카렌 해리스Karen Harris의 작업에서 주목을 받기 시작했다. 이들은 주로 비 난독인을 대상으로 했지만, 특히 난독증 학생에게도 특별한 적용가치가 있는 글쓰기 교육에 대해 광범위하게 연구하고 저술했다. 그래함과 해리스는 "학생들이 작가로서 발전하고 성장할 수 있는 환경을 만드는 데 가장 중요한 요소는 글을 쓰는 것"이라고 말한다. 그들과 함께 다른 이들도 학생들이 교육과정 전반에 걸쳐 자주 글을 쓰고, 실제 청중을 위해 글을 쓰고, 글에 대해 개인적인 선택을 하도록 해주라고 교육자들에게 조언한다. 교사는 지정된 작문 주제에 대한 독창적인 해석을 개발하도록 장려해야 한다. 두 가지 추가할 과학에 기반을 둔 좋은 실천사항에는 (1) 학생들에게 이야기에 설정, 시작 사건, 등장인물, 행동 및 해결 방법이 있음을 가르치는 것을 포함하여 좋은 작문이 어떤 장르에 속하는지, 어떤 특성이 있는지 가르치는 것, (2) 학생들에게 좋은 모델을 제공하는 것이 포함된다.

그래함과 해리스는 쓰기 전략을 가르치는 것의 중요성을 강조하며 특히 학생들이 쓰기를 하나의 과정으로 보도록 장려한다. 특히 중요한 전략에는 계획, 초안 작성, 수정 및 편집 전략이 포함된다. 2018년 What Works Clearinghouse에서 발행한 「초등학생 작문 지도교사용 가이드 교육자용 실행지침: 초등학생의 효과적 작문Educator's Practice Guide: Teaching Elementary School Students to Be Effective Writers」은 이러한 전략에 유용한 기억법이 나온다. 예를 들어, 계획을 위해 학생은 POW를 떠 올릴 수 있는데 POW란 다음과 같다.

→ 아이디어를 선택하라Pick your ideas. 즉, 쓸 내용을 선택하라.
→ 노트를 정리하라Organize notes. 즉, 브레인스토밍하고 아이디어를 쓰기 계획으로 구성하라.
→ 써라Write. 그리고 쓰면서 계속 수정하라.

COPS는 수정 및 편집할 때 떠올리면 좋은 또 다른 기억법으로, 내가 아래와 같이 했는지 체

22) 읽기(reading), 쓰기(writing), 산수(arithmetic)(역자 주).

크한다.

→ 문장의 시작과 고유명사의 첫 글자가 대문자인가? Capitalize.
→ 작문이 전체적으로 어떻게 보이는가? Overall.
→ 문장 끝에 올바르게 마침표를 사용하고 쉼표도 올바르게 사용했는가? Punctuation and Commas.
→ 맞춤법은 맞는가? Spell.

그래함과 해리스의 견해를 다시 말하자면, 쓰기에서 가장 중요한 요소는 자주 쓰는 것이다.

많은 글쓰기 활동을 할당하고 좋은 작문을 접하는 것과 같은 이러한 일반적인 조언은 난독증 아동의 글쓰기 기술이 유능해지도록 가르치는 데 충분하지 않다. 난독증을 가진 학생들에게 큰 성공을 거둔 프로그램은 주디스 호크만Judith Hochman의 「기본 글쓰기 기술 교본Teaching Basic Writing Skills」이다(pp. 324-325 참조).

또한, 그래함과 해리스는 아이들이 작문할 때, 타자와 함께 워드 프로세싱 사용법을 배워야 한다고 강조한다. 이를 통해 아동은 글자와 문장을 몸으로 만들 때보다 창의적인 쓰기 과정에 집중할 수 있다.

문제 징후

자녀 곁에 앉아 아이와 함께 책을 읽음으로써 당신이 얻을 수 있는 또 다른 이점은 아이의 독해력을 알아볼 수 있다는 것이다. 다음은 아이가 읽은 것을 이해에 어려움을 겪을 때 보여주는 몇몇 징후들이다.

→ 독서로부터 많은 것을 얻지 못하는 것 같다.
→ "그 책은 무엇에 관한 것이지?"라는 질문에 대답하기 힘들다.
→ 독서를 즐기지 못한다.
→ 쉬운 구절을 읽는 데 소요되는 시간이, 어려운 구절에 소요되는 시간과 같다.
→ 읽기 시작한 책을 끝내지 못한다.

→ 읽고 있는 것을 자신이 아는 것과 연결하지 못하는 것 같다.

→ 읽은 것에서 결론을 추론해 내기가 힘들다. 아이의 이해는 항상 글자 그대로이다.

→ 읽은 것의 주제를 찾아내거나 요약하기가 상당히 힘들다.

→ 글에서 중요한 개념과 덜 중요한 개념을 구별하지 못한다.

→ 예상하는 것을 힘들어한다.

→ 자신이 읽은 것을 확인하기 위하여 앞부분을 다시 보는 일이 드물다.

→ 독서는 지루하고 피곤한 일이라고 말한다.

→ 독서를 피한다.

위의 내용에서 당신의 자녀와 일치하는 부분이 있다면 점검해 볼 필요가 있다. 아이의 교사에게 부탁하여 아이가 학교에서 검사를 받도록 하라. 아이에게 읽기 문제가 있는지를 알아보는 것뿐 아니라, 그 문제의 성질을 규명하는 것 역시 중요하다. 아이가 읽기 문제를 겪는 대부분의 경우는, 단어를 정확하고 유창하게 해독하는 데 어려움이 있을 때이다. 그는 단어 자체에 접근하려는 시도부터 어려움을 겪을 수 있다.

지식은 힘을 갖게 하며, 이제 당신이 읽기 과정에 대해 잘 알게 되었으므로, 당신의 자녀를 도울 수 있다는 확신을 가져야 한다. 모든 세세한 사항들에 대해 걱정하지 말라. 당신이 무엇을 해야 하는지, 그걸 위해 무얼 할 수 있는지 알 수 있을 것이다.

제4부 힘겨운 책 읽기에서 능숙한 책 읽기로

DYSLEXIA

20장

미셸의 프로그램

– 성공적인 모델

미셸의 학교생활은 쉽지만은 않았다. 기자 아버지와 엔지니어 어머니 사이에서 태어난 미셸은 운율을 알아차리고 즐기는 데 어려움을 겪었었고, 단어들을 계속 잘못 발음하곤 했다. 그녀의 소아과 의사는 그것을 아기 발음이라고 불렀다.

미셸의 어려움은 지속되었고, 인쇄물과 책에 대한 이해력에 나쁜 영향을 끼쳤다. 그녀가 1학년 때 책을 읽지 못해 힘들어할 때, 그녀의 어머니는 "기다려 보라"는 말을 듣곤 했다. 3학년이 되자 그녀 부모님의 걱정은 심해졌다. 그녀는 좀처럼 혼자서 책을 읽으려 하지 않았다. 미셸은 어머니가 함께 책을 읽자고 할 때마다 빠져나갈 구실을 찾았다. 어머니는 미셸이 검사를 받을 필요가 있다고 느꼈지만, 담임선생님은 그것이 필요하지 않다고 말했다. 표준적이지 않은 검사를 해 본 다음, 선생님은 미셸에게 읽기 문제가 없다고 결론을 내렸다. 미셸의 발전이 없고 학교의 지지에 의존하고 있다는 점에서, 부모는 학교 관계자들의 의견에 반대할 용기가 나지 않았다.

상황은 악화되어갔다. 집에서 미셸은 골내면서 어떤 종류의 학교 공부도 거부하기 시작했다. 학교는 또래 튜터를 배정해 주었고 학교 컴퓨터를 더 오래 사용할 수 있게 해주었다. 그래봤자 큰 차이는 없었다. 절망에 빠진 그녀의 가족은 예일대학 난독증 센터를 찾아 검사를 받았고 난독증을 가진 것으로 밝혀졌다. 미셸의 부모가 검사 결과를 손에 들고 학교를 찾아가자, 학생 배치Pupil Placement Team 회의가 열렸고 미셸은 읽기 장애–난독증에 의한 특수교육 대상자로 지정되었다. 그때가 2월이었는데, 뉴잉글랜드 지역 교사들에게 꽤 인기 있는 읽기 지도프로그램을 받기 시작했다. 6월이 되어도 거의 진전이 없었다. 어떤 때는 자신감 있고 우아한 발레리나 혹은 깊이 몰입한 레고 디자이너로, 어떤 때는 불안하고 허둥지둥하며 우물거리며 읽는 학생이 되어 4학년 진급을 앞두고 있었다. 그때 나는 관련 당사자들을 모두 만났다.

교사들은 진정 관심을 갖고 배려했지만, 읽기 지도프로그램이 잘못된 것이었다. 그것은 체계적이거나 명시적이지 않은 여러 파닉스 활동의 뒤 범벅이었다. 내가 아는 한, 그때 적용한 프로그램은 효과를 뒷받침할 과학적 증거가 없었다. 게다가, 이 9살짜리 아이는 매우 다른 두 개의 읽기 지도 전략을 반영한 두 개의 다른 읽기 프로그램(특수교육 선생님과 한 개, 정규 교실에서 한 개)으로 수업을 받고 있었다. 유창함, 어휘력 증진, 독해력은 사실상 무시되고 있었다.

알다시피, 4학년 때는 더 이상 읽기를 배울 시기가 아니라, 배우기 위해 읽는 시기이므로 매우 걱정스러웠다. 미셸은 개별 단어 읽기에 어려움을 겪었고 사회 교과서를 읽는 데 어려움을 겪었다. 그녀는 지능과 동기가 충분한데도 낙제할 것이 확실했다. 나는 난독증 아동을 위한 효과적인 증거기반 읽기 지도프로그램이 존재하며 거의 모든 아동을 도울 수 있는데도 이렇게 된 상황을 받아들일 수 없었다.

우리가 미셸을 위해 고안한 프로그램은 세 가지 주요 목표에 초점을 맞췄다.

(1) 전문지식이 있는 교사가 충분한 강도로 효과가 입증된 읽기 지도(증거기반)를 제공하기.
(2) 미셸의 읽기 지도를 나머지 정규학과 공부와 통합하기.
(3) 읽기 능력의 진전을 지속해서 모니터링하기.

처음부터 책임감 있고 지식이 풍부한 교육자가 미셸의 교육 계획을 책임지는 것이 중요했다. 이 역할에는 학교의 새로운 읽기 지도 전문가인 그리핀 씨가 가장 알맞을 것으로 보였다. 그녀와 나는 증거기반 개입들의 목록을 검토한 다음, 그중에서 윌슨 읽기 시스템Wilson Reading System이란 프로그램을 선택했다. 우리는 프로그램 자체의 내용과 프로그램 교사 지원 자료뿐 아니라 프로그램이 증거기반이라는 점과 포괄적이란 점에 깊은 인상을 받았다. 거기에서 읽기는 철자뿐만 아니라 해독, 일견 단어, 유창성, 어휘, 이해력 등 읽기의 주요 요소들을 포함하는 풍부하고 다양한 언어교육 중 일부로서 지도된다. 그리핀 씨는 의미가 연결된 문장들을 소리 내어 읽게 하거나, 혼자서 읽게 하는 데 상당한 시간을 할애했다. 미셸에겐 갈 길이 멀기 때문에 개입이 충분한 강도로 전달되도록 하고 싶었다. 그녀는 충분한 시간 동안의 지도와 학생-교사의 상호작용이 최대화된 소그룹 활동이 필요했다. 또한, 윌슨 읽기 시스템이 교사들을 위한 집중 연수 프로그램을 제공하여 프로그램이 효과적으로 전달될 수 있도록 도와준 점에 대해 기뻤다. 그리핀 씨는 윌슨 레벨 2 인증을 받았다.

미셸은 정규 교실수업 대신에, 4명의 학생으로 구성된 특별 소그룹에서 적어도 매일 90분씩 읽기 지도와 국어 교육을 받아왔다. 단어, 문장, 특히, 의미가 연결된 문장들로 이루어진 유창성 연습은 시간 있을 때 추가로 제공되는 것이 아니라, 그녀 프로그램의 필수적인 부분으로 매일 제공되었다. 경쟁적인 미셸의 성격상 읽기 유창성을 규칙적으로 측정해서 그래프 그리는 걸 좋아하는데, 거기서 그녀는 분당 정확하게 읽는 단어의 수가 꾸준히 증가하고 있었다(유창성 진전도 그래프 작성에 대한 자세한 내용은 pp. 319-320 참조).

그 외에도 미셸은 일주일에 4일간 45분씩 특수반 교육을 받고 있다. 특수반은 그녀의 정규 수업과 집 모두를 연결하는 다리 역할을 한다. 이 시간의 많은 부분은 다른 교과를 배울 때 필요한 읽기 시간을 채우는 데 투입된다. 여기서 초점은 미리 읽기와 다시 읽기이다. 선생님과 함께, 미셸은 사회, 국어, 과학 독서 숙제를 미리 읽을 수 있다. 그녀는 단어를 색인 카드에 베끼거나, 퀴즐렛 프로그램을 사용하여 색인 카드를 만들면서 어려운 단어들을 발음하는 연습을 한다. 시간이 충분할 때면 미셸은 단어의 의미를 찾아보고, 문장으로 만들어 보고, 몇 번이라도 빨리 읽어 보고, 그 의미를 기억하기 위해 만화를 그려보기도 한다. 모든 교실 유인물도 검토한다. 미셸은 필기시험을 특수반에서 본다. 선생님은 그녀가 문제를 읽는 것을 도와준다. 그녀는 주 전체 시험뿐 아니라 학급 시험에서도 추가시간을 받는다.

미셸이 정규 수업을 따라가도록 돕기 위해 상당한 노력이 진행 중이다. 전에 말했듯이, 수업 중에 학급 친구들 앞에서 큰 소리로 책을 읽는 일은 난독증 학생들이 가장 두려워하는 일이다. 미셸의 경우 수업 시간에 소리 내어 읽어야 할 때 전날 미리, 예고를 듣고 특수반 교사와 함께 또는 집에서 부모와 함께 해당 단락 읽기를 연습한다(아이들은 단락을 소리 내어 여러 번 읽어보고 그걸 녹음한 다음 스스로 들어볼 수 있을 때 더 자신감을 느끼는 경우가 많다). 수업 시간에 소리 내어 읽을 준비가 되었다고 느낀다면 그때 손을 들면 된다.

철자법과 작문 활동은 그녀의 정규 교실과 특수반을 통합하여 운용된다. 미셸은 읽기 지도프로그램의 일부로 배운 단어의 철자를 정확히 표기할 것으로 기대된다. 철자가 읽기보다 어렵기 때문에, 만약 그녀가 단어를 읽을 수 없다면, 철자 쓰기를 기대해서는 안 된다.

난독증 학생에게는 글쓰기(손글씨 · 작문)가 어려운 과제이다. 미셸이 손글씨가 나쁘고, 시간이 부족하고, 컴퓨터를 잘 다룬다는 점을 감안해서, 나는 미셸에게 타자 치는 것을 배우고 익힐 것을 권했다. 좋은 프로그램은 아마존에서 이용할 수 있는 '아동용 타자 연습'인데, 이 프로그램은 그녀의 부모가 그녀에게 키보드를 보지 않고 타자 치는 법을 가르치기 위해 사용하기 시작했다. 또한, 난독증 아이들은 문장을 만들고 단락을 구성할 때 따라야 할 작문 전략과 구조를 직접 교육받으면 다른 아이들보다 이득을 많이 얻을 수 있다. 많은 난독증 소년 소녀들에게 성공을 안긴 프로그램은 주디스 호크만의 기본 글쓰기 기술 교본이다(pp. 324-325 참조). 미셸은 그녀의 정규 교실에서 점점 더 많은 작문을 하고 있다. 다음 단계는 정규 교실에서 숙제를 시작하고 특수반에서 그것을 검토하는 것이다.

특수반은 집에서 미셸의 오후와 저녁이 생산적일 수 있도록 하는 데 초점이 맞춘다. 특수반에서 미셸은 과제가 뭔지 정확하게 알기 위해 그리고 무엇을 해야 할지 아는지 확인하기 위해 다시 검토한다. 또한, 나는 그녀가 집에 교과서를 하나 더 장만할 것을 권했다. 그러면 부모(또는 가정교사)가 미셸이 글을 소리 내어 읽을 때 확인할 수 있다.

이 모든 과정의 핵심은 그녀의 특별한 소그룹 수업, 특수반, 정규 교실 그리고 학교와 집 사이의 지속적인 원활한 의사소통 시스템이다. 그러한 의사소통을 위한 공식적인 계획이 마련되었다. 내가 강조했듯이, 집은 기술을 강화하고 독서를 즐기는 곳이다. 미셸이 새로운 기술을 배울 때 개인 교사나 부모에게 의존해서는 안 된다. 마찬가지로 난독증 학생들은 반복연습을 해야 늘기 때문에 학교와 가정 간의 협력관계가 학습을 증진시켜주는 좋은 수단이 된다. 나는 미셸 가족을 위해 그런 협업을 장려했다. 그녀가 집에서 하는 독서는 세 가지 구체적인 목표가 있다.

→ 첫째, 그녀는 부모님(또는 가정교사) 앞에서, 학교에서 나온 자료를 소리 내어 읽는 연습을 함으로써 수업 중에 배우고 있는 것을 보강한다.

→ 둘째, 미셸은 즐거움을 위해 조용히 읽도록 장려된다. 렉사일 프로그램은 학생의 읽기 수준과 관심사와 텍스트 난이도를 맞춰주기 때문에 재미있고, 어렵지 않게 읽을 수 있는 적절한 책을 찾는 데 도움이 된다. 미셸은 상상력이 뛰어나고 판타지 분야는 뭐든 좋아하기 때문에, 판타지 분야 책 중 그녀의 독서 수준이나 조금 위 수준 책들의 목록을 쉽게 만들 수 있었고, 그녀가 독서를 즐기고 더 읽고 싶어 하도록 해주었다.

→ 셋째, 시간이 허락하면, 그녀의 부모님은 미셸에게 그녀의 독서 수준을 넘는 책을 읽어 주거나, 그녀는 학교 숙제 준비를 위해 또는 자신의 관심사에 대해 유튜브에서 짧은 비디오를 본다. 이런 방식으로 미셸의 높은 지적 수준에는 맞지만 낮은 읽기 능력으로는 감당이 안 되는 정보에 대한 접근성을 유지해주고 있으며, 안 그러면 접할 수 없는 어휘와 주변 세계에 대한 지식을 넓힐 수 있다.

이 모든 것이 어우러져서, 가정 활동들은 그녀가 학교서 받는 지도를 지원하고, 능숙한 읽기에 필요한 유창성 기술과 단어에 관한 지식과 세상에 관한 세속적인 지식을 발달시키는 데 도움을 준다(물론 이러한 활동들이 모두 같은 날 저녁에 이루어지는 것은 아니다. 학교에서 필요한 자료를 소리 내어 읽는 것이 가장 우선되어야 한다).

미셸의 읽기는 지속해서 모니터링된다. 윌슨 읽기 시스템에는 발전 상황에 대한 모니터링이 내장되어 있다. 덕분에 교사는 완전하게 학생의 현재 상태를 파악하고, 이 데이터를 사용하여 다음 수업을 계획하고 보조를 맞출 수 있다. 학년이 끝날 무렵 미셸은 또래에 비해 어느 위치에 있는지 알아보기 위해 표준화된 읽기 평가를 받게 된다. 단어 읽기 유창성 측정을 위해서 우드콕 존슨 성취도 검사 4판, 단어 읽기 효율성 검사 2판을 추천했고, 연결된 글 읽기 유창성을 측정을 위해서는 에임즈웹aimsweb을 추천했다(곧 나는 난독증 아동의 유창성을 가르치고 측정하는 접근법에 대해 토론할 것이다).

주요한 학습은 아이가 가장 정신이 초롱초롱할 때인 학교 수업 시간에 이루어져야 한다. 동시에,

→ 가정교사는 아이들의 읽기 능력을 강화하는 데 도움이 되는 중요한 기능을 수행할 수 있다. 가정교사는 학생이 소리 내어 읽기를 연습할 수 있도록 도와주고, 향상된 독해력과 작문 실력을 숙제에 적용하게 해줄 수 있다.

→ 가정교사는 아이들에게 공부 기술, 특히 장기적으로 도움이 되는 시간 관리와 공책 정리법을 소개해 줄 수 있다.

미셸의 가족은 방과 후 교사의 추가 지원을 받기를 원했다. 나는 그녀의 노력과 학교 읽기 전문가의 노력이 긴밀하게 조율되어야 한다고 주장했다. 그들이 같은 팀이 되어 함께 일하는 것이 필수적이다. 어떤 경우에도 가정교사가 별도의 대리인으로 운영되어서는 안 된다.

미셸이 이 프로그램을 시작한 지 10개월이 지난 후, 그녀는 거의 2년 어치의 읽기 점수를 올렸다. 가장 중요한 것은, 그녀가 자신을 읽는 이로 생각하게 된 것이었다. 그녀는 낯선 단서를 더 이상 무턱대고 추측하지 않는다. 만약 그녀가 어떤 단어를 읽을 때 주춤거릴 수는 있어도 결국 그 단어를 정확하게 발음한다. 불과 몇 달 전만 해도 전례가 없는 사건이었다. 그녀가 새로운 단어를 완전히 해독할 수 없을 때, 그녀는 합리적인 시도를 했다. 어떻게 글자가 소리를 나타내는지에 대한 지식과 뛰어난 어휘력을 사용한다. 그녀는 생전 처음으로 수업 시간에 점점 손을 자주 들

며 호명 받기를 열망하기도 했다. 그녀는 유창하게 읽기, 긴 단어를 분절하기, 사회와 과학 교과서에 끊임없이 등장하고 있는 새로운 단어들을 읽을 수 있도록 라틴어에 기반을 둔 단어 기원에 대해 배우기에 집중하고 있었다. 미셸은 그날 배울 교과서를 미리 보고 어려운 단어를 파악한 후 연습함으로써 큰 이득을 보고 있다. 그녀는 학교 끝나고 집으로 돌아와서도 부모님 앞에서 기꺼이 소리 내어 단락을 읽는다. 철자법은 여전히 어려웠지만, 그녀는 향상되고 있다. 그녀는 타자 치는 기술을 익혔고 지금은 컴퓨터로 에세이와 독후감을 쓰고 있었다. 덕분에 그녀는 너무 많은 압박감을 덜게 되어 이제는 글자 모양보다는 내용에 집중할 수 있게 되었다. 읽을 수 있는데 도움이 될지 안 될지, 뭐든 의심하던 그녀는 처음에는 안도했고 나중에는 스스로의 발전에 진심으로 기뻐했다. 부모와 선생님들이 그랬던 것처럼. 교사들은 읽기 문제가 있는 다른 학생들에게도 미셸의 프로그램을 적용하기 시작했는데, 그들은 현재 난독증 평가를 받고 있다.

미셸에게 했던 것 같은 성공적인 프로그램은 난독증 아동의 목표가 되어야 한다. 난독증 아동이 읽을 수 있도록 가르칠 때, 다른 모든 아동이 읽을 수 있도록 가르칠 때 사용되는 것과 같은 기본 원리에 기초한다는 점을 명심하라. 그러나 인쇄물을 언어로 변환하는 일을 담당하는 신경 시스템이 다른 아이들처럼 반응하지 않을 수 있기 때문에, *지도는 그것이 침투한 다음 단단하게 붙어있도록 가능한 모든 방법으로 끊임없이 증폭되어야 한다.* 앞서 나는 효과적인 읽기 프로그램은 세 갈래 접근방식에 근거하고 있다고 말했다. 그것은 읽기 지도, 정규 교실과 지도의 통합 그리고 읽기 발전에 대한 빈번한 모니터링이다. 물론 핵심은 읽기 지도에 있으며, 이것은 특별히 언급할 만하다.

성공적인 읽기 지도의 필수 요소

몇 가지 필수 요소가 성공적인 읽기 지도를 구성한다. 첫째는 프로그램 내용인데, 나중에 자세히 이야기하겠다. 여기서는 적용 문제, 즉 학생에게 언제, 어떻게, 누구에 의해 그리고 얼마나 오랫동안 개입이 이루어져야 하는지 그리고 개입이 이루어지는 환경에 초점을 맞추고자 한다. 이러한 요소들은, 최고의 개입도 결국 실패하게 만들 수 있으나 종종 간과된다. 이것들은 미셸의 프로그램 구성요소에 반영된 바 있다. 빠짐없이 자녀의 읽기 프로그램의 구성성분이 되도록 해야 한다.

조기 선별, 조기 진단, 조기 개입. 처음 두 가지 항목은 난독증 아동을 성공적으로 읽게 해주기

위한 첫 단계다. 빠를수록 좋다. 나는 많은 부모가 "조금만 더 기다려라"라거나 "아이에게 시간을 더 주고 싶다"라는 식으로 귀중한 시간을 빼앗기는 것을 목격했기 때문에, 아무리 부정하거나 합리화해도 상황을 바꿀 수 없다는 점을 강조하고 싶다. 그것은 단지 당신의 아이를 더 뒤처지게 하고 자존심을 손상시킬 뿐이다. 아이는 *실패하기 전에* 도움이 필요하다. 앞서 이 책의 초판이 출간된 후, 우리 팀은 *1학년 때부터도 난독증과 일반적으로 읽는 이들 사이의 성취도 격차가 이미 존재하고 있으며, 그 격차가 크고 끈질기게 지속됨*을 보여주는 중요한 자료를 발표했다. 난독증보다 한발 앞서가고 나중에 따라잡으려고 애쓰지 않기 위해, 조기 선별, 조기 진단, 조기 개입이 필요함을 이 자료가 입증한다. 반복해서 말하자면 조기 선별을 현실화하기 위한 중요한 단계는 모든 어린아이가 유치원이나 1학년 때 선별 받도록 하는 것이다.

Shaywitz DyslexiaScreen™은 현재 난독증에 걸릴 위험이 가장 큰 어린아이들을 선별하는 데 사용되고 있다. 일찍 도움을 받는 아이들은 정확성을 키우고 유창성을 상당히 향상시켜서, 읽기를 좋아하게 될 수 있다. 초등학교 3학년이나 그 이후가 되어서야 발견된 난독증 아이는 이미 수천 개의 배우지 않은 단어가 남아있는데, 이는 또래들을 따라잡으려면 반드시 해결해야 할 격차이다. 또래들이 그렇게 쉽게 하는 것처럼 보이는 것을 할 수 없다는 사실이, 아이의 자기 자신에 대한 감각과 미래에 대한 꿈을 심각하게 손상시킨다. 가장 좋은 접근방식은 진단과 조기 개입으로 이어지는 조기 선별이다.

집중적인 지도. 난독증 아동을 위한 읽기 지도는 상당히 집중적으로 이루어질 필요가 있다. 이는 난독증 아동의 경우 더 많은 지도가 필요하기 때문이다. 또, 더 세밀하게 목표를 정해야 하고 더 명시적일 필요가 있다. 아동은 같은 반 친구들에 비해 뒤처져 있고 친구들을 따라잡으려면 그들보다 더 많이 향상되어야 한다는 사실을 명심해야 한다. 도약해야 한다. 그렇지 않으면 계속 뒤처져 있을 것이다.

효과적인 읽기 지도는 그 아동만이 가진 약점과 반응양상과 수행수준에 따라 유연하게 적용되어야 한다. 교사는 언제 속도를 늦추고, 반복하고, 속도를 높이거나, 다른 방법으로 설명을 해주고, 쉬어야 할지 알아야 한다. 교사가 변화를 감지하고 그에 따라 지도법을 조정할 수 있도록 충분히 자주 아동과 상호작용해야 한다는 뜻이다.

이상적으로, 읽기를 힘겨워하는 아동은 4~5명 이하의 소그룹에 있어야 한다. 그리고 그는 일주일에 적어도 4~5일 정도 이런 특수한 읽기 교육을 받아야 한다. 그룹이 더 크면 선생님과 상호작용할 기회가 훨씬 적을 것이고, 따라서 가끔 주목받는 사이에 오랜 시간 동안 흥미를 잃거나 집중력을 잃기 때문에 성공 가능성이 크게 떨어질 수 있다. 난독증 학생은 더 큰 그룹에서는 읽기 시간 동안 한 번만 주목받거나 아예 주목받지 못할 수 있다. 슬프게도, 나는 이런 상황을 너무 자주 목격했다.

양질의 지도. 양질의 지도는 양질의 교사에 의해 제공된다. 제대로 읽을 수 있게 되기 위해, 난독증 아이는 선생님의 이끌어줌을 통해 적극적인 학습자가 되어야 한다. 읽기를 배우는 것은 교사와 아이 사이에 빠른 반향을 불러일으키는 상호작용이 매우 많은 과정이다. 교사는 아동의 주의를 유지시키기 위해 지속적인 노력이 필요하며, 아동을 참여시키고 질문을 하고 대답의 근거를 설명하도록 요구하기 위해 부지런히 노력해야 한다("미셸, 왜 그렇게 말했는지 궁금하구나. 말해줄 수 있겠니? 문장 어디에 그런 정보가 있는지?"). 읽기는 난독증을 가진 아동에게는 매우 어려운 작업이므로 교사의 주된 일 중 하나는 아이가 멍 때리거나 몽상에 빠지지 않도록 하는 것이다. 교사는 지속해서 필요한 지식을 전달할 때 아동의 관심을 유지할 만한 것이 계속 나오도록 노력해야 한다. 아이에게 어떻게 지식을 전달할지에 관해 끊임없이 연구할 필요가 있다.

최근의 연구들은 읽기 프로그램의 전반적인 성공 또는 실패를 교사가 결정한다는 점을 강조하고 있다. 한 연구에서 동일한 교수법을 두 파트로 나누어 적용해 본 결과 각기 다른 결과가 나타났다. 이 연구를 이끈 연구자에 따르면, '읽기 장애를 가진 아이들을 수년간 가르쳐 본 경험이 있는 고도로 능숙한 교사들'을 참여시켜서 실시한 경우가 '경험이 없는 교사들'을 참여시켜서 실시한 경우에 비해 훨씬 효과적이었다. 이는 이런 책임을 맡기 위해서는 숙달된 읽기 교사이거나 최근에 과학적으로 입증된 읽기 교육 방법에 대해 훈련받고 경험을 쌓은 교사이어야 한다는 주장을 뒷받침하는 설득력 있는 연구 결과이다. 난독증을 가진 아동을 위한 읽기 교육을 할 때, 주요 부분은 보조교사나 개인 지도교사 또는 필요한 지식이나 경험이 없는 교사들에게 맡겨져서는 안 된다.

또 다른 연구에서 읽기 장애를 가진 아동에게 독해전략을 가르칠 때 컴퓨터가 이용되었다. 그 아이들은 이 특수한 방법을 아주 쉽게 배우는 듯했으나 배운 것을 나중에 사용하진 못했다. 교사와 함께 있을 때는 컴퓨터를 통해 터득한 전략을 사용할 수 있었으나 집에 혼자 있을 때는 배운 전략을 사용하지 못했다.

> **주의:** 전략을 배우는 것과 실제 사용하는 것은 반드시 같은 것은 아니다. 컴퓨터가 좋은 교사를 대신할 수는 없다.

충분한 지도 기간. 난독증 아동의 읽기 교육에 있어 가장 일반적인 오류 중 하나는, 효과가 있어 보이는 지도를 너무 일찍 그만둔다는 것이다. 난독증은 일생 지속되는 질환으로 아이의 정확성뿐만 아니라 유창성도 충분히 향상되어 정확하고 빠른 속도로 *운율을 제대로 담을 수 있도록* 지속적인 개입과 지원이 필요하다.

> **주의:** 정확하게 읽기는 하지만 학년 수준에 맞지 않고 유창하게 읽지 못한다면 여전히 집중적인 읽기 지도가 필요하다.

난독증이라고 일찍 진단되지 못한 아동이 동급생들과의 격차를 줄이고 싶다면, 150에서 300시간의 집중지도가 필요하다(1~3년 동안, 학교 가는 날은 적어도 하루 60분, 이상적으로는 90분 이상). 그리고 물론, 진단과 효과적인 읽기 지도가 늦어질수록 동급생들을 따라잡기 위해 더 많은 시간이 필요할 것이다.

당신은 다음을 통해 난독증 자녀가 확실히 읽기를 배울 수 있도록 도울 수 있다.

→ 유치원이나 초등학교 1학년 때 난독증 검사를 받도록 하는 등 일찍부터 도움을 받는 것
→ 소그룹으로 충분한 시간 동안 자주 지도시간을 가질 것
→ 자격을 갖춘 교사들을 고집하는 것
→ 증거기반 읽기 프로그램 고수하기

난독증 학생들을 위한 지도프로그램을 성공적으로 적용하는 데 중요한 핵심 요소들(조기 선별, 조기 진단, 조기 개입 그리고 질 좋고 충분히 긴 기간 동안 집중적인 지도)이 미셸이 다니는 학교에 존재했지만, 불행하게도 그것은 아직도 드문 일이다. 난독증에 대한 인식과 이해도가 높아지면서, 비록 우리가 있어야 할 곳에 아직 가까이 가지는 못했지만, 진전이 이루어지고 있다.

난독증 학생에게 적용된 어떤 프로그램의 효과도 학교 환경이나 분위기의 영향을 받으므로 매우 중요하다. 자녀가 다니는 학교가 아이의 요구를 충족시키지 못하고 난독증 아이들이 환영받지 못한다고 느낀다면, 가능한 대안을 고려해야 한다. 난독증 특화 학교는 긍정적인 변화를 가져올 것이다. 그러한 학교에서는 모든 필수품이 전형적으로 존재하며, 모든 선생님이(특수교사, 지원실교사, 읽기 지도교사뿐 아니라) 난독증을 이해하고 있다. 게다가 난독증 학생에 대한 태도는

이해와 난독증에 대한 21세기 과학적 지식이 반영되어 있다. 난독증 학생은 난독증 학생들을 이해하고 포용하는 동료 난독증 학생들과 교육자들로 구성된 공동체의 일부가 된다.

21장

난독증 아동을 위한 읽기 교육

무엇보다 난독증 아동의 부모와 교사들은 비록 쉽지 않고 시간이 걸릴지 모르지만 읽는 법을 배울 수 있다는 것을 알아야 한다. 그리고 그것은 점점 현실이 되어가고 있다. 아이가 책을 읽을 수 있게 되는 것은 당신의 기대사항이 되어야 하고, 아이도 그것을 알게 해야 한다. 종종 난독증 아동이 읽기를 배우는 것은 단거리 달리기가 아니라 마라톤이다. 마라톤과 마찬가지로 결승선을 통과할 때의 보상은 새로 생겨난 강력한 자신감(어떤 장애물이라도 극복할 수 있다는)과 함께 깊은 안도감을 준다. 나는 열심히 노력하고, 똑똑한 수많은 젊은 난독인 남녀들이 즐거움을 위해 책과 잡지를 읽고, 그들의 일을 할 때 필요한 읽을거리를 미뤄두지 않으며, 최고 수준의 교육을 계속 받아서 그들의 직업과 경력 그리고 인생에서 성공하는 모습을 목격했다.

난독증을 가진 아이에게 읽기를 가르치기 위해 권장하는 접근방식은 내가 이미 논의한 내용에서 자연스럽게 흘러나왔다. 이 접근방식은 어린이에게 읽기 코드를 해독하도록 가르치기 위해 앞서 설명한 틀과 일치하므로 반복되는 내용이 많음을 용서하기 바란다. 모든 어린이는 같은 읽기 요소에 숙달되어야 한다.

처음 두 가지 요소인, 음소 인식 및 파닉스는 종종 합쳐서 알파벳 공부alphabetics라고 부르기도 하며, 초기 읽기에서의 중요한 역할을 한다는 광범위한 과학적 근거가 있다. 이 두 단계를 각각 숙달하는 과정은 난독인에게 훨씬 더 어렵다. 원칙은 동일하다. 난독증 아동의 경우 접근방식은

→ 더 집중적이고

→ 더 빈번하게

→ 지속적이고 상당 기간 계속되어야 한다.

난독증이 될 위험이 있는 아주 어린 아이를 가르치기

부모가 아들이나 딸의 난독증 진단을 기다릴 수 없고 기다려서는 안 된다고, 이제는 더 이상 내가 말할 필요 없을 듯하다. 이제 유치원과 1, 2, 3학년 아동 중 위험 아동을 선별할 수 있는 간단하고 효율적이며 신뢰할 수 있는 선별도구(예: Shaywitz DyslexiaScreen™)를 사용할 수 있다.

조기 읽기 프로그램으로 가기 위한 사전 준비. 미취학 아동이나 위험군으로 확인된 유치원 아동의 경우, 부모는 Headsprout, Ooka Island 및 Lexia Core5 Reading(pp. 238-239 참조)을 포함한 여러 상업용 프로그램을 고려할 수 있다.

연결된 글-해독 연습용 글. 아이에게 음소 인식과 파닉스의 요소를 가르치는 것만으로는 충분하지 않다. 비 난독인에게 중요한 것은, 난독인에게 더욱 중요하다. 이러한 요소를 배우는 동시에 아이들이 연결된 글을 읽기 시작하는 것이 중요하다. 난독증 위험 아동의 경우, 처음 읽는 연결된 글은 아동이 이미 습득한 어휘로 통제된 것이 가장 좋다. 알다시피, 이러한 글을 '해독 연습용 글'(어린이가 이미 배운 글자-소리 패턴을 보인 단어만 사용)이라 부르며 요즘은 리더블Readable (p. 241 참조)이라고도 한다. 이 책들은 아이가 이야기 속의 단어를 실제로 읽음으로써 새로 배운 기술을 적용하는 데 도움이 될 수 있다. 『Bob Books』 시리즈와 Geodes가 좋은 예이다(p. 241 참조). 난독증을 가진 소년 소녀들에게 독서 장려는 중요하므로, 나는 그 외에도 다른 해독 연습용 책인 『S.P.I.R.E. Decodable Readers』(EPS Publishers)와 『Scholastic Decodable Readers』(Scholastic)도 주목하길 바란다. 이 시리즈들은 소설과 논픽션을 모두 포함한 매우 독자 친화적인 형식으로, 점점 더 어려워지는 읽기 자료를 제공한다. 또 부모와 자녀가 자신만의 소책자를 재미있게 만들 수 있다. 자녀가 배운 단어목록을 작성하고 이를 매우 간단한 문장으로 결합하기만 하면 된다("Pat the cat. The hat is on the cat"). 아이가 새로운 단어를 배우면 시리즈에 계속 추가하여 아이가 얼마나 배웠는지 보여줄 수 있다. 그러면 아이가 책을 '읽고' 싶을 때 가져올 자신만의 도서관이 있는 셈이다. 일반적으로 이러한 소책자들은 유치원과 1학년 초반에 가장 도움이 된다. 일견 단어(가장 자주 나오는 일견 단어목록은 p. 269 참조), 글씨 쓰기 및 철자 교육을 포함

하여 앞서 논의한 다른 전략도 사용된다.

학령기 난독증 아동 교육

난독증으로 진단받은 좀 더 나이 든 아동의 경우, WWC에서 '음운 인식 더하기 글자 지식 교육'이라고 부르는 프로그램이 효과적이다. 이러한 모든 프로그램에는 공통적인 흐름이 있다. 아이들이 읽기 코드를 해독하도록 가르치기 위해 앞서 설명한 것과 동일한 틀을 따른다.

알파벳 공부

앞서 언급했듯이 음소 인식과 파닉스를 합쳐 종종 알파벳 공부라고도 부르며 조기 읽기에서 역할의 중요성에 대한 광범위한 과학적 근거가 있다. 상업적으로 이용 가능한 많은 프로그램에는 이러한 구성요소가 포함되어 있지만, WWC에서 제시한 엄격한 표준이나 모든 학생 성공법(ESSA) 지침상, 강력 또는 중간 정도의 근거 있음을 충족하는 충분한 과학적 근거를 가진 프로그램은 거의 없다. 아래에서 효과에 대한 WWC 표준을 충족하는 프로그램의 몇 가지 예를 검토했다. 저는 이것이 단지 몇 가지 예일 뿐이라는 점을 강조하고 싶다. WWC는 효과적인 프로그램 목록을 제공하며, 지속해서 이를 업데이트한다. 효과가 입증된 다른 프로그램도 있을 수 있겠지만, 이 글을 쓰는 시점에는 분명히 효과적이라고 주장할 충분한 증거가 없다.

통상 오톤-길링햄Orton-Gillingham이라고 부르는 읽기 프로그램을 들어보았을 것이다. 이 프로그램은 정신과 의사인 사뮤엘 오톤Samuel Orton과 그가 함께 일했던 3명의 교사인 안나 길링햄Anna Gillingham, 베시 스틸만Bessie Stillman, 베스 슬링거 랜드Beth Slingerland가 70년 전에 읽기를 힘들어하는 사람들을 위해 개발한 지도 방식이다. 일반적으로 일대일 또는 소규모 그룹으로 진행된다. 오톤-길링햄은 문자와 소리에 대해 배우는 데 오감을 동원하게 하는 고도로 구조화되고 체계적인 틀 안에서 음소 인식 및 파닉스에 중점을 둔다. 이러한 다감각 접근법에는 청각, 시각 및 운동 감각 요소가 들어간다. 예를 들어, 한 아이가 단어를 발음하면서 각 손가락과 엄지손가락을 마주한다. 오톤-길링햄은 이제 많은 특징이나 원칙을 공유한 접근방식으로 개념화되어, 아래 나열된 프로그램을 포함하여 상업적으로 이용 가능한 많은 프로그램이 오톤-길링햄 접근방식의 구성요소를 사용한다. 현재로서는 다감각 전략이 읽기를 크게 향상시킨다는 구체적인 증거는 없지만 앞으로 증거가 나올 수 있다.

윌슨 읽기 시스템은 2학년 이상의 어린이를 위해 고안된 음운론적 코딩 연구 및 오톤-길링햄 방식에 기반을 둔 구조화된 문해 프로그램이다. 아이들은 일주일에 2~5회, 60~90분 동안 교사와 개별적으로, 또는 매일 45~90분 동안 소규모 그룹(최대 6명의 학생)으로 만난다. 2018년 초에 출시된 새로운 버전의 윌슨 읽기 시스템 4(WRS4)는 학생들이 첫 번째 수업부터 연결된 글을 읽기 시작하도록 하는 큰 진보를 보여주었다. 이는 난독증 학생에게 돌파구가 되어 해독만 잘할 뿐 아니라 유창하고 잘 이해하는 읽는 이가 되는 길을 터준다. 윌슨 프로그램은 학생들에게 많은 규칙을 가르치며, 특히 말을 잘하는 영리한 학생들에게 매력적일 수 있다. 프로그램 자체의 구조와 내용 외에도 윌슨에서 특히 두드러진 점은 프로그램을 가르치는 교육자들에게 제공되는 지원범위와 정도이다. 교사를 위한 교육은 90시간 온라인 인증 과정으로 시작된다. 여기에는 언어의 구조에 대한 정보, 학생과 함께 교육과정 자료를 사용하는 방법, 수업 계획 방법, 읽기 교육의 각 구성요소를 다루는 방법 등 프로그램을 적용하는데 교사가 알고 싶어 하는 모든 것이 포함된다. 이에 더해 교사는 학생과 하는 수업에 대해 최소 60시간 슈퍼비전을 받아야 한다. 각 수업은 개별적으로 계획된다. 미리 정해진 수업내용은 없지만, 교사가 각 학생에 맞춰 채워 넣는 표준 수업 개요가 있다. 진행 상황 모니터링 및 평가는 모든 수업에 내장되어 있다. 학생들이 다음 단계로 넘어가기 전에 자동성과 유창성 기준을 충족해야 한다. 공인 된 윌슨 강사는 광범위한 전문성 연수 프로그램에 참여해야 한다. WWC에 따르면 이 시스템은 알파벳 지식에 상당히 긍정적인 영향을 미친다.

유치원부터 3학년까지 학생들 용 윌슨 버전인 펀데이션Fundations은 읽기와 철자에 대한 통합적이고 포괄적인 접근을 위해 핵심 국어 프로그램과 함께 사용되도록 설계되었다. 펀데이션은 유치원에서 3학년까지의 모든 학생에게, 음소 인식, 파닉스-단어 분석, 고빈도 단어학습, 유창성, 어휘, 손글씨, 철자를 포함한 읽기, 철자에 대한 기초 기술에 대한 체계적인 프로그램을 제공한다. 펀데이션은 전체 학급을 대상으로 하는 매일 30분의 보충 교육 프로그램으로 사용되거나, 소그룹의 위험 학생들을 위한 주 3~5회, 30분씩 추가 프로그램으로 사용된다.

나는 윌슨에 특히 초점을 맞추었다. 왜냐하면, 교육 자료뿐 아니라 내용과 전달방식 측면에서 난독증 학생들을 위해 잘 고안된 증거 기반 교육 프로그램의 모범을 제공하는 많은 요소를 포함하고 있기 때문이다.

오톤-길링햄 방식에 기반을 둔 또 다른 프로그램은 2~12학년 난독증 학생을 위한 소그룹 프로그램인 스펠리드SpellRead이다. 이 프로그램은 점점 더 복잡한 문자조합의 발음을 자동으로 알 수 있고, 이 지식을 단어 읽기 및 철자에 쉽게 적용할 수 있는 아동의 능력 개발에 중점을 둔다. 이 프로그램은 알파벳 지식에 긍정적인 영향을 미치고, 유창성과 이해력에 잠재적으로 긍정적인 영향을 미친다.

READ 180은 WWC에 의해 4~9학년 아동의 이해력과 일반적인 문해력에 잠재적으로 긍정적인 영향을 미치는 것으로 밝혀졌다. 일반적으로 프로그램은 90분이며, 전체 학생 대상 및 소그룹 직접 교육으로 구성된다. READ 180의 목표는 컴퓨터 프로그램, 문학 및 읽기기술에 대한 직접적인 교육을 사용하여 학생들의 격차를 줄여주는 것이다.

린다무드 프로그램Lindamood Phoneme Sequencing(LiPS)은 오톤-길링햄 원리를 사용하지만, 어린이들에게 단어가 어떻게 보이는지에 초점을 맞추도록 가르치는 프로그램과 달리, 특정 소리가 어떻게 표현되고 각 소리가 어떻게 느껴지는지에 대해 배우도록 권장한다. 말소리 하나하나마다 구강 운동 특성을 배우는 것이다. 이어서 문자 패턴, 일견 단어 및 읽기의 문맥 단서에 대한 직접적인 교육에 중점을 둔다. WWC는 LiPS가 알파벳을 가르치고 유창하게 읽게 해주는 데 효과적임을 발견했다.

유치원부터 3학년까지 보충 읽기 교육을 제공하는 파닉스 기반 개인 지도프로그램인 Sound Partners는 WWC에서 알파벳 지식, 유창성 및 이해력에 긍정적인 영향을 미친다고 평가했다.

존스 홉킨스 대학의 로버트 슬래빈Robert Slavin과 낸시 매든Nancy Madden이 개발한 석세스포올Success for All(SFA)은 WWC에서 음소 인식, 파닉스, 이해력, 일반적인 읽기 성취를 가르치는 데 효과적이라 평한, 하루 90분 시행하는 전체 학생 대상 혁신 모델이다.

상호작용 방식 컴퓨터 프로그램 범주에는, 읽기 유창성을 높일 목적으로 텍스트, 오디오 및 컴퓨터 소프트웨어를 조합해서 사용하는 프로그램인 Read Naturally가 있다. WWC는 "Read Naturally가 일반적인 읽기 성취도에 잠재적으로 긍정적인 영향을 미치긴 하지만, 읽기 유창성에 효과가 있다/없다는 의견이 다 있으며, 읽기 초보자를 위한 알파벳 지식과 이해력에는 눈에 띄는 영향이 없다"라고 말한다. 후속 연구를 통해 추가 정보가 나올 수 있다.

Read, Write & Type!은 6~9세의 학생들을 위해 개발된 소프트웨어이다. WWC는 단어 타자 치기를 통해, 읽기 초보자에게 음소 인식 및 파닉스를 가르치는 데 효과적이라는 사실을 발견했다.

한 프로그램이 다른 프로그램보다 우월하다는 많은 주장도 있지만, 실제로 모든 증거기반 프로그램이 효과적인 것으로 나타났다. 고려해야 할 다른 변수로는 교사 교육, 자료의 가용성 그리고 가장 중요한 것은 *교사 연수 시간과 프로그램을 완전히 적용하기 위해 자녀의 학교에서 제공*

*하는 시간*이다. 윌슨은 일대일 및 소그룹 수업을 하루 몇 분하느냐에 따라 2~3년 이내에 완료되도록 설계되었다. 이 프로그램과 다른 모든 증거기반 읽기 프로그램은, 매일 적용하는 시간이나 프로그램 기간 동안 계획대로 실행되어야 하며 축약되어서는 안 된다.

중재 반응 모델에 대한 단상

중재 반응 모델은 2004년 장애인교육법(IDEA)(자세한 논의는 pp. 486-487 참조)에 재승인 되어 포함되면서, 미국의 대다수 학교 시스템에서 채택되었다. 중재 반응 모델은 아동의 어려움의 정도에 따라 다양한 읽기 중재를 제공하는 단계별 시스템을 바탕으로 다양한 평가, 교육 및 중재를 제공한다. '중재 반응 모델의 효과에 대해 경험적인 증거가 부족하다는 점이 고려되지 않음과 실용성과 문제성에 대한 지나치게 낙관적인 견해'에 대한 우려가 2009년부터 제기되었고, 특히 '장애 학생에 대한 잠재적인 장기적 부정적 영향'이 우려되었다. 사실, 중재 반응 모델에 대한 대규모 연구는 이러한 우려가 타당함을 입증했으며, 「에듀케이션 위크Education Week」지의 기사에 따르면, "중재 반응 모델 효과는 기대에 미치지 못한다. 더 많은 도움이 필요한 1학년 학생들이 더 뒤처졌다." 이 기사는 2015년에 발표된 대규모 연방 연구 결과를 강조하여, 중재 반응 모델 틀 안에서 읽기 중재를 받은 1학년 아동이 중재 반응 모델에 참여하지 않은 비슷한 동료보다 실제로 더 못 읽는다는 사실을 지적했다. 중재 반응 모델 틀을 사용하는 많은 교육청들이 보다 효과적인 접근방식을 찾거나, 단순히 증거를 무시할지는 명확하지 않다. 중재 반응 모델의 원래 의도는 상대적으로 가벼운 학습 문제를 가진 학생들을 지원하는 것이었다. 그러나 현재 중재 반응 모델은, 종종 심각한 난독증을 가지고 있는데도 일반적으로 6주 정도의 교육만 받은 후 슬프게도 실패가 확실한 정규 교실로 다시 돌아가는 학생들을 위해 사용되고 있다.

기타 영향을 미치는 요인

앞서 언급했듯이 읽기 프로그램 외에도 학교 환경(특히 난독증에 대한 학교의 이해), 자녀의 본질적인 특성 그리고 그와 상호작용하는 중요한 성인처럼 자녀의 읽기 및 삶에서 궁극적인 성공에 큰 영향을 미칠 수 있는 다른 중요한 요소가 있다.

또한, 불안과 ADHD를 포함한 모든 동반 상태에 대한 접근방식의 존재, 심각성 및 효과는 아이의 미래에 영향을 미칠 것이다. 특히 중요한 것은 부모, 조부모, 교사 같은 옹호자들의 지속적인 지원과 격려이다. 나중에 나오겠지만, 매우 성공적인 난독증 남성과 여성의 실제 사례를 보면 마법을 일으키는 요소는 종종 아동의 마음과 읽기를 모두 지원하는 그러한 옹호자다. 이러한 옹호자는 자녀가 조기에 선별검사를 받고 진단을 받고 필요한 교육을 받게 하는 동시에, 자녀의 자존감을 키우고 강점을 알아주고 자녀가 자신의 관심사를 추구하도록 격려하는 데 주의를 기울인다. 옹호자는 종종 어린이에게 희망을 주는 열쇠가 되어 밝은 미래를 상상할 수 있게 해준다.

aimsweb과 DIBELS 같은 표준화된 진전도 모니터링 도구를 사용하여 아동의 진행 상황을 모니터링하고 추적하는 것이 중요하다. aimsweb의 읽기 교과과정 기반측정(R-CBM)은 1학년 초부터 8학년 학생의 진전상황을 모니터링할 때 사용하도록 설계된, 소리 내어 읽기 유창성에 대한 간단한 개인용 표준검사이다. DIBELS의 가장 최근 버전인 DIBELS Next는 aimsweb과 매우 유사하여 1학년 중반부터 6학년 학생의 소리 내어 읽기 유창성을 측정한다. 둘 다 가능한 한 정확하고 빠르게, 1분 동안 소리 내어 읽어야 하는 아동 읽기 수준의 짧은 단락을 제공한다. 점수는 분당 읽은 정확한 단어(CWPM)로 보고된다. aimsweb과 DIBELS Next는 일반적으로 학년 초, 중반, 말에 평가된다. 자녀가 잘 수행하면 세 번의 평가가 적절하다. 그렇지 않은 경우, 진행 상황을 모니터링하고, 필요하면 교육을 바꾸기 위해 더 자주 시행할 수 있다.

나는 Shaywitz DyslexiaScreen™이 유치원, 1학년, 2학년, 3학년 아동을 대상으로 난독증 위험이 있는지 선별할 수 있게 해주는 게임 체인저라고 자랑스럽게 생각한다. 학교에서 난독증 학생을 찾아내지 못하면 그로 인한 손실이 놀라울 정도로 클 뿐 아니라 비윤리적이기도 하다고 생각하기 때문에, 여기서 다시 선별도구를 언급하고 싶다. 알다시피 학교는 실제 수치가 20%인데도, 학생 중에서 약 4%만을 난독증으로 선별한다. 이렇게 간과된 많은 소년 소녀들은 다른 사람들이 읽는 법을 배우는 것을 보고, 자신이 똑똑하지 않고 읽을 수 없다는 느낌으로 나선형 하강 곡선을 시작하며, 이는 학교가 자신에게 맞지 않는다는 느낌으로 발전한다. 이 비극은 예방할 수 있다. 이것은 난독증 아동의 미래에 상당한 혜택을 줄 수 있는 가장 중요한 행동일 수 있다. 학부모는 학교가 아동을 조기에 선별하도록 요구해야 한다.

나는 음소 인식 및 파닉스를 가르치는 프로그램에 대한 정보를 알려달라는 요청을 많이 받고 있으며, 이것이 내가 이 책을 통해 앞서 언급 한 Lexia, Ooka Island, Headsprout을 포함하여 교사와 부모가 많은 선택지를 가지고 있음을 강조하는 이유이다. 음운 인식의 요소를 가르치는 데 유용한 추가 프로그램으로는 어린 아동의 음운 인식Phonemic awareness in young children 및 지그프리드 엔젤만Siegfried Engelmann의 쉬운 읽기 100시간Teach Your Child to Read in 100 Easy Lessons이 있다.

유치원이나 1학년에서 파닉스를 가르치면 최상의 결과를 낳는다는 충분한 증거가 있다. 파닉스를 가르치는 것이 중요할 뿐만 아니라, 읽기를 힘들어하는 독자에게는 관심을 불러일으켜서 계속해서 몇 번이고 읽어 주길 기대하는 책이 생기는 것도 매우 중요하다. 나는 어린 손녀 아리와 에바가 좋아하는 책을 가져와서는 웅크린 채 웃으며, 익숙한 이야기를 들으면서 미소짓고, 이윽고 hop과 pop과 같은 간단한 단어를 스스로 읽게 되는 것을 볼 때 즐거웠다. 아이가 책 읽어 주는 걸 더 많이 들을수록, 단어를 더 빠르고 부드럽게 읽게 되었다. 아이는 책에 있는 많은 단어를 읽을 수 있다는 사실을 알게 되면서 큰 기쁨을 느끼고, 계속해서 다른 단어도 읽기 위해 노력하도록 응원받는다. 쉽지는 않지만 조금씩 할 수 있다.

정확성에서 유창성으로

알다시피, 유창성은 독해력을 높이는 중요한 요소이다. 난독증 아동에게는 특히 중요하므로 유창성을 가르칠 때 명심해야 할 핵심 요소를 다시 한번 강조하겠다. 그것은 소리 내어 읽기 연습, 연결된 글을 반복해서 읽기, 아이가 읽는 동안 지속적인 피드백을 제공하기이다.

최근 연구는 독해력 발달에 중요한 요소로서 단어만 따로 유창하게 읽는 것과 달리 연결된 글을 유창하게 읽는 것의 중요성을 강조한다. 연결된 글을 읽는 것이 미루어져서는 안 된다. 왜냐하면, 이것이 읽기의 모든 것이기 때문이다. 다양한 맥락에서 같은 단어를 읽다 보면, 아이는 책에서 본 그 단어가 주변 단어나 단락에 따라 다양한 특정 의미를 가질 수 있음을 깨닫는다. 연결된 글을 읽으면 이해력에 영향을 미치는 두 가지 중요한 요소인 어휘력과 배경 지식이 향상된다.

아이가 해독을 배우기 시작하자마자, 아이에게 해독 연습용 글(의미를 위한 읽기를 향한 입구)을 빠르게 제공하는 읽기 중재 프로그램을 사용하는 것이 중요하다. 자녀가, 신중하고 부드럽게 피드백을 제공하는 교사, 부모 또는 교사 앞에서 소리 내어 읽는 것이 중요하다.

소리 내어 반복 읽기 프로그램을 가장 잘 적용하는 방법에 대해 많은 것이 알려졌다. 읽었던 자료를 반복해서 읽는 것과 새로운 자료를 읽는 것 모두 단어 재인과 읽기 유창성에 긍정적인 영향을 미친다. 그러나 아동의 독해력은 새로운 자료를 읽을 때 가장 많은 이익을 얻는다. 선생님이 읽어 주는 이야기를 듣는 것만으로 단어 재인, 유창성 또는 이해력이 향상되지 않는다. "학생들에게 소리 내어 읽어 주면 독서에 대한 애정을 키우는 데 중요하겠지만, 학생이 숙련된 독자가 되려면 연결된 글 읽기에 적극적으로 참여해야 한다." 난독인이, 관심도는 높고 읽기는 쉬운 책을 읽으면, 그 혜택을 누릴 수 있다(부록 참조).

자녀가 읽기를 싫어하고 잘 읽지 못하는 경우, 정기적으로 아이와 같이 소리 내어 읽다 보면 문제를 신속하게 알 수 있다. 읽기를 피하는 아이는 연습과 지도가 가장 필요한 사람 중 하나이며 특히, 아이와 함께 소리 내어 읽기와 도움 주는 피드백을 통해 혜택을 받는다. 그것은 난독인들에게서 흔히 볼 수 있는 일반적인 나선형 하향곡선을 피하게 해줄 것이다. 그런 아이들은 읽기를 회피할 것이고 결과적으로 그들은 자신의 읽기를 향상시킬 연습이나 도움 되는 피드백과 교정을 받지 못할 것이다. 독서에 덜 참여하는 아이들은 급우들보다 점점 더 뒤처진다. 그들은 빠르고 자동적인 단어 인식에 필요한 빠른 속도의 신경 회로를 구축하지 못한다. 읽기를 가장 꺼리는 읽는 이라도, 함께 소리 내어 읽기에 편안하고 흥미로운 책을 찾을 수 있다. 가장 시급한 목표는 문학을 가르치는 것이 아니라 지면 위 단어를 소리 내어 읽는 연습을 하는 것이다.

독서는 항상 즐거움과 지식을 위해 권장되어야 한다. 그러나 *아이가 읽을 때 더듬거리고 느리다면 조용히 혼자 읽도록 격려하는 것만으로는 더 나은 읽는 이가 될 수 없다.* 그는 단순히 실수를 반복하거나 공상을 하고 있을 수 있다. 피드백, 수정과 함께 소리 내어 읽는 것만이 진정한 독서의 이득을 누릴 수 있다.

소리 내어 읽기를 장려하는 즐거운 방법을 찾는 것이 중요하다. 아이에게 시 낭독을 연습하게 하는 것은 유창성을 향상시키는 데 탁월한 방법이다. 시들은 대개 짧고 운율을 가지고 있으며 감정을 빨리 담아서 읽기에 안성맞춤이다. 어떤 교사들은 '시 낭송' 파티를 연다. 아이들은 시를 하나 선택해서 며칠 동안 소리 내어 읽기를 계속해서 연습한다. 마침내 시 낭송 파티가 열리는 날이 되면, 조명이 꺼지고 손전등이나 램프로 희미한 불빛과 분위기를 연출한다. 충분한 연습 후에는 아무리 난독증이 심한 아이일지라도 자신이 고른 시를 정확하고 매끄럽게 감정을 담아 읽을 수 있을 것이다(추천시집은 부록 참조).

다른 대안으로 연극 대본 일부를 선택해, 무대 위에서 연기하듯이 낭독하는 것을 좋아하고 이를 통해 효과를 보는 학생들도 많다. 그들은 반복적인 읽기 연습 끝에 올린 연극을 재미있어하고 기꺼이 참여한다. 대본 낭독은 확실히 유창성을 향상시킨다. 최근의 한 연구에서 10주 동안 이런 접근법('독자 무대Reader's Theatre'라고 불리는)에 참여한 학생들은 족히 1년 치의 읽기 수준 향상을 이루어 냈다. 학생들은 청중들과 마주 볼 수도 있고, 동그랗게 둘러 앉아서 대본을 읽을 수도 있다. '독자 무대'는 초등학교 2학년 때쯤 시작해서 고등학교 때까지 계속할 수 있다.

또한, 학생들은 노래 가사나 리머릭[23]을 반복해서 읽는 것을 좋아한다. 연속해서 며칠 동안

23) 재미있는 5행시(역자 주).

읽거나 부를 노래 가사를 학급이나 소그룹에 나누어줄 수 있다. 특히 노래 가사는 단체로 낭독하기에 좋다. 선생님이 먼저 읽고 나서 선생님과 아이들이 모두 함께 따라 읽는 형식으로 4번 또는 그 이상 다시 읽는다.

난독증을 가진 고학년 학생들은 더 어린 학생들에게 훌륭한 읽기 가정교사가 되어줄 수 있다. 두 학생 모두 소리 내어 읽기를 통해 효과를 볼 수 있다. 게다가 난독증이 있는 학생은 다른 사람의 읽기를 도울 수 있다는 것에 소중한 만족감과 성취감을 얻을 수 있다.

집에서. 난독증을 가진 아동의 부모 역시 자녀의 유창성이 향상되도록 도울 수 있다. 켄트주립대학교의 팀 라진스키[Tim Razinski] 교수의 읽기 클리닉에서는 부모들과 함께 반복해서 소리 내어 읽는 '짝지어 읽기'라 불리는 방식을 사용한다. 저녁 시간에 단지 15분 정도만 투자하면 되는데, 부모와 아이가 같은 구절을 함께 몇 번 읽은 후에, 부모가 이야기의 줄거리나 한 구절을 아이에게 읽어 준다. 그다음에 아이가 그 문장을 부모에게 되 읽어 준다. 비교해 보면, 부모와 함께 소리 내어 읽은 아이들이 유창성에서 실제로 더 큰 성과를 얻었음을 볼 수 있다.

나는 난독증을 가진 아동의 부모가 유창성 훈련(소리 내어 반복 읽기)을 최우선 순위로 삼을 것을 강력히 주장하는 바이다. 그것은 아이에게 새로운 개념을 가르치는 것이 아니라 기존 능력의 강화와 관련한 것이므로 집에서 하기에 이상적이기 때문이다. 유창성 훈련은 모든 부모가 자녀를 위해 할 수 있는 것이다. 아주 적은 시간과 최소한의 전문지식만 있으면 되고 항상 효과가 있다. 당신은 당신 자녀의 뇌를 훈련시키고 있는 것이며, 빠르고 정확한 읽기를 위해 필요한 단어의 정확한 신경 모델 형성을 돕는 것이다. 소비한 시간을 고려할 때, 난독인에게 지도하 반복 읽기 훈련만큼 많은 개선을 제공하는 활동은 거의 없다.

고학년 아이들이 더 유창해지도록 돕기

다행스럽게도, 고학년 난독증 학생들도 신중하게 계획된 유창성 연습의 혜택을 받기에 너무 늦지 않다. 어린아이들을 위해 설명한 것과 동일한 원칙이 적용되며, 고학년 학생들의 필요와 관심사에만 맞추면 된다. 단락을 소리 내어 읽는 것은 모든 연령대의 학생들에게 도움이 되지만, 고학년 학생들은 소리 내어 읽기에 적합한 자료를 찾는 데 어려움을 겪는다. 고학년 학생들의 읽기 수준에 맞춰 흥미로운 책을 선택하는 데 도움이 되도록, 렉사일 및 DRP 시스템을 사용할 수 있다. 자료가 무엇이든, 학생들은 가급적이면 200자 미만의 비교적 짧은 글을 소리 내어 읽는 연습을 해야 한다.

고학년 학생들은 단어만 따로, 특히 이른바 불규칙 단어를 소리 내어 읽는 것이 좋다. 4학년 무렵에는 불규칙 단어의 비율이 엄청나게 늘어난다. 일반적인 발음 규칙을 따르지 않아 어떻게 발음할지 알기 어려운 단어이다. 난독증 아동에게 이러한 단어(bough, though와 같은 단어)에 대해 특정한 연습이 제공되지 않는다면, 그는 좌절을 겪기 쉽다. 이처럼 해독하기 어려운 단어의 갑작스러운 출현은 4학년 무렵에 발생하는 것으로 보이는 읽기 수행 저하의 원인이 될 수 있는데, 속칭 '4학년 슬럼프'라고도 한다. 다행스럽게도 고학년 난독증 학생에게 효과적인 읽기 프로그램이 점점 더 많아지고 있으며, 이러한 불규칙 단어와 함께 유창성 연습을 통합하고 있다. 예를 들어, canoe(카누), courage(용기), promise(약속), bouquet(꽃다발)과 같은 단어는 고학년 학생들을 위한 읽기 자료에서 발견될 가능성이 크며, 유창성 훈련의 일부로 반복적인 연습을 통해 배워야 한다. 옥스톤 출판사Oxton House Publishers(http://www.oxtonhouse.com)에서 나온 단어목록에는 100개 이상의 불규칙 단어가 포함되어 있다.

어떤 고학년 학생들은 교과 관련 어휘, 즉 그들이 교과 공부를 할 때 필요한 단어들을 연습함으로써 가장 큰 효과를 볼 수 있다. 학생들은 사회나 과학 교과서에서 발췌한 단어들을 소리 내어 읽는 연습을 하길 권장한다. 이이 단어들은 색인 카드나 컴퓨터(예: 퀴즐렛)에 넣어 소리 내어 읽기 연습을 할 수 있다. 이런 도움 없이 난독증을 가지고 있는 아동에게 읽기 과제를 주는 것은 오로지 절망과 실망으로 이끌 뿐이다.

유창성 측정. 유창성을 가르치는 것만큼 측정하는 것 또한 중요하나. 한 아동의 유창성을 다른 또래 아이들과 비교해서 판정하는 데 도움이 될 유용한 지침이 있다. 저학년 아이들을 위한 짧은 글을 소리 내어 읽는 속도의 기대치는 다음과 같다.

학년	1분당 정확히 읽은 단어 수(CWPM)
1학년 봄학기	40~60
2학년 봄학기	80~100
3학년 봄학기	100~120
4학년 이상	120~180

이 비율은 근사치이다. aimsweb과 DIBELS Next는 한 단계 더 나아가 저학년에서의 소리 내어

읽기 유창성의 임계치를 제시한다.

아이의 유창함을 측정하는 것만큼이나 중요한 것은 아이가 계속해서 연습할 때, 최소한 매주 한 번 간단한 그래프로 그의 향상을 기록하는 것이다. aimsweb과 DIBELS Next는 진행 상황을 모니터링하는 데 매우 유용하다. 또한, 아동의 읽기 성장률은 뚜렷한 패턴을 따른다는 사실을 기억하라. 성장은 저학년 때에 가장 빠르고 학년이 올라감에 따라 감소한다. 성장은 대부분 학년 초에 최대치에 이르며 봄으로 갈수록 줄어든다.

모든 아이들이, 같은 프로그램이라 해도 똑같은 방식으로 반응하지는 않는다. 가장 중요한 것은 궤도이다. 거의 진전이 없음을 나타내는 비교적 평평한 선은 가파른 상승 경사가 자랑스러운 승리의 나팔을 부를 때와 마찬가지로 변화가 필요함을 큰소리로 알려준다. 다행스럽게도 내가 추천했던 읽기 프로그램과 과학지식 축적이 합쳐져서 더욱 쉽게 읽기가 유창해질 수 있다.

> **주의:** 유창성에 대한 자료를 여기저기서 읽을 때, 읽기 정확도와 속도가 자주 언급된다. 이것들도 중요한 매개 변수이지만 유창함의 가장 중요한 요소는 *이해(방금 읽은 내용의 의미에 다다르기)*이다. 이것이 유창함의 정의에 있는 억양이라는 단어에서 추론할 수 있는 것이다. 아동이 소리 내어 읽기 연습을 하는 것을 들을 때, 그는 자신이 읽은 내용의 의미를 반영하는 억양(음조, 속도, 어조)을 가지고 읽어야 한다. 읽기가 마치 모르는 언어를 읽을 때처럼 밋밋하거나 단조롭지 않아야 한다. 만약 그렇다면 그는 유창하게 읽는 것이 아니다. 아이가 소리 내어 읽기를 연습할 때 억양에 주의를 기울이고 의미를 이해하면서 유창하게 읽고 있는지 확인하는 관련 질문을 한다.

유창성의 추가적인 측면. 읽기 유창성의 부족에는 종종 말하기 유창성 부족, 즉 주제를 설명하거나 설명하기 위해 수업 중에 말한 단어를 빠르게 생각해 내는 데 어려움이 동반된다. 많은 학생이 공부 시간의 일부를 교사(또는 가정교사와 함께)와 개별적으로 공부하고, 과제의 내용을 읽고, 이야기하면서 보내는 것이 매우 도움 된다고 느낀다. 주제와 관련된 특정 어휘를 말하고 사용하는 것은 종종 학생의 검색 과정에 윤활유를 공급하고, 그가 말하려는 내용에 더 쉽게 접근할 수 있도록 해준다. 난독증 아동이 수업과 토론 시간에 더 완전하게 참여하려면 미리 보고, 검토하고, 이야기하는 것이 매우 중요하다.

어휘력 쌓기. 난독증 아동의 경우 단어 해독능력이 약할 때도, 풍부한 어휘력을 사용해서 단어를 알 수 있도록 많은 어휘를 저장해두는 것이 특히 중요하다. 앞에서 체계적으로 어휘력을 쌓기 위한 이사벨 벡의 3단계 틀에 대해 자세히 설명했다. 1단계 단어는, 일상적인 대화에서 사용되는 매우 일반적인 단어들을 뜻함을 기억할 것이다. 2단계 단어는, 책에서 발견될 가능성이 큰 단어이며, 모든 읽는 이, 특히 초심자에게 매우 유용하다. 3단계 단어는, 전문분야에서 더 자주 사용되는 전문 용어와 표현이다. 2단계 단어가 가장 유용하고 효과적이므로 합리적으로는 어휘 교육의 초점이 되어야 한다. 어휘를 가르치는 데 주된 초점은 단어의 정의보다는 단어가 표상하는 *아이디어*이며, 심지어는 아이디어에 대한 토론을 시작하는 정도가 되어야 한다는 점을 명심하는 것이 중요하다.

교사와 부모 모두 자녀가 학습할 것으로 예상하는 2단계 단어를 고를 필요가 있다. 우선순위 단어를 선택하는 완벽한 방법은 없지만, 유용한 접근방식은 아이의 생각을 확장시킬 가능성이 가장 큰 단어(개념은 어렵지만, 그의 이해를 넘어서는 것은 아님)에 초점을 맞추는 것이다. 무엇보다도 단어는 관련성이 있고, 유용해야 한다. 예를 들어, 지정된 책을 미리 읽고 집중적인 어휘 교육을 위한 특정 단어를 선택할 수 있다. 아이는 또한 자신을 힘들게 하는 단어를 고를 수 있다. 어휘 교육을 위해 선택한 단어는 어린이가 배우고 있는 이야기 또는 주제의 중심 개념과 연결되어야 한다. 공통주제 또는 주제로 통합된 단어 군에 초점을 맞추는 것이 가장 효과적이며 그렇게 하면, 한 단어를 학습하면 같은 그룹의 다른 단어학습도 강화할 수 있다. 공통주제와 관련이 있지만, 의미가 반대인 단어도 잘 작동한다.

예를 들어 어떤 접근법에서 주제는 '두려움'이었다. 교사와 그녀의 학생들은 두려움을 바탕으로 단어목록을 만들고 칠판에 하나하나를 쓰는 데 참여했다. 많은 단어가 쌓이면 단어가 새 범주로 세분화되었다. 학생들은 두렵지 않음이라는 뜻이 담긴 단어, 즉 용감하고 영웅적인 단어를 찾아보도록 권장되었다. 이런 브레인스토밍에서는 다른 몇 가지 범주도 파생되었다.

> *감정/반응:* 공포, 공포, 기절, 떨림
> *사람/생물:* 괴물, 유령, 보기맨, 외계인, 휴머노이드, 폴터가이스트, 드라큘라
> *장소:* 묘지, 묘소, 유령의 집, 장례식장, 조명 없는 거리, 어두운 골목

이러한 단어들을 생각해 내는 과정에서 아동은 두려움과 관련된 자신의 경험에 대한 폭넓은 토론에 참여하고, 배경 지식을 활성화하고, 이를 학급에서 현재 읽고 있는 책에 관련시킨다. 이

활동의 중요한 부산물은 아이들이 두려움에 대한 이해를 풍부하게 하고 확장하는 것이다. 그들은 이제 새로운 단어 무기고를 가지게 되었다. 이렇게 단어 범주를 형성하는 바로 그 활동이 단어와 그 잠재적 의미에 대해 생각하는 방법에 구조와 방향을 제공했다.

더 많은 연습과 강화가 있어야만 도움을 받는 난독인에게, 컴퓨터 프로그램은 어휘 교육을 보완하는 데 도움이 된다. 여러 인터넷 정보 자원은 어휘 개발을 지원하는 데 매우 유용하다. 예를 들어 vocabularyandspellingcity.com 및 vocabulary.com을 참조하라.

요약: 난독증 아동 어휘 교육 – 교사와 부모가 할 수 있는 일

→ 기본 원칙을 따르라. (1) 빈번하고 다양한 단어 경험. (2) 집중적이고 흥미로운 교육.

→ 매주 10개의 새로운 단어를 소개할 수 있다. 보다 일반적으로 수업 당 3~5개의 단어씩, 2주 동안 새로운 단어 10개.

→ 새로운 단어를 내 것으로 만드는 데 4번 정도 만나면 되지만, 유창해지려면 12번까지 만날 필요가 있다.

→ 유치원과 1학년생을 위한 최고의 단어 공급원은 교사가 어린이들에게 읽어 주는 일반 서적trade book이다.

이해: 읽기의 목표. 읽기의 주된 목표는 글쓴이가 읽는 이에게 전달하려는 내용을 이해함임을 잊지 말라. 다시 한번 강조하자면, 독해력은 아동의 어휘, 배경 지식 및 추론 능력이 관여하는, 아동의 해독능력과 독해 능력의 복잡한 상호작용의 결과이다. 이해력이 모든 읽는 이에게 중요하지만, 난독증 소년 소녀에게 특히 중요하다. 다행히도 이것은 난독인이 보통은 잘할 수 있는 영역이다. 내가 앞서 강조했듯이, 난독인은 천천히 해독해서 읽는 데 문제가 있지만, 이러한 문제는 추론 능력, 개념 형성능력, 비판적 사고력 및 *이해력*과 같은 고위인지 과정의 강점에 둘러싸여 있다고 생각할 수 있다(p. 77, [그림 5.6] 참조). 이해력 부족은 난독증의 최신 정의에 포함되지 않으며 포함되어서도 안 된다.

이해는 난독인이 잘할 수 있으며, 종종 탁월한 영역이다. 이 중요한 영역에서 난독증 학생의 강력한 잠재력을 가장 완벽하게 개발하려면, 높은 수준의 이해로 끌어 주는 알려진 경로와 함께 이해력이 무엇인지 정확히 이해하는 것이 중요하다. 이해력은 종종 글에 담긴 새로운 정보와 읽는 이가 이미 알고 있는 정보를 연결하는 과정이라 생각된다. 글자 그대로 이해하는 것이 교육의 주요 초점이 되어선 안 되고, 추론적이고 비판적으로 이해하는 수준이 되는 것이 점점 더 강조되어야 한다. 여기에서 아이가 자신이 방금 읽은 내용의 의미를 파악하기 위해 자신의 배경 지식, 어휘 및 추론 기술을 사용한다. 기본 아이디어는

→ 자녀가 적극적인 읽는 이로 가는 전 단계인, 적극적인 경청자가 되도록 격려하기
→ 당신이 취하는 모든 단계가 그의 관심을 끌고 그를 독서로 끌어들이는 방향인지 확인하기
→ 목표는 단어와 단어가 표상하는 개념이 의미를 갖게 하는 것임을 명심하기
→ 당신과 당신의 자녀가 읽고 있는 책의 책장에서 일어나는 일을 자녀에게 친숙하거나 의미 있는 것과 연결하는 방법을 지속해서 찾기

난독증과 공통 핵심교육과정

공통 핵심교육과정에서는 2학년 학생들이 학년 말이 되면, 2학년 및 3학년 수준의 복잡한 설명문이나, 정보가 담긴 책자를 능숙하게 읽고 이해하기를 기대한다. 예상했다시피 이러한 기대는 난독증 학생에게 큰 영향을 미친다. 이들 중 대부분은 2학년 말까지 잘 읽지 못한다. 명확하게 밝혀진 것은 공통 핵심교육과정과 학생이 공통 핵심교육과정을 충족하는지 알아보기 위해 동반된 시험들(PARCC, SBAC, 공통 핵심교육과정을 기반으로 각 주에서 개발한 시험들)은 난독증 학생에게 전적으로 부적절하다. 이러한 시험은 난독증 학생을 포함한 모든 학생이 2학년 말까지 유창하게 읽는 이가 될 것이며, 모든 학생이 학년 이상의 수준에서 책을 읽어야 한다는 잘못된 믿음을 바탕으로 한다. 이는 난독증 학생의 읽기 발달에 대해 이제껏 알려진 모든 것을 무시한 처사이다. 또한, 공통 핵심교육과정은 난독증 학생이 실제로 그 단어를 읽을 수 있는지를 무시하고 '복잡한 텍스트'를 기반으로 하는 이해 중심 읽기 지도를 기반으로 한다. 더 심각한 일은, PARCC, SBAC 및 동일한 가정에 기반한 기타 평가와 같은 시험은 난독증 학생을 위해 절실히 필요한 해독 교육

을 포함하여 다른 모든 읽기 교육을 없애거나 중단하도록 학교에 나쁜 영향을 미친다. 공통 핵심 교육과정은 저학년 아동, 특히 난독증 학생에게 전적으로 부적절하다. 특히 난독증 학생은 해독에 숙달되기 위해 항상 고군분투하고 있다. 뒤에서는 성인을 위한 검정고시가 이제 공통 핵심교육과정 평가를 기반으로 시행되고 있으며, 이 때문에 열심히 노력하는 성인 난독인에게 어떤 해를 끼칠 수 있는지 논의할 것이다.

글쓰기는 어떨까? 난독증 학생에게 직접적이고 명시적 교육은 좋은 쓰기 능력을 개발하는 데 중요하다. 난독증 학생을 위한 매우 효과적인 작문 프로그램 중 하나는 앞서 언급한 주디스 호크만의 기본 작문법 교본Teaching Basic Writing Skills(뉴욕 화이트 플레인스에 있는 윈드워드 학교에서 개발)에서 찾을 수 있다. 호크만이 말하길 "이 프로그램의 두 가지 주요 목표는 학생들 문장의 언어적 복잡성을 높이고 작문의 조직화 정도를 개선하는 것입니다." 이는 문장, 문단 및 작문을 작성하기 위한 목표, 전략 및 활동을 체계적으로 제시함으로써 달성된다. 이 프로그램은 문장부터 시작하는데, 학생들에게 문장과 문장 조각을 구별하게 하고, 뒤섞인 단어들을 올바르게 배열하고, 등위 및 종속 접속사를 사용하고, 문장 내에서 구와 절을 추가 및 이동시키기, 여러 문장을 하나로 결합하고, 문장 늘리기, 요약하기를 가르친다. 학생이 문장에 숙달된 후에는 단락과 구성, 주제 문장 작성하기, 몇 개의 추가 문장을 일관된 문단으로 구성하기를 프로그램에서 가르친다. 이 프로그램 구성요소에서 학생들은 먼저 빠르게 개요를 작성하고 이를 기반으로 초안을 작성하는 방법을 배운다. 수정 및 편집 과정에서 학생들은 접속사를 사용하고 서론 및 결론 쓰기 연습하는 방법을 배운다. 호크만은 "철자, *손글씨* 및 관련 기술도 중요하지만, 학생들로 하여금 쓰기에 필요한 더 높은 수준의 기술 개발에 집중하도록 권장해야 합니다"라고 말한다.

애리조나 주립대학의 스티븐 그래함과 카렌 해리스 교수는 글쓰기 할 때 워드프로세서를 사용하는 방법을 배우는 것이 학생들에게 중요함을 강조한다. "학생들이 1학년에서 12학년까지 워드프로세서를 사용하면 시간이 지남에 따라, 손으로 쓸 때보다 글이 더 많이 향상됨을 보여주는 과학적 연구 결과가 있음에도 불구하고, 많은 학교에서 여전히 연필과 종이와 같은 19세기 쓰기 도구를 사용합니다. 우리에게는 글쓰기 교육을 21세기에 맞게 바꿔야 할 확실한 필요가 있습니다. 학생들이 작문할 때 워드프로세서와 기타 IT 기기를 사용하게 해주어야 합니다."

편의제공: 다음 단계. 자녀의 학년이 올라가고 중학교 그리고 특히 까다로운 학업 프로그램에 참여할 가능성이 큰 고등학교 시기에 도달하면, 모든 자녀가 필요한 편의를 받는 데까지 초점이 확

장된다. 이것은 아이의 읽기 어려움뿐만 아니라 그의 강점도 강조하기 때문에 중요하다. 이는 고립된 음운론적 약점은 훨씬 더 큰 그림의 작은 부분일 뿐임을 모든 사람에게 상기시켜준다. 약점에만 너무 자주 초점을 맞추고 어린이의 강력한 능력(및 잠재력)을 간과한다. 추론, 분석, 개념화, 창의력, 공감, 시각화, 상상 또는 참신한 방식으로 생각할 수 있는 능력 등 그 강점이 무엇이든 간에 그것들을 찾아내고, 키워주고, 그것으로 아이를 정의하도록 해주는 것이 필수적이다. 많은 난독증 아동에게 편의제공은 학업에서 성공과 실패를 가늠한다. 시험결과가 자신의 능력을 반영하는 것과 느린 읽기에 대한 벌칙을 받는 것의 차이, 자신감이 커지는 것과 지속적인 패배감 사이의 차이를 만들어 낸다.

아마도 가장 중요한 편의제공은 과제와 시험에 추가시간을 제공하는 것이다. 난독인의 느린 읽기는 청소년기 이후에도 지속된다. 그로 인해 나타나는 중요한 결과는 난독인이 종종 매우 영리하고 뛰어난 언어 지능을 가지고 있음에도 불구하고, 읽을 때 추가시간이 주어지지 않으면 글을 이해하지 못하는 것처럼 보인다는 것이다. 이는 난독인이 숙제든 시험이든 인쇄자료를 진정 이해하고 있음을 입증하려면 추가시간을 받아야 함을 의미한다. 난독인에게 그러한 시간이 허용되지 않는다면, 그의 성적은 능력의 척도가 아니라 장애의 척도가 될 것이다. 그것은 공평하지 않다.

22장

자녀의 영혼 보호하고 살찌우기

읽기 문제를 가진 아이들의 부모(또한, 교사도)는 부모 노릇에 자연스럽게 따라오는 사랑과 양육을 제공하는 것뿐만 아니라, 최우선 목표를 자녀의 자존감 유지에 두어야 한다. 이 영역이 난독증을 가진 아이들이 가진 최대 취약점이다. 교사와 부모들은 종종 숨겨진 장애를 가진 아동에게 높은 기대를 품고 있다가 놀라서 실망하거나, 심지어 아동이 학교에서 잘 해내지 못했을 때 화를 낸다. 아동의 경우 열심히 하지 않는다고, 동기부여가 되지 않는다고, 조금도 똑똑하지 않다고 자주 책망을 받으면, 곧바로 자기 자신에 대해 의문을 품기 시작한다. 그저 따라가기 위해 들여야 하는 그 엄청난 노력과 비상한 인내는 결코 보상을 받을 수 없을 듯이 보인다. 그래서 교사, 부모 그리고 궁극적으로 아동 자신이 스스로에 대한 긍정적인 감정을 키우도록 돕는 데 있어, 아동이 지닌 읽기 문제의 속성을 이해하는 것이 중요하다.

난독증을 가진 아동에게는 그의 본질적 가치에 대해 확고한 언급을 해주는 것이 꼭 필요하다. 읽기의 어려움을 가진 아동이라면 누구나 학교생활에서 반드시 기복을 겪을 것이다. 그러므로 자신에게 무슨 일이 생겨도 언제나 부모로부터 무조건적인 지원을 받을 수 있음을 일찍부터 알 필요가 있다. 난독증을 가졌지만 성공한 사람이라면 누구든지 공통적으로 부모의(때로는 교사나 배우자의) 끊임없는 사랑과 지원에 대해 얘기한다. 그런 든든한 부모는 아이가 필요로 할 때면 언제 어디서든, 정확한 진단을 받을 때와 이후에 효과적인 중재를 찾을 때, 학교생활이 긍정적인 경험이 되도록 도울 때, 읽기 어려움 때문에 세상에 관해 배우지 못하는 것을 막아 주기 위해 세상 경험을 하도록 해줄 때, 아이와 함께 읽거나 읽어 주거나 할 때 늘 함께할 준비가 되어있다. 그들은 자녀에게 한 인간으로서 자신의 가치에 대해 끊임없이 일깨워 주었다.

당신 자녀가 자기 이미지를 형성할 때 밟아야 할 몇 가지 단계들이 있다. 첫째는 자신의 읽기 문제의 특징에 관해 알려주는 것이다. 아이들은 왜 그토록 읽는 데 어려움이 많은 건지 알고 나면 크게 안심한다. 그러한 지식은 자아 인식과 자기주장의 빛을 가져와 자존감과 할 수 있다는 느낌의 길을 만든다. 프레드의 이야기가 이를 잘 보여준다.

중학생인 프레드는 최근 난독증 진단을 받았다. 그의 부모는 그의 진단명을 아는 것이 프레드를 실망시키고 어떻게든 그를 탈선하게 하고 자신감을 잃게 할 것이라고 걱정했다. 그들은 그의 진단명을 아는 것이 프레드가 자기인식을 부정적으로 바꾸고 동료들과의 관계를 방해할까 두려워했다.

나는 프레드와 홀로 앉아 그의 난독증에 대해 설명하면서, 그의 개인사와 성과에 대해 검토했다. 난독증이 무엇인지, 어디에 영향을 미치고, 어디(지능)에는 영향을 미치지 않는지와 같은 맥락에서 난독증에 대해 이야기했다. 프레드는 몇 가지 궁금증에 대해 질문을 한 다음 큰 안도의 한숨을 쉬며 대답했다. "나는 여전히 같은 사람입니다. 유일한 차이점은 이제 내 어려움의 본질과 그 이름을 알고 있다는 것입니다. 가장 중요한 것은 나 자신과 내가 배우는 방법, 나 자신을 돕기 위해 무엇을 할 수 있는지 이해한다는 것입니다."

프레드는 세상의 무게가 어깨에서 벗겨진 것처럼 보였다. 그는 집에서, 친구 관계에서, 학교에서 매우 잘하고 있다. 이제 그는 시험 편의제공을 포함하여 하루에 시험 2개를 치르지 않는 것과 같이, 그가 필요로 하는 모든 조정사항에 대해 교사와 이야기할 수 있다. 그의 새로운 자기인식은 자신감과 긍정적인 경험으로 이어졌으며, 이전의 제한된 꿈을 훨씬 뛰어넘는 미래에 대한 새로운 비전이 열렸다.

다음과 같은 방법으로 자녀가 긍정적인 사고방식을 구축하도록 도울 수 있다.

→ 자존감을 키우고 유지하기
→ 그가 자신이 누구이며 뇌가 어떻게 기능하는지에 대한 자기인식을 가지도록 하기
→ 자기주장을 배우도록 도와주기
→ 장기적 관점을 취하기. 고생 끝에 낙이 옴을 기억하도록 도와주기

이러한 목표를 달성하기 위해 자녀가 난독증이라는 것을 처음 발견했을 때 자녀와 공유해야 할 몇 가지 사실이 있다.

→ 아이가 가진 어려움이 난독증이라는 명칭을 가졌음을 알려주라.

→ 난독증은 똑똑한 사람들이 읽기와 관련해서 가진 문제라는 것을 알려주라. 실제로 아이의 나이와 이해 수준에 맞는, 강점의 바다에 둘러싸인 읽기 어려움의 섬이라는 모델을 이용할 수 있다. 그림을 그려 주면 도움이 된다.

→ 난독증은 아이가 얼마나 영리한가와는 아무 상관이 없음을 분명히 얘기해 주라.

→ 아이의 문제가 단어의 소리를 따로 분해하는 것에서의 어려움에 기인한 것임을 설명해 주라. 이를 '들러붙은 소리들'이라고 부른다.

→ 단어들은 분해되는 소리로 이루어져 있는데, 난독증을 가진 사람들은 그 소리들을 따로 떼어내는 데 어려움을 겪는 것이라고 알려주라. 한 단어에서 세 가지 소리를 듣는 대신, 한 개나 두 개만 인지할 수 있다. 분명하게 알려주기 위해 블록 세트를 이용할 수도 있다.

→ 들러붙은 소리들 때문에 단어를 발음할 때 생길 수 있는 문제의 종류들에 관해 설명해 주라. general과 gentle처럼 비슷하게 소리 나는 단어들을 혼동하는 문제, 소리 내어 읽을 때의 문제, 단어 발음하기와 철자 쓰기 문제 등. 어떤 사람들은 종종 문제에 대한 답을 알면서도 정확한 단어를 발음해서 대답하는 데 문제가 있음을 알려주라.

→ 많은 아이들이 똑같은 문제를 가지고 있으며, 적절한 지도를 통해 도움을 받을 수 있음을 분명히 얘기해 주라.

→ 읽기를 배우게 될 거라고 얘기해 주라.

→ 난독증을 가지고 있지만, 영리하고 성공한 유명한 사람들이 많이 있음을 알려주라. 노벨상을 수상한 분자 생물학자 케롤 그라이더Carol Greider, 뛰어난 심장 외과의인 토비 코즈블로브Toby Cosgrove, 배우 올랜도 블룸Orlando Bloom, 동화 작가 패트리샤 폴라코Patricia Palocco(『고맙습니다, 선생님Thank You, Mr. Falker』) 및 데이 필키Dav Pilkey(『캡틴 언더팬츠Captain Underpants』), 사업가이자 버진 항공 창업자 리차드 브랜슨 경Sir Richard Branson, 경제학자이자 금융 전문가 다이앤 스웡크Diane Swonk, 엔터테인먼트 슈퍼 에이전트 아리 엠마뉴엘Ari Emanuel, 아카데미상을 수상한 프로듀서 브라이언 그레이저Brian Grazer(『뷰티

풀 마인드』) 그리고 획기적인 유전학자 조지 처치George church. 이 책에 언급된 고군분투하는 난독증의 이야기를 인용하라.

→ 아이의 뇌는 지극히 정상이며 구멍이나 결함이 있는 것이 아님을 분명히 알려주라.

→ 아이에게 읽기를 위한 고속도로가 난독증으로 막혀서 다른 길, 제2의 울퉁불퉁하고 느린 뒷길을 이용해야 한다고 설명해 주라. 단지 더 오래 걸릴 뿐이지 결국 목적지에 도착하게 될 것이다.

내 환자 중 한 명인 필립이 3학년 반 친구들과 MRI 사진을 돌려보고 자신에게 난독증이 있다고 말한 후, 선생님은 아이들이 그것에 대해 호기심을 많이 가지면서 다음과 같은 질문을 했다고 나에게 편지를 썼다.

→ *난독증이 뭐예요?*

난독증은 읽기를 배우는 데 어려움이 있는 거란다.

→ *난독증은 계속 가지고 있는 건가요? 좋아질 순 없나요?*

난독증을 가진 아이들도 읽는 법을 배울 수 있단다. 가끔은 좋아지는 데 시간이 걸릴 수도 있겠지만 꼭 많이 좋아진단다.

→ *난독증은 왜 생겨요?*

아이들이 난독증을 갖는 것은, 갈색이나 초록색 눈동자를 갖거나, 또는 키가 작거나 크게 되는 것과 같아. 그렇게 타고나는 거란다.

→ *난독증은 바이러스에 의해 생기나요?*

그렇지 않단다. 난독증은 걸리는 것이 아니고 다른 사람으로부터 전염되는 것도 아니란다.

→ *왜 난독증같이 우스꽝스러운 이름으로 불리나요?*

난독증dyslexia이란 말은 그리스어에서 온 것인데, 'dys'는 어려운이란 뜻이고, 'lexis'는 말하기라는 뜻이다. 흥미롭게도 'dyslexia'란 단어를 처음 사용한 베를린 박사Dr. Berlin는 'lexis'가 읽기를 뜻하는 거로 잘못 생각했었다. 그는 'dys'와 'lexia'를 합쳐 '읽기 어려움'을 뜻하도록 할 의도였다. 이것이 현재의 난독증이란 단어의 의미란다. 베를린 박사의 실수는 상당히 훌륭하고 유명한 사람들조차도 때때로 실수를 한다는 걸 보여준단다.

일찍부터 자녀가 관심사나 취미를 찾도록 돕는 것이 중요하다. 그것이 단순한 즐거움이든 특출하거나 뛰어난 능력이든, 물고기나 암석에 관한 관심, 악단 지휘나 저글링에 대한 재능, 스케이트나 수영, 연기나 그림에 대한 재능, 과학이나 컴퓨터를 이해하는 능력, 시나 음악에 대한 사랑 등 아이가 긍정적인 경험을 가질 수 있는 영역이면 된다. 그것이 무엇이든 상관없다. 작가인 존 어빙John Irving에게는 레슬링에 대한 관심과 기술 연마가, 힘든 학교 경험들을 견뎌내도록 도와주었다. 어떤 관심사를 갖거나 운동선수 활동을 하는 것은 아이의 삶이 늘 부정적이거나 완전히 공부와 따라잡기에만 매여 있지 않음을 의미할 수 있다. 그것은 아이에게 승리자로서, 한 가지 주제나 영역에서는 전문적 지식(기술)을 가진 당당한 개인으로서 자신을 바라보게 한다. 아이는 승리의 감정을 경험하게 된다. 아이에게 가능한 영역(학교에서, 방과 후에, 기독 학생모임에서, 스포츠에서, 음악에서, 미술에서, 사진에서)을 탐색해 보도록 격려하고 아이의 참여를 지원해 주어야 한다. 모든 아이들이 어떤 활동에 즉각적으로 빠져드는 것은 아니므로, 아이를 다양한 가능성에 노출 시키고 첫 좌절 이후에 포기하고 싶어 할 때 그 첫 번째 어려운 시점을 잘 통과하도록 돕는 것이 중요하다. 대부분의 영역에서 스타는 태어나는 것이 아니라 많은 연습과 힘든 노력 끝에 만들어지는 것임을 명심하라. 칭찬을 배급 물품처럼 사용해서는 안 된다. 정말로 칭찬받아 마땅할 때는 칭찬에 인색하지 말라. 당신의 아이는 잘 모르는 사람들로부터 필요 이상의 비난을 받을 것이다. 당신은 아이가 칭찬의 부드러움을 느끼게 해주어야 한다.

당신의 아이에게는 말할 권리가 있으며, 사람들에게 존중받는 한 인격체로 자신을 바라보도록 격려하라. 중요한 결정들을 내리기 전에 아이와 의논하라. 그것은 여름방학에 어디를 갈 것인지와 같은 가족 전체에 영향을 끼치는 문제일 수도 있고 좀 더 개인적인 문제일 수도 있다. 국가, 지역, 학교 선거나 영화, 텔레비전 프로그램과 같이 현재 일어나고 있는 사건들에 관해 얘기를 나눌 수도 있다. 아이가 자신을 표현할 때 인내심을 가지고 귀를 기울여라. 아이의 말을 진지하게 받아들이고 그에 반응하라. 아이가 자라면, 자기 의사를 표현하고 자신을 변호해야 할 경우들이 많이 있을 것이다. 거리낌 없이 말하고 받아들여졌던 습관의 형성이 이를 위한 매우 소중한 준비가 될 것이다. 자신의 읽기 문제의 특징과 그것이 내포하고 있는 의미를 충분히 이해하는 것이 중요하다. 그래야 학교에 가서 학습을 위해 어떤 조정이나 편의제공이 필요한지 알 수 있고, 자신에 대해 말하는 데 편안함을 느낄 수 있다. 부모나 믿을 만한 교사, 가정교사와 함께 하는 역할극도 좋은 연습이 될 수 있다.

부모 입장에서 자녀를 어떻게 바라보느냐가 매우 중요하다. 만약, 당신에게 있어 난독증 진단이 자녀의 미래가 없음을 뜻한다고 느낀다면, 자녀 또한 그런 식으로 느낄 것이다. 난독증 진단을 받았다고 아이가 꿈을 이루려는 것을 막아서는 안 된다. 적당한 지능과 기술, 끈기, 지원이 있다면, 난독증을 가진 아이도 관심 있는 어떤 분야든지 제대로 파고들 수 있다. 잘 모르는 사람들이 생각할 때, 난독증을 가진 사람에게는 불가능할 거라 여길 수 있는 분야(글쓰기, 법학, 의학, 과학, 시)를 포함한, 생각할 수 있는 모든 분야에서 난독증을 가진 사람 모두가 이름을 떨치고 있다. 난독증을 가진 아이들이 확실히 더 좋아하는 것이 아니라면, 반사적으로 학문과는 관련 없는 꿈을 추구하도록 유도해서는 안 된다. 최소한, 훨씬 더 넓은 범위의 선택권이 있음을 알도록 도움을 받아야 한다.

난독증을 가진 아이의 부모 중 상당수가 자기 자신의 읽기 문제를 경험한 바 있다. 만약 당신도 그렇다면, 아이에게 그 경험과 자라면서 느꼈던 것에 관해 얘기해 주라. 자신이 존경하는 사람 중에서도 완벽한 정도는 아니지만, 인생에서 성공하는 사람이 있음을 보여주라.

아이의 행동 중에 읽기나 시험공부를 자꾸 미루는 것과 같은 행동은 읽기나 시험에서 겪은 이전의 어려움 때문에 생긴 불안을 드러내는 것일 수 있음을 인식하라. 만약 이런 일들이 일상생활에 방해가 되기 시작하면, 즉 아이가 항상 불안하거나 우울하거나 근심스러워 보인다면, 소아정신과 의사나 심리사에게 상담을 받아 보는 것이 도움이 될 것이다. 당신의 소아과 의사가 적당한 곳으로 의뢰해 줄 것이다. 전문가를 찾아가는 것은 당신이 문제를 더 잘 다루게 되거나, 더 심각한 상태로 진행되지 않게 하는 데 종종 도움이 된다.

마지막으로, 아이를 과잉보호하거나 아이에 대한 기대수준을 낮추지 말라. 항상 아이를 읽기 문제를 가진 사람으로서만 보지 말고, 다양한 인격적 특징을 가진 사람으로 대하라. 아이의 약점이 아닌 강점들이 한 인격체로서의 자신을 규정짓게 하라.

제5부 학교 선택

DYSLEXIA

23장

난독증 자녀를 위한 학교 찾기

모든 부모에게 자녀에게 맞는 학교를 선택하는 것은 매우 중요한 일이다. 이것은 아들이나 딸이 난독증일 때 더욱 그렇다. 괴로워하는 한 부모는, 애틀랜타의 하츠필드-잭슨 공항에서 저에게 달려와서 흐느꼈습니다. "셰이위츠 박사님, 셰이위츠 박사님, 제발 도와주세요. 방금 제 아들 에이든이 난독증이라는 걸 알았어요. 어떻게 해야 합니까? 어디서부터 시작해야 할지 모르겠어요."

많은 부모와 이야기를 나누고 문제를 해결해본 결과, 학교 교육에 대한 염려가 가장 크다는 사실을 알게 되었다. 공립이든 사립이든 일반 학교에 다니는 아이가 주류에 머물게 될까요? 또래들과 같은 기회, 수업, 친구 집단이 있을까요? 아이가 전체 중 일부로서 그저 한 학생으로 보일까요? 아니면 공립 또는 사립학교에 디니는 것이 그에게 너무 힘들까요? 아이가 진도를 못 따라가고 지속해서 압도되어 자신감을 잃게 될까요? 아이가 자신을 실패자로 여기고 현실에서든 자기 생각 속에서든 주류 그룹의 일부가 아닌 외부자가 될까요? 반대로, 아이가 난독증 특화 학교에 다닌다면 아이가 어쨌든 덜 다르다고 느끼고, 소외감을 덜 느끼게 될까요? 아이는 학문적이든 사회적이든 무언가를 놓치고 그룹의 일원이 아니고 너무 온실 속에 있다고 느끼고 미래의 기회가 제한될까요? 이 선택이 아이를 성공으로 주류들이 가는 길로 이끌어 만족스러운 미래를 가져다줄까요? 아니면 특화 학교에 다니는 것이 아이의 학업 발전을 촉진하고 자기 개념을 굳건히 하여, 자신의 잠재력을 실현하기 위해 앞으로 나아갈 수 있도록 읽기 및 기타 학업기술과 자기인식을 제공할까요? 난독증을 가진 다른 학생들과 함께하고 상호작용함으로써 그들이 건강한 아이들보다 지능이 떨어지지 않고, 실제로 창의적이고 재미있다는 것을 알게 될까요? 이것은 어려운 질문이며 각각의 아이마다 답변이 달라질 수 있으며, 발달단계에 따라 재평가를 받을 필요가 있다. 이제 선택사항에 대해 알아보자.

가장 중요한 요소: 분위기 – 드러나지 않지만, 어디에나 있는

초판이 처음 출판된 후 몇 년 동안 난독증 수사관으로 일하면서, 난독증 아동이 다니는 학교 간에 가장 큰 차이를 만드는 것이 무엇인지를 포함하여 정말 중요한 것에 대해 더 많이 알아내기 위해 끊임없이 노력했다. 읽기 프로그램, 전반적인 교과과정, 예체능 가능 여부가 중요하다. 그러나 수없이 많은 학교를 방문하여 다양한 수업에 앉아서 학부모와 이야기하고 교육자 및 학교 행정관과 만나고 많은 난독인 소년 소녀를 알게 된 결과, 이러한 것들이 중요하긴 하지만 아이가 겪을 훨씬 더 깊고 결정적인(내 생각에) 경험 중 일부일 뿐이라고 생각한다.

분위기. 난독증 아동이 다니는 학교에서 가장 중요한 요소는 분위기이다. 모든 교실, 강당, 식당, 운동장, 특히 자녀와 교사 및 동료 간의 거의 모든 상호작용에 스며든다. 난독증 아동이 겪는 학교 경험의 핵심은 분위기이다. 다른 구성요소도 확실히 자녀의 일상적인 경험에 영향을 주지만, 분위기는 자녀의 미래, 자신을 학습자로 보는 방식, 자존감 및 자기 효능감에 영향을 미치는 다른 모든 요소보다 압도적이다. 아이는 자신을 영리하고 성공할 자격이 있는 사람으로 생각할까, 아니면 항상 실수할지 지켜봐야 사람으로 생각할까? 아이가 실수할 때, 누군가가 손가락질하고 마치 다음과 같은 메시지를 보내며 물고 늘어질 준비를 하고 있을까? 거봐 당신은 정말 대단치 않아. 당신은 망가진 사람이지?

난독증 아동이 '난독증을 믿지 않는 학교'에 다니거나 학교가 적당히 좋은 읽기 프로그램이나 편의제공을 제공하는 척하지만, 분위기는 진정으로 환영하지 않는 경우, 아동은 고통을 받게 된다.

알다시피, 난독증 아동에게 질문에 답하라는 요청을 하면(아이가 답을 아무리 잘 알고 있더라도) 비슷하게 들리지만 틀린 단어[예: 'concession stand(구내매점)' 대신 'confession stand(고해 장소)']가 튀어나오는 일이 종종 있다. 그럴 때, 난독증에 대해 거의 알지 못하고 준비가 잘되지 않은 교사가 반 친구들이 웃거나 낄낄거리는 동안 아이를 실망한 채 쳐다볼까? 아니면 난독증을 이해하는 선생님이 미소를 지으며 아이에게 선택지를 제공할까? "그래, 에바야, 구내매점이란 의미니? 고해 장소란 의미니?" 그렇게 아이가 그 말을 듣고 이해하고 올바른 답을 말할 기회가 제공된다.

이 경우 에바는 다시 대답하고 올바른 단어를 선택한 다음 앉아 자신에 대해 훨씬 더 좋은 느낌이 들게 된다. 난독증을 잘 알고 분위기가 좋은 학교에서, 교사는 난독증 아동 에바가 올바른 답을 알긴 하지만 종종 올바른 단어를 찾아낼 수 없음을 알게 된다.

난독증을 완전히 이해하지 못하는 학교는 자녀를 위한 학교가 아니다. 상황이 잘못될 수밖에 없다. 예를 들어, 미미는 난독증을 가진 훌륭하고 열심히 노력하며 영리한 중학생이다. 그녀의 학교는 매 시험마다 미리 추가시간을 요구하라고 결정했다. 물론 학교는 미미에게 이 편의를 제공하면서, 그녀에게 자신의 지식을 보여줄 수 있는 시간이 필요함을 인정했다. 그런데 왜 매번 요구해야 할까? 그것은 좋은 분위기가 아니다. 당연한 일이겠지만 어떤 시험에서 미미는 너무 긴장해서 추가시간 요청을 잊어버렸다. 학교는 그녀에게 필요한 추가시간을 허용하지 않았을 뿐 아니라, 예상대로 시간 안에 마칠 수 없었던 그 시험 성적도 합산시켜 버렸다. 그것은 난독증을 가진 아이가 다니길 원하는 학교가 아니다.

코네티컷에서는 페어필드 카운티 공동체 영재 프로그램에 들어갈 때 요구조건으로 학생의 읽기의 수준이 자신 학년보다 2년 이상 높음을 요구했다. 난독증이 '사람의 지능과 관련하여 예상치 못한 읽기 어려움'으로 정의된다는 점을 무시한 이 무지한 규칙은, 영리한 난독증 학생이 프로그램에 들어갈 자격이 없게 만들었다. 마찬가지로, 일부 학교는 천천히 읽으면 천천히 생각할 것이므로 난독증 학생이 더 높은 수준의 수학 및 과학 과정을 듣는 것을 허용하지 않아야 한다고 잘못된 가정을 한다. 데이빗이라는 학생은 내가 이제껏 만난 학생 중 누구보다 영리하고 열정적인 학생이었지만, 그의 학교는 그가 AP 수학 또는 AP 화학 과정을 수강하도록 허용해야 한다고 생각조차 하지 않았다.

느린 읽기와 느린 생각의 가장 심각한 혼동 사례 중 하나는, 난독증 학생 레오가 그의 느린 읽기 속도를 배려하기 위해 추가 시험 시간 제공을 승인받은, 최고 명문 대학에서 발생했다. 그는 그것에 매우 만족했고, 그의 교수에게 그렇다고 말했다. 이에 대해 교수는 마치 레오가 듣고 있는 단어를 정상 속도로 처리할 수 없다고 생각하고 매우 천천히 레오에게 말하기 시작했다. 교수의 가정은 레오가 읽는 것이 느리다면 생각도 느릴 거라는 것이었다. 당연히 레오는 교수의 난독증에 대한 이해 부족으로 인해 충격을 받았다.

고려사항. 내가 아는 대부분의 부모는 자녀가 지역 공립학교에 다니는 것을 선호하지만, 특수교육 프로그램을 가지고 있다 해도 일반적인 공립학교는 난독증 아동을 향상시키는 데 거의 도움이 되지 않는다. 특수교육을 받을 수 있다고 해서 자녀가 적절한 교육을 받고 있다는 보장이 아니라

는 것을 항상 명심해야 한다. 일반적으로 공립학교는 난독증을 선별하지 못하거나 느리게 선별하며, 너무 적은 교육을 제공하고, 종종 읽기 교육에 대해 거의 모르는 교사가 입증되지 않고 불완전한 프로그램을 사용하여 가르친다. 난독증을 가졌을 수 있는 학생들에게 가장 심각하고 해로울 수 있는 것은 일반적으로 관리자나 담임교사가 학생 중 최소 20%에게 영향을 미치는 난독증에 대해 실제 감각이 없다는 것이다!

그럼에도 불구하고, 자녀를 동네 학교에 다니게 하는 것에 대해 할 말이 있다. 공립학교는 일반적으로 사립학교 환경에서 볼 수 있는 것보다 훨씬 더 많은 다양성을 제공한다. 이러한 다양성은 학생 단체의 구성, 교육과정 중 선택 가능성, 스포츠, 음악 및 예술과 같은 중요한 비교과 활동에 참여할 기회까지 확장된다. 또 공립학교는 무료다. 따라서 공립학교는 새로운 생각을 받아들일 수 있으며, 바뀔 수 있음을 아는 것이 중요하다. 학부모와 교사는 국립 읽기교육위원회 보고서 및 WWC와 함께 이 책에 담긴 정보를 사용하여 모든 아이의 교실에 증거기반 읽기 교육을 제공할 수 있다. 정보와 통계수치는 이용 가능하며 더 널리 보급되기 시작했다. 그러한 개입이 곧 난독인들에게 널리 퍼지는 게 현실화될 것이라는 희망과 함께 인식이 늘어나고 있으며, 교사들은 난독증 학생의 성공을 기대하게 되고 아이들은 엄청난 혜택을 받게 될 것이다. 교육자들의 미래 지향적 운동에, 자녀를 옹호하다가 좌절하고, 자녀에 대한 사랑에 힘을 얻은 부모들이 합류하였고 그들이 함께 모여 난독증 아동을 옹호하는 전국 연방 연합인 Decoding Dyslexia와 같은 단체를 구성했다.

부모는 자녀가 가장 효과적인 읽기 교육을 받고 있는지, 증거기반이며 다른 교과목과 통합되고 있는지 그리고 자녀의 장점이 간과되지 않도록 항상 주의해야 한다. 몇몇 난독증 특화 학교에서 가장 효과적인 접근법이 적용되고 있다. 그것은 난독증 학생이라면 누구든 받아야 한다. 그것이 아이의 잠재력을 개발하고 성공을 보장하는 데 제일 필수적이다.

학교 바꾸기에 대한 생각

어떤 경우에는 학교를 바꾸는 것이 아이에게 최선의 이익이 된다. 공립학교에 다니고 있고 아래와 같은 상황이라면, 학교 변경을 진지하게 고려해야 한다.

→ 학교가 특별한 읽기가 프로그램을 제공했지만, 당신의 자녀는 여전히 뒤

처져 있다.

→ 학교는 효과적인 프로그램을 짤 수 없고, 자녀는 뒤처지고 있다.

→ 학교가 약속한 서비스를 받기 위해 하는 끊임없는 싸움이, 가족에게 부정적인 영향을 미치고 있다.

→ 지속적인 이해 부족은 자녀의 자아 개념과 배우고, 학교에 다니고 싶은 자녀의 열망에 큰 타격을 준다.

→ 자녀의 부정적인 행동이 시작되려고 한다.

부모에게 새로운 학교를 선택해야 하는 때는 중대한 시점이다. 잭과 아이네즈 존슨 부부가 나를 찾아왔을 때 이러한 시점에 있었다. 아들인 에디는 혈색 좋고 곰같이 큰, 아버지의 얼굴을 쏙 빼닮았다. 에디는 뉴욕시 교외에 있는 한 사립학교에서 학교생활을 시작했다. 흔히 있는 일이지만, 잭과 아이네즈에게는 에디를 사립학교에 보내는 복잡한 이유가 있었다. 겉으로만 봐서는 아이가 영리하고 부모가 경제적 여유가 있다면 가야 할 학교처럼 보였다. 에디의 아버지는 자신이 결코 받지 못한 그런 교육을 받게 하고 싶었다.

대형 로펌의 경영 파트너인 잭은, 읽기 문제를 가진다는 것이 어떤 것인지 잘 알았다. 어렸을 때부터 지금까지 읽기는 그에게 일종의 전투(몸부림)였다. 처음에 잭은 에디가 유치원 시기에 어휘력이 좋고, 수학 문제를 빨리 풀고, 전반적으로 총명해서 무척 기뻤다. 그래서 에디를 사립학교에 입학시켰다. 사립학교에 들어간 후 에디는 부모의 기대만큼 학문적 스타가 되지 못했다. 부모는 아마 적응 기간이라 그러리라고 생각했다. 에디는 남자애고, 남자애들은 적응하는 속도가 느리기 때문이다. 속으로는 이미 알고 있으면서도, 드러내 놓고 인정할 순 없지만, 그들은 아들을 위한 안전망을 세우는데 착수했다. 가정교사를 고용했다. 에디는 오전 8시부터 오후 4시까지 학교에 있고, 저녁 식사 후엔 가정교사나 부모 중 한 명과 함께 공부했다. 긴 시간이 지나갔고 그것은 지는 싸움이었다. 에디의 성적은 급속하게 떨어져 반에서 꼴찌를 앞두고 있었다. 학교도 에디의 어려움에 관심을 가지지 않았다. 교장은 에디의 부모에게 "에디는 최선을 다해 더 열심히 해야 합니다"라고 했다. 10살이 되자 에디의 읽기 장애는 더 심각해졌다. 에디는 매일 눈사태처럼 쏟아지는 새로운 단어들, 길고 복잡한 다음절 단어들과 부딪혀야 했다. 더 이상 단순 암기만으로는 해결할 수가 없었다. 에디의 유일한 장점은 스타 축구선수라는 점이다.

매일 밤 이어지는 에디의 숙제 돕기에 지치고, 점점 어두워지는 에디의 표정을 걱정하던 중에 잭과 아이네즈는 예일 대학교 센터를 찾아오게 되었다. 에디의 평가 결과와 전문화된 읽기 지도의 필요성에 관해 논의한 후, 우리는 학교(공립학교에서의 특수교육, 다른 사립학교, 아니면 읽기나 다른 학습장애를 가진 아이들의 교육에 전문화된 학교) 선택에 관해 얘기를 나누었다. 우리는 각 학교 유형에 따른 득과 실에 관해 얘기를 나누었다.

많은 부모들이 공립학교에는 부족한 점이 많다는 걸 알기 때문에 사립학교를 택하게 된다. 사립학교들은 더 작은 학급과 더 많은 개별화 지도의 잠재적 기회를 제공한다. 기강이 더 확고한 편이고 학생들이 대학에 진학할 확률이 더 높다. 물론 공립학교처럼 사립학교들도 질적으로 다양하다. 최고 수준의 사립학교들은 에디와 같은 아이들에게 건설적인 피난처를 제공할 수 있다. 만약 관리자와 교직원이 하려고만 한다면, 작은 사립학교는 읽기 향상을 위한 효과적인 프로그램의 벽돌(프로그램의 내용)과 시멘트(명시성, 집중성, 지도의 질)를 제공할 수 있다. 또한, 상대적으로 소규모이기 때문에 학생을 잘 파악할 수 있고, 학교 차원의 지원 네트워크를 제공할 수 있으므로 친밀감이 생기게 된다.

많은 아이들이 선택한 사립학교는 지역 사립학교나 기숙학교이다. 읽기 문제를 가진 아동의 경우 이런 학교들은 생각과 달리 자주 재앙이 되고 만다. 대부분의 공립학교와는 대조적으로 사립학교에 있는 아이들은 서로에게 엄격한 경우가 많다는 사실이 발견된다. 그런 학교들은 자신들의 획일성을 자랑스럽게 여기는데, 이 획일성은 종종 커리큘럼과 읽기 지도에서도 적용된다. 이렇게 다양성이 부족한 체제는 대개 읽기 장애를 가진 학생의 필요를 충족시켜 주지 못한다. 특수 프로그램을 위한 혁신과 창조의 기회들은 제한되어 있다.

그러나 난독증을 가진 학생들의 필요를 이해하고 양질의 읽기 프로그램을 갖춘 사립학교도 있다. 자녀를 입학시키기 전에 학교 전체와 각 프로그램의 분위기를 평가하는 것이 당신의 임무이다. 또한, 당신 자녀가 이미 난독증으로 확진되었거나 난독증이 의심되는 경우, 학교에 대해 알아보기 전에 적절한 검사와 평가를 수행해야 한다. 난독증 진단은 문제의 특정한 성격을 정확히 파악하여 자녀에 대해 훨씬 더 깊이 이해하고 올바른 질문을 하고 최상의 학교를 찾을 수 있도록 도와준다.

난독증을 가진 아동의 부모가 아이를 사립학교에 보내는 건 공립학교에서보다 더 많은 관심과 더 좋은 교육을 받을 거라는 믿음을 나타내는 것이다. 그러나 사립학교에 다니면 실제 민감한 쟁점, 즉 내 아이가 이상적인 아이와는 어쨌든 다르다는 사실을 받아들이기를 피하게 될 수 있음을 명심하라. 많은 부모들은 만약 자신의 자녀가 읽기 장애를 가진 아이들을 위한 특화 학교에 다니게 되면 자녀가 사회의 주류에서 멀어져 정회원으로 참여할 수 없을 거라 걱정한다. 사회는 장애를 가진 사람들을 단지 다르게만 보는 것이 아니라, 학습장애를 종종 정신적 느림이나 발달

지체와 혼동하는 경향이 있다.

존슨 부부와 같은 부모들은 마음이 자주 무너진다. 지적인 강점에 비해 부족한 읽기 능력으로 인해 학교와 세상에서 고통받아 온 잭은, 이제 그의 아들이 더 좋은 교육을 받아 더 잘 읽을 수 있게 되기를 원했다. 그는 에디를 집 근처에 있는 읽기 및 기타 학습장애를 가진 아이들을 위한 통학학교에 보내고 싶어 했다. 반면에 아이네즈는 난독증 아이들을 위한 특화 학교에 다니는 에디를 떠올리는 것을 두려워했다. 그녀는 "지금 다니는 학교에 1년만 더 보내 봐요. 우리가 더 열심히 노력하고, 더 좋은 가정교사를 두면 잘 될 거예요" 하며 남편에게 간청했다. 그녀는 그런 학교에 다니는 아이들은 에디만큼 똑똑하지도 착하지도 않을 거라고 걱정했다. 특화 학교에 가는 것은, 에디가 그토록 긍정적인 피드백을 얻고 있는 축구를 포기하는 것을 뜻할지도 모른다. 그녀는 에디가 친구 관계를 유지하고 계속 축구를 하게 해주고 싶었다. 에디는 정말 똑똑하니까 반드시 읽게 될 거라고도 생각했다. 잭은 자신의 경험에 비추어 특화 학교에 가는 것이, 에디가 자신에 대해 더 긍정적인 시선을 갖는 데 도움이 될 거라 믿었다. 아이네즈는 만약 아들이 그런 학교에 가야 한다면, 자존감이 떨어질 거라 믿었다. 스스로를 뭔가 모자란 사람으로 여길 것이라고 믿었다. 아이네즈는 대부분의 특화 학교가 8학년까지밖에 없어서, 에디가 9학년부터는 일반 학교에 다녀야 함을 의미한다는 사실과 특화 학교는 아이에게 강한 학업기술과 높은 자존감을 장착해 준다는 사실을 고려하지 않았다.

존슨 부부는 지역 내 여러 학교들을 방문해서 많은 질문을 했다. 마음이 동요되었다가 다시 주저했다. 그들은 에디에게 최고의 것을 해주기를 간절히 원했다. 마침내 에디의 부모는 자신들의 우선순위를 정했다. 학교는 통학 가능한 거리에 있어야 하고, 학습장애아로만 구성되기보다 통합된 형태이어야 하고, 아들이 학교 간 대항 시합에 참가할 수 있도록 충실한 스포츠 프로그램이 제공되어야 하고, 입증된 읽기 중재를 핵심으로 하는 종합적인 지도프로그램을 이미 시행하고 있거나 적어도 제공할 의지가 있어야 한다.

존슨 부부는 에디의 다른 점보다는 강점들(장애가 없는 또래 그룹과의 사회화와 팀 스포츠에의 적극적 참여)에 중점을 둔 방안을 선택했다. 그들은 일반적인 학생을 우선 대상으로 하지만, 학습장애가 있는 아동 또한 적극적으로 받아들이는 한 학교를 찾았다. 그 학교의 읽기 프로그램은 진지하게 고려된 것이었고, 검증된 중재를 특징짓는 여러 구성요소를 포함하고 있었다. 그러나 그런 부분들만으로는 에디의 읽기가 숙달되는데 필요한 명시성, 연습, 집중도를 충분히 제공해 줄지 확실치 않았다. 우리는 일이 어떻게 진행되어 가는지 지켜보아야 했다. 목표는 에디가 학업 면에서 발전할 뿐 아니라 긍정적인 자아상을 개발하여 그가 학교를 떠날 수 있도록 하는 것이었다.

특화 학교에 대한 생각

모든 학교와 마찬가지로 난독인 남녀학생을 위한 특화 학교는 수업의 질과 학생 조직의 구성이 다양하다. 상당수의 뛰어난 대학생들이 성장기 일부를 난독증 아동을 위한 학교에서 보냈다(대부분의 경우 2~4년). 그러한 학교에 다니는 난독증 학생들이 전통적인 사립학교에 다니는 학생들보다 전반적으로 긍정적인 결과를 얻을 가능성이 더 크다는 것이다. 이런 유형의 학교는 전국에 존재한다(이들의 목록은 pp. 346-347 참조). 나는 이 많은 학교에서 수업을 참관하거나 교사진과 학생들을 만났다. 방문할 때마다 난독증 소년 소녀들이 그런 학교의 혜택을 경험할 수 있기를 바라며 떠난다. 모든 아이가 완전히 성공하는 것은 아니지만, 각각의 아이들은 자신의 존엄성과 능력을 그대로 유지한다.

이 학교들은 각각의 학년마다 모든 아이들이 읽기에 어느 정도의 도움이 필요하므로 매우 특별하다. 이는, 교육적 필요가 학교 교육 프로그램의 부수적이거나 주변적인 것이 아니라 학교 교육 프로그램의 중심 초점이 되도록 한다. 적절한 읽기 지도를 받기 위해 협상하거나 논쟁할 필요가 없다. 학생들은 충분한 강도와 필요기간 동안 매우 효과적인 읽기 교육을 받는다. 교사들은 경험이 풍부하고 동료애를 공유한다. 기대수준은 성공이다. 교사진은 읽기 교육의 새로운 발전을 따라잡도록 권장된다. 지도는 최적화된다. 아이들은 소그룹으로 학습하고, 읽기 및 기타 언어 관련 기술이 하루 중 상당 부분을 차지하고, 수업은 특정 주제 또는 아이의 필요에 따라 조정된다. 각 학생의 읽기 필요와 교과과정은 완전히 통합되어 있다. 읽기는 쓰기와 관련지어 있다. 쓰기는 아동이 국어나 사회에서 배우는 것과 관련이 있다. 과학 교육과정을 쉽게 만들지는 않았지만, 독서 숙제를 내주기 전에 발음이 어려운 단어를 미리 검토한다. 어떤 아이도 지명을 받아 읽을 때 더듬거린다고 해서 학급원들이 웃을까 두려워할 필요가 없다.

비록 많은 부모가 아이네즈 존슨처럼 자녀의 자존감에 나쁜 영향을 줄까 두려워 이런 학교들을 꺼리지만, 내 의견은, 결과가 종종 정반대라는 것이다. 나는 이런 학교의 학생으로서 얻는 가장 중요한 장기적 이점은, 읽기 능력의 향상보다는 아동의 자존감에 주는 긍정적 영향일 거라 생각된다. 자존감의 형성은 이후의 성공에 필수적이다. 주류에 속하는 학교에 다니는 것은 읽기 장애가 있는 소년 소녀들에게 매우 다른 종류의 경험을 하게 한다. 그들은 긴장을 늦출 수 있다. 이제 더 이상 학습 문제를 감추거나 포장할 필요가 없다. 또한, 자기와 비슷한 똑똑한 아이들도 만난다. 이것은 거울을 들여다보고 거울 속 사람을 좋아하게 되는 것과 비슷하다. 학생들은 자주 자신들과 똑같은 경험과 걱정을 가진 다른 아이들을 발견한 후 놀라고 또 흐뭇해한다. 그들은 또한 읽기 장애를 가진 모든 사람들을 좋아할 필요는 없다는 것도 배운다. 다른 모든 이들처럼 이런 아이들도, 다양한 성격과 특성을 가진다. 이런 학생들은 현재 지지받는 환경에 놓여있긴 하지만, 다른 환경에 처할 때 필요할 자기주장의 기술을 배우고 연습하게 될 것이다.

다른 곳에서라면 자주 느꼈을 압박감 없이, 이러한 학교의 아이들은 성장하면서 자기가 누구인지를 발견할 기회를 얻게 된다. 자신들의 약점뿐 아니라 다양한 영역에서의 기술과 강점들에 대한 자기인식을 발전시킨다. 예들 들어, 뉴욕주 화이트 플레인즈시와 뉴욕시에 있는 윈드워드 학교에서는 학생들이 학습장애에 관해 배우면서 학습자로서의 자신의 특성에 대한 통찰력을 키운다. 그런 학교에 입학하는 것은 패배의 상징이라는 시선과는 반대로, 그런 학교에 다니는 것이 학생으로서의 성공으로 가는 첫 발걸음일 수 있다. 사실, 내가 예일 대학교에서 초기에 만난 난독증을 가진 학생인 카일라는 특화 학교에 다녔었다. 예일대 졸업 후 카일라는 그의 오래된 꿈인 영화 대본 작가가 되기 위한 길을 나아가고 있다. 앞서 말했듯이 아이들은 보통 이런 학교에서 2~3년을 보내고 나서 지역 공립학교나 전문화되지 않은 사립학교로 돌아간다. 아이가 꼭 성공적으로 적응하도록 도움을 줄 명시적인 계획들이 수립된다.

한 부모에게서 온 매우 개인적인 편지

셰이위츠 박사님께,

나는 당신이 내 아들의 삶과 내 삶을 얼마나 더 좋게 바꾸었는지 알려 드리기 위해 이 편지를 씁니다.

나는 캘리포니아에서 열린 당신의 강연에 갔었습니다. 그 시점에서 저는 무엇을 해야 할지 고민하고 있었습니다. 난독증인 아들, 레비를 동네 주류 공립학교에 둘까 그를 특화 학교에 보내 그의 읽기를 당장 해결할까?

셰이위츠 박사님은 즉각적인 반응을 보였습니다. "시간은 아들의 가장 소중한 자원입니다. 이것은 당신의 아들에게 최우선 순위입니다." 당신은 말을 덧붙이지 않았고 저는 지금까지도 깊이 감사합니다. 당신의 메시지는 내가 들을 필요가 있는 것이었습니다. 그날 나는 남편과 당신의 의견을 나누었습니다. 고맙게도 당신의 연구 결과와 정직하고 높은 지식에 근거한 명확한 의견이 제 남편도 움직였습니다. 인생은 예상치 못한 도전을 제시합니다. 우리와 우리 아들이 당신의 전문성과 조언을 가장 필요로 했던 시기에 당신이 분명하게 올바른 방향으로 우리를 인도해 주셔서 감사합니다.

우리 아들은 1학년부터 4학년까지 특화 학교에 다니면서, 매일 단어를 분절해서 읽는 법을 배우고 이 단어들을 연결된 글에서 읽는 연습을 했습니다. 그는 매일, 이 시련 앞에 혼자가 아니며, 의미 있고 집중적이며 빈번한 연습으로 극복할 수 있는 시련이라는 것을 알게 되었습니다. 그는 읽기 능력뿐만 아니라 인내심도 배웠습니다. 그 어린 나이에도 그는 깊이 파고들었고 결코, 포기하지 않았습니다. 왜냐하면, 당신 덕분에 그는 자신의 학습 요구를 이해하고 행동을 취해주는 성인이 주변에 있었기 때문입니다. 그는 열심히 노력하는 것의 가치, 자신의 모든 것을 배움에 바치는 일의 본질적인 만족감을 배웠습니다.

4년 동안 단계별로 명시적인 읽기 교육을 받은 레비는 5학년 때 공립학교로 성공적으로 돌아왔습니다. 그해 가을, 그의 여동생은 1학년을 시작했습니다. 우리 딸은 전형적인 학습자였기 때문에, 주류 1학년 교육과정은 쉽고 편안했습니다. 그녀와 많은 반 친구들이 1학년 때 할 수 있는 일을 보고, 나는 전형적인 1학년 교실이 우리 아들에게 통째로 악몽과 다름없을 거라는 점을 깨달았습니다. 그는 읽기를 잘하는 많은 아이들에게 둘러싸여 실패한 것처럼 느끼면서 그 과정에서 높은 감정적 대가를 치렀을 것입니다. 당신의 충실한 조언 덕분에 레비는 실패한 적이 없다고 생각합니다. 대신 그는 자신이 배우는 데 필요한 것을 배우는 소중한 시간을 얻어 교실과 인생에서 발전할 수 있었습니다.

레비가 난독증을 극복하는 과정에 빠른 해결책은 없었습니다. 레비는 5학년부터 9학년까지 계속 일주일에 두 번 개인 교사가 방문했으며, 그 모든 과정에서 그는 수많은 시간을 투자해야 했습니다. 이 모든 것을 통해, 레비는 110% 밑으로 노력한 적이 없습니다. 그는 나에게 자랑스러움 이상이며, 다시 한번 당신에게 너무 정말 감사합니다.

몇 달 전, 제 휴대폰이 울렸는데 제 아들 레비였습니다. "엄마, 방금 SAT 점수가 나왔어요. 수학 650점, 작문 750점, 읽기는 780점을 받았어요." 그 순간 강렬하고 압도적인 감정은 이루 말로 표현할 수 없습니다. 나는 울기 시작했습니다. 나는 아이가 너무 자랑스러웠고 아이 덕분에 너무 행복했습니다. 우리는 당신이 상상하는 것 이상으로 감사합니다!

안녕히 지내십시오.
감사하는 엄마가.

요약: 각 학교별 선택과 관련된 장점 및 단점

공립학교. 공립학교들은 아동이 다양한 출신의 아이들과 어울리고 지역 내 활동들에 참여할 수 있게 해준다. 가까워서 편리하고 무료이다. 단점은 공립학교에서 진행 중인 대부분의 특수 읽기 교육 프로그램이 다른 학생과의 격차를 줄여준다는 증거가 전혀 없다(앞서 지적한 바와 같이, 이는 입증된 읽기 프로그램을 사용하는 학교들에 재정적 지원을 제공하는 새로운 '읽기 우선' 규정의 시행으로 인해 변화하고 있을 수도 있다). 만약 당신의 지역에 있는 학교가 검증된 중재를 기꺼이 제공하려 하고(미셸의 프로그램을 지침 삼아, 20장 참고), 당신 자녀의 읽기 교육 필요를 나머지 교과목과 연계시키고, 정기적으로 자녀의 읽기 발달과정을 관찰 기록하려고 한다면, 충분히 시도해 볼 만한 가치가 있다. 학교 제도와 교육자들이 검증된 중재들에 대해 잘 알게 된다면, 학교들은 새로 개발된 더욱 효과적인 읽기 프로그램들을 잘 받아들이려 할 것이다. 시도해보고 싶다면 6개월이나 한 학기 정도가 적당하다. 그 정도의 기간이라면 생겨날 긍정적 결과들을 확인할 만큼 충분히 길고, 자녀에게 영구적인 피해를 줄 정도로 길진 않다. 무엇보다도, 지금까지의 결과가 걱정스럽다면, 더 이상 기다리지 마라. 만약 당신이 여유가 있거나, 자녀가 허우적거리고 있다면, 다른 학교를 고려해 보라.

사립학교. 만약 당신이 자녀를 사립학교에 보내기로 마음먹었다면, 읽기 문제를 가진 아이들에 대한 그 학교의 태도를 알아보는 것이 중요하다. 학교가 난독증을 가진 아이들의 요구들을 어떻게 다루는지 분명하게 물어보라. 사립학교들은 일반적으로 그런 아이들을 위한 전문화된 읽기 프로그램을 제공하려 하지 않는다. 사립학교들은 학생 이해도와 접근성, 편의제공 면에서 다양하다. 관심과 재능이 있는 학생들에게 심화 된 과학이나 컴퓨터 교육과정을 제공할 것이다. 과외 활동이나 사교적 활동들이 주요 장점이다.

난독증 아동을 위한 특화 학교. 만약 아이가 난독증을 가졌고 부모에게 여유가 있다면, 특화 학교를 진지하게 고려해 보아야 한다. 특화 학교는 아이를 세심하게 돌보며 가족을 지원하는 장학금 및 재정 지원 패키지를 제공하기 위해 늘 최선을 다한다.

실제, 이런 학교들은 난독증이 덜 심한 아이들도 고려해 보아야 한다. 이런 아이들은 종종 특화 학교가 제공하는 읽기기술의 강화, 자존감 형성으로부터 혜택을 볼 수 있음에도 불구하고, 관심받지 못하고 도움받지 못한 채 고생한다. 다음은 추천할 만한 이런 유형의 학교들의 목록이다.

AIM Academy	Conshohocken, Pennsylvania
Assets School	Honolulu, Hawaii
Atlanta Speech School	Atlanta, Georgia
Benchmark School	Media, Pennsylvania
Brehm Preparatory	East Carbondale, Illinois
Carroll School	Lincoln, Massachusetts
Charles Armstrong School	Belmont, California
Churchill School	New York, New York
Churchill School	St. Louis, Missouri
Cove School	Northbrook, Illinois
Delaware Valley Friends School	Paoli, Pennsylvania
DePaul School	Louisville, Kentucky
Eagle Hill School	Greenwich, Connecticut
Eagle Hill–Southport	Southport, Connecticut
Forman School	Litchfield, Connecticut
Gow School	South Wales, New York
Greenwood School	Putney, Vermont
Hamilton School at Wheeler	Providence, Rhode Island
Hamlin Robinson School	Seattle, Washington
Jemicy School	Owings, Maryland
Kildonan School	Amenia, New York
Lab School	Washington, DC

Landmark School	Prides Crossing, Massachusetts
Louisiana Key Academy	Baton Rouge, Louisiana
Marburn Academy	New Albany, Ohio
NewBridge School	Poway, California
Newgrange School	Hamilton, New Jersey
Oakwood School	Annandale, Virginia
Park Century School	Culver City, California
Prentice School	Santa Ana, California
Schenck School	Atlanta, Georgia
Shefta School	New York, New York
Trident Academy	Mount Pleasant, South Carolina
Vanguard School	Lake Wales, Florida
Villa Maria School	Stamford, Connecticut
Westmark School	Encino, California
Windward School	White Plains, New York
Windward School	New York, New York
The Winston School	Short Hills, New Jersey

24장

최고의 특화 학교 중 몇몇을 자세히 살펴보기

나는 학생들의 경험뿐만 아니라 이들 학교의 성공을 이끄는 사람과 운영 원칙이라는 측면에서, 최고의 전문학교에서 일어나는 일에 대해 직접 느끼고 싶다. 이러한 학교는 난독증 아동을 위한 프로그램과 기타 혜택을 제공하는데, 많은 부모와 교육자가 이를 잘 모른다.

윈드워드 학교, 교장 존 럿셀

저는 뉴욕주 교육지원위원회Board of Cooperative Educational Services(BOCES)에서 난독증에 대해 이야기하기 위해 교육감 그룹을 만나도록 초대받았을 때, 존 러셀John Russell을 처음 만났다. 나는 이 교육 지도자들에게 내가 최근에 참여한 국립 읽기교육위원회에 대해 들어 본 적이 있는지 물었다. 12명 정도의 교육감 중 존 러셀만이 손을 들었다. 그는 늘, 사람들보다 한발 앞서 있었다.

교육감으로 재직하는 동안 러셀은 예기치 않게 윈드워드 학교에서 교장직을 맡게 되었다. 그는 고등학교 수학 및 과학 교사로 시작하여, 중학교에서도 가르쳤고, 초등학교 교장을 역임했으며 교육과정 연수 교육을 맡은 부교육감이 되었으며, 마지막으로 교육감으로 재직했다. 교육에 대한 그의 방대한 경험은 러셀이, 자신이 관찰했던 몇 가지에 대해 호기심을 갖게 했다.

> 제가 교육감이었을 때에도 계속해서 특수교육 책임자에게 물었습니다. "우리는 아이들을 계속 선별합니다. 그런데 왜 아이들은 프로그램을 끝내고 떠나지 않습니까? 아이들이 주류로 돌아갈 수 없다면 프로그램의 이점은 무엇입니까?"

러셀이 윈드워드에 부임했을 때 세 가지 주요 목표를 세웠다.

1. *우리 학생들이 똑똑하다는 점을 강조합니다.* 학교의 임무를 다하기 위해, 부모를 위해 그리고 어느 정도는 일반 대중에게 우리 아이들이 영리하다는 점을 확실히 하는 데 전념합니다. 많은 사람들은 우리 아이들이 실제로 할 수 있는데도, 그렇게 많은 일을 하기에는 인지가 부족할 거라는 잘못된 생각을 계속 품고 있습니다. 그거야말로 제가 정말로 신경을 써야 하는 일 중 하나란 점을 깨달았으며, 저는 그 전투를 계속하고 있습니다. 우리의 사명 선언문의 일부는 우리의 전문지식을 더 큰 공동체와 공유하는 것입니다. 우리는 아이들이 여기를 떠날 때 주류 환경에 들어갈 수 있도록 사립학교와 공립학교가 우리 아이들에 대해 가진 선입견을 고쳐주고 싶습니다. 그래서 저에게, 첫 번째 일은 우리 학생들이 할 수 있는 일에 대한 중요한 기대치를 설정하는 것이었습니다. 학생들에게 최적의 서비스를 제공하기 위해, 학교도 우리가 받아들일 학생들에 대해 특별히 맞추려 합니다. 우리는 우리 프로그램, 우리가 제공하는 교육과정 및 사용하는 교육 프로그램에 반응할 학생들의 프로필을 알고 있습니다. *우리는 그 프로필에 맞지 않는 학생을 절대적으로 받아주지 않습니다.* 우리의 큰 강점 중 하나는 우리가 도우려는 아이들이 누구인지 정확히 아는 것입니다. 모든 장애를 가진 학생들을 도우려고 하는 것이 아니라, 난독증을 가진 아이들에게만 실제 집중합니다.
2. ***모든 윈드워드 교사는 가르칠 준비가 필요합니다.*** 먼저 *전문성 개발*, 즉 그들이 알 필요가 있는 것들을 가르칩니다. 다음은 교사가 교실로 가서 무엇을 어떻게 적용하는지 배우는 것의 *실행*이 필요합니다. 이를 위해 실제로 수업에 대한 부담 없이 1년, 때로는 2년 동안, 우리에게 올 교사들에게 그것을 연습할 기회를 줍니다. 마지막으로, 교사가 배운 내용을 어떻게 구현하고 있는지에 대한 피드백을 제공하는 *평가 및 감독*이 필요합니다. 여기서는 아무도 첫해부터 가르치지 않습니다.

윈드워드에서 일어나는 *모든 일은 의도적이다.* 이것은 러셀에 의해 공식화되었으며 윈드워드가 성공한 주된 이유 중 하나라고 생각한다. 예를 들어, 멘토링 프로그램에는 멘토가 맡은 특정 책임에 따른 공식적인 기대치가 포함된다. "우리는 멘토-멘티 관계에서 기대하는 것을 정말로 성문화했으며, 이를 기반으로 구축했습니다"라고 그는 말했다.

3. *데이터 및 데이터 분석에, 보다 철저하게 의존합니다.* 이를 이루기 위해 러셀은 학교가 표준화된 데이터를 집계하고 수집해야 한다고 주장한다.

> 더 나아가 데이터를 수집하여 부모님께 말할 수 있도록 하고 싶었습니다. 그거 아십니까? 재임 기간 동안 떠난 1,539명의 아이들에 대해 데이터를 수집하고 분석한 결과, 98%가 표준화된 검사상 평균이나 평균 이상의 독해력을 가지고 있습니다. 소위 정규교육을 받는 학생 집단을 기준으로 만든 표준에서 그렇습니다. 표준화된 데이터는 매년 분석됩니다. 교사 교육과 교사 평가는 지속해서 철저하게 검토됩니다.

러셀의 MBA는 그에게 우위를 제공했다.

> MBA 과정에서 깨달은 것 중 하나는, 거의 모든 혁신적인 기업이 연구 개발에 상당한 돈을 투자한다는 것입니다. 하지만 실제로 직접 그렇게 하는 학교는 없었습니다. 그래서 여기에 연구원이라는 교사 직책을 만들었습니다. 이것이 연구를 최신 상태로 유지하려는 우리의 투자입니다. 우리는 정말 연구에 집중했습니다. 우리가 증거기반 관행을 사용한다고 말할 때, 우리는 실제로 그것을 의미하며 입증할 수 있습니다.
>
> 학교 안에서만 하는 농담이 있습니다. *윈드워드에 들어가려면 입학시험에 실패해야 하고, 정말 잘하기 시작하면 떠나야 한다.* 우리만큼 양심적으로 그렇게 하는 다른 학교는 없습니다. 평균적으로 아이들은 약 4년 반 동안 머무릅니다.

언제 그들이 떠날 준비가 되나요? 나는 물었다.

> 그들이 우리가 가르친 모든 기술을 내면화했을 때입니다. 우리가 매우 세심한 주의를 기울이는 것 중 하나는 아이들에게 자기주장 기술을 가르치는 것입니다. 우리가 아이가 읽고 쓸 수 있다고 말할 때는 적어도 학년 수준의 능력에 근접했다는 의미입니다. 그때 아이들은 자기 모니터링과 자기절제를 할 수 있어야 합니다. 우리는 우리가 제공하는 구조 때문에 유명합니다. 그 외부 구조는 이 아이들이 아직 개발하지 않은 자기절제 능력의 대리자입니다.

나는 우리가 기술이라고 부르는 모든 것이 만약 기술이라면 가르칠 수 있다고 믿습니다. 가르칠 수 있으면 배울 수 있고, 배울 수 있으면 내면화할 수 있습니다. 학업기술, 자기주장 및 자기절제 기술을 갖추면 아이들이 떠날 준비가 된 것입니다.

윈드워드 프로그램에서 의도적인 또 다른 부분이 있습니다. 아이들이 8학년 졸업할 때쯤이면, 상당한 길이의 주석이 달린 4개의 연구 논문을 작성하게 합니다. 우리는 논문을 정해주지 않습니다. 우리는 그들에게 그것을 가르칩니다. 그것을 가르치는 과정에서 그들이 얻는 것 중 하나는 플래너입니다. 그들은 교사의 도움을 받아 첫 번째 논문을 계획하고, 두 번째 논문에서는 스스로 계획합니다. 그들은 8주 안에 논문을 작성하기 위해 도달해야 하는 지점을 달력에 표시합니다. 우리는 거기로부터 거꾸로 일합니다. 우리는 그것들에 관해 매우 구체적으로 설명합니다. 우리는 그들에게 노트 필기와 같이 종종 배우지 않는 간단한 일을 가르칩니다. 예를 들어, 학생들은 글에서 주제단어와 문장을 추출하여 주제단어와 구문을 표절하거나 베껴 쓰는 대신, 자신만의 문장을 작성하는 방법을 배웁니다.

또 다른 예로, 아이들은 숙제 노트를 작성할 책임이 있습니다. 그것은 드문 일이 아닙니다. 전 세계의 모든 학교가 그렇습니다. 그러나 우리는 하루가 끝날 때쯤, *초점*focus이라는 시간을 가집니다. 모든 중학교 아이들의 하루의 마지막 15분 동안, 교사와 숙제 목록을 검토하는 초점 교실로 돌아갑니다. 학생이 자신의 숙제가 무엇인지 이해하는가? 그에게 숙제하는 데 필요한 책이 있는가? 숙제 중, 그가 해낼 준비가 되지 않았다고 느끼는 부분이 있는가? 이런 경우, 담임교사는 숙제 시작을 돕거나 숙제를 내준 선생님에게 학생을 돌려보내 확인 질문을 하게 할 수 있습니다. 네, 우리는 우리가 하는 모든 일에 대해 의도적입니다. 우리는 그냥 들어가서 즉흥적으로 하지 않습니다.

아이들이 읽기 교육을 받을 때, 다양한 크기의 그룹에 속해 있습니다. 평균 크기는 10명입니다. 일반적으로 교실에는 두 명의 성인이 있습니다. 하나는 담임교사이고 다른 하나는 보조교사입니다. 우리는 기술 기반 교육을 위해 그룹을 균일화합니다. 읽기는 언어기술이며 우리는 매일 3번의 언어기술 시간이 있습니다. 우리는 저학년 때 해독을 위해 읽기를 하고 연결된 글을 읽고 그다음 교육과 글쓰기를 합니다. 그것은 3교시가 필요합니다. 약 2시간입니다.

러셀은 아이들이 일대일 교육을 받아야 한다고 믿지 않는다.

일대일 교육은 제공하지 않습니다. 윈드워드에 들어가려면, 평가를 통해 아동이 평균 이상 지능과 난독증을 가지고 있음을 명확하게 알아내는 진단을 받아야 합니다. 이것이 첫 번째 관문입니다. 이제 아이가 후보군에 있습니다. 그다음 아이를 들어오게 해서 우리가 해독 기술을 평가하는 동안 반나절씩 이틀 동안 실제 수업에 참석하게 합니다.

아이를 위한 그룹이 있어야 합니다. 우리는 일반적 그룹을 가지고 있는데, 어떤 아이들은 평균치를 많이 벗어나 있고, 그들을 위한 그룹은 없습니다. 우리에게 그룹이 있다면 아이가 들어올 수 있습니다. 그룹은 기술 기반 그룹이고 유동적입니다. 기술 기반 수업을 위한 균일화된 그룹이 절대적으로 필요하다고 생각합니다. 여기에서 아이들은, 이 그룹에서 저 그룹으로 이동합니다. 그룹은 유동적이며 우리는 아이들을 옮깁니다. 이렇게 하루하루가 지나고 아이들이 6학년 때든 4학년 때든 8학년 때든 여기를 떠날 즈음, 그들 중 98%는 평균 이상 범위의 독해력을 가진 채 읽고 있으며, 어휘력에서 96% 정도로 비슷합니다.

윈드워드 교사 연수원Teacher Training Institute은 프로그램을 향상시킵니다. 그것은 우리 자체 교사를 훈련 시키기 위해 처음 세워졌습니다. 우리는 모두가 우리의 더 큰 사명을 이해하기를 원하므로 우리의 전문지식을 더 광범위한 교육 공동체와 공유하고 싶습니다. 작년에 우리는 교사진에게 11,000시간의 전문성 연수를 제공했고, 1,500명의 교사가 교사 연수원을 통과했습니다.

모두가 수강해야 하는 세 가지 핵심과정이 있습니다. 읽기에 관한 직접 교육이 있습니다. 글쓰기에 관한 직접 교육이 있고 언어와 문해라 불리는 언어치료사가 가르치는 언어 강좌가 있습니다. 적어도 이 세 가지 코스는 꼭 들어야 합니다. 그런 다음, 직접 지도 및 수학에 관한 과정을 제공합니다. 여기에서 가르치는 모든 교사는 최소 5년에 한 번씩 해당 과정을 재수강해야 합니다. 우리의 교사 훈련은 끝나지 않습니다.

윈드워드 프로그램이 뛰어난 구성요소를 가지고 있지만, 물론 결과도 중요합니다. 무엇보다 중요합니다. 학생들은 윈드워드를 시작하기 전에 읽기와 수학에서 표준화된 평가를 받습니다. 소위 정상 인구와 비교되는 기준을 얻습니다. 그런 다음 그들은 매년 말에 평가를 받고, 이번 결과를 이전 결과와 비교합니다. 여기서 저는 그 수치를 얻었습니다. 98%의 해당 학년 평균 또는 이상의 독해력과 96%의 어휘력이 평균 혹은 그 이상 수치입니다.

그것은 하나의 척도일 뿐입니다. 만약 당신이 그런 데이터를 저에게 보여준다면 저는 의심부터 하는 편입니다. "*음, 괜찮네요. 하지만 이것은 즉각적인 효과일 뿐이지요. 이게 지속해서 효과적일까요?*"라고 말할 것입니다. 지난 10년 동안 우리는 아이들이 윈드워드를 떠난 후 다니는 학교에 대해 조사했으며, 최소 2년간 그렇게 합니다. 우리는 그 학교들의 관리자와 지도교수들에게 물었습니다. *우리 아이들은 학년 수준의 동료들과 비교하여 학업 면에서 어떻습니까?* 거기서도 98%가 주류 환경에 있었습니다. 우리가 마지막으로 *우리 아이들이 어떻게 하고 있습니까?*라고 질문했을 때, 우리 아이 중 97%는 학업 면에서 학년 수준 또는 이상이었습니다.

또 "*사회-정서적 적응 측면에서 어떻습니까?*"와 같은 질문도 했습니다. 다시 말하지만, 우리는 거기서도 훌륭한 결과를 얻었습니다. 우리는 그들이 과외활동에 참여하는지와 자기들이 받은 것을 다시 학교에 다시 돌려주는지에 대해 물었습니다. 거기서도 멋지게 참여하고 있더군요.

우리가 하는 마지막 일은 우리 아이들이 다녔던 고등학교 이후의 학교를 추적하는 것입니다. 그들이 다닌 사립 및 공립학교 목록은 지난 12년 동안 계속해서 늘어났습니다. 과거에는 학습장애(가장 일반적으로 난독증)를 가진 아이를 받지 않았을 학교가, 점점 우리 아이들을 받고 있습니다. 우리 학생 중 한 명이, 처음으로 들어가 보는 학교에 갈 때마다 그들은 그들 다음에 올 다른 아이들을 위한 홍보대사 역할을 합니다. 그리고 우리 아이들은 믿을 수 없을 정도로 잘하고 있습니다. 졸업생들은 가장 힘든 일을 해냈으며, 우리 학생들의 능력에 대한 잘못된 편견을 바꿈으로써 최고의 결과를 얻는 사람들입니다.

예일, 펜실베이니아, 브라운 대학을 포함하여 이 나라의 모든 일류 대학에 우리 아이들이 있습니다. 작년 졸업식에서 연설했던 아이는 하버드에서 3학년 수석이었고, 얼마 전 하버드를 졸업했습니다. 그렇게 우리 아이들은 갈 수 있는 모든 학교에 들어갑니다.

러셀은 조기 선별을 열정적으로 옹호한다.

강제적인 조기 선별이 제 조언입니다. 일찍, 일찍, 일찍. 제가 부모님들께 말씀드리고 싶은 것은 조기 발견, 조기 선별이 더 긴 과정의 첫 단계입니다. 첫걸음을 떼지 않고 오래 기다릴수록 언덕을 더 가파르게 올라가서 힘들게 넘어야 합니다. 일찍 발견했던 아이들은 대부분의 경우(모두는 아니지만), 상처받지 않았습니다. 학습 지도야 나이든 아이들에게도 효과적일 수 있겠지만, 차이점은 아이들의 자존감에 발생합니다. 일찍 진단된 아이들은, 의도는 선하지만 제대로 알지 못하는 사람들에게 더 열심히 노력하라고 말하는 학대를 받지 않았습니다. 아이가 예술에 능하거나 수학에 능숙하다면 확실히 읽을 수 있습니다. 더 열심히 노력하십시오. 그게 내 충고입니다. 조기, 조기, 조기 선별.

파크 센츄리 학교, 교장 주디스 풀러

캘리포니아주 컬버 시에 있는 파크 센츄리 학교(PCS)는 2학년에서 8학년 사이의 난독증 학생들에게는 높이 평가되는 학교이다. 내가 이 학교에 대해 제대로 알게 된 이유는 거기 학생이었던 난독증 아동 나탈리와 피터의 부모들과 상담 덕분이다. 나는 두 자녀가 PCS에 등록하기 전부터 알고 있었기 때문에, 두 학교에서의 그들의 능력과 PCS 등록으로 이어진 잦은 실망과 좌절을 포함하여 두 학교에서의 경험을 비교할 수 있었다. 본심을 공개한다. 나는 이제 PCS를 전적으로 믿는다.

이사회 회의 전에 학교에서 시간을 보내기 위해 PCS를 최근에 방문했을 때, 우연히도 피터의 진행 상황을 검토하는 교사-부모 회의가 동시에 열렸기 때문에, 거기에 참여하도록 초대받았다. 피터의 어머니 다이아나는 몇 년 전에 아들의 읽기 능력 부족에 대해 나에게 연락했다. "나는 그가 똑똑하다는 것을 알고 있지만, 읽기는 또 다른 얘기에요." 그녀는 앞서 말한 모든 이유로 피터를 특수학교에 보내기를 주저했다. 그의 병력과 현재 평가를 검토한 결과, PCS에 입학하는 것이 유익할 것으로 생각했다. 다이아나는 많이 주저하면서 동의했지만, 이제 걱정할 필요가 없다. 3년 후, 피터는 읽기, 자신감, 성숙함 등 모든 면에서 아주 많이 성장했다. 걱정하던 어머니는 아들의 성과에 자부심을 느끼며 기뻐하는 부모가 되었다. 내가 PCS를 방문하는 것을 좋아하는 이유 중 하나는 분위기이다. 수업을 관찰하고, 학생들이 상호작용하는 것을 보고, 교사와 학생들이 함께 노력하는 것을 관찰하면서, 학교 분위기가 난독증 학생에게 긍정적인 것에 깊은 인상을 받았다. 이 회의에서 나는, 분위기가 어떻게 그러한 차이를 만드는지 볼 수 있었다.

종종 발생하듯이, 특별한 교사가 모든 차이를 만든다. 피터의 특수 읽기 교사인 크리스는 피터를 깊게 파악하였고, 그가 관심을 가질만한 책을 찾고 그에게 읽을 동기를 부여하기 위해 큰 노력을 기울였다. 하나의 특정 읽기 프로그램에 국소적인 것이 아니라 그녀는 피터의 필요를 충족시켜 주는 특정한 접근법이 가능하게 해주는 읽기 지도 기술 도구상자를 가지고 있었다. 그녀는 모든 읽기 강사가 그랬으면 하고 바라는 사람, 즉 진실하고 신뢰할 수 있는 진단가였다. 크리스는 고군분투하는 읽는 이로서가 아니라 전체로서 피터를 바라보았다. 그녀의 목표는 읽기를 피터에게 가져다줄 뿐 아니라 피터를 읽기로 가져가는 것, 즉 읽기에 대한 열정을 키우고 결국, 읽기에 대한 사랑을 키워주는 것이었다.

피터는 원탁의 기사에 대한 이야기에 매료되었기 때문에, 크리스는 특별 프로젝트를 위해 이 주제에 집중했다. 이러한 관심사 충족은 피터가 수학을 포함한 다른 과목에서도 동기를 부여하는 데 도움이 되었다. 놀랍게도 한 친구가 제일 좋아하는 과목이 뭔지 물었을 때, 피터의 대답은 "읽기, 나는 읽는 것을 좋아해"였다. "난독증을 가진 아들한테 이 일을 상상할 수나 있을까요?" 그의 어머니가 말했다. "오, 우리는 정말 먼 길을 왔습니다. 이제 나는 그가 진짜 미래를 가지게 되었음을 알고 있으며, 그건 그에게 대단한 일입니다." 피터는 현재 공립 고등학교에 다니고 있으며, 학업 면에서나 사회성 면에서나 매우 잘하고 있다.

PCS는 난독증 학생마다 필요한 맞춤 교육을 받을 수 있도록 진정성을 가지고 지속해서 전진한다. 교장으로 부임한 주디스 풀러Judith Fuller는 학교에서 난독증 학생들이 긍정적으로 변화하도록 동정심, 지식, 헌신을 가진 사람이다. 그녀의 경력에는 로스앤젤레스 공립학교의 유치원 교사가 포함되어 있다. 그녀는 또한 UCLA에서 읽기 석사 학위를 취득하는 과정을 밟는 동시에 학생들을 평가하고 교사들이 필요한 읽기 중재를 사용하는 방법을 가르쳤다.

풀러는 PCS에서 26년 동안 다양한 직책을 맡았으므로 여러 측면에서 발생할 수 있는 모든 문제를 해결할 수 있다. 그녀는 5학년 교사로 시작하여 가장 어린 PCS 학생들(2학년)을 가르쳤다. 그녀가 교장의 역할을 맡기 전에는 읽기 교사와 입학 담당 이사를 맡았었다. PCS로 전근과 동시에, 그녀의 어린 아들이 1학년 때 난독증이라는 사실을 알게 되었다. 다음은 내 질문에 대한 그녀의 대답이다. "난독증 아동의 어머니로서의 경험이 교육자로서 하는 일에 어떤 영향을 미쳤습니까?"

> 부모들로부터 들은 얘기 중 내가 실제 겪지 않은 얘기가 없기 때문에, 매일매일 배우는 게 정말 많습니다. 난독증 아이를 키우면서 겪는 고통을 겪지 않았던 사람이라면 보살핌이 뭔지 정도는 알겠지만, 걱정과 슬픔은 이해하지 못한다고 생각합니다. 왜냐하면, 부모가 상황을 파악하고 아이를 지원해야 하는데도 슬퍼만 하고 있었고, 학교에서 필요한 기술을 제대로 갖추지 못한 아이를 매일 전쟁터로 보내고 있었기 때문입니다. 제게 엄청난 불안과 슬픔만 보였습니다. 부모들은 그들의 여정에서 다양한 지점, 순간마다 그 감정을 수습할 필요가 있었습니다. 그리고 나는 우리 학교 부모님들에게서 그것을 느낄 수 있었습니다. 나는 내 경험을 공유하고 그들을 안심시킬 메시지를 주고 그다음에는 듣고자 노력합니다. 들어줄 필요가 있습니다.

나는 "사람들이 난독증에 대해 가장 오해하는 것이 무엇이라고 생각합니까?"라고 물었다. 풀러는 대답하면서 분노에 찬 한숨을 내 쉬었다.

빠른 해결 방법이 있습니다. 읽을 수 있게 가르치면 됩니다. 이를 위해 진정으로 훨씬 더 많은 것이 필요합니다. 읽을 수 있게 되더라도 동료들만큼 빨리 읽지 못하며 추가시간이 필요합니다. 그들은 놀라운 아이디어를 가지고 있고, 멋진 이야기를 만들 수 있을지 모르지만, 나중에 많이 좋아졌을 때조차 세부 사항과 단어 인출 어려움이 종종 남아있습니다. 그래서 그들에게 읽기를 가르칠 수는 있겠지만, 여전히 다른 문제가 남아있고, 따라서 보상 전략을 알아야 합니다. 그것은 아이에게 읽기를 가르치는 것보다 훨씬 더 복잡합니다.

저는 학교가 일찍 선별하지는 않아 놓고, 매일 고통을 겪고 있는 이 어린아이들이 '시간의 선물'을 받고 있다고 부모들에게 말할 때 너무 화가 났습니다. 이런 교육자들은 저학년 때 학교가 읽기를 배우는 곳이고, 읽기는 아이들이 가장 어렵게 생각하는 것이라는 사실을 잊은 것 같습니다. 게다가 이 학생들은 적절한 교육을 받지 못하고 있습니다. 그리고 그들의 강점 영역, 즉 내용 영역은 그들의 자존감이 더 이상 학습할 수 없다고 느끼는 타격을 받은 후인 고학년 때나 나옵니다. 그래서 저에게는 조기 선별, 조기 개입이 성공의 열쇠이며 위험에 처한 모든 세대의 아이에게 전환점이 되는 열쇠입니다. 저의 목표는 아이들을 더 일찍 데려와서 저학년 아이들을 돌보는 것입니다. 왜냐하면, 아이들이 뒤떨어지기 전에 잡아주면 성공할 것이기 때문입니다. 하지만 많은 학교가 그렇듯이 4학년과 5학년이 되어 학습 문제 외에 극복해야 할 감정적 어려움이 너무 많을 때까지 기다리면, 큰 문제가 됩니다. 따라서 나의 읽기 교육 목표와 사회-정서적 교육 목표가 함께 가는 이유를 이해할 수 있을 겁니다. 자기가 다른 사람보다 못한다거나 멍청하다고 느낀다면 배울 수 없기 때문에, 두 가지 모두 갖추어야 합니다. 불행히도 대부분의 아이들은 3학년, 4학년, 5학년, 6학년 때 우리에게 옵니다. 그래서 우리는 그들이 아직 학습할 수 없기 때문에, 개입을 시작하기 전에 그들의 감정을 지원하고 그들의 불안을 줄이기 위해 노력해야 합니다.

우리는 수업을 늘리기 전에 학교의 첫 달을, 불안 줄이기에 바칩니다. 불안감 감소와 신뢰 구축에만 전념하는 기간이 있습니다. 그런 다음 교육을 시작합니다. 그리고 우리가 교육할 때, 우리는 모든 아이들이 다르고, 배우고 발전할 수 있는 능력이 다르고, 작은 나선처럼 자란다는 점을 인정합니다. 그들은 한 영역에서 폭발하듯 발전한 다음 다시 퇴보하므로, 다른 영역을 지원해야 합니다. 로켓 과학이 아닙니다.

아이들에게 PCS의 가장 큰 차이점이고, 무엇이 아이들이 자신감을 갖도록 도와줄까요? 몇 가지가 있습니다. 하나는 그들이 똑똑하지만 어떻게 다르게 배우는지에 대해 서로 이야기하기 시작할 때입니다. 또한, 외롭지 않고, 다르지 않다고 느끼며, 자기 주장하기를 배우고, 그들이 숙달하고 성취감을 느낄 수 있는 수준에서 노력하는 것입니다.

> PCS는 학습 기회를 극대화하도록 구성되었습니다. 예를 들어, 수업은 소규모입니다. 전체 그룹 수업에는 담당 교사 및 보조교사와 함께 12~13명의 학생이 있습니다. 읽기와 수학을 위한 수업 그룹은 다양하지만, 종종 1대3 또는 심지어 1대1입니다.

풀러와 이야기하면서, 나는 몇 년 전에 PCS의 8학년 교실을 방문했고 학생들이 두뇌에 관한 비디오를 만드는 것에 대해 매우 감명을 받았다. 그 과정이 여전히 진행되고 있는지 궁금했다.

> 우리는 8학년 학생들에게 뇌와 뇌가 어떻게 작동하는지와 자신의 뇌가 어떻게 작동하는지 연구하게 하고, 학습방법, 강점, 약점, 필요한 편의제공에 대한 비디오를 만들도록 했습니다. 그런 다음 양의 뇌를 해부하도록 했습니다. 그런 다음 자신의 학습방법에 대한 신경 심리 보고서를 작성하는데, 이는 학생들이 자신을 이해하고 관리하고 성공하기 위해 해야 할 일을 이해하는 데 정말 도움이 됩니다.
>
> 아무리 오래 아이들을 봐도, 처음에는 학생이 들어와서는 무서워하면서 마음의 문을 닫고 불안해하지만, 나중에는 사람들 앞에서 서서 "난 난독증이 있고 ADHD가 있으며, 시간이 더 필요하고 앞자리에 앉으면 괜찮을 것입니다"라고 말하는 걸 볼 수 있습니다. 네. 부끄러워하지 않고 그렇게 할 수 있다는 것은 너무나 놀라운 일입니다. 그게 대단한 것입니다.

PCS는 학생들에게 균형 잡힌 경험을 제공하기 위해 열심히 노력한다. 예를 들어, 5학년부터 학생들은 학습장애가 없는 건강한 학생 리그에 뛰는 축구, 농구, 배구, 깃발 축구 등 스포츠팀에 합류할 수 있다. 학교는 친절, 존경, 공감 및 탄력성을 포함하는 인성 교육으로 여겨지는 엄격한 월간 공동체 서비스인 팬서 팩Panther Packs을 제공한다. 여기에서 품성 중 하나를 선택하고 이야기한 다음, 다른 사람을 돕는 서비스를 선택한다. 예를 들어, 학교는 최근 캘리포니아에서 많은 사람들이 겪은 광범위한 화재의 피해자를 지원하기 위해 빵 장터를 개최했다.

주디스 풀러는 다음과 같이 결론을 내린다.

> 저는 누구의 개입도 언제나 완벽하지는 않다고 말할 겁니다. 시행착오라는 느낌이 여전히 남아있으며, 항상 더 나아지기 위해 노력하고 있습니다. 2~3주마다 전체 교육팀이 만나고, 학생들의 반응에 대해 이야기합니다. 학생들이 계속 동기 부여되어 있는가? 그들은 마음의 문을 닫고 있는가? 그들은 불안해하는가? 그들은 멈춰 있

는가? 그들을 지원하려면 어떻게 해야 하나? PCS의 재능은 우리가 항상 기꺼이 평가하고 학생이 필요로 하는 모든 것을 제공하고 있는지 항상 살펴본다는 것입니다.

학교 관계자는 학생에게 사립학교와 비슷한 정도로 많은 사회생활을 할 것이라고 강조한다. 왜냐하면, 학생이 불안해하지 않으며 자신이 누구인지에 대해 편안하게 느끼고 자신과 비슷한 사람들로 둘러싸여 있기 때문이다. 경험이 훨씬 더 정상화된다.

다리 놓기

특화 학교에서는 교사들이 함께 맡은 학생들에 대해 서로 이야기한다. 학생의 읽기 교사와 다른 교사를 연결하는 통합 교과과정인 *브리지*bridge가 있다. 각 교사와 학급원이 담을 쌓고 지내는 대신, 각 학생의 강사 간에, 지속적인 모니터링과 정보교환이 이루어지므로 학생마다 특정한 필요에 따라 업데이트할 수 있다. 학생들의 읽기 수준에 따라 수업 시간(사회, 생물학 등)에 그룹이 만들어진다. 따라서 지도는 학생 맞춤이 된다. 예를 들어 중학교 학생이 계속해서 읽기 교육이 필요하다면, 이것은 단지 시간이 추가될 뿐 수업내용을 대신하지 않는다.

계속 발전하는 것이 중요하다. 완벽함은 좋음의 적이다. 나는 앞으로 나아가기보다는 완벽을 추구하는 경향을 너무 많이 목격하고 실망했다. 지식이 풍부한 많은 교육자들이 강조하듯이, 전진에 대한 두려움 때문에 학생을 낮은 수쥬에서 공부시키기보다, 훨씬 더 공격석으로 전진하는 것이 중요하다. 접근방식이 너무 공격적이라면, 교사는 항상 물러설 수 있다. 예를 들어, 발음 규칙에 대해 배울 때 학생이 CVCe규칙에 완전히 숙달되지 못해도 괜찮다. 교사는 다음 단계의 수업으로 서서히 겹치게 하면서 계속 진행할 수 있다. 나는 코네티컷에서 일대일 지도 상황을 본 적이 있는데, 놀랍도록 영리한 어린 소년이 자신이 감당할 수 없는 지속적인 반복으로 고문을 받는 것처럼 보였다. 오, 신이시여. 내 생각에는 가끔 복습하면서 다음 단계로 나아가는 것이 훨씬 나을 것이다.

요약: 다음 단계

사실 난독증을 가진 모든 아동과 그 가족에게 적합한 완벽한 학교 환경은 없다. 학교 선택의 핵심은 특정 시점에서 당신과 당신 자녀의 우선순위에 가장 적합한 학교 프로필을 결정하는 것이다. 자녀가 학교에 다니면서 우선순위가 바뀐다. 1학년 때는 자녀가 읽기를 배우는 것이 우선순위일 수 있다. 나중에 아이가 9학년이 되면, 추가 시험 시간과 팀 스포츠 참여와 같은 것들이 가장 중요할 수 있다.

우선순위를 정했다면, 학교의 종류에 대해서 아는 것뿐 아니라 당신이 고려하고 있는 학교에 관해 아는 것도 중요하다. 당신이 관련된 정보를 선택하고 정리하는 것을 돕기 위해, 고려하고 있는 학교에 관해 알아볼 때 어떤 단계를 밟아야 할지, 그 목록과 질문들의 체크리스트를 준비했다(당연히 모든 부모가 모든 질문을 해야 하는 건 아니다. 당신과 아이에게 중요한 질문들만 선택해야 한다). 게다가, 이 질문들을 읽어 나가다 보면 당신의 자녀에게 학교가 제공할 수 있는 프로그램과 서비스의 범위에 관해 알게 될 것이다.

그 학교에 관해 가능한 한 많은 사람에게 물어보라. 그 학교에 관한 정보를 친구나 이웃들로부터 가능한 한 많이 얻으라. 이미 그 학교에 다니고 있거나 졸업한 아이들의 부모들과 얘기를 나누어 보라. 더 이상 그 학교에 다니지 않지만, 최근까지 다녔던 아이들의 부모들이 보통 가장 솔직하게 대답해 줄 것이다.

학교를 방문하라. 공립학교든 사립학교든 결정하기 전에 부모가 먼저 그리고 나서 아이가 방문해야 한다. 스스로에게 질문하라.

→ 전반적인 분위기는 어떤가?
→ 아이들은 행복해 보이는가?
→ 학생과 교사 간의 상호작용에 상호존중과 긍정성이 깃들어있는가?
→ 정돈된 느낌이 있는가?
→ 교사들과 관리자들은 개방적이고 친절하며 질문에 잘 답해주는가?

그 학교의 교육관을 알아보라. 대부분의 학교는 교육 목표 선언문을 가지고 있다. 그 학교는 어

떤 목표를 품고 있는지 알아보라.

→ 그 학교는 장애가 있는 학생들과 관련한 정책을 시행하고 있는가?
→ 그 학교 아이 중 몇 퍼센트가 학습장애를 가지고 있는가?
→ 그런 아이들과 함께하면서 얻은 학교의 경험은 무엇인가?
→ 학교는 난독증이란 용어를 사용하는가?

진행 중인 수업들을 참관하라. 자녀가 듣게 될 수업들에 중점을 두라. 이 학교에 다니게 되면 아이가 학업 면에서, 사교 면에서, 감정 면에서 어떻게 반응할지를 상상하라. 그런 방문시간 동안, 당신의 자녀를 상상 속의 이상적인 아이로서가 아니라 있는 그대로의 모습으로 마음에 떠올려보도록 노력하라. 가능한 오랜 시간 동안 그 학교에 머물러라. 한 학교에 대한 느낌을 갖는 데에는 종종 시간이 걸리며, 많은 걸 보다 보면 하루 만에도 당신의 느낌이 바뀔 수도 있다.

그 학교에 다니는 학생들에 대해 알아보라.

→ 사회적으로, 인종적으로, 교육적으로 다양한지, 획일적인지?
→ 학생들이 이 학교에 오는 가장 공통적인 이유는 무엇인지?
→ 학생들에게 발견되는 읽기 문제들은 어느 정도 심각한지?
→ 그들의 일반적 재능은 어떤지?
→ 학생들 사이에 널리 퍼져 있는 심각한 문제 행동들은 무엇인지?
→ 아이들은 가까이에 사는지?
→ 평균 수준의 아동은 얼마나 오래 학교에 머무는지?
→ 아이들은 방과 후에 어디로 가는지?
→ 얼마나 많은 학생들이 대학에 가며 어떤 학교들로 가는지?

학교의 교과과정과 프로그램에 대해 알아보라. 그 학교와 학생들에 대한 전반적인 느낌을 얻은 후, 읽기와 다른 교과에서 제공되는 교수법에 관해 질문하라. 읽기 프로그램을 구성하는 벽돌(프로그램의 내용)과 시멘트(명시성, 집중도, 지도의 질)에 관해 구체적인 대답들을 얻도록 노력하라(효과적인 읽기 프로그램의 필수 구성요소들에 대해 다시 확인하려면 20장 참조).

→ 어떤 특정 읽기 프로그램(방법)이 사용되는가? 입증된 프로그램인가? WWC에서 언급되었나?

→ 효과적인 프로그램은 아이들에게 기본적인 해독 기술(즉, 음소 인식 및 파닉스), 일견 단어 및 더 긴 다음절 단어 해독전략을 가르친다. 이것이 프로그램의 요소에 들어가는지 알아보라.

- 이런 요소들이 체계적으로, 명시적으로 가르쳐지고 있는가?
- 읽기를 시작하는 아이들을 위해 해독 연습용 소책자가 제공되는가?
- 이런 아이들은 정기적으로 지도하 소리 내어 읽기를 하는가?

→ 유창성을 어떻게 향상시키고 있는가? 유창성을 측정하고 있다면, 어떻게? 특정한 독해전략을 가르치는가?

→ 아동의 어휘력 확장을 촉진하기 위해 무엇을 하고 있는가?

→ 다양한 학년의 학생들의 읽기에서 예상되는 향상도와 실제 향상도는 어떠한가?

→ 특수한 쓰기 프로그램이 있는가?

→ 학급당 인원은 몇 명인가?

→ 학생들은 어떻게 그룹으로 나누는가?

→ 각 아동의 필요를 충족시키기 위해 어떻게 개별화된 지도가 이루어지고 있는가?

→ 영리하지만, 다양한 교과에서 나오는 글을 쉽게 읽지 못하는 고학년 학생들을 위한 접근은 어떻게 이루어지고 있는가?

→ 다른 교과목 활동과 읽기 지도는 어떻게 통합되어 있는가?

→ 읽기 강사와 교과 교사는 어떻게 의사소통하는가? 두 그룹을 연결하는 브리지(프로토콜)가 있나?

→ 손수 하는 경험을 통한 학습, 즉 체험 학습을 위한 준비들이 되어있는가?

→ 역사, 수학, 과학 과목에서 심화 학습을 위한 기회들이 있는가?

→ IT 기술은 얼마나 이용되고 있는가?(최신 태블릿, 앱, 컴퓨터와 소프트웨어 프로그램을 보유하고 있는지가 중요하며, 기본적인 교육을 할 때는 컴퓨터가 교사를 대체하지 않는 것이 더욱 중요하다.)

→ 집이나 교실에서 학생들이 자판, Livescribe, Immersive Reader 또

는 기타 기기를 사용하여 노트 필기를 작성하고 에세이를 쓸 수 있는가?

→ 학생마다 읽기 향상은 어떻게 기록, 관리되고 있는가?

→ 이런 평가들로부터 얻은 정보들은 어떻게 이용되는가?

→ 조직화 기술과 공부 기술의 발달을 위한 정식교육과정이나 지속적인 지원이 있는가?

→ 학생이, 매일 나오는 숙제와 장기적 과제들을 놓치지 않고 할 수 있게 해주기 위해 어떻게 도움을 주고 있는가?

→ 자기주장 기술을 배우고 연습하고 있는가?

→ 읽기 장애를 가진 학생들을 위한 서비스들을 조정하는 전문적 지식(또는, 관심)을 갖춘 교직원이 있는가?

→ 학생들은 편의를 제공받고 있는가? 그렇다면, 어떤 종류들이 있는가?

→ 학생이 편의를 제공받기 위한 절차는 무엇인가?

→ 난독증 학생은 시험에 추가시간이 허용되는가? 시간을 얼마나 주며, 어떻게 결정되는가?

→ 특히 필기에 어려움을 겪는 난독증 학생이 에세이 시험에 컴퓨터를 사용할 수 있는가?

→ 외국어 수업과 관련한 정책은 무엇이며, 대신 다른 과목으로 대체할 수 있는가?

교직원에 관해 알아보라.

→ 교사 중 읽기 전문가가 있는가?

→ 학생이 추가적 도움이 필요할 때 교직원이 얼마나 도움을 줄 수 있는가?

→ 관련된 담당 교직원을 언제나 찾을 수 있는지, 특별 근무시간이 있거나 방과 후에도 도움을 받을 수 있는지?

→ 각 아동의 향상도는 누구의 책임하에 관찰, 기록되고 추적, 관리되는가?

→ 교직원들은 아동의 발달과정에 대해 서로 간에 어떻게 의사소통하고 최근 소식을 나누는가?

→ 부모들은 어떻게 자녀의 진전을 알 수 있는가?

→ 교사의 이직률은 얼마입니까? 대부분의 교사는 학교에 얼마나 오래 있었는가?

어떤 과외활동들이 제공되는지 알아보라.

→ 팀 스포츠가 있는가? 있다면 어떤 것들이 있나?
→ 그 팀들은 학교대항리그전에 참여하는가?
→ 다른 관심사와 기술들을 배울 기회는 어떤 것들이 있는가?
→ 미술 프로그램이 있는가?
→ 사진 프로그램이 있는가?
→ 연극 프로그램이 있는가?
→ 비디오 녹화를 위한 장비와 스튜디오가 있는가?
→ 학교 라디오방송국이 있는가?
→ 음악 프로그램이 있는가?
→ 학교 오케스트라나 밴드가 있는가?

질문하고 싶은 질문을 하고 가능한 모든 정보를 받아들이는 것이 중요하지만, 당신의 직감 또한 무시하지 말라. 그 학교에 대한 당신의 전반적인 느낌은 중요하며 말로 하긴 어렵지만, 당신과 자녀에게 엄청나게 의미 있는 뭐라 말할 수 없는 단서를 제공할 수도 있다. 학교들은 소개 책자상으로는 아주 훌륭하게 보일 수 있지만, 아무래도 모든 면을 만족시킬 정도로 운영하기는 어렵다. 단지 당신의 직감을 말로 옮기기 어렵다고 해서 그것을 무시하지 말라. 당신의 본능을 믿으라.

저명한 난독증 과학자의 눈을 통해 본 특화 학교

당신은 학교장의 눈으로 본 특화 학교에 대해 소개받았다. 우리 시대의 가장 존경받는 과학자 중 한 명인 통찰력 있는 난독증 성인의 눈을 통해 학교를 본다면, 추가적이고 개인적이면서도 배울 부분이 많은 관점을 얻을 수 있을 것이다. 유전학 및 난독증에 관한 선구적인 연구로 유명한 조지 처치[George Church]는, 그에게 학교가 어땠는지 그리고 오늘날 난독증 아동에게 바라는 바를 생각한다.

그들의 다름이, 당혹스러움의 근원이 되기보다 포용 되는 곳으로 아이를 데려가는 것이 중요합니다. 때로 당혹감이 왜 생기냐 하면 사람들이 말 그대로 아이를 괴롭혀서 그런 게 아닙니다. 대신 사람들이 너무 친절해지려고 노력해서, 아이가 그들이 자신을 다르게 대하고 있다는 것을 알아서 그렇습니다. 아이들은 다르다는 사실에 너무 민감합니다.

내가 자랄 때, 다른 사람들과 똑같아지려고 생각을 하며 많은 시간을 보냈던 기억이 납니다. 나는 조화를 이루기 위해 끊임없이 고군분투했습니다. 전혀 자연스럽지 않았습니다. 따라서 자녀를 같다고 느끼는 환경에 두는 건 엄청나게 중요하며 그러면 이긴 것입니다. 어떤 민감한 연령대에서 같은 셔츠를 입지 않고 다른 사람들과 같은 방식으로 말하지 않으면, 다르다고 느낄 수 있습니다.

그들은 당신을 놀리거나 당신에게 너무 친절하게 대하려고(그게 더 나쁩니다) 할 수도 있습니다. 그리고 거의 이겨낼 수 없습니다. 내가 했던 가장 흥미로운 경험 중 하나는 난독증 특화 학교에서 보낸 하루였습니다. 저는 5~12학년 아이들과 그들의 부모와 함께 몇 시간을 보냈습니다. 방에 들어갔을 때 이 모든 질문과 참여와 진정한 열정이 있다는 사실에 놀랐습니다.

그러고 나서 내가 졸업한 고등학교에 갔고, 그들이 입을 열도록 하는 데 같이 있던 시간의 절반이 걸렸습니다. 내가 다녔던 학교가 부시 대통령이 다녔던 앤도버라는 엘리트 학교였기 때문이라고 생각합니다. 나는 아이들이 말을 하면 득보다 손해가 크다고 느끼기 때문이라고 생각합니다. 입을 열면 어리석은 말을 할 수도 있습니다. 그러나 특화 학교에서는 그런 태도가 문화의 일부처럼 보였습니다. 잃을 것이 없습니다. 그들은 질문할 것입니다. 그것은 매우 극적이었습니다.

특화 학교에는 정말 특별한 것이 있습니다. 그곳에 있는 모든 사람들은 특별하고, 그곳에 있는 모든 사람들이 세상의 나머지에 대항하는 학교라고 느꼈습니다. 대부분의 학교에서는, 학교의 다른 모든 사람이 나에게 대항합니다.

나는 처치에게 "난독증에 대한 소망이 있다면, 그 소망은 무엇입니까?"라고 물었다. 그의 대답은 다음과 같았다. "난독증을 가진 아이가 특별하기보다는, 마블 코믹스의 엑스맨 팀에 들어가서 느껴지는 것과 같은 안전한 피난처가 있다면 더 좋을 것입니다." 처치는 추가로 다음과 같이 설명했다.

난독증을 버그bug가 아닌 특징으로 포용하는 학교가 있다면 좋을 것입니다. 출퇴근 시간이 길면 부모님이 힘들다는 걸 압니다. 하지만 학교에서 특수반에 있는 아이는

> 더 힘들다고 생각합니다. 알다시피 그게 더 나쁩니다.
>
> 별도의 학교에 다니는 것이 더 낫다고 생각합니다. 왜냐하면, 특수반에 있어도 점심 식사와 체육 수업 및 기타 과외활동을 할 때 다른 아이들과 함께 있기 때문입니다. 그리고 아이는 다르다는 느낌을 받습니다. 네. 나는 아이가 특수반에 있고 싶어 하지 않을 것 같아요. 일반 교실에 들어가기 위해 할 수 있다면 뭐든지 하고 싶을 겁니다. 그리고 보통, 아이들과 그 가족은 특수학생으로 분류되지 않기 위해 뭐든지 합니다.
>
> 나는 확실히 그랬습니다. 나는 기꺼이 느리게 읽는 사람이라고 말했지만, 분류되고 싶지 않았습니다. 나는 다르고 싶지 않았습니다. 여덟 살에서 열일곱 살쯤 되면, 누군가가 자기를 꼭 집어서 욕할 때 겁에 질립니다. 실제로, 다른 아이를 꼭 집어 욕하는 걸 지켜본다면 '저건 내 일이 아니야'라고 말합니다.
>
> 기분이 좋지 않았고 그런 아이가 되고 싶지 않다고 말합니다. 하지만 그들은 아이 중 하나를 괴롭힐 때마다, 그들 스스로 일반화합니다. 그리고 그들은 말합니다. 글쎄요, 저는 그 아이만큼 나쁘지는 않지만, 내가 누구인지 그들이 알게 하고 싶지 않아요. 나는 수모를 참고 견뎠습니다. 그것은 내가 외부에서 무엇을 바라봄을 의미합니다. 조금만 지나면 내 차례가 올 수도 있습니다. 하지만 너무 무기력해서 그들을 도울 수 없다고 느꼈습니다. 나는 스스로를 도울 수 없었습니다. 내가 할 수 있는 것은 그저 묻어가는 것뿐입니다.

나는 저명한 과학자에게 그의 이름이 인용되는 것이 부담스러우면, 그렇게 하지 않을 것이라고 했다. 그의 대답은 다음과 같았다. "더 이상 부끄럽지 않습니다." 나는 이렇게 말할 수밖에 없었다. "당신은 아주 다르게 생각하고, 엄청난 양의 일을 해냈고, 그것도 잘했습니다." 처치가 답하기를.

> 이제 나는 다르게 생각하는 것을 두려워하지 않습니다. 다르게 행동하는 걸 두려워하던 최악의 시기도 있었습니다. 하지만 저는 다르게 생각하는 것을 두려워하지 않았습니다. 내가 생각하는 것을 말하지 않도록 매우 조심해야 했다는 것을 제외하면요. 그래도 오늘은 제가 생각하는 것을 더 편안하게 말할 수 있는 느낌이네요.

내가 난독인이 겪는 문제 중 하나에 대해 처치에게 말했다. 당신이 다르게 보이지 않고 사람들이 당신에 대해 아무것도 알아채지 못하니까, 당신이 잘 읽지 못할 때(대부분 그렇겠지만), 천천히 읽을 때, 사람들은 느리게 읽으면 느리게 생각할 거라 믿어요. 처치가 응답하길.

> 그중에서 소리 내어 읽기. 그것이 진짜 재앙입니다. 그것은 엄청난 부담을 안겨줍니다. 그 나이의 아이들은 매우 민감합니다. 그들은 삶에서 누가 무엇이 다른지, 멋진 아이들이 누구인지 결정하는 것 외에는 거의 아무것도 관심 없습니다. 그것이 그들이 하는 일입니다. 그것이 그들의 종교이고 그들의 직업입니다. 그리고 난독증 아이들은 자신이 쿨한 아이가 아니라는 것을 알고, 자신의 존재를 정당화하거나, 쿨해지거나, 감추거나, 다양한 대처 기제를 사용하기 위해 많은 시간을 보내고 있습니다. 하지만 그건 즐겁지 않은 일이에요.

명성, 과학적 공헌, 여러 학문을 연결하고 통합하는 측면에서 인정받고 널리 존경받았지만, 어렸을 때 겪은 상처를 잊지 못하는 사람은 이런 언급을 통해 아이들이 그런 고통스러운 경험을 어떻게 하면 피하게 해줄 수 있을지 부모들에게 알려주기 위해 깊이 노력하고 있다.

25장

로라 캐시디 박사와 루이지애나 키 아카데미

당신의 딸은 난독증 진단을 받았다. 당신은 지적이고 배려심이 많고 지식이 풍부하며 적지 않은 자원을 가지고 있다. 딸이 1학년에 낙제했다. 당신은 무엇을 해야 할까? 자녀가 읽기를 배우고, 배움을 즐기며 재미있게 지낼 수 있도록 자녀에게 잘 맞는 곳이 어디인지 조사한다. 루이지애나 주 배턴루지에 사는 두 의사인 빌과 로라 캐시디가 딸 케이트와 관련해 직면한 상황이었다. 그 당시 빌 캐시디 박사는 미국 하원에서 근무하는 의원이었다(현재 그는 상원 의원이다). 캐시디 부부는 내 좋은 친구이다. 우리는 2006년에, 베넷과 내가 의원 아내 모임에서 연설하도록 초대받았을 때 처음 만났다. 그곳에서 우리는 21세기 난독증 과학의 흥미진진한 발전을 공유했고, 로라 캐시디 박사의 머리에는 불이 밝혀졌다.

> 과학적으로 너무나 당연하지만, 학교에서는 실행되지 않았습니다. 나는 케이트처럼 난독증을 가진 아이들이 공립학교에서 고군분투하고 있다는 것을 알고 있었습니다. 나는 케이트와의 경험이 다른 난독증 아이들에게 도움을 줄 수 있을 거라는 생각이 떠올랐습니다. 이것이 바로 루이지애나 키 아카데미Louisiana Key Academy(LKA)로 이어졌습니다.
>
> 나는 교육부에서 문해 교육 담당자들과 이야기하는 것부터 시작했습니다. 난독증을 실제 담당하는 부서가 없다는 것을 알았습니다. 난독증 말고도 더 넓은 영역인 문해를 담당합니다. 나는 난독증에 대해 구체적으로 어떤 조치도 볼 수 없었습니다. 그리고 나는 아이들 선별을 3학년까지 미루겠다는 생각에 반대했습니다. 난독증에 특화된 차터 스쿨[24)]을 시작하기로 결심했습니다.

LKA의 창립자인 로라 캐시디 박사에 대해 더 소개하겠다. 캐시디 박사는 유방암 전문의이다. 그녀는 전에 학교를 열어본 적이 없었지만, 캐시디 박사는 난독증이 존재하지만, 주변 학교 중 어느 곳도 난독증을 인지하거나 해결하지 않음을 알게 되자 행동으로 옮기지 않을 수 없었다. 학교 설립은 복잡한 과정이었다. 차터 스쿨 설립에 대한 주 허가를 받는 것 외에도 훈련된 교사, 땅, 건물 및 자금을 구할 필요가 있었다. 캐시디 박사가 학교 설립에 성공한 대부분의 이유는, 난독증에 대한 인식을 높이고 더 많은 사람을 참여시키는 데 있었다고 생각한다. 그녀는 더 많은 사람들이 그것에 대해 들을수록, 난독증 아동의 부모나 문제를 이해하는 사람들이 더 많이 나타날 것이라고 믿었다. 예를 들어, 많은 학교 교사는 이러한 아이들의 요구가 해결되지 않고 있음을 알고 있다. 그들은 돕고 싶어 한다. 그들은 그저 어떻게 하는지 방법을 모른다.

학교는 2013년 8월에 문을 열었다. 유치원과 1, 2학년만 있는 소규모로 시작했다. 조기 선별 부족과 난독증 아동인지 부족 때문에, 유치원은 7명의 아동만 등록했다. 캐시디 박사는 자신의 딸처럼 1학년 때 읽기에 실패했거나 1학년 때 읽기에 어려움을 겪은 아이들이 많았기 때문에, 2학년을 채우기가 가장 쉽다고 생각했다. 전체적으로 학교의 총 재학생은 남학생과 여학생을 합쳐 100명 미만이었다.

LKA에 다니는 아이들은 다양한 배경을 가지고 있다. 아프리카계 미국인과 백인 자녀 모두 있을 뿐 아니라 가난한 가정과 중산층 가정의 학생들도 있다. 무료 공립 차터 스쿨이기 때문에 가족이 얼마나 많은 돈을 가졌는지는 중요하지 않다. LKA에 다니는 것은 이러한 난독증 아이들에게 안도감을 준다. 교실에서 소리 내어 읽거나 할 말을 생각해 내려 할 때 난독증 아동은 불안감을 느낀다. 다른 학교에 있을 때, 대부분의 아이들은 놀림을 받았거나 다른 아이들과 다르다고 생각했다. LKA에 다니면 이 아이들은, 자신과 같은 아이들을 볼 수 있는 숨 쉴 공간을 제공받는다. 수치심도 없고 다른 아이들과 다른 느낌도 없다. LKA의 아이들은 불안감이 덜한데 "나는 여기 있고 내가 읽을 때 필요한 것을 얻고 있고, 여기에 나와 같이 똑똑한 아이들이 많다"라는 것을 느끼기 때문이다.

캐시디 박사는 다음과 같이 말한다.

> 많은 학생들이 이전 학교에서 괴롭힘을 당하거나 조롱당해서, 심지어 절대로 더 이상 다니고 싶어 하지 않았습니다. 여기 LKA도 학교이긴 합니다. 그래서 그들이 가

24) 공적 자금을 받아 교사 · 부모 · 지역 단체 등이 설립한 학교(역자 주).

고 싶지 않은 날이 있을 거라고 확신합니다. 하지만 대부분의 경우 우리 아이들은 선생님들이 자신을 사랑하고 성공할 수 있도록 여기에 있다는 것을 알고 있습니다. 아이들은 그것을 알고, 학교에 가는 것에 대한 그들의 태도를 바꿉니다. 교사가 이해해야 할 가장 중요한 점은 이 아이들이 읽기, 철자, 글쓰기 등 언어와 관련하여 직면하는 장애물에도 불구하고 영리하다는 것입니다. 우리는 셰이위츠 박사의 강점의 바다 모델에 중점을 둡니다. 박사님이 그들을 돕는 과정에서, 그들의 읽기 어려움을 목표로 삼았고, 사고, 추론 및 문제 해결에 있어 그들의 강점을 살리기 위해 노력하셨습니다. 3학년이나 4학년까지 난독증을 찾아내지 못했다면, 자존감이 떨어졌기 때문에 학업 측면뿐 아니라 정서적 측면도 다루게 될 것입니다. LKA의 거의 모든 아이들은 이전에 낙제 점수를 받았거나, 과목에서 낙제했거나, 유급했으며, 여전히 유치원 또는 1학년 수준에서 책을 읽고 있습니다. 이는 자녀와 부모에게 심각한 정서적, 학업적 손상입니다.

눈에 띄고 매우 인상적인 것은 개념과 새로운 단어를 가르치는 방법의 통합 정도이다. 그러기 위해 아이가 과학 및 사회 과목에서 듣는 단어는 이미 국어 시간에 소개되어 친숙하다. 이런 통합을 위해 교사들이 서로 의사소통하는 게 필수적이다. 리더십 팀이 있다. 모든 아이는 자신만의 계획을 가지고 있으며, 그 계획은 매주 변경될 수 있다.

읽기는 기본 과목이므로 LKA에는 소규모 그룹이 있다. 수업은 17명 또는 12명의 학생으로 구성되며, 이 그룹 안에서 더 세분화된다. LKA가 성장함에 따라 12명 학급은 6명씩 두 그룹으로 더 나뉜다. 현재 교사 대 학생 비율은 9대1, 가장 개입이 필요한 아이의 경우 6대1이다. 학생들은 학년이 올라가면서 그렇게 집중적인 개입이 필요하지 않다. 그러나 그들은 모두 일주일에 세 번이 아니라 *매일*, 90분의 구조화된 국어 수업을 받는다. 더 필요한 학생들에게는 추가 수업 시간이 주어진다. 과학, 사회와 같은 다른 과목은 읽기 수업에서 진행되는 내용과 통합된다. 교육과정이 아이의 읽기 수준에서 제공되는 것이 중요하다. 아이는 3학년이 되어도 1학년 수준으로 책을 읽는다면, 그 수준에 맞춰 배워야 한다.

캐시디 박사는 학교 생각이 번쩍 떠오른 순간부터 몇 년 동안, 그녀의 접근방식이 변화했다고 강조한다.

처음 시작했을 때 초점은 거의 전적으로 단어만 따로 해독하는 것이었습니다. 나(그리고 교사)는 일단 음소 인식 결함부터 다루기를 원했기 때문에 이는 해독을 통해 이루어졌습니다. 그리고 그것은 매우 중요합니다. 동시에, LKA와 셰이위츠 박사의

> 원격 회의에서 배운 것처럼 적절히 연결된 글도 도입해야 하고, 그것도 아주 일찍 시작해야 합니다. 처음에는 확실히 몰랐지만, 지금은 알고 있습니다. 그래서 우리가 처음 시작했을 때는 연결된 글에 대한 두려움이 있었습니다. 오늘날 우리 학생들은 아주 일찍부터 짧은 이야기 읽기를 도입함으로써 강한 어휘력을 쌓고 세상에 대한 지식을 확장하고 있습니다.
>
> 아이들이 유창하게 읽기의 중요성을 제일 목표로 삼기 때문에, 우리는 먼저 아이들에게 해독의 기초를 가르치는 데 중점을 둡니다. 수업 시간에 해야 할 건 많지만, 우리는 아이들이 유창해지는 데 많은 시간을 할애합니다.

캐시디 박사는 전국적으로 많은 난독증 아동이 인식되지 않은 채, 진단과 치료도 받지 못하는 것에 대해 우려하고 있다. 난독증은 모든 학교와 교실에 퍼져있다. 너무나 자주 그렇듯이, 교사는 한 반에 27~32명, 때로는 더 많은 학생을 맡고 있으며, 교과과정을 계속 지켜야 한다는 압력이 있다. 최종 결과 아무도 난독증 아동을 선별하지 못한다. 난독증은 LKA처럼 한 학교의 한 교실에 모두 모여 있을 때만 나타난다. 그러면 놀라운 일이 벌어지며 난독증이 중심이 된다.

안타깝게도 일반 교실에서 난독증을 가진 소년 소녀들이 진단받지 못한 채 교사의 걱정거리 주변에 머물러 있다. 결과적으로 읽기에 어려움을 겪지만 선별되지 못한 훌륭하고 영리한 아이들에게 많은 피해가 쌓이고 있다. 부모는 '늦되는 아이'와 같이 무의미한 말을 듣거나, 좀 더 기다리고 기다려야 한다는 말을 듣는다. 그래서 LKA와 같은 학교가 왜 그렇게 환영받는지 알 수 있다. 2013년에 소규모 2학년 학급으로 시작하여 매년 점차 학년을 추가하여 2018~2019학년도에 LKA는 유치원에서 7학년까지 350명의 남학생과 여학생이 등록 중이며 대기자 명단이 있다. 2019년 여름 LKA에 8학년이 추가되고 1년짜리 학교 프로그램이 시작되었다.

손상이 시작되기 전에 유치원에서 충분히 일찍 선별되지 않는 게 문제라는 인식이 점점 늘고 있다. 다음은 LKA에서 관찰한 내용에 대한 캐시디 박사의 설명이다.

> 등록이 가장 적은 것은 1학년이고 3학년 때 가장 많이 유입되고 있습니다. 이것은 이 아이들이 대부분의 시간을 학교에 있었지만, 수년 동안 선별되지 않았으며 그들이 얻었어야 할 것을 얻지 못했음을 의미합니다.
>
> 학교에는 전문 인력이나 필요한 지식이 없으므로, 거기서 어떻게 일이 진행되었는지 보입니다. 아이들은 우리에게 옵니다. 우리는 그들이 똑똑함을 압니다. 그들이 좋아지기 시작하지만, 너무 느리고 힘이 듭니다. 모두가 더 빨리 변화하기를 원합니다. 우리는 그들이 더 빨리 배우기를 원하지만, 현실을 인정해야 합니다.

난독증 아동은 학생 인구의 20%를 차지합니다. 그러나 놀랍게도 학교는 보통 난독증 선별을 하지 않습니다. 왜일까요? 아이들이 난독증이라는 사실을 알게 되면 어떻게 할까 두려워하는 것 같습니다.

개인적으로 지금 당장은 특화 사립학교 말고도 LKA 같은 전문 차터 스쿨을 포함한 새로운 모델이 최상의 해결책이라고 생각합니다. 유연하게 생각하고, 비용과 뛰어난 전달 방법을 고려해서 아이들이 필요한 것을 얻을 수만 있다면, 이것이 최선의 해결책입니다.

LKA를 설립하기 위해 일하면서 가장 놀랐던 것은 지역사회 내 난독증에 대한 인식이 부족하고 난독증을 가진 소년 소녀들의 절박한 필요가 있다는 것입니다. 난독증의 역설적 성격 때문에 그렇겠지만 아이들은 눈에 보이는 어떤 측면에서든 전형적인 아이처럼 보입니다. 그들은 귀엽고, 부드럽고, 종종 매우 똑똑합니다. 그래서 놀이터에서, 길거리에서 친구와 놀 때 눈에 띄지 않습니다. 그러나 단어를 정확하게 발음하고, 철자를 쓰고, 말하려는 단어를 인출 하고, 외국어를 배울 때 겪는 좌절과 어려움은 온 집안을 가득 메우게 되고, 점점 제정신을 잃어가는 부모가 답을 찾거나, 적어도 자녀안에서 무슨 일이 일어나고 있는지 알고 그럴듯하고 효과적인 해결책을 제공하는 학교, 학급 또는 교사는 찾으려 나섭니다. LKA는 이때 해결책을 제공합니다. 이는 학부모와 학생들의 강력한 포용으로 입증됩니다.

우리에게는, 부모님이 이곳으로 보내는 것이 좋다고 결정한 거의 400명의 아이들이 있고, 대부분의 아이들은 계속 머물러 있습니다. LKA에 다니는 자녀가, 자녀의 자존감 상승과 자기와 같은 다른 아이가 있다는 사실을 알게 되는 인식이 가족과 자녀의 삶에 엄청난 변화를 가져 주었다는 부모의 증언이 무수히 많습니다. 물론 그들은 실제로 읽기 시작합니다.

교사들은 전적으로 헌신합니다. 그들은 우리와 함께 있었고 정말 좋은 일을 했습니다. 나는 그들이 정말로 그것을 즐기는 것을 봅니다. 그들은 단지 하루나 일주일이 아니라 아이의 삶에 헌신합니다. 그들은 큰 그림을 봅니다. 그들은 한 과목, 학년 교실에서 그때 그 순간뿐만 아니라, 아이의 삶에서 잠재력을 봅니다. 나는 그들이 이러한 것들을 보도록 배웠다고 알고 있지만, 이 교사들은 실제로 이 아이들의 잠재력을 봅니다. 그 일부는 그들이 받는 전문성 연수 덕분이고, 일부는 해마다 많은 난독증을 가진 아이들을 가르치면서 배우는 것 덕분입니다.

그 얘기는 나에게도 해당되는 얘기이다. 의사로서 우리는 교육과 책에서 일부를 배우지만 시간이 지남에 따라 환자를 돌보는 것으로부터 가장 많은 것을 배운다.

읽지 못하는 어린아이가 한 명 들어왔습니다. 지금 그는 주목할 만하게 깊이 변화된 아이입니다. 그는 똑똑하고 믿을 수 없을 만큼 창의적이었으나 의사소통이 잘되지 않았습니다. 그러나 이제 교사 및 동료들과 소통할 수 있습니다. 그리고 그는 읽을 수 있습니다. 그래서 그의 부모의 희망과 아이의 자존감이 극적으로 높아졌습니다. 기본적으로 그는 더 이상 고립되어 있지 않습니다. 지금 그는 사회적으로 교류하고 친구를 사귈 수 있지만, 전에는 할 수 없었습니다. 저를 가장 힘 나게 하는 것은 우리가 이 아이의 삶을 거의 180도 바꾸었다는 것입니다. 제가 걱정하는 것은 선별되지 못하고 읽기를 배우지 못해, 자존감이 끊임없이 공격받고 있는 그와 같은 사람들이 더 많다는 것입니다.

아이들은 90분 동안 구조화된 국어 시간으로 하루를 시작하며, 평균 교사 1명당 6명 비율입니다. 거기에서 아이들이 해독을 연습하고 유창성을 위해 소리 내어 읽기를 합니다. 중요한 변화는 아이가 연결된 글을 읽을 수 있는 시간을 특별히 확보해두지 않는 한, 이 기간에는 이를 위한 충분한 시간이 없는 경우가 많다는 사실을 깨달았습니다.

컴퓨터도 있고 컴퓨터실도 있습니다. 우리 학생들은 타자를 배우고 있습니다. 필기에 어려움이 있는 경우 키보드 사용을 권장합니다. 그들은 교실에서 연습하며, 우리는 손글씨를 향상시키기 위한 치료를 따로 하지 않습니다. 우리는 적절한 교육방법이 제공되는 교실에 아이들을 두려고 노력합니다.

LKA의 성공에 있어 매우 중요한 것은 교사, 경리직원, 접수 직원 모두가 이 아이들이 난독증을 가지고 있으며 영리하다는 점을 존중하고 이해한다는 것입니다. 그들은 아이들이 반드시 난독증을 이해하도록 교육받습니다. 우리의 임무는 아이가 인생에서 성공하기 위해 무엇을 배워야 하는지 알아내는 것입니다.

우리 졸업생들은 학년 수준이 아니더라도 학년 수준에 가깝게 읽을 수 있을 것입니다. 누군가가 표지판을 대신 읽어줘야 하거나, 읽어 주기 서비스를 해 줘야 하거나, 난독증을 가지고 있기 때문에 가치 없는 사람이라고 느끼면서 삶을 살아가게 되길 원하지 않습니다. 목표는 LKA를 떠난 아이가 유창하게 읽게 되고, 자신이 사람으로서, 난독인으로서 자부심을 갖고 자신 주장을 하고 만족스러운 삶을 살 수 있도록 하는 것입니다. 그게 우리가 그들에게 주는 것이다. 우리는 그들에게 도구를 제공하고 부모가 도구를 가지도록 돕고 있습니다.

난독증을 가진 아이들 대부분은, 자신이 다르다는 것을 알고 있다고 생각합니다. LKA에서 그들은 혼자가 아니라 많은 아이들이 모인 공동체의 일원임을 알고 있습니다. 우리 아이들은 경제적 배경, 성별, 인종 및 지리 면에서 매우 다양합니다. 우리는 큰 세상의 축소판과 같습니다.

새로 생긴 특별활동실에서 예술 활동을 제공합니다. 거기서 아이들은 언어를 사용하지 않고도 자신을 표현할 수 있는 방법을 알려주기 때문에, 매우 창의적이고 예술을 사랑합니다. 예를 들어, 새로운 연극실 활동처럼 아이들이 말로 자신을 표현할 기회도 있습니다. 내년 목표는 축구와 같은 스포츠팀 만들기입니다. 물론 그들에겐 체육 시간이 있습니다.

요즘 아이들은 학교 마스코트를 뭐로 할지와 뭐라 부를지 정하기 위해 모두 흥분해 있습니다. 또한, 우리 학교 공동체는 활발한 학생회를 자랑합니다. LKA에 왔을 때, 학업에 어려움을 겪고 부끄러워하던 나이 많은 아이들이 이번에 학생회에 출마하기로 했습니다. 그들은 선거 과정에 전적으로 참여하고 사진을 게시하고 약간의 연설을 합니다.

기본적으로 우리 아이들은 정상이고 평범한 아이들입니다. 자신을 돌보고 잠재력을 알아주는 사람들과 안전한 환경에 있을 때 그것을 압니다. 아이들은 놀랍습니다. 부모든, 선생님이든, 자신을 평가하고 있음을 압니다. 그리고 잠재력과 가치가 있다고 판단된다면 괜찮을 것입니다. 그들은 시험에서 고전하고 A를 받지 못할 수도 있지만, 그것이 학교에서 얻을 가장 가치 있는 것은 아닙니다. 가치 있는 것은 자기가 사회에 공헌할 수 있는 사람이라는 인식입니다. 그것이 우리 학생들이 얻는 것입니다.

우리는 항상 "우리 아이는 더 이상 학교에 가는 것을 싫어하지 않습니다"라는 말을 듣습니다. 우리는 가정에서 부모와 자녀 사이에 갈등이나 대립을 야기할 숙제를 주지 않습니다. 비록 학교에서 배운 내용이 반복될 수 있지만, 새로운 자료를 읽거나 철자를 배우거나, 준비가 되지 않은 체 에세이 세 난락을 작성하기 등 힘든 숙제는 주지 않습니다. 그들은 LKA에서 이것을 배울 것이지만, 집에서 그렇게 하도록 강요받지는 않습니다.

캐시디 박사는 많은 학교에서 난독증이라는 단어를 사용하지 않고 대신, *학습 차이*와 같이 불분명하고 모호하며 잘못 정의된 상대적으로 의미 없는 용어를 사용하는 경향에 대해, 강한 불만이 있다. 그녀는 난독증이 과학적으로 잘 정의된 별개의 개념이며 난독증이라는 단어를 사용하면 아동에 대해 많은 중요한 정보를 전달한다고 강조한다.

로라 캐시디의 궁극적인 목표는 LKA가 1학년부터 8학년까지, 아이들이 떠날 때까지 유창한 읽는 이가 되는 학교 만들기이다. 그녀는 LKA의 난독증 지원센터를 통해 아이들이 고등학교로 진학 할 수 있도록 돕는 데 활동을 확장하고 있다. 따라서 LKA 졸업생이 고등학교에서 어려움을 겪을 경우, LKA 지원센터는 학교가 난독증을 더 잘 이해하고 지속적인 편의와 치료를 제공할 수 있도록 도와준다. 이것은 LKA 졸업생들과 LKA에 다니는 혜택을 받지 못했던 학교의 다른 난독증 학생들을 맡은 고등학교 교사들에게 전문성 개발을 제공하는 추가적인 이점을 준다. 다른 학교의 많은 교사들이 난독증에 대한 지식이 거의 없음을 알고 있기 때문에, LKA 지원센터는 21세기 난독증 지식을 보다 널리 전파하기 위해 졸업 후 활동과 난독증 과정을 제공한다.

> 많은 부모들이 자신의 자녀들이 이제 학교에 가고 싶어 한다고 전했습니다. 그들은 집에서 부모나 형제자매 앞에서 책을 읽을 터인데, 이는 이 아이들에게 큰일입니다. 그들은 연극이나 기타 공개 행사에 참여하면서 자존감이 바뀌었습니다. 하지만 우리 학교에 대한 가장 큰 간증은 부모님이 움직이지 않으면 모든 학생들이 제자리로 돌아온다는 것입니다. 더 많은 아이들이 더 일찍(1학년) 들어올수록 더 좋으며, 일부는 그보다 더 빨리 들어왔다면 좋을 것입니다.
>
> LKA를 떠나려면 두 가지가 필요합니다. 첫째, 아동은 유창하거나 가능한 한 학년 수준에 가깝게 유창해야 합니다. 둘째, 학생이 전학 갈 때 자녀가 앞으로 나아갈 수 있게 해주고 난독증이 무엇인지 이해하는 학교로 가야 합니다. 그래야 부모는 자녀가 필요로 하는 것을 얻기 위해 계속해서 싸울 필요가 없습니다. 아이가 필요한 것을 얻지 못하고 학업 면에서뿐만 아니라 자존감 면에서도 퇴보한다면 비극입니다.
>
> 사실을 말하자면 지금 현재 난독증을 이해하는 고등학교는 그리 많지 않습니다. 우리는 지역사회에서 점점 더 많이 인정받고 있으며, 아직은 아니지만, 우리가 성장하고 아이들이 성장함에 따라 제대로 인정받을 거로 생각합니다. 저는 교육과 홍보 활동의 결합을 통해 사람들이 점점 더 이해하기를 바랍니다.
>
> 다행히도 우리는 조기에(유치원이나 1학년에) 위험을 가진 소년 소녀를 선별하고 진단하는 것의 절대적 중요성을 학교가 이해하도록 하는 데 진전을 이루고 있습니다. 예를 들어, 우리는 현재 Shaywitz DyslexiaScreen™으로 모든 유치원생과 1학년생을 선별하는 한 가톨릭 학교와 협력하고 있습니다. 난독증 위험을 가졌다고 판명된 아이들을 추가로 검사할 것입니다. 그런 다음 난독증으로 인지된 학생을 위해 LKA 지원센터에서 방과 후 지도받기나, LKA 입학 같은 선택지에 대해 부모님과 이야기할 것입니다. 또한, 이번 여름부터 몇몇 선생님들이 교사 연수를 받을 예정입니다. 우리의 목표는 난독증을 가진 아이들을 돌볼 수 있도록 그 학교를 준비시키는 것입니다. 그것이 목표입니다.

PART SIX

제6부 고등학교 졸업 후의 성공

26장

고등교육에서 성공하기

당신은 대부분의 사람들이 상상할 수 없을 정도로 더 열심히 노력해 왔다. 당신은 미래를 꿈꾸고 있다. 아마도 당신은 작가가 되고 싶을 것이다. 비즈니스 전문가가 되고 싶을 수도 있다. 의사나 과학자는 어떠한가? 난독인에게 이러한 목표가 현실적인가? 내 대답은 '그렇다'이다! 거의 모든 직업에서 최고의 목록에 이름을 올린 사람은 아래와 같은 난독인이다.

작가: 존 어빙John Irving, 리차드 포드Richard Ford, 존 그리샴John Grisham 및 동화 작가 데이 필키Dav Pilkey 및 패트리샤 폴라코Patricia Polacco

선수: 아이스 하키 선수 브렌트 소펠Brent Sopel, 전 프로 축구 선수이자 현재 프로 야구 선수 팀 테보Tim Tebow, 올림픽 아이스 스케이팅 챔피언 메릴 데이비스Meryl Davis

비즈니스 리더: 금융가 찰스 슈왑Charles Schwab, 경제학자 다이앤 스웡크Diane Swonk, 기업가 리처드 브랜슨Richard Branson 경

의사: 심장외과 의사 토비 코스그로브Toby Cosgrove, 정신과 의사 스튜워트 유도프스키Stuart Yudofsky, 응급 의학 의사 카렌 상투치Karen Santucci, 정형외과 의사 타일러 루카스Tyler Lucas, 방사선 전문의 레릴 베나세라프Beryl Benacerraf, 마취과 의사 프레드 롬버그Fred Romberg

과학자: 노벨상 수상 분자 생물학자 캐롤 그라이더Carol Greider, 저명한 유전학자 조지 처치George Church, 노벨상 수상 화학자 자크 듀보세Jacques Dubochet

변호사: 데이빗 보이즈David Boies, 게리 콘Gary Cohn

공무원: 콜로라도 주 상원 의원 마이클 베넷Michael Bennet, 전 코네티컷 주지사 대널 말로이Dannel Malloy, 캘리포니아 주지사 개빈 뉴섬Gavin Newsom

엔터테인먼트 분야: 슈퍼 에이전트 아리 엠마뉴엘Ari Emanuel, 프로듀서 브라이언 그레이저Brian Grazer, 배우 키이라 나이틀리Kiera Knightly 및 올랜도 블룸Orlando Bloom, 감독 스티븐 스필버그Steven Spielberg, 작가-프로듀서-감독 브래드 팰척Brad Falchuk, 배우, 작가-프로듀서-감독 헨리 윙클러Henry Winkler

이들은 모두 읽기와 관련된 초기 어려움을 경험했다. 그래서 질문은, "난독증 학생이 어떻게 *여기*에서(고등학교 입학해서) *거기*까지 가나요?"이다.

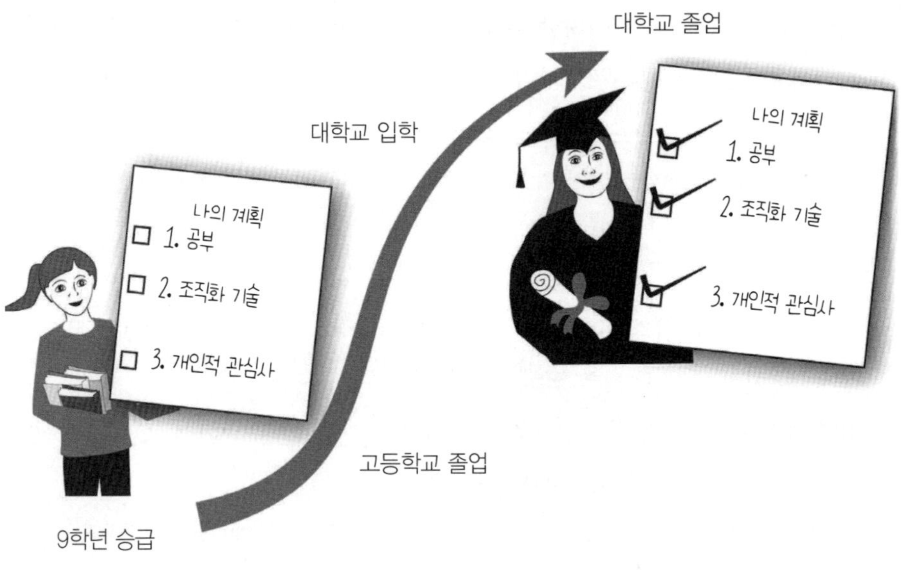

[그림 26.1] 여기에서 거기로 가기

계획으로 시작

집짓기를 원할 때와 마찬가지로, 계획부터 시작하여 탄탄한 기반을 구축해야 한다. 고등학교에서 대학 및 직업으로의 성공적인 여정을 위해 모든 난독증 학생은 자신의 특정한 필요, 기술 및 미래에 대한 희망에 가장 적합한 계획을 세워야 한다. 대학 계획은 지원 절차가 시작되기 몇 년 전부터 시작된다. 9학년에 시작해야 하고, 늦어도 10학년에는 시작해야 한다. 세 가지 넓은 영역의 관점에서 계획 과정을 고려하라.

→ *학업.* 편안하고 효과적으로 자기 주장하기 위한 회복 탄력성 및 자신감과 난독증에 대한 지식도 포함

→ *조직화 기술.* 아동의 기술과 태도를 연마하기 위해 수행할 조치와 활동을 포함

→ *개인적 초점.* 특히 내면의 자아에 대한 초점과 최적의 학습에 영향을 미치고, 실제로 영향을 미칠 수 있는 가능한 조건에 대한 초점

학업

권장되는 학업 관련 고려사항 및 목표.

→ *독립성 증대.* 난독증 아이가 고등학교에 다니면, 대학에 가서 필요할 *의사 결정에서 독립성을 높이는 데* 점진적으로 더 많은 책임을 지게 하라. 그의 늘어난 자율성은 그의 난독증에 대한 확고한 지식 기반의 증가를 드러낼 것이다.

이것은 지속되는 과정이지, 즉각적이거나 갑작스러운 변화를 알리는 임의적이고 날카로운 전환점이 아니다. 오히려, 목표는 시간이 지남에 따라 난독증에 대한 지식과 자녀에 대한 자신감을 전달하여 난독증과 그 영향이 난독증, 아이의 강점 및 약점 영역에 대한 영향을 이해할 수 있는 힘을 주는 것이다. 난독증에 대한 생각과 함께, 아이는 자신의 관심사, 관심 영역, 장래희망 및 이 각각이 가지는 함의를 생각해야 한다.

→ *자기주장으로 이어지는 자신감 개발.* 난독증 학생이 자신이 누구인지 알게 되고, 자신의 피부에 편안함을 느끼며, 자신이 빨리 읽는 사람이나 철자법을 잘하는 사람은 아니지만, 영리하고 세상에 많은 것을 공헌할 수 있다는 걸 알게 되면, 크면서 자신감, 독립성 및 자기주장 능력이 향상되게 된다.

목표는 학생이 아직 고등학교에 있는 동안에(그 전이면 좋겠지만) 이러한 요소를 함께 모으기이다. 나는, 선의이지만 무지한 교사들에 의해 오해와 비판을 받은 아이들의 경험에 대한 강렬하고 종종 고통스러웠던 이야기를 나와 공유했던 난독증 학생들을 많이 만났다. 이런 학생들은 그때를 회상할 때도 편안할 뿐 아니라, 나서서 스스로를 주장해야 한다는 기분이 들 때 모두 얼굴이 밝아진다.

학창 시절 동안 많은 것을 견뎌온 난독증 학생은 학교를 순조롭게 다닌 많은 동급생에게는 자주 나타나지 않는 *회복 탄력성*을 개발한다. 이는 아이저Izer의 어머니가 설명하듯이 다양한 형태로 나타날 수 있다.

> 아이저는 자신에 대한 놀라운 믿음을 가지고 있으며, 그 믿음은 그가 만든 것이다. 아이저가 다녔던 난독증 특화 기숙학교인 고우Gow에서 그는 3학년 내내 아침 3~4시까지, 매우 열심히 노력했습니다. 그는 그렇게 하고, 시간을 투자합니다. 다른 사람들이 파티할 때, 그는 심기일전해서 필요한 일을 합니다. 대학 입학 전 배운 것 덕분에 아이저는 다른 아이들보다 열심히 노력해야 함을 깨달았습니다. 엄청나게 열심히 노력해서 성공한 그의 경험 덕분에, 펜실베이니아 대학 재학 중에도 근면함을 매우 잘 지킬 수 있었습니다. 지금 대학원 공부 중인 그는 평생 그걸 지킬 겁니다.

난독인의 삶에서 회복 탄력성의 긍정적인 역할은 젊은 신경외과 레지던트인 아담에 의해 결정적으로 드러난다. 베넷과 나는 매사추세츠주 우즈 홀Woods Hole에서, 어느 화창한 오후에 열린 난독증에 관한 강의의 파워포인트 마지막 슬라이드를 거의 마쳐가고 있었다. 참석자 중 한 명이 수줍게 연단 쪽으로 다가왔다. 그는 자신이 난독증을 가지고 있으며 의심의 여지 없이 성공에 대한 자신감이 있음을 우리가 알아주기를 원했다. 아담이 설명했듯이, 8년 동안 매우 고된 수련이 필요한 신경외과 레지던트는 모든 과에서 중퇴율이 가장 높다. 아담은 고개를 저으며 차분하게 확신에 차서 말했다. "나는 아닙니다. 신경외과 레지던트 프로그램 수료증을 받을 때 내가 거기에 있을 것을 알고 있습니다. 왜? 난독인으로서 저는 제 길을 가로막는 수많은 장애물을 만났고 극복해야 했고, 단호한 회복 탄력성이라 설명할 수밖에 없는 것을 발전시켰으며, 솔직히 말해 지금 제 길을 가로막는 것은 없습니다. 내가 어떤 것을 선택한다면, 꼭 성공할 것입니다. 좋은 느낌이에요."

→ ***학업기술 연마. 자녀의 읽기 유창성,*** 어휘, 에세이 및 보고서 작성 능력, 수학 기술 등 부모가 옆에서 코칭하고 숙제를 검토해주지 못할 때 아이에게 필요한 게 무엇인지 검토하라. 자녀가 대학에서 더 독립적으로 활동할 수 있도록, 그가 아직도 향상시켜야 할 기술이 무엇인지 자문해보라. 대학에 따라 약간의 지원이 있을 수 있지만, 대부분의 난독증 학생이 고등학교 시절 집에서 생활할 때 받는 것만큼 많지는 않다. 그의 교사들과 이야기하고, 성적표를 분석하고, 학교에서 또는 개인적으로 시행한 모든 시험을 검토하라. 예를 들어 수학이나 작문에서 더 많은 지원을 받으면 도움이 될까 스스로에게 물어보라. 아들의 교사에게 아들의 학업 능력을 강화하기 위해 당신이나 아들이 할 수 있는 일이 있는지 물어보라.

→ ***보조 IT 기술에 대해 배우기.*** 그에게 텍스트에서 음성으로, 음성에서 텍스트로 필기해주는 기술이 도움이 될까? 도움이 될 수 있는 소프트웨어와 앱이 있는가? 기술을 활용하려면 익숙해질 시간이 필요하다. 학습 곡선은 다양한 앱을 사용하는 것과 관련이 있으며 퇴보도 발생한다. 따라서 고등학교 3학년이 되기 전 여름에 어떤 기술로든 연습이나 시도를 시작하는 것이 가장 좋다. 그러면 부모와 자녀가 함께 그것이 정말 도움이 되는지, 들어간 시간이 잠재적 혜택보다 중요한지 결정할 수 있다.

→ ***적절한 편의제공 받기.*** 자녀가 난독증을 가지고 있다면, 지능이 괜찮음(종종 매우 높음)에도 불구하고 읽기가 느릴 확률이 매우 높다. 그는 시험에 추가시간, 별도의 조용한 방, 수업 및 시험에서 노트북 사용 등 경쟁의 운동장을 평평하게 하는 데 필요한 모든 *편의제공*을 받고 있는가? 난

독증 학생을 지원하기 위한 특정한 편의제공 및 그 역할에 대한 논의는 32장을 참고하라.

자녀가 대학에서 가장 적절하고 효과적인 편의제공을 요청하려면 자녀가 난독증 진단에 대해 알고 있어야 하며, 그것이 자신에게 어떤 영향을 미치는지 이해하고, 난독증이 지속적임을 알아야 한다. 시간이 지나도 사라지지 않는다. 당신의 자녀는 대학에 진학한다. 자녀의 난독증은 자녀와 함께 갈 것이다. 많은 대학 지원사무실이 가진 공통적인 불만은 학생들이 필요한 때보다 늦게 찾아온다는 것이다. "더 이상 난독증이 없다고 생각했습니다"와 같은 학생의 변명(또는 희망) 때문이다. 그들이 캠퍼스에 도착해서는 더 이상 지원을 받지 않게 되는 마법을 기대하거나, 자신들은 새롭게 시작하길 원하며 더 이상 편의제공을 받지 않을 거라 말한다. 대부분의 사람들은 난독증을 가진 학생들이 얼마나 편의제공이 필요 없어지길 바라는지 알지 못한다. 난독증을 가진 거의 모두에게 난독증은 지속적이므로, 그가 영리한 대학생이라 하더라도 대학에서 필요한 지원과 편의제공이 뭔지 아는 것과 그에 관한 지식을 대학 입학 전에 잘 습득하는 것이 필수적임을 의미한다.

→ ***고등학교 과정 선택에 중점 두기.*** 당신의 자녀는 학업 면에서 전문분야의 사전 필요사항에 대한 인식을 개발해야 한다. 자녀는 준비되어 있는가? 자녀는 영어, 영문학, 미국 역사, 생물학, 화학, 물리학, 미적분 AB, 미적분 BC와 같은 AP과정에 중점을 두면서 고등학교 과정을 해나갈 준비가 되었는가? 자녀가 고등학교 때 상담관과 대화하고 대학 상담관(학교에 그러한 사람이 있는 경우)과 연락하여 계획과 전제 조건 및 이러한 경로를 추구할 준비(및 열망)에 대해 논의하는 것은 너무 이른 게 아니다. 자녀가 AP시험에 이어 AP과정을 수강하기로 선택한 경우, 적시에 편의제공을 신청해야 한다. 이 점에서 대학 상담관이 도움이 될 것이다.

주의: 학교 직원은 종종 난독증 학생이 특정 영역에서 심화 과제를 하는 능력을 과소평가하여 학생의 높은 지성을 잘못 판단한다는 점에 유의하라.

고등 수학. 자녀가 과학, 기술, 공학 또는 수학(STEM)에 관심을 보이지만, 초기 계산이나 산수 학습에 문제가 있었던 것으로 보인다면 저명한 경제학자 다이앤 스웡크의 수학 경험을 고려해 보라. 학교 초창기에 난독증을 가진 스웡크는 구구단을 외우거나 덧셈을 할 수 없었지만, 나중에는 미적분과 대수학이 '식은 죽 먹기'가 되었다. 스웡크와 같은 많은 난독인들에게, 초기 계산을 수행하거나 구구단을 암기하는 데 어려움은 나중에 복잡한 수학적 분석을 수행할 수 있는지에 대해 좋지 않은 지표이다. 부모는 학교가 난독증의 일부 측면에 대한 오해로 인해 난독증 아동이 다양한 과목에서 더 높은 수준의 수업을 듣는 것을 막도록 허용해서는 안 된다. 예를 들어, 일부 교육자들은 느린 읽기(유창성 부족)에서 느리다는 용어를 오해하여 전체적인 생각도 느릴 거로 생각하는데 일반적으로 그렇지 않다. 내가 아는 한 난독증 학생은 추가시간이 필요한 학생이라는 이유로 고급 대수 과목을 수강할 수 없었다. 그 아이는 학교를 바꾸고 고급 수학 수업에서 뛰어난 성적을 거두었다.

문예 창작. 때때로 교사는 난독증 아동의 잘못된 철자를 세련된 에세이나 상상력이 풍부한 이야기를 쓸 수 없음과 혼동할 수 있다. 존 어빙은 전공 영어에서 C-를 받은 학생이었지만, 형편없는 철자법이 아닌, 상상력과 작문력이 반영된 최종 초안을 어렵사리 만들어 냈다. 교사와 학부모는 너무 자주 보기 쉬운 것을 보고 페이지에서 드러나는 철자 오류에만 신경 쓸 뿐, 아이의 에세이를 구성하는 더 깊고 덜 눈에 띄고 복잡한 창의적 요소에 대해 관심을 두거나 고려하지 않는다. 자녀에게 이런 일이 일어나지 않도록 하라. 아이들의 철자와 문법 그리고 창의력과 상상력은 개별적으로 따로 평가되어야 한다. 이러한 접근방식은 교사가 오타와 철자 오류 바로 아래에 종종 놓여있는 풍부한 창의적 사고를 인식하도록 장려한다.

의학. 타일러 루카스 박사가 중학생 때, 8학년 상담관을 만났고 그는 타일러가 장래 직업으로 무엇에 관심이 있는지 물었다. 대답은 빠르고 분명했다. "저는 의사가 되고 싶습니다." 선생님은 고개를 저으며 루카스의 눈을 똑바로 바라보며 "아니, 타일러, 의학은 난독증을 가진 사람들을 위한 것이 아니야"라고 선언했다. 루카스 박사는 선생의 편견을 받아들이지 않을 정도로 현명했다. 그의 상담관이 요즘 무엇을 하고 있는지 잘 모르겠지만, 타일러는 현재 뉴욕시에서 일하며 존경받고 있으며 매우 성공적인 정형외과 의사로 알려져 있다.

자녀의 미래를 생각할 때 자녀 전체를 고려하라. 드러나는 철자 오류, 나쁜 손글씨, 어색한 오타를 넘어서 자녀의 추론 능력, 단편적 사실에서 결론을 도출하고, 독창적인 질문을 하고, 상상력이 풍부한 이야기, 캐릭터 및 게임을 만드는 능력을 살펴보라. 당신이나 자녀의 선생님이 그들의 희망을 피상적인 것으로 제한한다면, 당신은 자녀의 기회를 제한하고 자녀가 누릴 자격이 있는 것보다 더 작은 삶으로 이끌게 된다. 난독증을 가진 많은 예일대 학생들의 개인사를 검토할 때, 나는 성공한 학생이 어떻게 힘들어하고, 종종 과소평가되었는지를 보고 매번 충격을 받는다. 하지만 보통 자녀의 흔들리지 않는 옹호자가 된 부모나 교사의 강력한 지원 덕분에, 몇 년 전에는 불가능하다고 여겨졌던 계속해서 일을 성취한다. 자녀의 능력을 과소평가하지 말라. 당신의 지속적인 지원이 있다면 어려운 학업도 잘 해낼 수 있고 탁월할 수 있는데도 자녀를 2등석으로 끌어 내리지 마라.

외국어 과정. 난독증은 학생의 외국어 숙달 능력을 실제로 강력하게 방해한다. 앞서 언급했듯이 외국어 배우기는 난독인의 가장 약한 영역인 말소리에 접근하기와 관련이 있다. 학교에서 가르치는 외국어의 특성이 어떤지에 많이 좌우된다. 예를 들어, 소리를 문자와 훨씬 더 예측할 수 있게 연결하는 스페인어는 영어처럼 문자가 여러 발음을 가질 수 있는 프랑스어보다 난독증 학생에게 더해볼 만할 수 있다. 일부 학생들은 라틴어 접두사와 접미사(영어로도 사용됨)를 배우는 것이 영어 어휘를 풍부하게 하는 데 도움이 된다고 생각한다. 또 중요한 점은 언어를 가르치는 방법과 기대치이다. 예를 들어, 주로 어휘를 배우고 제2언어로 영화를 보는 데 수업의 중점을 두면서 영어로 수업이 진행되는지? 아니면 수업이 거의 전적으로 새로운 언어로 진행될 정도로 빠르게 진행되는지?

난독증 학생에게 예상되는 외국어 학습의 어려움에 편의를 제공하기 위해, 코스가 합격/불합격으로 평가되는지 물을 수 있다. 그렇지 않은 경우, 영어를 사용하지 않는 국가의 문화 또는 역사에 대한 과정을 수강하는 대신 외국어 필수 이수의 일부 면제를 요청하는 것이 좋다. 이러한 편의제공이 대학에서 점점 보편화 되고 있지만, 고등학교 대부분은 여전히 뒤처져 있다. 바라건대, 이것은 가까운 미래에 바뀔 것이다.

> **주의:** 고등학교에서 국제 바칼로레아International Baccalaureate 프로그램에 등록한 학생들은 외국어(라틴어 제외) 과정을 들어야 하며, 일반적으로 언어 과목 면제가 허용되지 않는다.

내 경험상 고등학교에서 외국어 수업을 초기에 가르칠 때는 종종 접근하기 쉽고 난독증 학생에게도 그다지 까다롭지 않긴 하다. 그러나 다시 말하건대, 이것은 학교에 따라 크게 다르다. 많은 학생들이 집중할 수 있는 코스인 여름 어학 코스를 듣는 것이 가장 좋음을 알지만, 학교가 이 코스를 학점으로 인정하는지 확인이 필요하다.

ASL. 일부 학생들이 찾은 대안은 학교나 다른 데에서 (시간이 문제 되지 않는다면) 여름 동안 제공하는 미국 수화American Sign Language(ASL) 수업 듣기이다. 난독증을 가진 9학년 CJ는 외국어 학점이 필요했다. 고등학교에서 외국어를 듣지 않으면 대학 선택이 제한될 것으로 생각한 그는 대안을 찾았다. 그는 지역 커뮤니티 칼리지에서 제공되는 ASL 여름 코스를 발견하고 등록하기로 했다. 각 수업은 6주 동안 주 3회, 3시간 동안 진행되었다. 수업에서는 ASL만 사용되었다.

CJ는 ASL을 아주 쉽게 배울 수 있었다. 각 수업에서 그는 45~50개의 어휘를 배웠다. 그의 선생님은 학생들 앞에서 수화하고, 수화로 했던 단어나 문구를 적었다. 다음에 학급이 다시 모였을 때 이 단어들을 복습한 다음 45~50개 단어의 새로운 세트가 소개되었다. 이 교육 패턴은 상당히 일관성이 있었고 CJ는 여름 동안 800개 이상의 단어를 배웠다. 그는 ASL이 정말 시각적이기 때문에(손짓은 단어와 그 의미를 묘사한다), 수화 배우기가 영어 어휘 배우기보다 쉬움을 발견했다.

CJ는 A학점을 받고 코스를 마쳤지만, 수화를 자연스럽게 사용할 수 없다. 그가 천천히 수화한다면 자기 생각을 표현할 수 있지만, 수화를 잘 아는 사람과 보조를 맞추려면 어려움이 있다. 그는 자신의 수화 능력이 동급생의 능력과 비슷하다고 믿으며 외국어 학점을 받기 위해 내년 여름에 ASL을 다시 들을 계획이며 그 이후에도 그럴 계획이다.

ASL에 대한 CJ의 경험은 외국어 선택을 고려하는 학생들에게 긍정적인 메시지이다. ASL 과정에 등록한 일부 학생들은 실제로 그것을 좋아하고 곧 자신의 지식을 활용할 미래의 직업과 함께 부전공으로 ASL을 생각하게 된다.

요약하면, 학업 계획을 고려할 때 우리 중 누구에게도 자녀나 학생의 미래를 예견할 수 있는 수정구슬이 없다. 그러나 아이의 잠재력을 지키기 위해 우리가 할 수 있고 해야 할 일이 있다. 그것은 오해의 소지가 있는 피상적인 단서만 믿고 더 강력한데도 종종 눈에 잘 띄지 않는 단서를 무시하지 않는 것이다. 여기에서 나는 훌륭한 아이디어를 생각해 내기 위해 생각하고 추론하는 아이의 능력에 대해 언급하고 있다. 경제학자 다이앤 스웡크와 금융가 찰스 슈왑이 어렸을 때 직선적이 아닌, 오히려 추상적인 사상가였다. 이는 부모와 교사를 포함한 많은 사람들에게 놓칠 수 있는 드물고 부러운 능력이었다. 자녀 또는 자녀의 미래 가능성을 과소평가하지 말라. 높은 목표를 세우고, 자녀를 신뢰하고, 그 믿음을 전달하고, 고등학교에서 학업의 길이 조기에 중단되지 않도록 하라.

조기에 기대치를 낮추고 아이들을 덜 도전적이고 궁극적으로 덜 보람 있는 경로로 안내할지도 모르는 의도는 좋지만, 무지한 학교와 교사진을 조심하라. 대신, 학교 초기에 어려움을 겪고 자신에 대한 믿음, 노력, 끈기를 통해 자신감을 얻고 꿈을 실현할 수 있었던 많은 성공한 성인들의 이야기를 자녀와 함께 나누라. 매우 특별한 6학년 교사 베노위츠 여사는 예일 난독증과 창의력 센터의 공익 광고를 보고 패트릭 학생의 난독증과 그의 높은 능력을 알아볼 수 있게 되고 자신감을 줄 수 있어 기뻐한다. 그 결과, 패트릭은 조지아 공대를 졸업하고 자기 회사를 성공적으로 설립했으며, 현재 25개 이상의 특허를 보유하고 있다(dyslexia.yale.edu/dyslexia/dyslexia-psa/에서 공익 광고를 볼 수 있다).

조직화

고등학교에서 대학으로의 전환은 학생이 독립생활의 일부에 대한 새로운 책임에 대해 학업뿐만 아니라 부모의 지원과 챙김 없이 준비되지 않은 경우, 시스템에 충격을 줄 수 있다. 나는 학생이 이 일에 적극적으로 관여하고 있기 때문에 학생에게 직접 이야기할 예정이다.

이것을 당신의 개인적 대학준비 101^Personal College Prep 101^이라고 생각할 수 있다. 모든 학생들은 처음 대학에 입학할 때 일종의 불균형을 경험하며, 난독증 학생은 생전 처음으로 부모라는 물리적 존재와 확실한 학교의 지원 없이 홀로 일어서야 하므로 더 그러하다. 다행스럽게도, 고등학교 때 진행되는 준비를 통해 이 대부분을 예방하고 확실히 줄일 수 있다. 이런 관점에서 고등학교를 예비 학교로 생각할 수도 있다.

대학생으로서 시간과 과제를 관리하는 방법, 학업 및 일상 생활 활동을 조직화하고 준비하는 방법은 매우 중요하다. 난독증이라는 주제에서 벗어나 보일지 모르겠지만, 시간 관리가 그것을 극복하기 위해 중요한 일부이기 때문이다. 일단 시작하기 위해 아침에 일어나기부터 살펴보겠다. 아직 시작하지 않았다면, 지금이 학교 가는 아침에 스스로 일어나기를 연습할 때이다. 알람은 스마트폰에서 쉽게 설정할 수 있으며 많은 학생들이 이것이 자신에게 적합하다고 생각한다. 중요한 것은 자신에게 효과적인 것이 무엇인지 파악하는 것이다.

→ *알람을 설정하라.* 일어났다면 나갈 준비가 모두 되어있는가? 오늘 필요

한 책과 서류를 배낭에 넣었는가?

→ *일정을 만들고 유지하라.* 달력에 수업 모임, 과제 마감일(장기 프로젝트 포함), 방과 후 행사 등을 표시한다. 그것을 실제로 사용하는 습관을 들이라. 하루의 시작에 그것을 보고, 주어진 새로운 과제를 입력하고, 완료된 것을 표시하라. 편안하고 기꺼이 사용할 모델을 개발하라.

→ *유용한 앱을 사용하라.* 대학생들이 할 일 목록을 만들고 적극적으로 사용할 수 있도록 고안된 점점 더 많은 앱에 익숙해지기 시작한다. 학생과 교수진이 선호하는 매우 인기 있는 앱은 Wunderlist이다. 그걸 써라!

→ *스스로 시간을 내라.* 대학에 들어가면 학생들은 운동, 요가, 달리기, 춤추기나 선택한 취미나 오락 참여를 위해 상당히 일정한 시간이 확보된 비교적 규칙적인 일정을 준수하면 매우 도움이 됨을 알게 된다. 불안과 걱정에서 벗어나 자신을 위해 무언가를 자유롭게 할 수 있도록 항상 앞을 내다보는 시간을 갖는 것은 일상의 일부가 되어야 한다. 방을 나가서 운동하는 습관 만들기는 환영받는다. 대학 다닐 때 방이나 도서관에 앉아 몇 시간씩 공부해야 한다는 점을 고려하면 정말 중요하다. 긴장이 풀리고 기분이 나아지고 더 효율적으로 일할 수 있다. 고등학교부터 시작하라.

→ *대규모의 장기 프로젝트를 완수하라.* 고등학교에서 수행하는 보고서와 프로젝트는 대학에 와서 훨씬 더 복잡해지고 확장된다. 고등학교는 그러한 프로젝트를 다루고 완수하는 데 필요한 조직화 기술을 배우고 숙달할 훌륭한 기회를 제공한다.

여기서 주요 원칙은 프로젝트의 목표와 그것을 완료하는 데 필요한 필요요소에 대해 생각하기이다. 한 번에 한 나씩 하기를 생각하라. 나는 그 과정을 *생각*과 *행동*이라고 부른다. 유용한 접근방식은 먼저 프로젝트를 개념화하고 의미 있는 구성요소로 나누고 각 섹션 또는 주제 나열하기이다. 수행하는 부분에 대해 시간 계획을 만들고 각 섹션을 완료하기로 된 날짜를 달력에 표시하라. 각 단계마다 *무엇*이 완수되고, *언제* 완수되며, *어떻게* 끝낼지 기록해두고 싶을 것이다. *프로젝트가 진행됨에 따라 모든 외부 지원은 서서히 사라져야 한다.* 메모 작성 프로그램(pp. 451-452 참조)은 큰 차이를 만들 수 있다. OneNote 또는 Notability를 사용하면 특정 주제와 관련된 노트끼리 쉽게 분류할 할 수 있다. 프로젝트의 각 단계가 완료되면 좋아하는 간식이나 컴퓨터 게임을 하거나 잠시 후프 쏘기를 하거나 요가 시간과 같은 보상을 받을 수 있다.

→ *플래시 카드를 사용하라.* 다음은 난독증을 가진 영리한 젊은 여성인 앨리슨이 나에게 알려준 제안이다. 그녀는 플래시 카드를 사용하여 *작업을 계획하고 조직화하는 데 도움*을 받는다. 같은 목적으로 포스트잇 또는 색인카드를 사용할 수 있다. 한 가지 접근방식은 주제를 몇몇 주요 영역으로 나누고 각각에 대한 플래시 카드를 만든 다음 각 주요 카드 아래에 특정 영역의 다른 하위 구성요소를 포함하는 일련의 카드를 배열하는 것이다. 대학에 들어가면 내야 할 보고서가 많으며 이미 접근방식을 습득했다면 주제가 무엇이든 작업할 수 있는 틀을 가지게 된다. 또한, 많은 난독증 학생에게 플래시 카드를 만든 다음 반복해서 검토하면 자료를 오래 기억하는 데 매우 도움이 된다. 시험 준비할 때 학생들이 카드를 시각화하면 시험 중에 이러한 이미지를 쉽게 인출할 수 있다.

일단 대학에 들어가면 필요한 준비를 한 것에 매우 만족할 것이다.

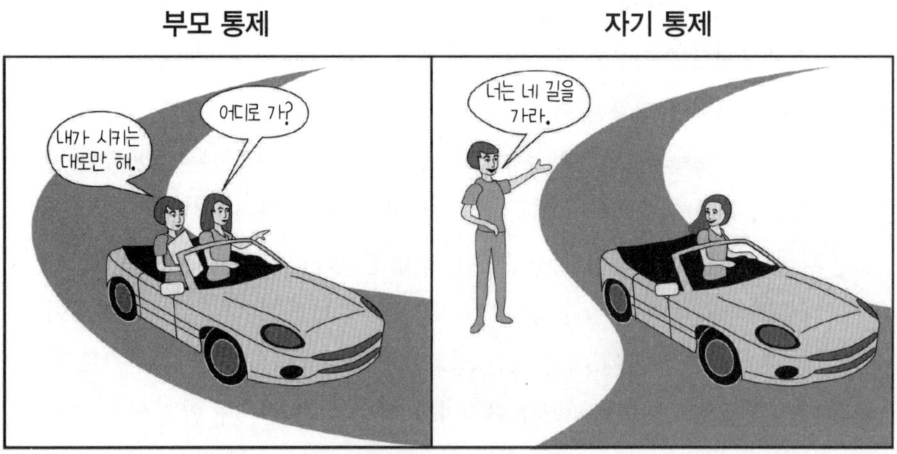
부모 통제
내가 시키는 대로만 해.
어디로 가?
자기 통제
너는 네 길을 가라.

[그림 26.2] 책임 떠맡기

개인적인

부모의 관심사로 다시 관심을 돌려서 생각할 때, 고등학교는 자녀의 난독증에 대한 수용 및 이해와 관련하여 남아있는 문제를 명확히 하고 해결하기 위한 이상적인 시기이다. 난독증은 평생 지속되는 상태이다.

→ ***조기 진단의 이점 이해.*** 자녀가 조기 선별의 주요 이점을 가지고 대학에 들어갔음에 안심하라. 그는 자신이 누구인지 알고 난독증에 적응했다. 이것은 일반적으로 그가 배울 때뿐 아니라 유용한 학습 전략을 시도하고 최적화할 때 지원을 받았음을 의미한다. 그가 아직 고등학교에 있다면 자신감과 대학에서 성공할 수 있는 기회를 향상시켜주는 활동을 할 기회가 있다. 조기에 선별된 학생들은 자신이 바보가 아님을 알고 대학에 입학한다. 가장 중요한 것은, 학생들이 자신의 능력에 대한 자신감을 키우는 이점이 있다는 점이다. 이는 대학에 들어가면 하늘과 땅 차이가 나는 자신감이다. 그들은 다음과 같은 격언을 받아들인다. *이것이 세상의 방식이고 이것이 내가 해내야 하는 방식이다*. 그리고 그들은 그렇게 한다!

→ ***난독증을 완전히 이해하기.*** 난독증에 대한 이야기는 시간이 지나도 지속적으로 대화가 되어야 한다. 자녀가 난독증이 무엇인지, 그것이 예상치 못한 어려움이고, 난독증이 약점과 강점을 모두 가진 역설이며, 그것이 평생 지속되는 상태라는 점을 이해하도록 하라. 자녀가 아직 고등학교 다닐 때 난독증의 대조되는 증상을 자세히 설명하는 노란색 카드(pp. 119-121 참조)를 검토하는 것은 종종 훌륭한 대화 시작법이 된다. 또한, 자녀가 이 카드의 사본을 가졌는지 확인해야 한다.

많은 사람들은 난독증이 그들에게 어떤 영향을 미쳤는지에 대해 자녀와 부모가 교대로 서로 질문하면서 하는 역할극이 도움이 됨을 알게 되었다. 이것은 학생이 자신에 대한 이해를 굳건히 하는 데 도움이 되며, 자녀가 대학 다닐 때 장애 지원실 직원이나 교수가 자주 하는 질문에 대답할 때 매우 도움 되는 연습을 제공하고, 나중에 직업에 지원할 때도 유용하다. 이때도 자녀는 난독증에 대한 높은 수준의 이해를 한 것에 기뻐할 것이다.

→ *다른 진단이나 우려 사항을 명확히 하기.* 자녀가 고등학교 3학년 때 시력 및 청력 검사를 포함한 전체 신체검사를 받을 수 있도록 예약하는 것은 현명한 일이다. 이러다가 문제가 발견되면, 대학에 가기 전에 문제를 해결하고 치료할 수 있다. 산만함이 적을수록 좋다.

→ *심리적 문제를 명확히 하기.* 주의력 결핍 과잉행동장애 및 불안장애를 포함하여 난독증과 함께 자주 발생하는 몇 가지 상태가 있다. 이때는 이러한 상태가 있는지 없는지 확인하고, 있다면 다음을 포함한 최적의 개입을 보장해주는 시간이다.

- 자녀가 ADHD 또는 불안 때문에 복용하고 있는 약을 검토하여 그것이 필요한지와 최적의 용량을 사용하고 있는지 확인한다. 이때는 약물 조정을 할 수 있고, 그 효과를 관찰하고, 대학 이전에 필요한 변경을 할 수 있는 시기이다. 물론 모든 변경은 처방 의사와 상의해야 한다.
- 비 약물치료를 고려. 아들이 불안해한다면, 인지행동치료(CBT)와 같은 다른 치료법이 도움이 될 수 있는지 고려해 볼 수 있다. 인지행동치료는 한 사람이 지금 가진 비생산적 사고방식과 행동방식을 바꾸는 데 목적이 있다. 이는 종종 더 좋게 바꾸는 변화로 그의 시각과 기분에 긍정적인 개선을 가져온다. 자녀가 스트레스를 받는 듯 보이면, '마음 챙김'이라는 또 다른 접근방식이 있다. 판단을 미뤄두고 현재 일어나고 있는 일에만 주의를 기울이는 인식 상태를 기본으로 한다(불안과 마음 챙김에 대한 보다 심층적인 논의는 pp. 443-444를 참조).

이 모든 단계는 난독증 학생이 대학에 입학한 다음 큰 차이를 만들 수 있다.

대학 입학 준비를 하면서 새겨들어야 할 얘기로, 훌륭하고 똑똑한 젊은 여성 할렐의 생각을 나누고 싶다. 그녀가 1학년 입학을 위해 떠날 준비를 하면서 말하길,

> 다음 주에 나는 대학에 갈 것이고, 이제 당신의 도움과 진단(할렐은 최근 우리 센터에서 진단을 받았다)과 함께 거기에 있습니다. 다시 한번 감사드립니다. 당신과 당신 남편은 내가 내 인생 이야기를 바꾸도록 도와주었습니다. 당신이 내 삶에 들어와서 얼마나 감사한지를 전달하기에 고맙다는 말은 충분하지 않습니다. 당신의 진단 덕분

에, 나는 내가 마음 깊이 진실이 아니라고 느낀 이야기를 하고, 믿기를 멈출 수 있었습니다. 이제 나는 다른 이야기를 전할 수 있다고 믿게 되었습니다. 당신은 제 삶을 바꾸었고 내가 다른 미래를 볼 수 있게 해주셨습니다. 내가 그 미래를 발견하게 되어 너무 기쁩니다. 나 자신을 볼 수 있도록 도와주셔서 감사합니다. 이제 다음 모험의 시작 지점에 서서 여기에 오기까지 넘었던 단계, 도전, 승리를 다시 상기할 수 있어 정말 좋습니다.

27장

대학 선택

자녀가 고등학교에 진학하고 마지막 2년을 맞이할 때, 학교 선택 문제와 함께 특히 PSAT, SAT, ACT, AP 성취도 평가와 같은 당락을 결정하는 표준화 시험 때문에 생각이 점점 심각하게 변한다.

대학입시에 대한 하나의 관점

대학 선택에는 많은 유형의 이슈와 선호도가 포함된다. 여기서 나의 초점은 난독증 학생이 고려해야 할 특정한 문제에 있다. 전반적으로 높은 목표를 지향하면서 동시에 자신에게 폭넓은 선택권을 주어야 한다. 만약 여러분이 공부를 좋아하고 개인적인 성과를 가지고 있다면(여기저기서 불가피한 몇 번의 실망이 있더라도), 아이비리그를 포함한 치열한 학교에 지원하기를 두려워하지 마라.

내가 재직하는 예일 대학교는 난독증을 이해하고 있으며 자격을 가진 난독인 학생들을 학부, 대학원, 전문대학원에 입학시키길 환영한다. 처음 예일대에 왔을 때 입학 사정관 회의에 초대받아서 정기적으로 참석했다. 이 회의에서 나는 예일대에 지원하는 학생들의 입학서류들을 검토하곤 했는데, 그들의 기록은 그들이 학습장애, 대부분은 난독증을 가지고 있다고 분명하게 쓰여 있거나, 그것을 암시하고 있다. 나의 역할은 교육이었다. 빠르게 늘어나는 난독증에 관한 과학적 지식을 위원들에게 알리고, 느리게 읽거나 시험에 추가시간이 필요한 난독증의 특징이 인지적 한계를 나타내는 지표로 잘못 해석되지 않도록 하였다. 입학처장과 위원회 위원들은 난독증의 예상치 못한 특성뿐만 아니라, 난독증이 주는 도전들을 높이 평가하게 되었다. 이 위원회는 최고의 학생들을 입학시키기로 했고, 대학은 난독증 학생들의 성적이 장애보다는 그들의 능력을 반영할 수 있도록 지원을 아끼지 않았기 때문에 입학 전형은 성공적이었다. 예일대는 다른 모든 지원자들과 똑같이 난독증 학생에 대해서도 엄격한 입학 기준을 가지고 있다. 다른 대학을 방문해 보니, 예일대가 난독증 학생들을 성공시키는 비결은 난독증이라는 역설에 대한 진정한 이해라는 점을 높이 평가하게 되었다. 이 대학은 난독증의 느린 읽기라는 특성에 대해 잘못 해석하지 않고 현혹되지 않는다. 오히려 예일대는 이 난독증 지원자가 학교에 가져다주는 종종 믿을 수 없는 지능, 창의적 사고, 끈기 그리고 투지 등 전체 인물을 고려한다.

예일대 역시 린다 로리머와 같이 대학 감사, 대학 부총장 그리고 가장 최근에는 대통령 수석자문 등 특별하고 비전을 가진 지도자들이 있어서 매우 운이 좋았고, 계속해서 대학의 우수성에 대한 헌신을 강력하게 지지하고 있다. 비록 그녀는 이제 은퇴했지만, 그녀의 충고와 관점은 계속 이어지고 있다.

다행히도, 전국의 단과대학과 종합대학의 입학 사정관들이 난독증에 대한 이해도(고등교육에서 그리고 실제로 인생에서 성공할 수 있는 잠재력이 있다는 인식 포함)를 높이고 있음을 보여주고 있다. 우리 예일대학 난독증과 창의력 센터는 두 개의 학술회의를 후원함으로써(하나는 예일대학에서, 다른 하나는 스탠퍼드 대학에서, 두 대학 모두 "다이아몬드 원석: 왜 모든 고등교육기관이 난독증 학생들을 유치하고 인정해야 하는가"라고 하는 같은 제목으로) 이해를 증진시키는 데 도움 되는 영광을 누렸다. 클리블랜드 클리닉 최고경영자(CEO)이며 저명한 심장외과 의사인 델로스(토비) 코스그로브, 캘리포니아 주지사 개빈 뉴섬, 투자가 찰스 슈왑 등 저명한 난독인이 초기에 난독증으로 고전했으나, 이제는 성공한 이야기를 하는 걸 듣고 청중으로 모인 전국의 대학 입학 사정관들이 도움을 받았다. 또한, 참석자들은 예일대학을 졸업한 후, 현장으로 나간 난독인이 거의 모든 분야에서 매우 우수한 성과를 거두었음을 보여준 예일대 장기추적연구 결과에 대해서도 들었다.

난독증 학생과 성인이 그들이 대학에서 어떻게 성공했는지 설득력 있는 묘사를 듣는 일은 출석한 사정관들에게 꽤 의미 있었다. 미들버리의 그레그 버클스, MIT의 맥그리거 크롤리는 다른 많은 참석자들과 함께 난독증에 대한 새롭고 깊이 있으면서도 가치 있는 이해를 얻었으며, 난독증 학생들이 각 학교에서 성공할 가능성을 가장 잘 평가하는 방법에 대한 통찰력을 얻었다고 말했다.

올바른 대학을 선택하는 단계

난독증을 가진 학생은 다른 학생들과 마찬가지로 학교의 위치(도시 대 시골), 학교 규모, 제공되는 과정과 전공 등을 고려하기를 원할 것이다. 난독증이 있는 학생들을 위한 대학의 선발 과정에 포함된 특별사항도 고려해야 한다.

장애 학생을 위한 지원실[25)]

대다수 난독증 학생들과 나 역시 *대학을 선정할 때 특별히 고려하는 사항 목록에서 장애사무실이나 지원실이 바로 또는 아주 가까운 곳에 있는지가 거의 최상위에 있다는 것*을 들으면 몇몇 사람들은 놀랄지도 모른다. 이 사무실과 직원들은 특정 대학에 다니는 난독증 학생의 성패에 의미 있는 차이를 만들 수 있다. 최적으로 기능할 때, 그러한 사무실은 난독증 학생을 처음으로 받아들이고 효과적으로 지원하는 최첨단 보루 역할을 한다.

그것의 특별한 역할을 고려할 때, 지원자는 특정 대학의 지원실을 평가할 때 무엇을 찾아야 하는가? 그 첫 번째 단계로, 당신이 첫 번째로 꼽은 학교에서 장애 학생들을 위한 서비스가 무엇인지 찾아보라. 지원실을 찾기가 어렵다면 학교 홈페이지에 들어가 장애라는 단어를 입력하거나 장애라는 검색어와 학교 이름을 구글로 검색해 보라. 주디 요크 전 예일대 장애인 지원실 국장의 말을 인용하면 다음과 같다. "학교가 장애사무실을 홍보하지 않는다면 주의하라. 조심해야 한다." 실제로 일부 학교에는 아직 정식 사무실이 없다. 학교가 사무실을 가르쳐주지 않는다면, 그것은 대학이 사무실을 중요시하지 않고, 의미 있는 지원을 하지 않음을 암시한다.

펜실베이니아 대학에서 아이저가 받은 지원과 개인 관심에 대한 경험은 이 학교에서의 긍정적인 경험에 기여했다. 학부 시절에 대해 다음과 같이 얘기한다.

> 그들은 대단해요. 그들은 나를 마치 엄마처럼 대해줍니다. 나의 장애 담당 직원인 팸은 항상 포옹으로 나를 맞이합니다. "어떻게 지내세요. 다른 필요한 거라도?" 그녀는 내가 정말 성공하고 잘 되기를 원하기 때문에 나를 밀어줍니다. 그게 내가 팸

25) 일부 대학에서는 지원실이 바뀌고 있다. 예를 들어, 2019년 9월 현재 예일 장애 지원실은 학생 접근성 서비스 사무실로 바뀌었다. 좀 더 포용적인 대학을 만드는 것이 목표다.

> 과 맺은 일종의 친밀감입니다.
>
> 1학년 초반, 가끔 내가 시험을 위한 편의제공을 얻기 위해 신청해야 한다는 것을 잊어버릴 때, 팸은 실제로 시간을 내어 나에게 이메일을 보내며 "아이저, 네가 신청한 것을 본 적이 없어"라고 말하곤 했습니다.

지원실의 이런 태도는 학생들에게 좋은 서비스를 제공한다. 한 지원실 직원은 "우리를 찾아오는 한, 네가 성공하고 싶음을 보여주는 것이고, 열심히 노력하면 얻게 될 것"이라고 나에게 설명했다.

> 편의제공 담당자를 찾아가서 등록하고 인사만 하면 됩니다. 그러면, *'나 여기 있어요, 정말 여기 있다고요, 나는 정말 이렇게 하고 싶어요, 가능한 최대한 도움을 받고 싶어요'*라는 메시지를 보내는 셈이 됩니다. 그러면 그것은 당신을 좋게 보이게 해줘서, 그들이 당신을 더 기꺼이 도와줄 겁니다.

→ 매우 분명한 메시지가 떠오른다. *가능한 한 자주 지원실 담당자와 개인적으로 상호작용하라.*

난독증 학생의 필요를 충족시킬 수 있는 지원실의 능력을 판단하려면 다음 사항을 살펴보아야 한다.

→ ***지원실 위치.*** 접근성이 매우 중요하다. 수업이나 기숙사를 들락날락하면서 낮에 쉽게 들를 수 있도록 사무실이 편리한 위치에 있는가, 아니면 캠퍼스 주변이나 가장자리에 있어 쉽게 찾아가기 힘든가? 만약 당신이 난독인이라면, 시간을 절약해 주긴커녕 지원실에서 시간을 낭비하게 하는 대학에 가고 싶지 않을 것이다. 펜실베이니아 대학과 예일 대학은 이런 면에서 모범적이다. *장애사무실의 위치가 중심부인지 주변인지는 그 기관이 장애 서비스를 어떻게 다루는지에 대한 메시지를 전달한다.*

→ ***사무실 직원 및 정책.*** 사무실의 직원이 얼마나 많고 어떤 서비스를 제공하는지 알아보라.

→ ***일단 방문해 보라.*** 지원실은 당신이 캠퍼스를 방문할 때 가장 먼저 들르

는 곳 중 하나여야 한다. 직원과 만나기 위해 약속을 미리 잡으라. 단순히 들러서 직원이 다들 바쁜 것을 발견하고 싶지 않다. 어떤 편의제공을 이용할 수 있는지, 어떤 방법으로 얻을 수 있는지 그리고 외국어 학점 면제가 가능한지, 어떻게 가능한지 알아야 한다.

→ *이 사무실이 당신을 위해 일해 줄지 판단해 보라.* 지원실에 있는 사람들은 당신을 환영하는가? 분위기는 따뜻하고 우호적인가? 거기 가는 게 편한가? 사무실이 인간적이고 아늑한가 아니면 차량관리국 방문과 더 비슷한가? 학생들에게 직원들과의 상호작용을 어떻게 요약할 수 있는지 물어보라. 만약 당신이 원한다면 언제나 같은 사람이 일대일로 응대해 주는가? 종종 사무실 크기는 학교에 다니는 학생 수와 비례한다. 예를 들어, 브라운 대학교의 지원실에는 5명의 직원이 상주하고 있다. 브라운의 학부 학생 수는 약 6,400명이다. 1만4000여 명의 상근 학생이 있는 뉴욕 컬럼비아 대학교 장애사무실에는 남녀 17명이 근무하고 있다.

학교 문화

유치원부터 고3까지의 난독증 학생들에게 학교 문화가 중요한 것처럼, 이 학생들이 대학 진학할 때도 마찬가지로 중요하다. 장애사무실을 방문할 때는 반드시 학교의 문화, 특히 교직원 문화에 대해 물어봐야 한다. 이 환경에서는 난독증을 공개할 수 있겠는가? 올바른 문화에서는 교수들이 여러분의 인생에서 중요한 역할을 할 수 있기 때문에, 교수들을 만나기가 얼마나 쉬운지 알고 싶을 것이다. 종종 교수들은 “상당한 추가시간, 자원봉사 시간, 학생들과 함께 하는 시간”이라고 부르는(일부 장애사무실 직원들이) 헌신을 해서, 강의 후에 만나고, 과제를 검토하고, 학생들이 자료에 어떻게 접근할지 지도하고, 학생들을 다양한 의미 있는 방법으로 지원한다.

워싱턴 대학을 졸업한 난독증 학생인 엠마는 학교 장애 서비스 프로그램인 코너스톤Cornerstone에 대해 다음과 같이 말한다. “당신에게는 편의제공을 잘 지원하는 시스템이 필요해요. 내게 만약 코너스톤이 없었다면, 끔찍했을 거예요. 그들은 매우 친절하고 내가 필요로 하는 것들에 반응하고 해결해주는 속도가 빠르지요. 코너스톤은 나에게 엄청난 변화를 만들어 주었어요.”

표준화 시험

지원실과 학교 문화에 대해 알아보는 것 외에도, 여러분은 학교에서 표준화 시험이 선택사항인지 알아보길 원할 것이다. 학교는 *SAT나 ACT와 같은 당락을 가르는 표준화 시험 점수를 제출할지 말지, 아니면 시험을 전혀 치르지 않을지 학생에게 결정*하게 하는가? 놀랄 만큼 많은 수의 우수한 대학들이 시험 점수 제출을 선택으로 하고 있다. 이 점수를 제출하기로 선택한 학생과 제출하지 않기로 선택한 학생들이 그들의 내신과 졸업률에서 큰 차이가 없다는 과학적 증거는 늘어나고 있다.

"진흙 속의 진주" 학술회의서 발표된 "유망주 찾기: 25년간의 베이츠 대학 시험방법 선택(1984 - 2009)" 연구에서 베이츠 대학의 전 입학 전형 책임자인 빌 히스Bill Hiss와 공동 저자인 케이트 도리아Kate Doria는 다음과 같은 데이터를 발표했다. 표준화 시험 점수를 제출하지 않기로 선택한 채로 베이츠 대학에 지원하는 학생의 수는 1990년대 약 30%에서 40% 이상으로 증가했으며, 몇 년간은 거의 50%에 육박했다. 해당 보고서에서 제출자와 비 제출자 간의 졸업학점 차이는 0.03에 불과하다(3.13 대 3.16). 졸업률의 차이는 1%이다. 저자의 말을 인용하자면, "한마디로 공부가 매우 어려운 대학에서 미제출자들은 제출자들과 거의 같은 비율로 같은 성적을 받고 졸업했습니다." 33개의 다른 기관에 다니는 123,000명의 학생을 대상으로 한 훨씬 더 큰 후속 연구에서 히스와 공동 저자인, 발레리 프랭스Valerie Franks는 결과가 같았다고 했다. 표준화 시험 점수를 제출한 사람들과 제출하지 않은 사람들 사이에 졸업학점 또는 졸업률에는 사실상 차이가 없었다. 이러한 결과는 적절한 편의제공을 받기 어려워서, 종종 당락을 결정하는 표준화 시험에서 잘 수행하지 못하는 난독증 학생과 관련이 있다. 2019년 현재 1,000개 이상의 4년제 대학에서 학사 학위 학생을 입학시키기 위해 SAT 또는 ACT를 요구하지 않았다. www.fairtest.org/university/optional로 가면 시험을 선택사항으로 정한 학교의 최신 목록을 볼 수 있다.

시험을 선택사항으로 둔 학교에 지원할 계획이 없다면, SAT 또는 ACT 또는 둘 다 신청하고 당신의 능력을 입증하는데 필요한 편의제공을 요청했을 것이다. 그러한 편의제공 여부를 검토하고 승인하는데 예상치 못한 지연이 자주 발생하기 때문에 최대한 빨리 편의제공을 신청하는 것을 우선순위로 삼아야 한다. 대학입학시험위원회College Board는 2016년 SAT를 개정했다. 주요 변경사항은 수학 시간에 글이 많아지게 만드는 것이었다. 이것은 학생들의 수학 점수가 수학 능력보다는 느린 읽기를 반영하게 하는 불행한 잠재적 결과를 가져온다.

일부 학생들은 모의고사 문항과 책을 되도록 많이 검토하는 것이 매우 도움이 되는 반면, 어떤 학생들은 시험 준비를 위해 카플란이나 프린스턴 리뷰와 같은 전문 시험 준비 회사 또는 개인 교사에 의존한다. 복습과 연습이 핵심이며 3학년이 되기 전 여름 또는 그해 초에 계획에 포함되어야 한다(PSAT, SAT, LSAT 및 USMLE를 포함한 주요 시험에 대한 편의제공 요청 변경사항에 대한 논의는 pp. 490-501 참조). SAT 또는 ACT 점수를 계속 요구하는 대학에 지원하는 데 대해 걱정하는 사람들은 많은 학교들이 점수 이상의 것을 본다는 사실을 명심하라. 난독증을 가진 전 코네티컷 주지사 대널 말로이Dannel Malloy는 당신에게 이렇게 말할 것이다. "일부 학교가 저에게 기꺼이 기회를 준 것은 저에게는 행운이었습니다. 내 SAT 점수가 끔찍했거든요."

학교 방문

조사를 마치고 가능한 학교를 선택한 후 다음 단계는 각 학교를 방문하는 것이다. 나는 이미 장애사무실 방문과 직원과의 이야기에 대해 이미 논의한 바 있다. 그러나 물론 앞으로 4년을 보내고 싶은 대학의 여러 측면을 보고 싶을 것이다. 거의 모든 학교는 일반적으로 해당 대학에 다니는 학생들이 이끄는 공식 투어를 제공한다. 이것은 당신에게 문자 그대로, 학교를 보고 그 역사와 전통에 대한 감각을 얻고 분위기를 느낄 기회를 제공한다. 많은 학생들이 비공식적인 방문을 통해 가장 많이 배웠다고 말했다. 한 학생이 나에게 말했듯이 학교의 진정한 비전인 뒷이야기를 들을 수 있다. 그러한 비공식적인 방문 동안, 여러분은 많은 학생들과 이야기하고 학교에서의 그들의 경험에 대해 질문해야 한다. 수업에 참여하는 것이 특히 중요하다. 이를 위해 수업 전에 교수님께 연락해서 학교에 지원을 고려하고 있으며 수업이 어떻게 진행되는지 보고 싶다고 말하는 것 이상이 종종 필요하다. 그렇게 하면 교수가 학생들을 알고 있는지 또는 어떤 관계를 맺고 있는지에 대한 감각을 얻을 수 있다. 난독증 학생의 경우 교수들과 일대일 시간을 갖고 교수들에게 자신의 이름을 알리는 것이 특히 중요하다. 이 모든 것은 학생 수가 적은 수업에서 훨씬 더 가능성이 크다.

학사 일정 유형

대부분 학교는 전통적인 1년에 2학기 방식을 따르지만, 일부는 3학기(예: 다트머스) 또는 4분기(예: 스탠퍼드)에 맞춰져 있다. 각 학기가 짧아서 3학기 및 4분기 일정, 특히 분기 시스템에서 상황이 훨씬 더 빠르게 변한다는 것을 아는 것이 중요하다. 읽기 과제는 빨리 완료해야 하고, 시험은 자주 오고, 비교적 짧은 시간에 많은 부분을 다룬다. 장애사무실의 자료(예: 텍스트 음성 변환

프로그램에 대한 접근성을 허용하기 위해 디지털화된 텍스트)가 필요한 경우 서둘러 완료해야 하는 많은 압력이 있다. 4분기 시스템은 숙제를 할 수 있는 여유가 거의 없다. 수업 3주 차만 들었는데도 종종 중간고사를 치른다. 이렇게 빠르게 진행되는 일정은 난독증 학생의 어려움과 받는 압력을 증가시키지만, 위에 얘기한 대학들을 다녔고 졸업했고 매우 만족해하는 난독증 학생을 여럿 알고 있다. 그러한 대학에 다니는 것을 꼭 배제해서는 안 되겠지만, 어떤 학교가 맞을지 판단할 때 학교의 다른 특징과 함께 위의 주의사항을 고려하라.

어떤 종류의 대학이 난독증 학생에게 맞지 않을까?

일반적으로 난독증 학생들은 소규모 학교에서 제일 잘 해내는데, 그곳에서는 교수들과 관계를 맺고 만나고 개인적으로 알 기회를 준다. 난독증 학생들은 아주 크고 인간미 없는 대학, 각 학생이 그저 머릿수로 보거나 시험 서류로 보는 대학, 어떤 요청을 해도 응답을 받는 데 지나치게 오래 걸리는 너무 비대한 관료주의 대학을 피하는 것이 좋다. 난독증 학생은 자신이 가진 문제를 돕고 이해하려고 노력하는 소규모 공동체 내에서 더 발전한다. 난독인은 자신도 매우 공감 능력이 높은 경우가 많으며. 기계적이고 획일적인 환경보다 인격적이고 배려받는 환경에서 더 잘한다. 그렇긴 하지만, 큰 주립대학에서 많은 지원을 얻은 학생들과 소규모 대학에서 길 잃어버린 느낌을 받고 제대로 지원받지 못하는 학생들도 있다. 인생의 다른 모든 일과 마찬가지로 세상을 변화시킬 수 있는 사람은 당신이 만나고 관계를 형성하는 그 사람이다.

자기소개서

당신은 난독증에 대해 언급해야 할까? 어떤 경우에도 변치 않는 규칙은 없지만, 점점 더 많은 학생들이 자소서에 난독증에 관해 이야기하기로 하고 있다. 난독증은 그들이 누구인지에 대한 일부이며, 한 학생은 "난독증 진단을 통해 저 자신을 이해하고 어떻게 하면 가장 잘 배우는지 이해하게 되었고, 또 나에 관한 인식을 최대한 활용해서 성공적인 공부를 지속할 수 있었습니다"라고 쓰기도 했다. 한 학생은 다음과 같이 인정했다. "도움 요청이 가장 어려운 일 중 하나지만 난독증을 이해한 후에는 적응하는 방법을 배웠고 필요하다면 도움 요청도 긍정적인 일이라는 점을 인정했습니다. 도움을 청하는 것을 두려워하지 않음을 배우면 지식을 찾는 학생으로서 더욱 성장할 수 있습니다."

자소서를 작성할 때, 난독증을 가지고 있고 그것을 이해하는 것이 당신을 더 단호하게 해주며 일시적인 실패를 두려워하지 않게 만드는 데 긍정적인 영향을 미쳤으며, 결단력과 끊임없는 노력만 있다면 어떤 도전이든 이겨낼 수 있다는 가르침을 주었다는 예를 드는 것을 고려하라. 한 젊은 난독인 여성이 나에게 얘기하기를 "난독증은 저에게 효율적으로 그리고 열심히 일하라고, 어떤 것도 당연하게 여기지 말라고 가르쳤습니다. 나는 내가 해야 할 일을 알고 그것을 확실히 해내는 현실주의자입니다."

다음은 현재 코넬 대학의 2학년생인 블레어 벅숀Blair Bucshon의 대학 지원 자소서의 마지막 단락으로, 난독증 진단이 그녀에게 의미하는 바를 종합적이고 강력하게 표현한다. 그것은 모든 자소서가 가져야 할 긍정적인 추진력이 담겨 있다.

> 작년에 저는 난독증 진단을 받았습니다. 내가 가진 문제에 최종 진단명을 붙이는 내 두뇌가 작동하는 방식과 난독증으로 인한 이점을 더 잘 이해하는 데 도움이 되었습니다. 나는 내 길을 가로막는 장벽을 알고 있으며 보이지 않는 적과 싸우기보다는 정복할 수 있습니다. 난독증을 가진 채로 자라는 일은 어려웠지만, 완전히 부정적인 경험만은 아니었음을 알고 있습니다. 저는 동료들이 찾지 못하는 다양한 문제 해결 방법을 찾아냅니다. 비슷한 어려움을 겪고 있는 사람들에게 저처럼 성공할 수 있다는 자신감을 주고 싶습니다. 저는 축복을 받았으며 제 삶이 믿을 수 없을 만큼 운이 좋다고 생각합니다. 그러나 저는 또한 누구에게도 개인적인 여정과 극복해야 할 어려움이 있다고 믿습니다. 저음 18년 동안의 투쟁은 힘든 시기에 인내하는 방법과 스스로를 믿는 것의 중요성을 가르쳐 주었습니다. 이제 내 약점을 이해했으므로 다시는 교실이나 강의실, 회의실 뒤에 숨지 않을 것입니다. 대신, 나는 항상 먼저 일어설 수 있는 사람이 되어 두려움을 극복하고 최고의 자신을 더 좋게 만들 거라고 스스로에게 맹세합니다.

법적으로 학교는 당신의 장애 여부 또는 장애의 성격에 관해 물어볼 수 없으므로, 반드시 난독증을 공개해야 하는 것은 아니다. 그러나 "진흙 속의 진주" 회의에서 한 입학 사정관은 말했다. "당신이 난독증이란 걸 알고 있음은 지원자의 이야기를 이해하게 해주기 때문에 도움이 됩니다. 그것은 학생에게 진정한 이득입니다."

28장

대학에서

– 첫 출발

준비하라. 대학 생활 시작은 모든 학생들에게 큰 변화이며 엘리스처럼 난독증을 가진 학생들에게는 더욱 그렇다.

엘리스는 다음과 같이 설명한다.

> 당신은 그전의 일상이 사라지고 완전히 새로운 환경에 들어가기 전까지는 이전의 일상이 얼마나 편했는지 깨닫지 못합니다. 예를 들어, 숙제할 때 집에 혼자 있는 대신 난독증이 없는 사람들과 함께 도서관에 있을 것입니다. 당신이 난독인이 아니라면 할 필요가 없는데, 난독인이라서 해야 할 일이 있음을 알게 됩니다. 여러분은 집에서 해야 할 일이, 다른 사람들은 할 필요가 없음을 알지 못했습니다. 유인물을 받으면 가지고 가서 스캔해야 합니다. 다른 사람들은 그렇게 할 필요가 없습니다. 당신은 그들이 단지 그것을 불쑥 꺼내서 아주 쉽게 읽는 것을 보지 못했습니다.
>
> 할 일이 훨씬 더 많은 학기 초에 할 일이 더 생깁니다. 책을 찾아서 텍스트를 음성으로 변환하는 방법과 난독인용 대체 텍스트를 얻기 위해 해야 하는 추가적인 사소한 사항을 알아내야 합니다. 그래서 당신 친구들이 모두 저녁을 먹고 있을 때, 당신은 지원실에 가서 아, 이거 엿 같다고 합니다.

그러나 학기 말에 엘리스는 두 개의 A와 두 개의 A–를 받았습니다.

기회비용: 공부와 사회생활

하루는 아주 길며, 대학에 와서 흥분된 마음에 하고 싶다고 생각하는 일이 너무 많다. 비록 과제를 하는데 급우보다 훨씬 더 걸리더라도, 새로운 경험을 하고 새로운 친구를 사귀고 그룹의 일원이 되고, 사교하고 이벤트에 참석하고 팀에 지원하겠다고 결심한다. 물론 이러한 모든 활동의 균형을 맞추는 것이 요령이다(이것이 고등학교 때 최대한 준비하는 중요한 이유 중 하나이다). 대학 신입생인 줄리아가 내게 말하길,

> 대학 2학기인 이번 학기는 확실히 어려웠지만, 사회적으로는 더 좋았습니다. 기묘한 주고받기입니다. 나는 여학생 클럽에 가입했습니다. 나는 대학에서 고등학교 때보다 사람들 속에 더 있고 싶었고 더 많은 친구 그룹을 갖고 싶었음을 알고 있습니다. 정말 신나는 일이에요! 저는 제가 상상도 못 했던 이 모든 일을 하고 있습니다. 대학에서 제가 목표로 삼은 일이기도 합니다.

비토는 아오나 대학 2학년이자 조정팀의 주장으로, 매일 4시간을 노 젓기에 바친다. 난독증 학생에 대한 그의 조언은 줄리아의 조언과 매우 비슷하다.

> 스포츠를 하라고 말하고 싶습니다. 스포츠를 하지 않으면 모든 것이 공부뿐이고, 대학 생활의 많은 것을 놓치게 되기 때문입니다. 그러니 스포츠를 하고, 동아리 활동을 하고, 친구를 사귀고, 무언가를 하십시오. 항상. 당신은 후회하지 않을 것입니다.

대학 경험이 도움이 되도록 할 수 있는 일은 다음과 같다. 다음 사항을 챙겨라.

→ ***지원실에 일찍 연락하라.*** 대학 선택을 완료했으면 학교 장애사무실에 일단 먼저 연락하라. 연락하기 좋은 시기는 학교 시작 전 초여름이다. 학교가 시작되고 학생들이 모여들고 수강 신청이 본격적으로 시작되면 대학 현장은 매우 혼란스럽고 직원들도 매우 바쁘다. 직원에게 자신을 소개하고 접촉하라. 이때가 사무실이 당신, 당신의 교육 경험, 당신의 난독증 및 효과가 있거나 없었던 편의제공에 대해 알도록 돕기에 좋은 시간이다. 어떤 문서가 필요하고 어떤 방법(메일, 이메일, 직접 방문)이 선호되는지 물

어보라. 진단을 확인해주고 편의제공을 위한 권장 사항이 포함된 서류를 사무실에 제출하라. 질문이 있으면 물어보라. 추가 검사가 필요한지 알아보라. 그래야 학교 시작 전에 완료할 수 있다. 사무실은 당신이 생각하지 못했지만, 매우 도움이 되는 편의제공을 추천할 수도 있다.

지원실이 당신에게 제공할 수 있는 것과 없는 것이 무엇인지 그리고 마찬가지로 중요한 것은 당신에게 무엇을 기대하는지 알아보라. 찾아야 할 정보들은 다음과 같다.

→ 시험 시간 연장을 준비하는 방법과 추가시간 외에 제공되는 특정한 시험 편의제공
→ 학교가 외국어 면제를 제공하는지 여부 및 그 절차
→ 수업 노트 필기해줄 사람 신청하는 방법
→ 도움이 된다면 TTS(텍스트 음성 변환)를 가장 잘 제공받는 방법
→ 시간이 연장되어 몇 시간 동안 지속될 수 있는 시험에, 간식이나 음료를 가져갈 수 있는지
→ 수업과 시험에서 노트북을 사용할 수 있는지, 계산기 사용 가능 여부는?
→ 학교가 과외교사 또는 코칭을 제공하거나 조직화 기술을 지원하는지 여부

다음은 지원실 직원과 상담할 때 사용할 수 있는 체크리스트이다. 관심 있는 다른 항목도 추가하라.

대학의 편의제공 정책은 매우 간단하다. 학교가 연방 기금을 받는 경우 해당 기관은 장애 학생에게 합리적인 편의를 제공해야 한다. 편의제공이 완전하고 시기적절하며 학교의 편의제공 지침을 충족하는지 알아보기 위해 학생으로부터 받은 평가지가 검토된다. 평가가 얼마나 최근이어야 하는지에 대해 확실히 정해진 규칙은 없다. 보스턴 대학교의 편의제공 관련 재판에서 판사는 5년 전의 평가도 허용될 수 있다고 판결했다. 장애인 고등교육 협회Association on Higher Education and Disability(AHEAD)에 따르면, 편의제공 필요성에 대한 문서는 다양한 형태가 가능한데, 학생의 시험 응시 경험에 대한 설명 또는 보고서, 학교 기록, 평가지, 개별 교육 프로그램(IEP) 또는 504계획(pp. 486-489 참조)에서 나온 서류가 가능하다. 학생은 이전에 어떤 편의제공이 효과적이었고 그렇지 않았는지 알리는 데 대해 진지하게 생각해야 한다.

편의제공	제공 방법	신청일/승인일	메모
노트 필기자			
추가시간			
혼자 쓰는 조용한 방			
강의에서 노트북 사용			
시험에서 노트북 사용			
텍스트-음성 변환(TTS)			
외국어 과목 면제/대체			
계산기 사용			
쓰기 보조			
개인 교사			
코칭			
조직화 기술			
기타			
기타			

학생이 평가를 다시 받거나 처음으로 평가를 받아야 하는 경우, 매우 비싸고 종종 수천 달러가 들 수 있다. 일부 학교는 무료로 평가를 제공한다. 다른 학교는 현금 지원을 제공한다. 많은 학교에서 이를 제공하지 않으며 학생이 비용을 직접 부담해야 한다.

편의제공

대학과 전공마다 차이가 있지만, 전반적으로 제공되는 가장 일반적인 편의는 다음과 같다.

→ ***노트 필기자.*** 절차는 간단하다. 그 과정을 듣는 다른 학생이, 돈을 받는 동료 노트 필기자로 모집된다. 대부분의 경우, 발표하는 사람은 교수(수혜자의 신원을 알지 못함)이다. 다 마치면 노트가 지원실로 전송되어 수신자에게 배포된다. 모든 학교에서 기밀이 유지되므로, 수령인 및 지원실 직원 외에는 누가 노트를 받고 있는지 알 수 없다. 일반적으로 노트 필기자는 노트북을 사용하여 노트를 보기 쉽고 읽기 쉽게 한다.

가까운 장래에는 많은 수업이 녹음될 것이다. 이를 통해 교수의 시간을 최적화하여 강의를 반복할 필요가 없고, 학생들이 필요한 때마다 재생할 수 있다. 강의는 녹화될 수도 있다. 녹화된 강의는 난독증 학생들에게 분명히 특별한 혜택이 될 것이다.

일부 대학에서는 미래가 이미 와 있다. 최근 워싱턴 DC에 위치한 조지 워싱턴 대학에 생긴 서비스는 강의캡쳐Lecture Capture로 알려져 있다. 교수는 강의가 자동으로 녹음되어 학생들에게 배포되는 강의 캡처 교실에 등록 및 예약을 요청할 수 있다. 이러한 교실 중 일부는 비디오 녹화 기능도 갖추고 있다. 조지 워싱턴 대학은 이 기술을 현명하게 사용하여 학생과 교수 모두에게 혜택을 준다. 예를 들어, 학생들은 다시 보기나 자세히 보기를 위해 강의를 북마크 할 수 있다. 교수들은 특정 강의를 본 학생 수, 동영상 시청 빈도, 시청 시간을 모니터링할 수 있다. 교수들은 출석에 부정적인 영향을 미칠까 봐 두려워했지만 그렇지 않았다는 사실에 안도했다. 사실 그들은 학생들이 자료를 더 빨리 이해하고 있다고 느낀다.

→ *시험을 위한 별도의 조용한 공간에서 추가시간.* 지원실에서 당신의 평가 문서를 검토하고 승인하기만 하면 시험을 위한 추가시간을 확보하는 것은 간단하다. 추가시간은 25%에서 두 배까지이다. 일반적으로 시험 시간의 절반 정도의 시간을 추가하도록 권장되고 제공된다.

→ *키보드 사용(인터넷에 연결되지 않고 워드Word 프로그램이 있는 기본 노트북).* 특히 노트북은 시험에서 점점 더 많이 사용되고 있다. 교수와 시험을 채점하는 사람들은 모두, 악필이나 날려 쓴 손글씨를 다루지 않고 답을 쉽게 읽을 수 있다는 점을 높이 평가한다. 또 다른 장점은 컴퓨터에 시험 응답이 저장되어 답안지가 없어지지 않는다는 점이다. 학생에게도 장점이 있다. 학생은 자신이 쓴 내용을 잘라 붙이고 재구성할 수 있으며 손으로 할 때보다 훨씬 빠르게 할 수 있다.

교실에서 노트북을 사용하는 것은 완전히 다른 문제이다. 교수들은 학생들이 강의 중에 이메일을 주고받거나 페이스북을 보는 등 특권을 남용하는 모습을 발견했기 때문에(큰 강의실에서는 특히), 강의시간에 노트북을 허용하지 않는다. 그것이 얼마나 무례한 짓이며 교수들을 힘 빠지게 만드는지 당신은 이해할 수 있을 것이다. 그러나 노트 필기를 위해 노트북이 필요한 난독증 학생에게는 예외가 필요하다. 다른 분야와 마찬가지로, 학교마다 심지어 학교 내에서도 교수들 사이에는 큰 차이가 있다.

→ ***TTS(텍스트 음성 변환)로 녹음된 책.*** 미국 장애 재활법 504조 및 장애인교육법 저작권에 대한 채피Chafee 수정안을 포함한 연방법 및 규정은 난독증 학생을 포함하여 인쇄물 접근에 장애가 있는 학생을 위해, 인쇄물을 들을 수 있도록 제작하고 사용하는 것을 지원하고 허용한다. 또한, 장애 재활법 504조와 미국 장애인법(ADA)은 모든 장애인에 대한 차별을 금지한다. 이러한 법률에 따라, 모든 주나 지역 교육자치구는 종종 AIMaccessible instructional material이라고 하는 접근 가능한 교육 자료를 제공하여 장애 학생에게 동등한 교육 기회를 보장해야 한다. 대부분 대학의 자료실에는 텍스트를 음성으로 변환하는 장치가 있다.

신입생으로 들어가면 대학에는 놀랍도록 많은 양의 읽기가 필요하다. 이 시련에 대처하는 방법에는 여러 가지가 있다.

- 한 학기에 읽기가 필요한 과목을 너무 많이 수강하지 않도록 한다.
- 훑어보기 요령을 개발하고 과제의 모든 단어를 읽어야 하는 것은 아니라는 것을 이해한다.
- 텍스트 음성 변환 소프트웨어를 사용한다. 디지털화된 교과서는 출판사에서 구할 수 있지만, 학생들이 뭘 수강할까 이런저런 고민 하다가 마지막 등록할 때는 서두르는 경우가 많기 때문에, 수업이 시작되기 전에 출판사로부터 디지털화된 교과서를 얻는 데 너무 오래 걸린다. 이런 어려움에 대한 예일대학의 실질적인 대책은 책을 학교 스캐너로 보내서 제본을 없애고 페이지마다 고속 스캔하는 것이다. 학생들은 이 대책에 매우 만족하는 것 같다.

펜실베이니아 대학교에서는 책이 오디오 형식으로 제공되는 경우, 장애사무실이 텍스트 음성 변환이 승인된 학생만, 출판사를 통해 책에 접근할 수 있도록 도와준다. 그렇지 않은 경우, 사무실에서 교과서 또는 PDF를 오디오 형식으로 변환해준다. 또한, 사무실은 유인물 또는 유사한 자료를 오디오 형식으로 변환한다. 워싱턴 대학의 코너스톤과 스탠퍼드 대학의 교육 접근성 사무실은 절차를 좀 더 간소화했다. 스탠퍼드에서는 소프트웨어가 중앙 컴퓨터에 배포되어 있고, 학생들이 쉽게 접근할 수 있다. 이 대학들은 학생들이 전국의 대학에서 무엇을 기대할 수 있고, 무엇을 기대하는지 보여주는 모범이다. 모든 대학이 이와 같은 서비스를 제공하지는 않지만, 생각보다 더 많은 서비스를 제공한다. 난독증으로 인정된 학생을 위한 서비스는 놀라운 속도로 발전하고 있으며, 대다수의 교육기관은 이러한 학생의 요구를 이해하고 이에 대응하기 위해 노력하고 있다.

학생들은 텍스트 음성 변환(TTS) 소프트웨어의 유용성에 대해 매우 다양한 의견을 가지고 있음을 유의하라. TTS 때문에 일부 학생들은 대학생으로서 직면하게 되는 엄청나고 종종 예기치 않게 많은 읽기 부담을 처리하기 시작했다고 말한다. 그러나 한 지원실 전문가가 말했듯이, "조기 진단을 받은 많은 학생들은 그들의 삶에 추가 부담이 하나 더 늘었을 뿐이기 때문에 여기에 흔들리지 않습니다. 그들은 그것의 장점을 못 보았습니다." 일부 학생들은 듣는 동안 '멍 때림'이 생긴다고 말한다. 또 다른 학생들은 TTS가 시간이 너무 오래 걸린다고 하면서, 일부 과정에서만 사용하기도 한다.

한 장애인 사무실 전문가가 말했다.

> 실제로, 사용하는 학생 수보다 승인된 학생 수가 더 많다는 것을 알고 있습니다. 일부는 신입생과 2학년 때 이 기술을 사용하며, 수업이 바뀌고 그들이 하는 일의 성격이 변함에 따라 이 기술을 덜 사용하게 된다고 합니다. 또는 읽기를 많이 하지 않거나 프로젝트 기반 또는 토론 기반 수업이기 때문에, 텍스트 음성 변환 기술을 사용하는 학생이 많이 보지 못했을 수 있습니다.

전문가 및 학생과의 대화를 기반으로 한 나의 조언은, 대학 입학 전에 이 기술을 한번 시도해 보자는 것이다.

외국어 면제 및 대체

많은 난독증 학생들이 고등학교에서 외국어 이수의 의무를 부분적으로 면제받아야 하는 필요성을 이해시키느라 불필요한 스트레스를 많이 받은 적 있다. 대체로 대학에서는 훨씬 더 긍정적인 경험을 하게 될 터이다. 많은 학교(전부는 아님)가 그러한 면제 또는 대체를 허용한다. 이제 이러한 요청이 열려있음은 예일대 문화의 일부이다. 첫 번째 단계는 학생이 지원실에 요청서를 제출하는 것이다. 이 요청은 검토된 후, 예일 난독증과 창의성 센터로 보내져 추가 검토 및 필요한 경우 평가를 받는다. 난독증이 제2언어의 말소리 시스템에 접근하는 능력에 미치는 영향에 대한 깊은 지식의 맥락에서, 학생의 개인사와 이전 평가를 검토한다. 난독증의 과학적 토대와 그 임상적 영향에 대한 우리의 지식은 필요할 때, 그러한 부분적 면제를 허용함에 대해 우리를 상당히 편안하게 느끼도록 해준다고 생각한다. 의견서가 포함된 편지가 교칙 및 규정 위원회 위원장에게 발송된다.[26)]여기서 승인되면 학생은 대학 학장에게 연락하여 공식적으로 면제를 요청하도록 안내된다. 그런 다음 학생과 그의 대학 학장이 둘 다 교칙 및 규정 위원회에 요청서를 작성하고, 위원회에서 공식적으로 승인된다. 학생 성적 증명서의 졸업 요건이 변경되어야 하므로, 교무과장에게 통보된다. 이 시점에서 학생은 소속 단과대학장과 만나 승인이 필요한 대체과정을 선택한다. 학생은 자신의 대체과정을 임의로 선택할 수 없다. 소속 학장의 승인을 받아야 한다.

일부 대학에서는 이수 의무의 변경을 면제가 아닌 '과목 대체'라고 부르며, 대체를 획득하는 데도 유사한 절차가 적용된다. 학생이 지원실에 먼저 요청하면, 지원실은 학교규정 위원회에 최종 결정을 내리도록 신청하는 데 도움을 준다. 대부분의 학생들은 주로 어휘 암기가 많이 필요한 1단계 외국어 과정을 해낼 수 있다. 그러나 난독증 학생들은 그 언어를 말하고 이해할 때도 어려움을 겪는다. 손수 조사해 보라. 스탠퍼드와 같은 일부 대학은 의무사항을 거의 면제해주지 않는다. 코넬 공대를 포함한 일부 공대에서는 외국어가 필요하지 않다.

그러한 부분 면제를 받는 것은 길고 세밀한 절차임을 아는 것이 중요하다. 동시에 따뜻하고 이해해주는 분위기라면 학생이 면제를 받고, 자신이 잘할 수 있고 즐길 수 있는 과정에 등록하게 되는 최종 결과로 이어진다.

추가 편의제공에는 교실 및 일부 시험에서 계산기 사용, 객관식 시험 대신 에세이, 컴퓨터 화면을 보고 질문에 답하기보다는 연필과 지면 사용이 포함된다.

26) 예일 난독증과 창의성 센터의 의견서는 그 학생이 그 수업에서 어려움을 겪을 확률이 높다는 객관적이고 입증된 증거로 여겨진다.

학생의 편의제공에 대해 교수에게 알리기

학생이 특정 편의제공에 대해 승인을 받으면 다음 단계는 교수에게 알리는 것이다. 이러한 과정을 시작하기 위해 학생은 지원실로 가서 위임장에 서명한다. 이 위임장은 승인된 편의제공 사항을 교수진에 통지할 수 있는 권한을 사무실에 부여한다. 학생의 장애 특성은 기밀로 유지된다. 교수진이 요청하더라도 그렇다. 학생은 형식이 갖춰진 편지를 교수의 우편함에 넣거나 수업 후 교수에게 건네줄 수 있다. 또 학생은 교수가 교수실에 있을 때 소개장을 들고 찾아갈 수 있다. 대부분의 경우 학생들은 수업 후 교수에게 편지를 전달한다. 그러나 나는 서류 제출을, 당신에게 난독증이 있고 이러한 편의제공을 요청하는 이유를 설명할 기회로 사용하길 권장한다. 학생들은 교직원과 지속해서 상호작용하며 교감을 형성하게 되면 제일 좋다. 학기 초에 교수님에게 난독증이 있으며, 편의제공을 사용할 것임을 개인적으로 알려 주길 권한다. 그는 당신을 그렇게 알게 될 것이다.

교수들은 가르치는 일을 좋아하고, 특히 학생들에 대해 알아가기를 좋아한다. 그들은 항상 교수실에 있는 시간이 있으며, 심지어 교수실에 있는 시간을 잘 모르는 경우 그들에게 연락하여 만날 시간이 있는지 물어볼 수 있다. 일반적으로 응답은 "물론, 같이 시간을 정해보자"라는 환영이 될 것이다.

전공 선택 및 과목 선택

주요 결정 중 하나는 전공 선택이다(전공은 고정되어 있지 않다는 점을 항상 염두에 두라). 제가 학생들에게 "난독증을 가진 학생으로서 대학에 들어가기 전에 알고 있었으면 했던 것이 무엇입니까?"라고 물으면, "위험을 감수하는 데 더 자신감이 있었으면 좋았을 텐데요"라는 대답을 계속 듣는다. 난독증 학생은 종종 자신을 증명해야 한다고 느끼거나, 위험 감수를 너무 두려워한다. 예를 들어, 그들은 진정으로 추구하고 싶은 예술보다는 사업을 선택한다. 학교에서의 이전 경험에 비추어 볼 때, 자신이 덜 가치가 있다고 느끼고 어떤 식으로든 가장 인기 있는 전공을 선택하는 난독인이 너무 많다. 그러나 학생 한 명은 자신의 전공을 신경과학에서 자신이 잘하고 정말 관심 있는 영화로 전환할 충분한 용기를 가졌다. 결과적으로 그는 훨씬 더 행복할 뿐만 아니라 학문적으로 탁월하며 사회적으로 훨씬 더 활동적이다. 처음으로 그는 대학 생활을 즐겼다.

학생들은 일반적으로 매 학기, 4개 때로는 5개의 강의에 등록한다. 대학에 진학하는 난독증 학생들에게 나의 가장 강력한 추천은 3개의 강의만 등록하는 것이다. 신입생에게는 너무 많은 변화와 조정과정이 필요하기 때문에, 새로운 대학 생활이 자신에게 가장 잘 맞는 방법을 파악하고 적응할 시간이 있어야 한다. 대부분 학교에서 학생은 한 학기에 3개의 강의만 등록할 수 있으며, 여전히 온전히 한 학기를 이수한 것으로 간주된다. 천천히 편안하게 시작하면 좋은 성적을 받아 자신감을 얻을 수 있다. 그 자신감을 얻으면 인생이 훨씬 쉬워질 것이다.

강의를 선택할 때 목표는 너무 많은 읽기가 필요하거나 매우 까다로운 쓰기 또는 학기 논문이 요구되는 과정이 아닌, 여러 가지 요구 사항이 혼재되어있는 과정에 지원하는 것이다. 기말시험이 어떨지 스스로 떠올려보라. 특히 *기말시험 때 객관식 시험을 연달아 치르게 될까? 아니면 기말시험이 있는 일부 강의와 최종 프로젝트 또는 논문이 필요할 다른 강의를 들어 스트레스를 완화할 수 있는가?* 많은 난독증 학생들은 객관식 질문에 답하는 것보다 보고서 쓰기를 통해 훨씬 더 나은 결과를 얻을 수 있음을 발견한다. 한 학생이 말했듯이 "너무 많은 읽기가 필요하기 때문에, 나에게 객관식 시험은 끔찍합니다." 난독증 학생은 경쟁력이 있음을 증명하기가 특히 어려울 수 있다. 그것은 현명한 방법이 아니다. 강의를 선택할 때 약간의 조사를 수행하고 학생들의 시험 편의제공 요구에 대해 교수가 어떻게 반응할지 알아내면 항상 도움이 된다. 노벨 경제학 수상자인 로버트 쉴러Robert Shiller 교수는 몸소, 난독증 학생들이 와서 기말시험을 치르고 있는 예일대 지원실을 종종 방문한다. 그의 방문은 엄청난 차이를 만들어, 지원실에서 추가시간을 받아 시험을 치르는 학생이 다른 데서 시험을 치르는 학생과 이질감을 느끼지 않도록 해주는 데 도움이 된다고 들었다.

학생이 불확실하다고 느끼는 강의의 경우, 해당 강의가 이수/미이수 과목인지 문의해 보면 좋다. 다시 한번 말하지만, 대학마다 정책이 다르다. 일부 대학에서는 학생이 이수/미이수 과목을 2개 이상 수강할 수 없다. 어떤 경우 이수/미이수 과목 강의를 듣는 것이 편의제공이 아니라, 학생과 지도교수 사이의 합의로 간주된다. 이 합의는 대학 행정부의 승인을 받아야 한다.

기타 서비스

방금 논의한 편의제공 외에도 학교는 다양한 추가 서비스를 제공한다. 펜실베이니아 대학에는 두 부서를 통해 학생들에게 다양한 학업 지원 서비스와 프로그램을 제공하는 보호 서비스 센터인 바인가르텐 학습지원센터Weingarten Learning Resources Center가 있다. 그중 하나인 장애 학생 서비스실은 난독증 같은 장애가 있음을 스스로 밝힌 학생을 대상으로 한다. 다른 하나인 학습 지원실Office of

Learning Resources은 대학 공동체의 모든 구성원에게 읽기, 쓰기, 공부 및 시간 관리 전략에 대한 전문 교육 및 지원을 제공한다. 난독증을 가진 학생들은 종종 이러한 각 부서에서 제공하는 서비스의 혜택을 받는다. 이곳의 전문가들은 다른 곳과 마찬가지로 난독증 학생들이, 그러한 지원이 많이 필요한데도 자신이 다 나았기 때문에 지원이 필요하지 않다는 생각을 가진 채 대학에 들어온다는 사실을 발견했다. 장애 학생 서비스를 신청한 신입생은 이미 개발한 전략을 지원하고 강화하기 위해 학습 지원실에 일찍 연계된다. 학습 과정 자체가 초점이다. 학생들은 어떻게 조직화 되고, 집중력 유지되며, 자신이 아는 것을 가장 잘 보여주는 방법에 대해 교육을 받는다.

나는 펜실베이니아 대학에서 제공하는 읽기 지원에 특히 감명을 받았다. 최근에 은퇴한 바인가르텐 센터의 전무이사이자, 학생들에게 더 효과적인 읽는 이가 되는 방법을 가르치는 데 초점을 맞춘 프로그램을 담당하는 강사인 미르나 코헨Myrna Cohen 박사와 이야기를 나눈 후, 더욱 인상적이었다. 펜실베이니아 대학은 읽기 요구량이 매우 많으며 중요한 목표는 학생들이 매 학기 선택하는 과정에 대해 전략적으로 대처하게 해주는 것이다. 동시에 코헨 박사는 학생들이 효율적이고 효과적인 읽기 전략을 개발하도록 돕는다. 기본적으로 그녀는 학생들이 끊임없어 스스로에게 질문하면서 자신의 읽기에 대해 생각해 보길 촉구한다. *교수가 이 과정에서 읽기를 할당하는 이유는 무엇인가?* 그리고 전체 과정(예: 강의 계획서, 교수의 철학 및 수업 노트)을 통합 메시지 또는 목표 일부로 고려하여 이 핵심 질문에 대답한다.

또 다른 유용한 모델은 뉴욕 웨스트체스터 카운티의 아이오나 대학에서 찾을 수 있다. 바인가르텐 센터와 유사한 사무엘 루딘 학습지원센터Samuel Rudin Academic Resource Center는 학생 전체, 특히 난독증을 가진 학생들에게 다양한 서비스를 제공한다. 대학생 지원 프로그램College Assistance Program(CAP)은 내가 아는 학생인 비토 로코Vito Rocco가 아이오나 대학에 입학하면서 알게 된 독특하고 고도로 전문화된 개인 지도 및 지원 서비스이다. 매우 영리한 난독인 비토는 아이오나에서의 첫해를 개인적으로나 학업 면에서 성공적으로 만드는 데 지원 프로그램(CAP)이 한 역할을 매우 열정적으로 좋아한다. 학생들이 가입을 신청해야 하고 수업료와는 별도로 강사료가 부과되는 CAP는 매주 두 번의 1시간 지도시간을 제공한다. 필요한 경우 더 배당될 수 있다. 편리한 위치에 있는 시설의 개인 교사는 학습 전문가로서, 학생과 지속해서 만나다 보면 관계가 발전하고 학생의 필요를 알고 이해하게 된다. 읽기, 수학, 쓰기 및 편집, 필기, 시험 준비 및 시험을 포함한 다양한 기술을 다룬다. 학생과 교사는 학생의 현재 필요에 따라 초점이 달라지는 매우 상호작용적인 한 쌍을 형성한다. 예를 들어 비토가 설명했듯이

> 어느 강의에서 제출할 보고서가 있었습니다. 선생님이 보고 조언할 수 있도록, 보고서를 가져갑니다. 내가 쓴 글이 너무 형편없지 않기 때문에 그는 나를 칭찬할 것입니다. 하지만 제가 문법 실수를 하면 그는 거기에 있을 겁니다. 왜냐하면, 모든 사람들이 문법 실수를 하고 그는 그 문제를 고치는 방법을 설명하기 때문입니다. 그것은 내 손을 잡아주는 것과는 다릅니다. 내가 가야 할 곳을 가리키는 것 이상입니다. 나는 그것을 좋아합니다.

비토는 그의 역사 수업에서 또 다른 예를 든다.

> 저는 제 선생님과 함께 교과서를 읽습니다. 강의를 위해 우리는 인터넷에 있는 작은 단락을 읽어야 했습니다. 그래서 저는 선생님과 함께 그 단락을 읽고 그것에 대해 메모했습니다. 그런 다음, 이 자료에 대해 수업 중 토론할 때 실제로 읽었기 때문에, 모든 사람들을 토론에서 이겼습니다. 모든 학생들이 그것을 읽지 않았습니다. 저는 "하, 당신은 읽을 수 있는데도 읽지 않네요"라고 말했습니다.

난독인이라는 사실을 밝히기

난독증 학생은 각자, 난독증을 공개할지에 대해 선택해야 한다. 비토의 반응은 많은 사람들과 비슷하게 전형적으로 다음과 같이 말하였다. "내가 난독증인지 묻는다면, 나는 거짓말을 하지 않습니다. 하지만 먼저 그 얘기를 꺼내지는 않습니다." 내가 사라에게 예일대에서 난독증을 가진 다른 학생을 만난 적이 있는지 물었을 때, 그녀는 말했다. "난독증에 관해 서로 얘기하는 한 명의 친구가 있어요. 그러나 대부분의 경우 사람들은 난독증에 대해 잠자코 있어요."

그와 대조적으로 펜실베이니아 대학의 아이저는 자신의 난독증에 대해 개방적이다. "나의 모든 사촌들과 친구들은 내가 난독증임을 알아요, 나는 그것에 관해 개방적이에요. 나는 난독인임에 대해 매우 편안하게 느껴요. 그건 실제로 많이 도움이 돼요. 당신이 아무 말도 하지 않고 그걸 비밀로 한다면, 사람들이 당신의 등 뒤에서 이렇게 말할지도 몰라요. *왜 이렇게 철자를 틀렸지, 이건 왜 이러지?* 사람들, 특히 친구들에게 난독증을 말하면 그게 더 잘 받아들여져요. *맞아 걔는 뭔가 우리에게 없는 다른 것 때문에 고생하고 있으니 이건 이해할만해.*"

난독증임을 밝힐 때 학생들의 반응은 어떨까? 그들은 대부분 무지를 드러낸다. 심지어 어떤 학생은 난독증 학생이 거꾸로 읽는다고 생각하기도 한다.

누군가와 사귈 때는 어떨까? 그 사람에게 자신이 난독증이라고 말할까? 전형적인 대답은 다음과 같다. "내가 그것에 대해 확신하고 어떤 식으로든 그것이 나를 방해하는 것처럼 보이게 하지 않으려고 그 사람에게 털어놓습니다…. 저는 이야기 전체를 설명합니다. '아니요, 난 괜찮아요. 읽을 수 있어요. 제 방식대로 배우는 법을 교육받았어요.' 항상 괜찮았어요. 그 때문에 관계가 멀어진 적은 한 번도 없습니다." 다른 사람들은 다음과 같이 느낀다. "상황이 적절하다면 난독증을 털어놓을 거예요. 정말로 그건 내가 다르다거나 끔찍한 문제가 있다는 말이 아니고 내가 누구냐에 관한 것입니다."

대학에서 첫 진단

대학생 중 일부는 난독증 진단을 받은 적이 없지만, 실제 난독증일 수 있다. 당신이나 당신의 자녀 또는 당신의 학생이 난독증인지 어떻게 알아낼 수 있을까? 앞서 읽은 대로, 어릴 때부터 단어 인출을 포함하여 말하기에 어려움을 겪어왔고, 읽기를 늦게 배웠고, 천천히 그리고 힘들여서만 읽을 수 있고, 철자법이 끔찍하고, 고등학교 외국어 수업에서 어려움을 겪고 학업 요구에 부응하기 위해 또래보다 더 오래 공부해야 하거나 방과 후 또는 주말 활동에 갈 수 없는 영리한 사람이라면 난독증을 의심하라. 대학에는 일반적으로 지원실 방문이 시급한 구분되는 네 가지 특징이 있다.

→ *시간 안에 시험을 완료할 수 없음.* "저는 그 내용을 알고 있기 때문에, 놀라울 정도로 좌절합니다. 하지만 시험에 관한 한, 다들 시험지 제출할 때까지 끝낼 수 없습니다. 그 결과, 나는 내용을 아주 잘 알고 있는 여러 과목에서 성적이 매우 나빴습니다."

→ *외국어 수업에서 비참한 경험.* 예를 들어 학생들은 프랑스어 수업에서 매우 열심히 노력했지만, 수업을 따라갈 수 없다고 말한다. 그러나 그의 급우들은 프랑스어로 쉽게 생각하고 말하고 질문에 답한다.

→ *모든 과목은 아니지만, 일부 과목의 요구 사항을 충족할 수 없음.* 일반적으로 진단되지 않은 난독증 학생은 특히 읽기 요구량이 많은 과정에서만 특히 전형적으로 뒤처진다. 내용을 이해하는 게 문제가 아니다. 읽기를 모두 끝내는 게 어려운 일이다.

→ *Shaywitz DyslexiaScreen™, 청소년-성인용 양식으로 난독증 위험 검사를 실시하라.* 이제 당신이 작성하고, 난독증 위험이 있는지 즉시 알려주는 간단한 10개 항목의 증거기반 선별도구가 있다(p. 426 참조).

이러한 어려움 중 하나 이상을 겪고 있거나, 난독증 위험이 있다고 선별된 학생은 대학의 지원실을 방문하면 좋다. 기다리지 말라. 진단을 받으면 자기 이해와 도움이 따른다.

대학원 및 전문대학원

대학 생활이 편해지면 '그다음은?'에 대해 생각하기 시작한다. 미래에 대한 꿈과 희망이 떠오르고, 자신의 능력에 대한 오랜 의심과 두려움이 수면 위로 또다시 떠 오르면서 질문이 쌓이기 시작한다. 난독증을 가진 사람에게 대학원 공부가 올바른 선택인가?

첫째, 대학에서 이용할 수 있는 편의제공은 대학원 및 전문대학원에서도 이용할 수 있음을 알아야 한다. 법률, 의학, 비즈니스 또는 글쓰기 분야에 입학을 고민하고 있다면 안심해도 된다(34장 참고). 나는 종종 묻는다. "GRE와 같은 표준화 시험을 잘 보지 못합니다. 이것이 내 입학에 어떤 영향을 미칠까요?" 여기에 어떻게 영향을 미치는지 2009년 노벨 의학상 수상자이자, 존스 홉킨스 대학의 분자 생물학 및 유전학 책임자인 난독인 과학자 캐롤 그라이더 박사의 예가 있다. "버클리 대학이 다른 학교들처럼 GRE에 최저 점수를 요구했다면, 저는 대학원에 못 갔을 테고, 텔로머레이스를 발견하지 못하고, 노벨상을 수상하지 못했을 것입니다." 버클리 대학은 그녀의 낮은 GRE 점수 대신, 그녀의 내면의 탁월함을 볼 수 있을 만큼 현명했다. 그라이더 박사는 버클리 대학원에서 한 연구로, 노벨상을 수상했다. 성공한 난독인 대학원 및 전문대학원 졸업생이, 성공 경험과 전략을 공유할 때 가장 중요한 결론은 인내와 끈기의 중요한 역할을 과소평가해서는 안 된다는 것이다.

이 두 가지 속성은 최근 연구 결과에 반영된다. 다양한 고등교육기관의 입학 담당관과 함께 일한 경험에서, 난독증 학생 입학에 대해 제기된 주요 관심 사항은 어떻게 그들이 해낼 것인가이다. 난독증 학생이 학업량을 관리할 수 있을까? 졸업 후 성공할까? 우리 대학에서 난독증 학생들과 교류하고 전국에서 이야기한 경험을 통해, 난독증 학생이 치열한 대학에서 성공할 수 있다는 사실을 알았다. 과학자로서 나는 난독증 학생이 가장 치열한 대학 중 하나인 예일 대학에서 성공할 수 있다는 가설을 검증하는 연구 설계가, 이것을 증명할 수 있는 유일한 방법임을 알고 있다.

*예일대 난독증 유무에 따른 졸업생의 결과 연구*는 간단했다. 5년 이상 전에 졸업한 예일대 학생들을 중심으로, 졸업 후 예일대 경험과 직장 및 삶의 경험에 대해 질문했다. 우리의 연구 대상자를 난독증을 가진 예일대 학생들과 비 난독인 학생들로 똑같이 나누었다. 졸업생들은 예일에서의 학업 경험, 예일에서의 자존감 수준, 졸업 후 취업, 직업윤리 및 학습 스타일을 묻는 150개의 질문이 담긴 설문지를 작성했다.

난독증이 있는 졸업생과 없는 졸업생의 학업 경험에서, 통계적으로 유의한 유일한 차이는 '학교 과제를 완료하는데 필요한 시간'이 더 많았으며, 이는 더 많은 난독증 응답자들에 의해 보고되었다. '수업의 어려움과 즐거움', '자신감, 동기부여, 지능', '학업 스트레스'에서 큰 차이는 없었다. 대학 생활 참여에 대한 설문 조사 질문의 응답은 다행스러웠다. 난독증 집단은 정규 수업 외 활동에 더 적은 시간을 소비하지 않았음을 나타냈다. 난독증이 없는 동료 예일대 졸업생들과 비교했을 때, 난독증을 가진 졸업생들은 대학에 있을 때 전반적인 자존감이 더 높은 경향을 보였다.

고용과 직업윤리 및 인내력에 대한 질문의 응답에서, 동일한 긍정적 패턴이 대학원생에게서도 발견되었다. 전반적으로 소득, 미래 전망, 관계 만족도, 삶의 만족도 또는 목표 달성에 대한 자신감 측면에서 두 집단 간에 통계적으로 유의한 차이는 발견되지 않았다.

이 예일대 졸업생들이 한 얘기 중 일부를 읽으면, 이 젊은이들이 어떻게 그렇게 성공할 수 있었는지, 또 그것에 대한 인식이 어떤지 알아보는 데 도움이 된다. 예를 들어, 그들은 그들의 강점에 반복적으로 초점을 맞추고 있었다.

> 난독증은 나에게 내가 잘하는 것을 활용하고 약점을 관리하는 방법을 가르쳤습니다.

많은 사람들이 난독증을 성공의 원인으로 여기게 되었다.

> 천천히 읽기 때문에 내가 읽고 있는 내용에 더 집중하는 경향이 있고, 덕분에 내용을 더 잘 흡수하는 데 도움이 된다고 생각합니다. 내 일에서, 내가 읽고 있는 내용을 완전히 파악하고 이해하면 매우 유용하므로, 여러 면에서 느린 읽기가 내 업무 수행에 도움이 될 수 있습니다.

거의 모든 난독인 응답자들이 인내력을 보여주었다. 예를 들면

> 나는 쉽게 포기하지 않습니다.
> 나를 항상 동료들보다 더 열심히 노력하게 만들었기 때문에, 난독증은 결과적으로 저를 도와준 셈입니다.

다른 사고방식도 표현되었습니다.

> 더 큰 그림을 보고 문제를 해결할 수 있습니다.

예일대 졸업생에게 난독증이 있든 없든 큰 차이가 거의 없다는 사실을 발견한 결과, 다음과 같은 결론을 내리게 되었다. *"난독증을 가진 지능이 영재인 학생들에게 치열한 교육기관에서 공부할 기회가 주어지면, 학업, 직업, 개인적으로 성공할 수 있다."*

예일대 결과 연구는 공부 잘하는 학생이 가는 대학에서 결과를 조사했고, 여러 분야에서 알아본 최초의 연구이다. 이것은 내 동료 중 한 명이 선포한 것처럼, 아마도 '게임 체인저'가 될 매우 강력한 결과이다. 결과는 분명하다. 난독증 학생은 기회가 주어지면 성공할 수 있다. 이 정보를 고등학교 입학 상담사 및 대학 입학 담당관과 공유하는 것이 매우 중요하다. 난독증을 가진 소년 소녀들과 그들의 부모는 이 중요하고 놀라운 새로운 정보를 알아야 한다. 그렇다, 난독증 학생은 높은 목표를 설정하고 성공할 수 있다. 연구 결과는 지능, 인내력 및 자기인식이 있다면 난독인이 고등교육이나 직장에서 꿈꾸는 성취에 제한이 없음을 분명히 보여준다.

29장

성인이 더 잘 읽도록 돕기

난독증을 가진 성인의 읽기 능력을 향상시킬 수 있는 기회가 충분히 있으며, 그들에게 폭넓은 직업적 가능성이 열려있다. 무엇이 가능한지 짐작하게 해주기 위해, 나는 당신에게, 난독증이 매우 심하지만 그렇게 성공하고 최고의 자리에 올라가리라 상상도 못 했던 직업을 가진, 한 남자를 소개하려고 한다.

유치원 때(두 번 다녔다)부터 읽기에 익숙해지기 어려웠던 40대 남자 브라이언 배넌을 만나보자. 그를 걱정스러워 하는 그의 어머니는, 1학년 때 그를 검사했고, 특수교육에 배치되었고, 학교 다니는 동안 내내 그곳에 머물렀다. 그의 가족은 큰 재산을 가지고 있지 않았다. 그의 아버지는 우물을 시추하는 일을 했고, 어머니는 꽃집에서 일했다. 브라이언은 그의 어머니가 정말 헌신적이고, 그의 진정한 챔피언이라고 묘사했다. 그녀는 그가 연극에 참여하도록 강력하게 격려했고, 브라이언이 내게 말한 것처럼, 그의 자신감을 쌓는 데 도움이 되었다. 그러나

> 그녀가 뭐든 해봤지만, 다른 아이들처럼 빨리 배울 수 없다는 것은 내가 오랫동안 그래왔던 것이다. 당신에게 헌신적인 부모와 선생님들의 많은 보살핌이 있다 하더라도, 자기가 그저 멍청하다는 느낌을 가진다.
>
> 나는 아마도 특수반에서 학습장애 진단을 받은 유일한 아이였을 것이다. 대부분의 아이들은 기본적으로 행동장애를 가지고 있었다. 그리고 정말 슬프게도 그 그룹의 아이들 중, 고등학교를 졸업한 사람은 나밖에 없다.
>
> 나는 우리 가족 중 처음으로 대학에 간 사람이었고, 수영선수였기 때문에 장학금을 받았다. 그것은 나에게 너무 예상치 못한 일이었다. 내가 공부를 잘한다고 생

> 각해 본 적이 없기 때문에, 직장에 다닐 생각이었다. 백만 년 동안 내가 이렇게 되리라고 상상조차 못 했을 것이다.
>
> 도움을 많이 받았음에도 불구하고, 나는 결코 학년 수준에서 책을 읽지 못했다. 하지만 배우고 싶은 욕구가 있었다. 나는 작은 동네 도서관에 앉아서 그 책들에 있는 모든 지식을 상상하곤 했던 기억이 난다. 그러나 내가 진정으로 원하는 모든 지식과 정보를 흡수하게 되리라고 정말 상상도 못 했다.
>
> 8학년 때 정말 나를 도와주려는 선생님이 있었다. 그는 모든 역사 시험에서, 노트를 펴고, 시험을 볼 수 있다고 말했다. 나는 몇 시간이고 공부하고, 메모하고, 수업 시간에 그것들을 가져오곤 했다. 그리고 여전히 시험에 실패했다. 나는 시스템을 바꿔보려는 의도에서 세 장을 모두 필사하고, 말 그대로 세 장을 모두 쌓아놓고 시험장에 들어가곤 했는데, 그래도 시험에 떨어졌다. 나는 시간 내에 질문에 답할 수 있을 만큼 빨리 노트를 읽을 수 없었다. 그럼에도 불구하고, 노트 필기는 나에게 진정한 전환점이 되었다. 나는 내가 또래들의 수준을 훨씬 뛰어넘는 수준의 절제력과 근면성을 가지고 있음을 알게 되었다.
>
> 대학에 들어가자마자 나는 벽에 부딪혔던 그 모든 세월, 즉 이것저것 시도해 보던 세월이 정말로 내 직업을 계획, 성공시키는 능력을 결정하는 마음가짐과 습관과 자제력을 심어주었음을 깨닫기 시작했다. 나는 대학을 수석으로 졸업했다.

2012년부터 2019년 5월까지 브라이언은 80개의 회원 도서관을 거느린 국내외적으로 최고의 공공도서관 시스템 중 하나인 시카고 공공도서관의 총재를 역임했다. 2019년 5월 9일 뉴욕 공립도서관은 그를 티쉬 부부The Merryl and James Tisch 도서관 시스템 책임자로 임명했다. 미국 의회도서관을 제외한 미국 최대의 공공도서관 시스템인 뉴욕 공립도서관은 922개 지점을 거느리고 5,300만 점의 자료를 보유하고 있다. 브라이언 배넌은 자신의 약점을 둘러싼 큰 강점을 인식하고 그것들을 실행에 옮기면서, 그의 강점의 바다를 이용했기 때문에 공공도서관 영역에서 정상에 도달한 것이 당연해 보인다. 브라이언 자신이 말하길,

> 일단 그 장애를 극복할 수 있게 되기만 하면, 당신 반대편에 상위 사고력이 있고, 자제력이 있고, 또한 그곳에 있는 다른 모든 사람들보다 더 열심히 노력할 수 있는 능력이 있다는 점을 배우게 된다. 갑자기 길이 열린다.
>
> 대학 졸업은커녕 고등학교 졸업도 상상조차 하지 못했다. 힘이 되어주는 부모, 보살펴주는 교사 그리고 대학이 *"당신이 와서 우리를 위해 수영하면 우리가 당신의 등록금을 지불할 것이다"*라고 내게 한 말이 나를 문으로 인도해 주었다.

> 도서관학에 대한 흥미를 자극한 것은 나의 훌륭한 대학 역사 교수인 선생님이었다. 우리는 사회정의와 사회정의 운동을 연구하고 있었고, 나는 사람들이 어떻게 지식과 정보를 습득하여 세상을 바꾸는지와 같은 질문들에 정말 관심을 가지게 되었다. 그것은 사회변화의 도구로서의 지식이자 자기 옹호와 자기계발 도구로서 정보와 지식이었다. 그때 교수님이 "브라이언, 너는 대학원에 진학해서 도서관학에 종사할 생각을 해본 적이 있니?"라고 말했다.
>
> 나는 그녀를 비웃었다. 도서관 과학? 그녀는 "사람들은 오늘날 도서관이 어떤 곳인지에 대해 좁은 생각을 가지고 있고, 너는 그것을 더 연구해야 한다"라고 말해주었다. 나는 이 질문들에 정말 관심이 있었다. 읽기 어려움 때문에 지식과 정보의 세계로부터 소외감을 느낀 나 자신의 경험 때문에 그랬다. 나는 도서관이 정말 해야 할 일이 무엇인지, 더 많이 읽고 배우기 시작했다. 그것은 나에게 정보라는 권력에 대한 지적인 생각을 갖게 해주었다. 난독인으로서 나 자신의 경험을 돌이켜보면, 우리 주위에 있는 지식과 정보를 습득할 수 없다면, 정말로 인생과 세상에서 큰 불이익을 당하게 된다. 그래서 지적으로 도서관에 관심을 가지게 되었다.

브라이언은 시애틀과 샌프란시스코의 도서관들에서 경험을 쌓은 후, 서른일곱 살에 현대 사회에서 도서관의 역할에 대한 그의 생각이 융합된 시카고 공공도서관을 맡았다. 그는 당시 시카고 시장인 람 에마누엘과 함께 시카고의 다음 지도자에 대해 의견을 나눴다. 이 시민 정신으로 무장한 두 남자가 이 도시의 학습 성과를 향상시키고, 이웃 성장을 지원하며, 경제 개발을 강화하고, 노동력 개발을 장려하겠다는 시장의 목표에 대해 토론하면서 고조되는 흥분을 상상할 수 있을 것이다. 두 사람은 시카고를 정보경제에서 경쟁력을 갖출 수 있게 할 전략의 일환으로, 지역사회 기반의 학습을 지원하고 동네의 창의력을 발휘할 수 있는 수단으로서, 도서관에 특히 주목했다.

나는 이 특별한 사람이 모든 학생들, 특히 난독증을 가진 학생들의 잠재력을 깨우는 데 도움을 주기 위해, 그의 창의적인 사고와 난독인으로서 그의 경험을 온전히 끌어들이는 일을 듣고 흥분했다. 그렇다. 브라이언은, 우리의 심장이 그것이 옳은 일이라고 말하기 때문에 난독증 학생 지원을 도와야 한다고 주장한다. 동시에, 그는 그것이 또한 현명한 일임을 강조한다.

> 시카고와 같은 도시에 대해 생각해 봅시다, 만약 시카고 아이들의 20%가 난독증이라면 그리고 그 두뇌가 정말 높은 수준에서 작동하고, 혁신과 발명을 할 수 있는 잠재력을 가지고 있음을 알고 있지만, 우리가 그러한 연결고리를 만드는 방법을 알아

> 내지 못한다면, 우리 사회는 그들의 생각과 혁신을 하지 못하게 됩니다. 만약 우리가 이 사회에 사는 그들의 창의성과 독창성 그리고 혁신이 발휘되도록 돕지 않는다면, 우리는 큰 것을 놓치게 될 것입니다.

브라이언 배넌은 얼마나 자주 그리고 예기치 않게, 난독인 남녀가 우리 대부분보다 높은 수준에서 깊게 생각하는지를 보여주는 고무적인 예를 보여준다. 우리 주위에는 다른 브라이언 배넌들이 있는데, 그들은 자기도 알지 못하는 엄청난 잠재력을 가지고 있으며, 그들의 일과 읽기 능력에서 진보하기를 원한다. 사람이 읽기를 배울 수 있는 최종기한이나 나이 제한은 없다. 인간 뇌는 가소성이 있다는 점과 아동기처럼 성인기에도 뇌가 새로 고쳐질 수 있음이 연구에 의해 입증되었다. 학교에 다니지 않고 일을 하거나 퇴직한 상태이지만, 단순히 읽기를 배우고 싶거나 일과 관련해서 더 뚜렷한 목표를 가지고 있거나, 또는 고졸 검정 졸업장을 원하는 난독증 성인들이 많이 있다. 이런 성인들은 중대하지만, 성공적으로 대처할 수 있는 하나의 어려움에 직면하게 된다.

읽고 쓰는 능력 부족은 국가의 주요 관심사다. 45%가 고등학교를 졸업했음에도 불구하고, 이 나라 성인 3천만 명(14%)은 산문 문해 능력(연결된 글을 이해하고 이용하는 데 필요한 기술)이 기본적인 읽기 능력 수준 *이하*이다. 이 어른들은 1분당 60개 정도의 단어를 정확하게 읽을 정도로, 극도로 비효율적인 읽는 이들인데, 이는 1, 2학년 학생들에게서 예상하는 수치이다. 흥미롭게도, 조사에 따르면, 읽기 능력이 부족한 많은 사람들은 자신이 잘 읽는다고 여긴다. 이것은 읽기 능력이 부족한 성인 중 아주 소수(10% 미만)만이 성인 대상 문해 능력 프로그램에 등록된 이유이다.

읽지 못하거나 읽기를 힘겨워하는 성인 누구나 문해 교육 프로그램에 참여해야 한다. 그것이 인생을 바꾸어 놓을 것이다. 읽고 쓸 수 있는 능력은 훈련, 직업, 경력을 위한 선택 시 필수적이다. 예를 들어, 직업학교에서 학생들은 10학년 이상 수준의 코스 매뉴얼을 읽어야 한다. 사실 수년 내에, 새로운 직업 대다수가 12학년 이상의 읽기 수준을 요구할 것이다. 읽기 능력은 일상생활의 질에 커다란 영향을 끼친다. 우리가 매일 읽는 인쇄물들은 놀라울 만큼 높은 읽기 수준을 요구한다. Friendly's 식당[27]의 메뉴, 현금인출기의 지시어들, 국세청의 세금환급신청서는 모두 10학년 수준으로 되어있다. 입사 지원서를 채우려면 적어도 9학년 수준의 읽기 능력이 필요하다. 따라서 낮은 문해력은 그 사람의 능력과 관계없이, 직업을 찾는 능력에 영향을 미친

27) 미국의 프랜차이즈 패밀리 레스토랑(역자 주).

다. 성인기에 접어든 사람을 읽기의 어려움이 많은 채로 내버려 두는 것은 그가 이류 시민이 되게 만드는 것과 같다.

여러분이나 배우자, 부모님, 다 큰 아이들 또는 친구들이 가만히 있을 필요가 없다. 이런 어려움을 극복할 수 있다. 전국적인 차원에서 보면, 읽고 쓰는 능력이 낮은 부모의 자녀 중 거의 75%가 읽기가 서투르다. 5세부터 성인이 될 때까지 잘 추적된 코네티컷 장기추적 연구에서 우리는 성인 난독증 남녀 중 거의 절반이(건강한 남녀는 20%) 고등학교 이후의 교육을 받지 못했고 그래서 난독증을 가진 사람들이, 없는 사람들보다 실업률이 3배 높음을 발견했다.

베넷, 나 그리고 우리의 동료인 다니엘 헤레라-아라우조, 존 홀라한, 제임스 해밋은 최근 논문에서 난독증을 가진 성인과 가지지 않은 성인(연구 당시 약 33세)이 인지 기술의 향상을 얼마나 중시하는지 조사하기 위해, 지불의향(WTP)이라 알려진 전략을 사용했다. 구체적으로, 우리는 현재 성인 코네티컷 장기추적 연구 참가자들에게 읽기 속도, 소리 내어 읽는 능력, 기억력, 이름과 장소를 정확하게 발음하는 능력, 사실과 정보를 신속하게 검색하는 능력 등 5가지 인지 기술을 '매우 좋음'으로 높여주는 가상적 치료법에 대해 기꺼이 돈을 낼 의사가 있는지 알아보는 질문을 던졌다. 이러한 기술들은 주마다 이틀에 1시간씩 두 달간 훈련이 필요한 가상의 개입에 참여함으로써 향상될 예정이었다. 그 비용은 1회당 수수료로 지급될 예정이었고 보험으로 충당되지 않는다. 각 가상 치료법에 대해 참가자들에게 비용이 1,000달러라면 개입에 참여할 것인지 먼저 물었다. "그렇다"라고 응답한 사람들은 비용이 2,000달러라면 참여하겠느냐는 질문을 받았고, 첫 번째 제의에 대해 "아니요"라고 답한 사람들은 비용이 500달러라면 참여하겠느냐는 질문을 받았다.

우리는 지불의향의 비율이 난독증과 비 난독인의 인지 기술 영역 5개 중 4개에서 비슷함을 발견했다. 그러나 난독인들은 소리 내어 읽는 기술을 향상시키기 위해, 비 난독인보다 훨씬 더 많은 돈을 기꺼이 지불하려 했다. 이 결과는 내가 모든 연령의 난독인으로부터 소리 내어 읽기가 얼마나 힘들었는지에 대해 자주 들었던 이야기들을 과학적으로 입증해 주고 있다. 분명히 난독증 성인들은 심지어 40대가 되어도, 난독증의 영향에 대해 계속해서 부담을 느끼고 있었다.

영어가 모국어인데 읽기가 서툰 어른들은 대부분 난독증이다. 몇몇은 난독증으로 진단되지 않았고, 전문적인 읽기 도움을 불충분하게 받거나 아예 받지 못했다. 이들 중 많은 수가 학교를 중퇴했고, 일부는 극도로 서툰 읽기 능력을 가지고 있었지만, 졸업은 했다. 어떤 사람들은 읽기 문제가 있음이 확인되었지만 제한된 도움만 받았다. 그들은 아마도 해독하는 법은 배웠지만, 유창성에 필요한 지도하 읽기 연습을 하지 못했기 때문에, 읽기 능력이 보잘것없고, 재미나 정보

를 얻기 위해 읽지도 않는다. 이 학생 중 일부는 학교를 중퇴했었고, 현재 검정고시를 목표로 하고 있다. 이러한 읽기 어려움은 난독증 때문에 발생했을 가능성이 가장 크고, 필요한 도움을 받기 위해 선별, 진단, 효과적인 개입에 필요한 시스템이 마련되어 있지 않았음을 긴급히 인지해야 할 필요가 있다. 그 결과, 영리하고 증거기반 교육으로부터 혜택을 받을 수 있는 잠재력을 가진 많은 성인 남녀들이, 교육 시스템을 비롯한 사회로부터 간과되어 지금 그 후유증으로 고통받고 있다. 뒤처진 아이들은 낮은 수준의 문해력과 학교 실패의 결과로 가득 찬 길을 따라가다 결국 중퇴하는 경우가 많다.

이제 성인이 *Shaywitz DyslexiaScreen™*, 청소년-성인양식을 이용하여 난독증 위험 여부를 정확하고 효율적이며 비밀리에 알아낼 수 있게 되었다. 이 간단한 10문항의 증거기반 선별도구는 난독증 위험 여부를 즉시 판단하기 위해 자가 보고로 완성된다. 이 질문들은 선별 중인 성인에게 큰 소리로 들려준다. 성인은 각 질문에 "절대 아님", "때로는 그렇다" 또는 "항상 그렇다"라고 대답한다. 모든 질문에 답하면 '난독증 위험'인지 '난독증 위험 없음'인지에 대한 즉각적인 피드백을 받는다. 선별도구에 대한 정보는 www.PearsonClinical.com/Shaywitz에서 얻을 수 있다.

보다 나은 읽기를 향한 긍정적인 조치

난독증 성인은 읽기와 삶을 향상시키기 위해 긍정적인 조치를 취할 수 있다. 읽기를 배우거나 더 나은 읽는 이가 되고 싶은 강한 욕구가 있다면, 그것은 충분히 가능한 일이다. 여러 프로그램은 지도 강도 및 읽기 문제의 심각성에 따라, 6개월의 지도당 최소 1년의 읽기 능력 개선 효과를 제공한다. 문제를 일찍 해결하면 이상적이겠지만, 읽기를 배우기에 결코 늦지 않다.

시작하기: 최상의 경로 선택

당신이 해볼 수 있는 두 가지 보완방법이 있다.

→ 가까운 곳에서 *성인 기초 교육 프로그램*의 이용 가능 여부를 살펴보라. 그러한 프로그램들은 일반적으로 고등학교 졸업장이 없어서 검정고시를 준비하는 사람들이나, 지역사회 대학에서 하는 프로그램의 과정을 가기 전

가교역할이 필요한 사람들을 준비시켜 주는 데 도움이 된다.

→ 만약 당신의 읽기 수준이 성인 교육 프로그램의 교육과정으로부터 혜택을 받는 데 필요한 수준 이하라면, *성인 문해 프로그램*이라고 불리는 더 기본적인 프로그램을 찾아야 한다. 이것들은 일반적으로 읽기에 대해 더 강력하고 지속적인 교육이 필요한 학생들을 가르치는 것을 목표로 한다. 이러한 프로그램을 마친 후, 많은 학생들이 성인 교육 프로그램에 참여하고 검정고시에 합격한다.

온라인 우편번호 기반의 국립 성인 문해 프로그램 주소록이 두 개 있다. 국립 문해 주소록National Literacy Directory의 http://www.nld.org/(무료 전화번호 있음) 그리고 미국 문해 주소록America's Literacy Directory의 https://www.literacydirectory.org/이 그것이다. 미국 교육부 진로기술 성인교육국(Office of Career, Technical and Adult Education)도 성인 학습자가 온라인 학습 사이트인 https://lincs.ed.gov과 연결할 수 있도록, 매우 인기 있는 모바일 웹 포털을 개설했다. 또한, 지역 공공도서관을 방문하여 해당 주소록을 요청할 수 있다(일부 도서관은 문해 프로그램 사이트 역할도 한다). 종종 성인 문해 교육이 필요한 학생들은 지역사회나 사회단체 또는 교회 단체에 연계된다.

배치 수준

프로그램 선택 후, 다음 단계는 해당 프로그램 내에서 배치 수준을 결정하는 것이다. 난독증 아동의 경우처럼 읽기 문제가 있는 성인에 대한 접근방식에 현저한 변화가 생겼다. 더욱 최신의 문해 프로그램들은 전반적인 읽기 검사를 하기보다는, *정확한* 읽기 수준을 측정하고 읽기 발달에서 특정한 격차가 있는지를 찾아내기 위한 배치검사를 시행한다. 잘 읽지 못하는 아이들의 경우, 기초적인 읽기기술을 배우지 못한 반면, 성인들은 몇 가지 기술만 겉핥기식으로 습득하였고 다른 기술들은 너무나 부족한 상태이다. 각자 다른 지점에 있고 고르지 않고, 보통은 예상치 못한 패턴의 읽기기술 패턴을 보여주기 때문에, 수준별 배치검사는 읽기 장애가 있는 나이 많은 사람들에게 특별히 중요하다. 지도 방법을 그 성인의 요구에 최대한 가깝게 맞춰주는 것이 목표임을 기억하라. 기대보다 느린 발전 속도에 대한 좌절감이나 낮은 자존감과 미래에 대한 걱정으로 인해, 학생들은 종종 프로그램에서 하차하게 된다. 교사들(그리고 성인 학생 자신들)은 성인의 읽기 능력을 과대평가하는 경향이 있고, 시험 결과를 보고 종종 놀란다. 종합 성인 학생 평가 시스템(CASAS)은 배치 평가에 자주 사용된다. 다른 평가도 이용할 수 있다. 이러한 평가들의 명칭을 알아보려면, 승인된 시험을 나열한 연방 관보를 찾으면 된다(https://www.federalregister.gov/documents/2018/09/21/2018-20590/tests-determined-to-be-suitable-for-use-in-the-nationalreporting-system-for-adult-education). 이상적으로, 읽기 지도는 증거기반이며 체계적이며 소그룹 상황에서 전달된다.

성인 교육 프로그램

특히 성인은 그룹 지도 상황에서 잘 해내며(잘 훈련된 교사와 함께), 성인 교육 프로그램은 전형적으로 교사 대 학생 비율이 1:16이다. 그것은 관심을 끌며, 동기부여가 매우 되고, 사교적이고, 효과적이다. 어른들은 서로에게서 배움으로써 이익을 얻는다. 지도는 매주 1시간 30분에서 2시간 동안, 4번 정도 자주 하는 게 최적이다. 몇몇 성공적인 프로그램들은 매주 두 번 3시간처럼 더 긴 기간 동안 실행된다. 일관된 출석은 향상을 위해 필요한 몇 안 되는 요소 중 하나이므로, 꾸준한 출석은 필수이다.

성인 문해 프로그램

때때로 성인 교육 프로그램에 지원한 학생 중, 평가 결과, 이 프로그램의 혜택을 받는 데 필요한 수준 이하의 점수를 받아서 성인 읽기 프로그램에 대신 의뢰되기도 한다. 여기서 교사 대 학생 비율은 일반적으로 1:4 보다 훨씬 낮은 반면, 기본적인 읽고 쓰는 능력이 필요한 사람들의 경우 1:1 정도로 낮을 수 있다. 학생들은 교실처럼 보이거나 느껴지지 않는, 더 돌봐주는 분위기의 환경을 좋아하는데, 이것은 종종 불쾌한 기억을 불러일으킨다. 이 프로그램에 참여하는 많은 사람들은 실업자, 생활보장대상자 또는 낮은 소득 수준을 가진 사람이다. 프로그램은 학생이 8학년 수준에서 읽을 수 있을 때 완료로 간주된다. 이 프로그램을 완료하는 사람들은 나이가 더 많은 경향이 있고, 그들의 읽기 어려움을 보상받기 위해 잡지, 인터넷, 텔레비전, 라디오 그리고 가족과 친구들로부터 정보를 얻으려고 한다. 연구에 따르면 성인 문해 프로그램의 완료를 방해하는 세 가지 장애물이 발견되었다. 상황적(육아시간 부족 등), 제도적(고정된 수업 시간 등) 그리고 기질적(자긍심 문제 등) 요인들이다.

성인의 경우, 강도와 교육 기간에 특히 민감하다. 낮 동안 일을 하거나, 어린 자식들이 있는 경우(성인 읽기 프로그램에 참여하는 학생 대다수는 16세~30세이다) 보통 1주에 2회 이상 수업에 참가하기가 어렵다. 수업 사이의 긴 간격과 가정에서의 읽기 연습 부족이 더 빠른 향상을 막는 장벽으로 여겨진다. 성인 학생들은 100시간 정도의 지도로 한 학년 정도의 읽기 수준 상승을 기대할 수 있다. 당연히 주당 수업 시간이 더 많을수록 더 빠른 향상을 기대할 수 있다. 그러므로 수업 시간을 최대한 늘리는 것 그리고, 특히 가정에서의 연습은 매우 중요하다.

프로그램을 완료하는 데 걸리는 시간은 학생의 시작 당시 수준과 얼마나 자주 수업에 참여하느냐에 따라 달라진다. 학생이 기본 읽기 수준에서 시작해 일주일에 두 번 수업하는 경우 일반적으로 3~4년이 소요되며, 일주일에 한 번만 출석할 수 있다면 5~6년이 지나도 수료 준비가 안 될 수 있다. 보통 학생들은 일주일에 한 번 2시간씩 수업을 받는다.

나는 종종 예비 학생들로부터 성공적인 성인 문해 프로그램의 특징이 무엇인지 질문을 받는다. 내가 아는 가장 성공적인 프로그램 중 하나에서, 학생들은 일주일에 4번, 2시간짜리 수업에 참석한다. 강도가 강조되고, 학생들은 연간 13일 이상을(4주간의 방학 외에) 결석해서는 안 된다. 어떤 성인들은 12학년이나 그 이상의 읽기 능숙도를 달성하는 등 발전 속도가 두드러지기도 한다. 매우 성공적이긴 하지만, 지도시간의 강도와 빈도는 두 가지 중요한 이유로 드물다. 첫째, 성인 문해 프로그램은 예산이 턱없이 부족하다. 대부분의 경우, 교육을 받은 자원봉사 강사들이 주도하고 있는데, 그 수가 너무 적다. 둘째, 읽는 것에 어려움이 있는 이들의 상당수는 앞서 내가 말한 이유로 수업을 자주 듣는 사치를 부리지 못하는 경우가 많다.

개입에 사용되는 읽기 프로그램

WWC 보고서들을 뒤져봐도, 나는 어려움을 겪고 있는 성인 독자들을 위해 특별히 고안된 읽기 프로그램에 대해 검토한 것을 찾을 수 없었다. 하지만 보다 폭넓은 연령대에 초점을 맞춘 효과적인 프로그램들은 WWC에 의해 검토되었다. WWC는 어른들을 가르칠 때 윌슨 읽기 시스템을 추천한다. 또 읽기기술을 훈련하고자 하는 어른들은 전산화된 읽기 프로그램인 렉시아 리딩 SOS(Lexia Strategies for Older Students)가 도움이 될 것으로 보인다. 렉시아는 글자-소리 연결 만들기, 다음절어 분석 전략 적용, 뿌리, 접두사, 접미사의 의미 학습 등 폭넓은 읽기기술에서 연습을 제공한다. 렉시아는 보충용으로 쓰기 위해 개발된 것이지 종합적 읽기 프로그램은 아니다.

많은 학생들이 일과 관련된 관심사를 가지고 찾아온다. 예를 들어, 카마인 씨는 43세의 능숙한 전자제품 수리공인데, 회사가 새로운 컴퓨터 기술을 사용하기 시작해서 읽기 능력을 향상시켜야만 했다. 오늘날은 수리작업도 기계적 소질보다 읽기 능력에 더 기반을 둔다. 대부분의 신제품 세탁기와 건조기에는 제품의 작동 상황을 알려주는 컴퓨터 칩이 들어있다. 결과적으로 수리공이 하는 모든 진단작업은 컴퓨터가 제공하는 설계도와 글로 된 정보를 읽고 해석하는 능력에 기초하게 된다.

카마인 씨는 고등학교를 졸업했지만 거의 읽지 못했다. 회사의 지원을 받아 등록해서 3년간 부지런히 수업에 참여해서 이제 고등학교 수준의 읽기 능력을 가지게 되었다. 카마인 씨의 경우, 읽을 수 있게 되면서 그의 인생이 얼마나 바뀌었는지를 설명하며 기쁨을 감추지 못한다. 직장에서 여러 단계 승진했을 뿐 아니라 여러 방향으로 일상생활에서 유익을 얻었다. 최근 동료들과 함께한 아침 식사에서 테이블 위에 놓인 지역신문의 기사 하나가 눈에 들어왔다. 그것이 친구 한 명에 관한 것이어서 기사를 소리 내어 읽기 시작했다. 그는 당시의 상황을 이렇게 표현했다, "동료들 앞에서 소리 내어 읽는 것이 제겐 매우 흥분되는 일이었어요. 그 일을 말해주려고 아내에게 전화를 걸었죠." 이제 그는 일생 처음으로 혼자 아내를 위한 생일 카드를 읽고 고를 수 있으며, 병원에서 환자 기록카드를 작성할 수 있으며 좋아하는 취미인 오토바이 경주의 참가 신청서를 작성할 수 있다. 이전 같으면, 그는 트랙으로 가서 신청서를 달라고 하고 멋쩍게 받아든 신청서를 접어서 주머니에 넣은 후 고개를 숙인 채 아무도 눈치채지 않았기를 바라며 재빨리 문을 빠져나왔을 것이다. 그러고 나서 그의 아내가 집에서 대신 신청서를 작성해 주었을 것이다. 이제 상황은 완전히 바뀌었다. 이제 그는 '어떤 단어든 읽을' 수 있다. 그는 계속해서 저녁 수업에 참석하고 있는데, 때때로 그가 새로 온 학생들에게 다양한 문자조합들이 각각 어떻게 발음되는지를 가르치곤 한다. 그는 앞으로 지역 대학에 등록해서 컴퓨터 수리과정을 밟을 꿈을 갖고 있다.

내가 알게 된 또 다른 성인은 새로 태어난 손녀의 침대 맡에서 동화를 읽어 줄 수 있기를 바라는 마음으로 프로그램에 등록했다. 또 다른 학생은 자신의 성경 공부 반에서 성경을 소리 내어 읽을 수 있기를 간절히 원했다. 모두들 자신의 목표를 이루었다.

만약 당신이 읽기 지도를 더 받으면 도움이 될 누군가를 알고 있다면, 그를 도울 수 있는 여러 가지 일들이 있다. 예를 들면, 국제 문해 능력 교육협회ProLiteracy International의 출판 분과인 뉴리더스 출판사에서 간행하는 주간신문인 「당신을 위한 뉴스News for You」(www.newreaderspress.com/news-for-you)나 미국 미스터리작가 협회의 협찬을 받아 맥그로힐 출판사(openlibrary.org/publishers/mcgraw-hill_contemporary)에서 출판한 읽기 쉬운 도서 30선 『미스터리 소책자

Thumbprint Mysteries』와 같이 읽기기술이 약한 성인들을 위한 자료들이 그 어느 때보다 많다. 이제 점점 더 많은 도서관들이 성인들에게 상당히 흥미로우면서 낮은 읽기기술로도 읽을 수 있는 특별 도서 모음을 소장하고 있다. 당신의 지역도서관 사서에게 문의해 보라.

고졸 학력 검정시험은 고등학교를 졸업하지 못했지만, 더 공부하고 싶거나 고등학교 졸업이나 동등학력을 요구하는 직업을 구하려는 학생들을 위한 것이다. 인증서를 받으려면 엄격한 시험을 통과해야 하는데, 2014년 교육부의 진로 및 대학 진학 준비 기대치의 일부로서 고등학교 공통 핵심교육과정에 맞춰 개정되었다. 목표는 매우 긍정적이다. 학생들이 다양한 직업과 직업에 들어가고 단과대학과 종합대학에 다니는 데 필요한 기술과 지식을 갖도록 돕는 것이다. 가능한 점수는 다음과 같이 3가지이다.

GED 합격점수: 고교 동등 수준 기술 및 능력을 입증하는 데 필요한 최소 점수 이상

GED 대입자격: 학점제 대학 과정에 등록하는 데 필요한 기술과 능력을 보여줌

GED 대입자격 +학점: 10시간 이내의 대학 학점을 받을 수 있음

2019학년도 고졸 학력 검정시험은 국어를 통한 추리, 수학적 추론, 과학, 사회 등 4가지 과목으로 구성돼 있다. 공통 핵심교육과정의 강조점을 반영하여, 이 시험에는 '대학과 직업준비 상태에 가장 중요한 것이 무엇인지를 나타내는 명확한 표지판'으로 간주되는 것이 포함된다. 그 목표는 학생들에게 중학교 이후 공부에 필요한 것을 제공하기와 '고도성장 산업에서 생활임금을 버는 데 필요한 교육을 받을 수 있는 핵심 대학 및 직업준비 지식과 기술을 습득하기'이다. 대학과 진로 대비 기준을 성인 교육 프로그램과 통합해 학생들이 더 보충할 필요 없이 고등교육에 들어갈 수 있도록 준비했으면 하는 바람이다.

다시 반복하겠다. 검정고시에서는 10학년 수준의 독해 실력과 학업 지식을 요구한다. 검정고시를 준비하는 학생들은 읽기 수준을 높이기 위해 먼저 문해 수업에 등록한 후, 검정고시 구성요소에 초점을 맞춘 연습 수업에 등록할 수 있다. GED 모의시험은 GED 주관사에서 이용할 수 있다. 추가시간이 필요한 사람에게는 편의가 제공된다. 수험생이 이전에 표준화된 평가 기관으로부터 편의를 제공받은 적이 있다면, 재평가받을 필요가 없어야 한다. 시험지를 읽어달라고 요청할 경우, 이것은 일반적으로 추가시간이 필요하며 편의제공으로 요청되어야 한다. 검정고시는 일반적으로 저숙련 직업으로 간주되는 직업들을 포함한 많은 직업이 고등학교 졸업장이나 검

정고시가 필요하고, 많은 산업체 직업들이 취업 준비 증명서(CRC)와 같은 취업 전 평가가 필요하다는 점에서 추가적인 의의를 가지고 있다. 자세한 내용은 GED 주관사 공식 홈페이지(www.ged.com)를 참조하라.

성인 교육 교사들은 종종 그들의 가르침을 개인 맞춤할 수 있다. 직장 자체에서 특정한 목표를 가진 읽기 지도를 후원하는 기업(및 노조)이 늘고 있다. 참여에는 매우 큰 동기가 부여된다. 일과 관련된 자료에서 발견되는 가장 일반적인 단어들에 초점을 맞춘 교육은 카마인 씨가 그랬던 것처럼, 노동자가 자신의 직장에서 더 쉽게 일하거나 다음 단계로 나아갈 수 있도록 도울 수 있다. 이 프로그램들은 8주에서 10주에 걸쳐 30시간에서 60시간까지 짧지만 치열하다. 1970년대에 군대에서 매우 성공적인 문해 프로그램을 개발한 톰 스티치는, 이렇게 일과 관련된 프로그램이 그 사람의 인생 목표와 관련이 있기 때문에 특히 효과적이라고 믿는다. 한 학생이 요리사가 되려면 요리책을, 파이프 수리를 하려면 배관 매뉴얼을 읽는 등 가시적인 성과를 빠르게 경험한다.

진단되지 않은 영리한 난독증 성인

그렇다면 중년이 될 때까지 진단을 받지 못하고, 아직까지 책 읽을 때 고군분투하는 영리한 난독증 성인은 어떤 모습일까?

아마도 그 사람이 아무리 총명하다고 해도 낮은 수준의 문해력이 주는 가장 나쁜 영향은 자존감 저하이다. 내가 앞서 자주 지적했듯이, 우리 사회의 많은 사람들은 느린 읽기와 느린 생각을 혼동하는데, 그보다 사실과 거리가 먼 것은 없다. 한 사회에 살기 때문에, 우리는 난독증을 조기에 진단하고 검사할 책임이 있다. 왜냐하면, 우리는 이제 그렇게 할 수 있는 도구를 가지고 있기 때문이다. 그것의 절박한 필요성이 최근 나에게 절실히 느껴졌다. 나는 난독증에 대한 이해의 깊이와 그로 인한 행동에 대해 우리 예일대학이 매우 자랑스럽다. 우리의 예일대 난독증과 창의력 센터는 평가가 필요한 학생들을 위한 연계 센터 역할을 한다. 이 과정의 일환으로, 한 학생이 의뢰되었다. 예일 대학교 온라인 강좌에 등록되어 한 달에 한 번 예일 대학교에 오게 되어있는데, 그의 교수는 그가 심층적인 평가의 혜택을 받을 수 있을 것으로 생각했기 때문이다. 나는 이 평가들을 하나하나 검토하다 보니, 이 학생의 평가서를 보게 되었는데, 음운론적 처리와 독해에서 매우 낮은 점수와 대조적으로, 학생의 지능 수준(매우 우수함, 98% 수준)에 놀랐다. 여기 난독증의 정의에 맞는 전형적인 사례가 있었다.

그는 54살이었다. 나는 그에게 전화를 걸어 내 신분을 밝히고, 그가 난독증이고, 인구의 98%보다 영리하다고 나타난 검사 결과를 공유했다. "딴 사람 얘기 아닌가요?" 그는 물었다. 나는 확실하다고 했다. 나는 몇 초 동안 그에게서 아무 소식도 듣지 못했기 때문에, "듣고 있어요?"라고 물었다. "있어요, 근데 울고 있어요"라고 답장이 왔다. 나도 눈물을 흘리기 시작했다.

우리는 몇 주 후에 그가 캠퍼스에 왔을 때 직접 만났다. 여기 그가 나랑 나눈 말이 있다.

> 그래요, 나는 자존감이 매우 낮아요. 아주 많은 사람들이 내가 똑똑하지 않다고 말했습니다. 학교 초기에 나는 지적 능력이 부족한 아이들이 있는 반에 배치되었고, 우리가 한 일은 공예나 그런 것들뿐이었어요. 그것은 나를 끔찍하게 만들었어요. 나는 여전히 어린 소년이 일요일마다 주일 학교에 다녔던 일을 기억할 수 있습니다. 그리고 그들은 방 주변을 서성였고 나보고 책을 읽어야 한다고 했습니다. 그것은 필수 조건이었고, 나는 매주 일요일마다 읽으라고 지목되는 굴욕을 당했어요. 그리고 그것은 끝나지 않았습니다. 나는 심지어 대학에 들어가서도, 학생이 한 단락은 읽어야 한다는 걸 알 때, 그들이 방을 돌아다니면서 읽을 사람들을 고르고 우리 줄에서 앞뒤로 일어나고 앉고 있을 때, 나는 화장실에 가곤 했지요. 내가 책을 읽을 차례가 되었을 때, 나는 그 자리에 있지 않곤 했지요. 그것은 석사 학위를 위해 대학원에 있을 때였습니다.

그는 환상적인 수준으로 어려움을 보상해왔다. 그는 지금 박사 학위를 받으러 다니고 있었다. 그는 자기 전공에서 나오는 단어는 꼭 외웠다.

> 그래요, 하지만 대가가 따릅니다. 나는 그거(단어들을 자동으로 읽기)를 할 수 없어요. 읽기는 나를 완전히 지치게 합니다. 그래서 나는 오랜 시간 동안 잠을 자게 되는데, 친구들은 그게 비정상이라고 말합니다. 정말 많은 일이 있었어요. 외국영화를 보고 싶지만, 자막을 빨리 읽을 수 없습니다. 고등학교 지도교사는 내가 너무 느리고 열심히 읽기 때문에 기술 분야를 선택할 필요가 있다고 말했습니다.
>
> 내가 어떻게 보일지, 이미지에 대한 걱정 없이, 나의 창의성과 지성을 표현할 수 있는 그런 상황에 정말 있고 싶습니다. 내가 다른 사람에게 보여줘야 하는 이 모든 가식적인 모습 때문에 나는 나 자신이 될 수 없다고 느낍니다. 그들이 내가 똑똑하지 않다고 생각하지 않도록, 난독증을 숨겨야 합니다. 나한테는 일할 때 모습, 즉 가면이 있는데, 그건 유지하기가 아주 힘든 일이긴 하지만, 여기 들어와서 당신과 함

께 있어보니, 나에게 벽이 없습니다. 나에 대해 뭐든지 말합니다. "안전한 환경처럼 느껴졌어요. 그것이 내가 처음 이곳에 와서 검사했을 때 가장 중요한 것 중 하나입니다"라고 말했습니다. 내 생애 처음으로, 나는 시험에서 완전히 솔직해지리라는 것을 알고 있습니다. 내가 똑똑하다고 생각했지만, 이것은 내 소망이나 꿈이 아니라 진짜라는 것을 증명해 주었기 때문에, 이번 방문이 다른 세상으로 가는 문을 열어주었습니다. 나를 행복하게 하는 것은 내가 어떻게 보일지에 대한 걱정 없이 매일 출근하고 사람들을 도울 수 있는 것입니다. 그것은 내가 진짜 내가 될 수 있고 그것이 괜찮음을 의미할 것입니다.

내 경력의 시작은 3차 트라우마 관리 센터였습니다. 그곳의 환자들은 정말, 정말 아팠습니다. 얼마 지나지 않아 나는 항상 심전도 전극을 붙이는 사람이었습니다. 굳이 읽을 필요가 없었어요. 나는 당신에게 말할 수 있는 정도보다 더 빨리 반응할 수 있었습니다.

워낙 할 일도 많았지만, 해결책도 많았기 때문에, 내 지능에 의지해 앞을 향해 나아갈 수 있었고, 나의 읽기 능력 부족 때문에 멈추지 않았습니다. 예를 들어, GRE. 나는 GRE를 우회했습니다. GRE를 봐야만 했다면, 나는 대학원에 갈 수 없었을 겁니다. 내가 한 방법은 이렇습니다. 간호과학 석사(MSN) 프로그램에서는 내가 학점 3.5 이상이기만 하면 나를 받아주었습니다. 여기 예일도 마찬가지였습니다. 내가 목표로 하는 간호학 박사 학위를 위해 GRE를 치르지 않아도 되었습니다. PhD 과정이었다면 GRE를 치러야만 했을 것입니다. 아이러니한 것은 내가 연구를 좋아하고 글쓰기를 좋아하기 때문에 박사과정에서는 더 잘 해낼 수 있을 거라는 것입니다.

난독증은 내 삶에서 정말 중요한 부분이지만, 그것을 공개하는 것에 대해서는 진정 우려가 있습니다. 사람들은 선입견을 가지고 있습니다. 내게 소망이 있다면, 난독증 진단을 더 일찍 받고 더 잘 읽는 데 필요한 읽기 지도를 받는 것이었습니다. 그랬더라면 내 지능과 읽기 능력이 함께 발휘될 수 있었을 것이고, 내가 진정한 나 자신이 될 수 있었을 것입니다. 내 삶이 얼마나 더 편했을까? 한편, 너무 늦지 않았고, 내가 더 잘 읽기 위해 도움받을 수 있는 일들이 여전히 있다는 것을 알게 되어 마음이 놓이고 행복하기까지 합니다.

항상 일찍 아는 게 낫지만, 정말 너무 늦은 것은 결코 아니다. 유명한 난독인 범죄소설가인 아만다 카일 윌리엄스는 23살이 될 때까지 그녀의 첫 번째 책을 읽지 못했다. 어렸을 때, 그녀는 아주 간단한 문장을 읽을 때도 고군분투해야 했다. 선생님들은 그녀를 불안해한다고 묘사했다. 그녀의 가족은 그녀가 게으르거나, 느리거나, 멍청하다고 생각했다. 그녀는 고등학교를 중퇴하고 코카인에 중독되었다. 그녀가 스물두 살이 되어서야 난독증임을 알았다. 그는 "진단이 내가 나 자신에게 느끼는 방식 모두와 세상에서의 내 기회에 대한 느낌 모두를 바꾸었습니다"라고 말했다. "나는 진단받지 못한 채, 지지받지 못한 채 세상에서 여러 해 동안 살았다. 당신이 멍청하다고 느끼며 자라고, 학교가 당신에게 요구하는 것을 하려고 노력하지 않았다거나 똑똑하지 않다는 말을 들으면, 그것은 당신을 규정합니다. 그냥 그렇게 돼버립니다." 안타깝게도, 윌리엄스는 2018년에 세상을 떠났다.

성인 난독인들에게 희망이 떠오른다

사용자의 읽기 능력을 크게 향상시켜 주는 돌파구가 될 기술 즉, 휴대폰과 태블릿과 같은 모바일 기기용 소프트웨어 개발을 위한 진지한 노력이 현재 진행 중이다.

2014년 베넷과 나는 XPRIZE의 성인 문해력 자문위원회에 초대받았다. XPRIZE 재단 측은 자신의 재단에 대해 '인류가 처한 중대한 도전을 해결하기 위해 인센티브가 걸린 경쟁을 설계하고 관리하는 데 있어 세계 최고의 리더'라고 묘사한다. 주로 난독증을 가진 성인들, 읽고 쓰는 능력이 좋지 않은 성인들 영어가 모국어가 아닌 많은 사람들, 즉 영어 학습자(ELL)와 함께 이 대 도전을 목표로 하는 수혜자들이다. 115팀이 경합을 벌였는데, 내가 이 글을 쓰는 순간 이제 막 대상이 발표되었고, Learning Upgrade(San Diego, California)와 People For Words(Dallas, Texas)의 두 팀이 나누어 받았다. 이 두 팀은 다른 두 팀인 AmritaCREATE, Amrita University(Amritapuri, Kerala, India), Cell-Ed(Oakland, California)와 함께 2차 결승에 뽑혔다. 여기에서 성인 난독인이 많은 지역사회에서 앱의 실용성을 시험한다. AutoCognita(홍콩)도 결승 진출 팀 중 한 팀이었다. 이 앱들은 영어를 3학년 수준 이하로 읽고 있던 원어민 영어 사용자들과 영어 학습자들에게 사전 시험과 사후 시험 사이에 아주 큰 이득을 주었다. 구체적인 세부 사항은 부록에 수록되어 있다.

점점 첨단화되어 가는 우리 사회에서조차, 여전히 읽기는 많이 필요하다. 직장용, 컴퓨터용, 자동차용, 아이들의 장난감 조립용 매뉴얼을 읽기 위해 그리고 약물을 복용하기 위해, 아기 분유를 조제하기 위해, 안전을 위해, 투표를 위해 그리고 우편, 이메일, 인터넷, 호출기, 팩스로 온 메시지를 읽는 데 필요하다. 읽기를 배우는 것은 더 밝고 나은 미래로 가는 문을 열어준다. 또 다양한 수준의 읽기 능력을 지닌 다양한 연령대의 사람들에게 효과적으로 읽기를 가르치는 프로그램만 가지고 있다면, 읽기를 배우기에 너무 늦은 나이는 없다.

제7부 난독증 아동과 성인이 잘 지내도록 돕기

DYSLEXIA

30장
불안, ADHD 및 난독증

예일대 학생이든, 우버 운전사든, 내과 의사든, 중학생이나 소녀든, 엄마든, 은퇴한 노인이든 사실상 난독증 진단을 받는 모든 사람들은 잔뜩 불안감을 안고 온다. 사실 불안감이나 ADHD가 없는 난독증 환자는 드물다. 난독증 환자가 최선의 결과를 얻으려면 이러한 매우 일반적인 조건들을 인식하고 진단 및 설명을 듣고 치료가 이루어져야 하므로, 이러한 상황들을 인지하는 것이 중요하다. 불안과 ADHD는 난독증에 매우 흔하게 동반되기 때문에, 일단 난독증으로 진단되면 불안과 ADHD에 대해 물어보는 것이 중요하다. 불안과 ADHD 모두 잘 묘사되고 정의되어 있으며, 모두 효과적으로 치료될 수 있다. 지금부터 난독증에 흔히 동반되는 이러한 각각의 상황에 대해 알아보자.

불안

샘은 명문 의대 2학년 학생이었다. 그는 중학교 때 난독증 진단을 받았고, 특히 표준화 시험과 구술시험에서 어려움을 겪었다. 샘은 자신의 회복력뿐 아니라 어머니와 아버지와 두 형제를 포함한 가족들로부터 엄청난 지지를 받았기 때문에 잘해올 수 있었다. 샘은 오늘의 그가 있기까지 겪은 길고 때로는 고된 과정을 기억한다. 언제 소리 내어 읽으라고 요구받을지, 언제 시험을 치르기 위해 특별 교실로 가야 할지 몰라서 그는 불안해졌다. 그는 중학교와 고등학교 때 추가시간을 받으면서 별도 교실에서 시험을 치르는 자신을 보는 다른 아이들의 시선을 기억한다. 그는 같은 반 친구들이 선생님들에게 "그건 불공평해요. 샘은 왜 시간을 더 벌고 우리는 그렇지 않지요?"라고 항의한 것을 기억한다. 샘은 추가시간을 가질 필요가 없고 다른 사람들처럼 되기를 바랐기 때문에 그것을 이해할 수 없었다. 그는 또한 자신의 입학 상담사 중 한 명으로부터 의대에 절대 들어가지 말라는 말을 들었던 것을 기억한다. 그는 "다른 좋은 직업도 있다"라고 말했다. 그는 의대 교수 중 한 명이 강의실에서 "누군가 샘에게 무슨 일이 일어나고 있는지 말해 줄래?"라고 생색내며 얘기하던 것을 기억한다. 샘은 동기부여를 위해 이 모든 일을 떠올린다.

샘은 불안장애로 진단받았다. 어렸을 때 수줍음이 많은 아이였지만 친구들과 멋진 어린 시절을 보냈다. 대학에서, 특히 스트레스를 많이 받는 상황에서, 그는 공황 발작을 경험했다. 길면 15분 정도 지속되는 이러한 발작 동안, 그는 숨이 막히는 듯한 느낌, 심장 두근거림과 파멸이 임박했다는 느낌을 받았다. 그는 자신이 심장마비를 겪고 있고 죽을 것이라고 느꼈다. 이러한 발작에 대한 염려는 그를 더욱 불안하게 만들었다. 필기시험이나 구술시험과 같은 수행 상황은 종종 공황발작을 유발할 수 있다. 사회 상황에서 개인들을 만나는 것과 마찬가지로 말이다. 집단 학습 프로젝트나 구두시험이나 공개연설은 그를 불안하게 만들었고, 때로는 아예 상황을 피하려 하기도 했다. 그것을 피할 수 없을 때 그의 불안은 너무 커져서 손이 떨리기 시작하고 땀을 흘리게 되고 집중력과 집중력을 잃게 된다.

이런 불안감이 그를 쇠약하게 만들자 샘은 정신과 의사에게 전문적인 도움을 구했다. 정신과 의사와의 면담과 읽기를 통해, 샘은 불안이란 스트레스에 대한 정상적인 반응이며 실제로 유익할 수 있다는 것을 알게 되었다. 하지만 어떤 상황에서는 불안이 지나칠 수 있고, 불안을 지나치게 겪는 사람은 불안감을 통제하는 데 어려움을 겪을 수도 있고, 일상생활에 부정적인 영향을 받을 수도 있다. 샘은 정신과 의사로부터 불안장애의 스펙트럼에는 사회 불안장애, 공황장애, 범불안장애, 외상 후 스트레스 장애, 강박장애 등이 포함되어 있다는 사실을 알게 되었다. 증상으로 볼 때, 그는 사회 불안장애와 공황장애를 둘 다 가지고 있을 가능성이 크다고 들었다.

사회 불안장애는 미국에서 심각한 우울증과 알코올 중독에 이어 세 번째로 많은 정신질환이다. 정신장애 진단 통계편람(DSM-5)에 다음과 같이 정의되어 있다.

→ 말하거나, 먹거나, 남 앞에서 수행하는 동안 관찰되는 것과 같이 세밀히 관찰되거나, 관심의 초점이 되는 사회적 상호작용과 상황에 대한 뚜렷한 두려움, 불안 또는 회피.

→ 다른 사람에게 부정적으로 판단될까 두려워하고, 특히 당황하거나 굴욕

감을 주거나 거절당하거나 다른 사람을 불쾌하게 할까 봐 두려워한다.

그것은 종종 15세에서 16세의 청소년기에 처음 나타난다. 많은 사람들이 그것에 의해 너무 영향을 받아서 일할 수도, 일을 시작할 수도, 직업적인 관계를 유지할 수도 없다. 또한, 심각한 우울증의 동반 발생률도 높다.

공황장애도 흔하며, 아마도 인구의 2% 정도 유병률이 있을 것이다. 많은 불안장애와 마찬가지로 생물학적 요인과 환경적 요인의 조합이 공황장애에 관여하고 있다. 발병은 청소년기 후반과 성인기 초반에 종종 발생하며, 공황장애는 남성보다 여성에게서 더 자주 발생한다. 핵심 증상은 심장 두근거림, 땀 흘림, 호흡곤란 등의 신체 증상과 동반되는 짧고 뚜렷한 공포를 수반한다. 정신장애 진단 통계편람(DSM-5)에는 다음과 같이 정의되어 있다.

→ 수 분 이내에 최고조에 도달하는 극심한 공포나, 고통의 갑작스러운 급증을 수반하고 4개 이상의 증상(팔 떨림, 땀 흘림, 떨림, 호흡 부족, 질식, 가슴 불편, 메스꺼움, 가벼운 머리 상태, 통제력 상실 공포, 무감각, 오싹함)을 포함한다.

난독인들에게 너무나 흔한, 샘의 단어 인출 문제는 특히 불안감 때문에 악화된다. [그림 30.1]의 위 그림에서, 독자는 전형적으로 당신이 이전에 보았던 바와 같이 온전한 고차원 사고능력을 이용하여 개념을 떠올리고, 이 개념을 표상하는 단어의 추상적인 의미 표현을 찾아낸다. 선상한 사람의 경우, 이 두 단계 중 다음 단계인 단어 말하기가 순조롭게 수행된다. 난독증 환자([그림 30.1]의 아래 그림)의 경우, 인지능력을 이용한 첫 번째 단계는 잘 수행되지만, 두 번째 단계는 방해받고 불안으로 더욱 악화된다(pp. 78-80 참조).

샘은 정신과 약물을 복용하는 것이 '약함의 표시'이며, '약함을 이겨내고 강해지고 힘을 낼 수 있어야 한다'라고 믿기 때문에 항상 매우 거부적이었다. 그러나 그의 정신과 의사가 "샘, 만약 내가 당신에게 고혈압이나 당뇨가 있다고 말한다면, 당신은 그 약을 복용하기 시작하는 것을 꺼리겠는가?"라고 질문을 던졌을 때, 샘은 자신을 괴롭히는 것이 약물 그 자체보다는, 정신과 약물 복용에 대한 '낙인'이라는 것을 알게 되었고, 한번 시도해 보는 것에 동의했다.

불안증 치료(ADHD뿐만 아니라)에 효과적인 약은 일반적으로 신경전달물질에 작용하여 뇌의 특정 부위에서 신경 신호를 촉진하거나 억제한다. 일차적으로 사용하는 약물로는 플루옥세틴

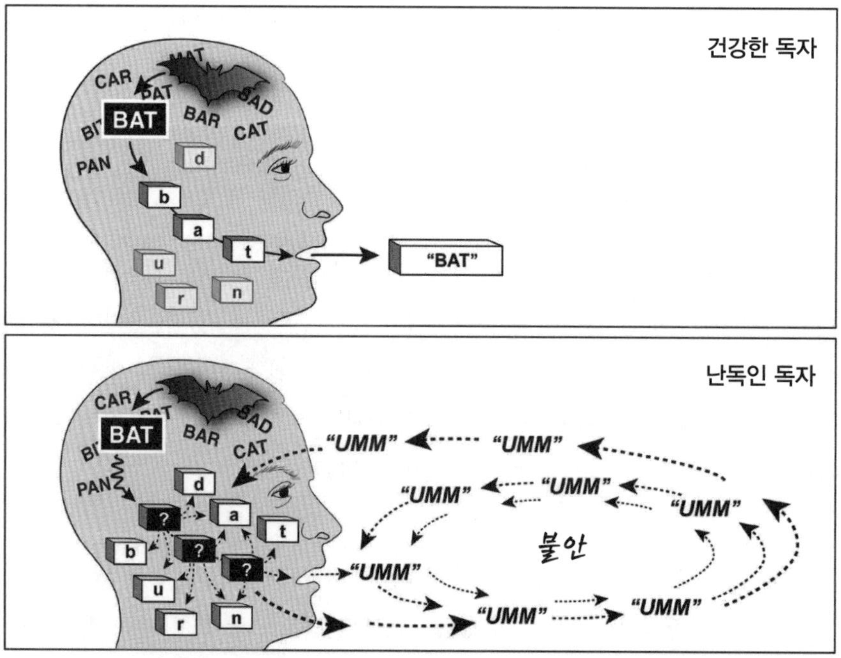

[그림 30.1] 불안으로 악화되는 난독인 독자의 단어 인출 곤란

Prozac, 파록세틴Paxil, 서트랄린Zoloft, 시탈로프람Celexa, 에스시탈로프람Lexapro, 플루복사민Luvox 등 선택적 세로토닌 재흡수 억제제SSRIs가 있다. 그밖에 일반적으로 사용되는 약물로는 벤라팍신Effexor 같은 세로토닌-노레피네프린-재흡수 억제제SNRIs와 노레피네프린-도파민 재흡수 억제제SDRI인 부프로피온Wellbutrin, 알파-2 아드레날린 수용체 길항제인 멀타자핀Remeron 등이 있다. 이러한 약들은 모두 불안감을 치료하는 데 똑같이 효과적이다. 한 약물이 다른 약물에 비해 우월하다는 것을 증명하는 장기적인 연구는 없었다. 약물 선택 시 가족 구성원이 약물에 대해 효과적으로 치료받은 이력, 환자가 현재 복용하고 있는 다른 약품(약물 상호작용을 피하고자) 및 가능한 부작용, 약물이 사람의 몸에 얼마나 오래 머무르는지 등을 고려하는 것이 중요하다.

샘은 SSRI 중 서트랄린Zoloft을 선택했다. 어떤 선택적 세로토닌 재흡수 억제제든 효과가 나타나는데 최대 4주가 걸릴 수 있고 부작용이 유사하며, 메스꺼움과 설사 등의 위장 장애와 무오르가즘증(오르가즘을 일으키지 못함)과 성욕감퇴 등 성적인 부작용이 가장 많다. 또한, 이 종류의 약품에는 잠재적인 체중 증가와 약간의 진정 작용이 있다.

불안장애 치료에 사용되는 또 다른 종류의 약으로는 벤조디아제핀이 있다. 흔히 사용되는 것은 디아제팜Valium, 알프라졸람Xanax, 클로나제팜Klonopin, 로라제팜Ativan이다. 내성과 의존성에 대한 우려 외에도, 더 높은 용량에서 졸림과 잠재적 인지장애가 부작용으로 나타난다. 벤조디아제핀은 즉시 효과가 나타나는데, 특히 공황발작이 나올 때 도움이 된다.

정신과 의사는 샘과 이 모든 것을 상의하고, 또 다른 종류의 약물인 베타 차단제를 설명했는데, 베타 차단제는 땀을 흘리고, 떨리고, 심박 수가 증가하며, 대화하거나 시험을 볼 때 얼굴이 붉어지는 등 불안의 신체적 증상을 조절하는 데 도움이 된다. 이러한 증상은 베타 차단제에 의해 억제되는 에피네프린 방출의 결과라고 생각된다. 이런 약들은 불안의 인지적인 측면에 영향을 주지 않고 신체적 증상에만 영향을 미친다. 프로프라놀롤Inderal은 인기 있는 베타 차단제다. 그 작용은 즉각적이며 잠재적인 부작용으로는 심장 박동수 감소, 피로, 체중 증가, 우울증 등이 있다.

샘은 또한 약물이 불안장애에 치료의 일부에 불과하다는 것을 알게 되었다. 마찬가지로 중요한 치료에는 개인 행동치료, 특히 인지행동치료(CBT)가 있다. 앞서 읽은 바와 같이 인지행동치료는 비생산적인 사고와 현재 행동방식을 바꾸는 것을 목표로 하고 있는데, 이는 종종 드라마틱해서 사고방식과 기분을 개선 시켜준다. 그것은 훈련을 받은 심리학자에 의해 제공되며 특히 불안과 우울 장애 아동과 청소년들에 대한 효과 증거에 의해 뒷받침된다.

인지행동치료는 일반적으로 환자의 인지적 사고와 행동을 탐구하는 것으로 나누어진 8~12개의 구조화된 세션을 포함한다. 환자로 하여금 먼저 자신의 왜곡된 사고를 인식하게 한 뒤, 행동을 바꿔 이를 완화시키는 데 도움을 준다. 샘의 왜곡된 생각에는 그가 항상 세심하게 관찰당하고 있으며, 사회적 상황에서 관심의 중심이라고 믿는 것이 있었다. 그는 사회 상황에서 다른 사람들이 자신을 부정적으로 판단하고 있다고 믿었다. 인지행동치료에서 샘은 그의 치료사로부터 이러한 자동적인 생각을 뒷받침할 증거를 요구받았다. 샘은 이러한 인지 왜곡이 '재앙화'라고 불린다는 것을 알게 되었다. 또한, 그의 치료 시간에 '점진적 둔감법'도 포함되었는데, 이 치료는 점진적으로 불안을 일으킬 가능성이 큰 사회적 환경을 경험하게 하는 것이다. 처음에 그는 혼자 커피숍에 간 다음 불안감을 평가했다. 며칠 후 그는 모든 사람을 알고 있는 작은 파티에 갔고, 다시 불안감을 평가했다. 몇 주 후 그는 아는 사람이 하나도 없는 큰 모임에 참석했고 다시 그의 불안감을 평가했다. 이 행동치료의 목표는 샘을 점점 더 낯설고 더 큰 상황에 단계적으로 노출시키면서 불안 증상을 감소시키는 것이었다.

샘은 인지행동치료를 받았고 서트랄린을 시작했는데, 공황 발작을 경험할 경우 필요에 따라 클로나제팜을 추가했다. 그는 또한 발표나 시험과 같은 수행 상황 전에 사용하도록 인데랄도 받았다. 그는 처음에 서트랄린이 조금 졸리게 한다고 느꼈지만 몇 주 후부터 그 약으로부터 어떠한 부작용도 경험하지 않았다. 그는 술을 좋아하지 않았기 때문에 약을 먹는 동안 술을 마시지 않는 것에 대해 걱정하지 않아도 되는 것이 다행이었다. 그는 약물 복용과 인지행동치료의 조합이 말로 하는 발표와 표준시험에서 겪는 불안감 감소에 특히 효과적이라는 것을 발견했다.

샘은 난독증도 가지고 있었기 때문에 시험 불안이 특히 심했다. 그런 시기에는 고대 불교 개념을 바탕으로 한 마음 챙김을 하는 것이 불안감을 줄이는 데 큰 도움이 됨을 알게 되었다. 마음 챙김은 명상에 의해 촉진될 수 있지만, 명상과 동의어는 아니다. 명상은 요가, 태극권, 명상 등 다양한 활동을 통해 이루어지는데, 주의력과 인식력 훈련을 통해 자신의 정신적 과정을 보다 잘 통제하려는 공통점이 있다. 기대하는(그리고 자주 관찰되는) 결과는 차분하고 명료하며 집중하고 있다는 감각이다. 명상이 불안을 감소시키고 긍정적 느낌을 증가시킨다는 임상적 증거가 있다.

마인드셋mindset의 원리 또한 불안감을 개선하는 데 도움을 줄 수 있다. 캐롤 드웩의 통찰력 있는 책인『마인드셋: 성공의 새로운 심리학』에서 논의된 것처럼, 사고방식은 당신 자신, 당신의 능력 그리고 미래에 대한 당신의 태도를 가리킨다. 드웩이 옹호하는 성장 마인드셋은 개인이 변화를 가져올 수 있다는 신념에 따른 것으로, 난독인에게는 반가운 소식이 아닐 수 없다. 변화가 가능하다는 믿음을 품고 그 노력이 긍정적인 변화로 이어지고, 질이나 특성을 향상시키기 위해 노력한다면, 노력이 결국 성과를 거둘 것이다. 성공적인 난독증 작가, 운동선수, 의사, 과학자, 변호사, 공무원 그리고 앞서 언급된 연예계 종사자들을 생각해 보라. 그들은 젊었을 때 고군분투했고, 지속적인 노력을 통해 현재 그들의 분야에서 최고의 위치에 있다. 드웩은 NASA가 우주 비행사를 모집할 때, '순수한 성공의 역사만 가진 사람들을 거부하고, 대신 큰 실패를 겪은 뒤 회복된 사람들을 선택했음'을 우리에게 상기시킨다. 실패에 너무 익숙한 난독인들은 성장 사고방식을 키워왔고 덕분에 성공했다.

불안과 난독증이 샘의 일부였지만, 그는 그것이 자신을 절대로 규정하지 못하도록 노력했다. 그는 국내 최고의 의대를 졸업할 수 있었고 현재 자신이 좋아하는 일을 하는 내과 전문의이다.

주의력 결핍 과잉행동장애

주의력은 중요하지만, 매우 다른 2가지 이유로 난독증과 얽혀 있다. 첫째로, 난독인들은 여러분이 읽을 때처럼 자동적이지 않다. 그들에게 읽기는 여전히 힘겨운 일이다. 나는 그들을 '수동'독자라고 부른다. 그것은 그들이 읽으려면 남은 주의력 한 방울까지 소진 시켜야 한다는 것을 의미하며, 그래서 그들은 주의력이 부족해지게 된다. 그 결과 그들은 주의력 결핍증을 가지고 있는 것처럼 보여서 짧은 시간 동안 책을 읽고 나면 쉽게 주의가 산만해진다. 둘째, ADHD와 난독증은 높은 공병률이 있다.

소피아는 7학년이었고 난독증 진단을 받았었다. 그녀의 읽기는 가정교사들의 도움으로 극적으로 향상되었고, 시험 시간 추가 제공으로 그녀의 성적 또한 향상되었다. 동시에, 그녀의 선생님들은 그녀가 수업 시간에 부주의해지고 쉽게 주의가 산만해지고 있다는 것을 알아차렸다. 그들은 그녀가 '집중하지 못하고' '지시를 따를 수 없다'라고 묘사했다. 이러한 행동들은 집에 있는 그녀의 부모 눈에도 띄었다. 그들이 소피아에게 그녀의 하루가 어땠는지 물었을 때, 그녀의 마음은 이리저리 방황하게 되고, 대답하는 데 오랜 시간이 걸릴 것이다. 그녀의 선생님들과 부모 모두 그녀가 과제를 끝내라고 요청했을 때 종종 옆길로 빠졌고, 끝내는 데 시간이 오래 걸린다는 것을 알아챘다. 소피아는 집에서 정리정돈이 잘되지 않아 종종 과제를 잃어버리거나 잘못 놓아두곤 했다. 아무런 개선 없이 여러 달이 지난 후, 그녀의 부모는 학교의 추천을 받아 소아정신과 의사의 진찰을 받았다.

정신과 의사는 소피아와 그녀의 부모와 긴 대화를 나누었다. 부모의 동의를 얻어, 학교 관계자들과도 대화를 나눈 후, 소피아에게 주의력 결핍 과잉행동장애 진단에 도움이 되는 두 가지 척도 검사를 시행했다(ADHD 평가척도와 코너스 평가척도). 모든 정보를 검토한 후, 의사는 소피아와 그녀의 부모에게 소피아가 주의력 결핍만 있는 유형의 ADHD를 가지고 있을 가능성이 크다고 말했다. 소피아의 부모는 난독증과 ADHD의 공병률이 꽤 흔하다는 말을 들었다. 우리가 한 연구에서도, 학습장애 클리닉에 의뢰된 아동 표본을 살펴보면 난독증 아동의 40%에서 ADHD 증상을 보였으며, ADHD 아동의 절반 이상이 난독증인 것으로 나타났다.

정신과 의사는 소피아와 그녀의 부모에게 ADHD는 주의력 결핍, 과잉행동, 충동성 등 세 가지 주요 증상으로 특징지어진다고 설명했다. 의사들은 과잉행동과 충동성이 함께 나타나는 것처럼 보이고, 주의력 결핍은 종종 따로 나타난다는 점을 인식하게 되었다. 의사들은 ADHD를 세 가지 유형, 즉 주의력 결핍, 과잉행동/충동성, 복합형(세 가지 증상이 모두 있는 아동)으로 분류한다. 소피아는 주의력 결핍만 있는 유형의 ADHD를 가지고 있다. 이런 종류의 ADHD는 보통 아이가 8살이나 9살이 될 때까지 뚜렷하게 드러나지 않지만, 평생 지속된다. 최신 정신장애 진단 통계편람(DSM-5)에 따르면 증상에는 아래 사항이 포함된다.

→ 흔히 세부적인 면에서 면밀한 주의를 기울이지 못하거나, 학업, 작업, 또

는 다른 활동에서 부주의한 실수를 저지른다.
→ 흔히 일하거나 놀이를 할 때, 지속해서 주의를 집중할 수 없다.
→ 흔히 다른 사람이 직접 말을 할 때 경청하지 않는 것으로 보인다.
→ 흔히 지시를 완수하지 못하고, 학업, 잡일, 작업장에서의 임무를 수행하지 못한다(반항적 행동이나 지시를 이해하지 못해서가 아님).
→ 흔히 과업과 활동을 체계화하지 못한다.
→ 흔히 지속적인 정신적 노력을 요구하는 작업(학업 또는 숙제 같은)에 참여하기를 피하고, 싫어하고, 저항한다.
→ 흔히 활동하거나 숙제하는 데 필요한 물건들(예: 장난감, 학습 과제, 연필, 책, 또는 도구)을 잃어버린다.
→ 흔히 외부의 자극으로 쉽게 산만해진다.
→ 흔히 일상적인 활동을 잊어버린다.

소아정신과 전문의도 소피아와 부모에게 ADHD는 임상진단이란 점을 강조하면서 평가척도가 도움이 되겠지만, ADHD를 객관적으로 진단할 수 있는 근거기반 검사는 없다고 했다. 소아정신과 전문의들은 뇌파 검사나 전산화된 주의력검사와 같은 실험적인 심리학 검사도 있지만, ADHD를 진단한다고 주장하는 어떤 검사에도 회의적이다.

정신과 의사는 소피아와 그녀의 부모에게 좋은 치료법들이 개발되어왔고 약물치료와 행동치료의 병행으로 ADHD를 치료해온, 길고 성공적인 역사가 있다고 말했다. 주요 약물치료 방법으로는 중추신경흥분제, 아토목세틴, 항우울제, 알파-2 효현제 등이 있다. ADHD 아동과 청소년을 위한 행동치료 전략에서는 아이, 부모, 학교가 모두 협동한다. 아이와 부모는 하루 일정 유지, 긍정적 활동 보상, 작지만 현실적인 목표 설정, 체크리스트 활용 등을 위해 노력한다. 학교는 산만함을 피하기 위해 과제 완료를 위한 여분의 시간, 별도의 방에서 시험을 보는 등 편의를 제공함으로써 도움을 줄 수 있다. 학교는 또한 아이가 선생님과 가까이 앉게 하고, 그녀가 과제를 정리하고 일을 할 수 있도록 노트 필기자도 제공할 수 있다. ADHD를 위한 다른 행동치료 전략에는 마음 챙김뿐 아니라 신체 활동도 포함된다.

각성제는 즉시 효과가 나타난다. 메틸페니데이트Ritalin와 암페타민Adderall 등이 있으며, 지속시간이 짧은 것과 긴 제형이 있다. 짧은 제형은 최대 6시간까지 지속할 수 있고, 메틸페니데이트 ERConcerta, 암페타민/덱스트램페타민 XRAdderall XR, 리스트덱스암페타민Vyvanse 등 더 오래 반응하는 제형은 10시간에서 12시간까지 지속될 수 있다. 일반적으로 안전한 반면, 중추신경흥분제는 식욕 저하, 성장지연, 신경과민, 기존 틱의 악화, 심박 수와 혈압의 증가를 유발할 수 있다. 아토목세틴Strattera은 비 흥분제로, ADHD 치료에 사용되는 또 다른 종류의 약물이다. 그것의 작용 기제는 이용 가능한 노르에피네프린 양을 증가시키는 것이며, 흥분제와 달리 효과가 나오는 데 최대 3주가 걸릴 수 있다. 그것은 12시간까지 지속될 수 있고 입 마름, 변비, 메스꺼움, 두통, 두근거림을 유발할 수 있다. 항우울제는 ADHD 치료에 사용되는 세 번째 약물 선택사항이다. 그중에서도 부프로피온Wellbutrin이 가장 흔하다. 발작, 고혈압, 불안감 증가 등을 유발할 수 있지만, 효과는 최대 15시간까지 지속될 수 있다. 네 번째 선택 가능한 약으로는 노르에피네프린을 간접적으로 증가시키는 작용을 하는 클로니딘Catapres과 같은 알파-2 효현제가 있으며, 그 효능은 최대 12시간까지 지속될 수 있다. 그 부작용에는 입 마름, 저혈압, 진정 등이 있을 수 있다. 클로니딘은 C급 약물로 분류되는데, 이는 태아 발달에 잠재적으로 해로운 영향을 미칠 수 있음을 의미한다.

소피아는 부모와 정신과 의사와 함께 세심한 고민과 검토 끝에, 오랫동안 작용하는 흥분제인 콘서타를 선택해 하루 18mg을 처방받았다. 그녀는 약이 집중하는 데 매우 효과적이라는 것을 발견했다. 그녀의 선생님들과 부모는 가정과 학교에서의 행동이 긍정적으로 변화했음을 알아차렸다. 소피아는 약을 잘 먹었지만, 처음 약을 시작했을 때 식욕 감퇴와 '안절부절못함'을 느꼈다. 아침에 약을 먹었기 때문에 수면에 영향을 주지 않았고, 학교가 없는 주말에는 '약 휴일'을 하는 것이 도움이 됐다. 소피아는 부모와 학교 심리학자와 함께 매일의 스케줄을 정하고, 과제를 완료하는 것을 돕기 위한 목록을 만드는 것을 포함한 행동치료기법에 대해 토의했다. 그녀는 학교로부터 별도의 방에서 시험을 볼 수 있는 여분의 시간을 포함한 편의를 제공받았다.

최근 보고에 따르면 흥분제는 ADHD와 난독증이 있는 아동들의 읽기 능력에 이로운 영향을 미칠 수 있다고 한다. 또한, 두 번의 소규모 임상시험에서 비 흥분제 약물 아토목세틴으로 치료하는 동안 ADHD와 난독증을 둘 다 가진 아동의 읽기 점수가 향상되었음을 입증했다. 좀 더 최근에는 난독증만 있는 청소년 그룹과 ADHD와 난독증을 모두 가진 또 다른 그룹의 읽기 능력에 대한 아토목세틴의 효과를 살펴보았다. 이 연구는 다음과 같이 나타났다.

→ 아토목세틴 치료는 난독증만 단독으로 가졌거나 ADHD도 함께 가진 난독증 아동의 읽기 능력을 향상시켰다.

→ 난독증을 가진 아이들의 개선은 해독과 읽기어휘력을 포함한 읽기의 중

요한 요소들에서 나타났다.

→ 난독증과 ADHD를 모두 가진 아동의 경우, 읽기 점수의 개선은 주의력 결핍 증상의 개선과는 별개로 나타났다.

이 데이터는 난독증(및 ADHD)을 가지고 있는 아동의 약물치료에 따른 읽기 능력 개선에 관한 첫 번째 보고서를 무작위 이중맹검 시험으로 평가한 것이다. 우리는 현재 난독증이 있는 아동과 난독증과 ADHD를 모두 가진 아동들에게서 읽기와 주의력 신경계통에 대한 아토목세틴의 영향을 연구하고 있다.

31장

IT 기기의 역할

난독증 아동의 IT 기계를 다루는 능력은 디지털화된 텍스트[28]를 입력하고 다루는 데 있어 매우 중요하다. *자녀에게 가능한 보지 않고 타자 치는 방법을 교육하라. 1학년만 되어도 대부분 가능하다.* 이것은 아이가 타자에 능숙해야 함을 의미한다. 애리조나 주립대 교수 스티븐 그레이엄과 캐런 해리스는 글쓰기를 가르칠 때 학생들이 문서작성 프로그램 사용법을 배우는 것도 중요하다고 강조한다. "1~12학년 학생들이 학교에서 문서작성 프로그램을 사용하면 손으로 쓰는 것과 비교할 때 시간이 지남에 따라 향상도가 크다는 과학적 연구 결과가 나왔음에도 불구하고, 많은 학교들은 여전히 연필과 종이와 같은 19세기 필기도구를 사용한다. 학생들이 문서작성 프로그램과 작문할 때 도움이 되는 전자기기를 활용함으로써, 글쓰기 교육을 21세기에 맞게 바꿔야 할 필요성은 분명하다." 아마존에서 PC와 Mac 시스템 모두 이용할 수 있는 아동용 타자 교사를 포함하여, 아동들에게 타자를 가르칠 수 있는 많은 좋은 프로그램들이 있다. 그것은 아이들이 타자를 배울 때 동기부여를 위해 게임을 사용한다. 난독증 아동이 일단 타자치는 것만 배우고 나면, 노트 필기, 문자를 음성으로 변환하거나(TTS) 음성을 문자로 변환해주는 프로그램(STT) 같은 것들을 자유자재로 쓸 수 있게 된다.

같은 맥락에서, TTS 기술은 아마도 모든 학생, 특히 난독증 학생에게 제공되는 기술 중에서 가장 보편적이기 때문에, TTS 사용에 필요한 논리적, 순차적 단계를 아는 것이 중요하다. 그것

28) 기술은 빠른 속도로 계속 변화하며, 언급된 특정 프로그램은 더 나은 프로그램 또는 업데이트된 버전으로 대체될 수 있다.

은 다음과 같다.

→ 디지털 교재를 구하거나 관심 있는 교재를 디지털화함
→ 사용할 TTS 앱 결정
→ 관심 있는 디지털 교재를 읽기 위해 TTS 앱 적용

이러한 단계를 알면 학생들이 이어지는 글에서 설명하는 다양한 기술적 교정 사항이나 앱을 이해하는 데 도움이 될 것이다.

난독증 아동의 IT 기기 사용에는 많은 장점이 있지만, 잠재적인 단점도 있다. 이것은 특히 아이가 TTS 소프트웨어를 사용할 때 유념해야 한다. 8학년과 9학년 읽기 부진 학생 연구에서 동시에 두 가지 방식으로(화면에 표시된 읽어주는 부분에 강조 표시) 텍스트를 제시했는데, 텍스트가 시각적으로만 제시된 학생들에 비해 이해력이 향상되었다. 그러나 TTS 소프트웨어가 읽기에 미치는 부정적인 영향은 4학년과 5학년 학생들에게서 입증되었는데, 이는 아마도 본문을 적극적으로 읽기보다는 수동적으로 청취한 결과로 추정된다. 이러한 데이터는 내가 항상 환자와 환자 가족들에게 다음과 같이 말하는 것과 일맥상통한다. TTS 소프트웨어는 종종 고등학교, 대학교, 대학원에 다니는 나이든 학생과 젊은이들에게 상당한 도움이 되겠지만, 가능한 한 많이 읽도록 권장되어야 하는 어린아이들에게 조심해서 짧게 사용되어야 한다. 이미 말했듯이, 아이들이 읽기 유창성을 향상시키는 방법은 연결된 글을 가능한 한 많이 읽는 것이다. TTS 기술은 난독증 아동들에게 절대적으로 필요한 읽기 연습시간을 줄일 수 있다.

당신과 당신의 아이는 어떤 기술이든 그것의 사용과 관련된 학습 곡선이 있음을 이해해야 한다.

예를 들어, 드래곤Dragon프로그램 같이 음성을 텍스트로 바꾸는speech to text(STT) 도구가 도움이 되려면 상당한 양의 연습과 인내가 필요하다. 노트 필기 소프트웨어와 TTS 소프트웨어(가장 일반적으로 사용되는 기술)는 대개 이용법을 배우기가 훨씬 쉽다. 난독증 아이를 일찍 포기하지 않게 하는 것이 중요하다. 그러므로 아이가 고등학교에 다닐 때, 혹은 심지어 이전에도 IT 기술의 사용에 대한 주도권을 갖기 시작하는 것이 매우 중요하다고 생각한다. 부모들은 종종 난독증 아동의 고등학교 공부에 대해 많은 도움을 준다. 그 도움들은 대학에서는 없을 것이고, 난독증 학생은 아직 고등학교에 다닐 때 그 기술에 익숙해지고 스스로 사용하게 되는 것이 바람직하다.

이용 가능한 IT 기술들

노트 필기

중학교, 고등학교, 특히 대학교의 난독증 학생들에게는 노트 필기가 큰 관심사다. 내가 말했듯이, 반 학생 중 누군가 대학에서 돈을 받고 노트 필기를 해서 난독증 학생들에게 전달하며, 이는 기밀로 유지된다. 노트 필기를 위한 보조 기술의 몇 가지 인기 있는 예는 다음과 같다.

라이브스크라이브 스마트펜*Livescribe Smartpen*. 이 장치는 적외선 카메라를 내장한 특수 펜을 사용하며, 라이브스크라이브 회사에서 제공하는 특수 도트 매트릭스 용지와 함께 쓰면, 학생이 스마트펜으로 도트 매트릭스 용지에 쓰거나 그리는 모든 것을 캡처할 수 있다. 이렇게 만든 노트는 컴퓨터, 태블릿 또는 스마트폰에 직접 업로드할 수 있으며, 소프트웨어를 추가하면 학생이 필기한 노트를 검색할 수 있도록 디지털화된 노트로 변환할 수 있다. 라이브스크라이브 에코에 내장된 마이크를 사용하거나, 라이브스크라이브 3를 이용하면 태블릿이나 스마트폰 마이크를 이용해 필기하면서 강의를 녹음할 수 있다. 녹음된 강의는 블루투스를 통해 학생의 필기와 동기화돼 학생이 강의에서 놓친 내용이 있으면 오디오를 참고할 수 있다. 라이브스크라이브는 Mac, PC, iOS, Android 시스템과 호환된다.

원노트*One Note*. 이것은 많은 난독증 학생들이 사용하는 또 다른 인기 있는 노트 필기 프로그램이다. 원노트는 PC, Mac, iPad, 웹 버전용 Microsoft Office와 함께 무료로 묶음 판매되므로, 대부분의 학생들이 쉽게 사용할 수 있다. 학생들이 필기할 수 있도록 설계되었으며, 간단한 강의 노트, 세부 강의 노트, 강의 노트와 학습 문제, 수학/과학 수업 노트, 역사 수업 노트 등 매우 유용한 템플릿이 다수 있다. 원노트는 텍스트 음성 변환Immersive Reader과 음성 텍스트 음성 변환Dictate 기능도 포함한다. 원노트는 웹에 백업되므로 모든 장치에서 노트에 액세스할 수 있다.

에버노트(https://evernote.com). 이 또한 어떤 기기에서도 접근이 가능한 인기 있는 노트 필기 프로그램이다. 클라우드에 저장되므로 언제나 이용 가능하며, 매우 배우기 쉽다. 학생들이 수업 시간에 사용할 수 있도록 미리 만들어진 템플릿은 없지만, 프로그램이 너무 다재다능해서 학생들이 스스로 템블릿 만들기가 쉽다.

노터빌리티[Notability]. 또 다른 좋은 선택이다(앱 스토어에서 다운로드가 가능함). 아쉽게도 이 글을 쓰는 현재, 애플 제품과만 호환된다. 노트 필기를 할 때 강의를 녹음할 수 있고, 오디오가 필기 내용과 동기화된다는 것이 노터빌리티의 좋은 특징이다. 학생이 무언가를 놓쳤을 때는, 텍스트 입력을 누르고 녹음된 부분에 접속할 수 있다. 노터빌리티는 타자를 쳐서도 그리고 애플 펜을 사용하여 손글씨로도 입력할 수 있다.

책과 정기 간행물의 디지털 도서관

북셰어(https://www.bookshare.org/cms). 이 도서관은 접근 가능한 가장 많은 문헌들을 소장하고 있다(이 글을 쓸 당시만 해도 50만 개가 넘음). 난독증을 가진 학생들에게는 완전히 무료다. 학생들은 북셰어에 등록한 뒤, 학교에서 필요한 책을 북셰어가 제공하는 리더기를 포함해 어떠한 TTS 리더기로 내려받을 수 있다. 난독증 학생들은 이러한 프로그램을 이용하여 수준 높은 TTS 음성으로 책을 들을 수 있을 뿐만 아니라, 동시에 스크린에서 강조된 단어, 문장 또는 심지어 전체 단락까지도 볼 수 있다.

또한, 개별화 교육 프로그램(IEP)(pp. 487-488 참조)을 받는 난독증 학생은 미국 장애인교육법(IDEA)에서 설립한 연방기관 국립 학습자료 접근성센터[National Instructional Materials Access Center](NIMAC)가 만든 디지털화된 교과서 및 기타 학교 자료를 북셰어(및 러닝앨리[Learning Ally]를 포함한 기타 도서관)를 통해 신청할 수 있다. NIMAC은 장애인교육법(IDEA)에 근거하여 설립되었으며, 2007년 이후 발간된, 모든 유치원부터 고3까지 교과서, 워크북, 기타 교실 읽기 자료의 국가 디지털 형식 저장소의 역할을 한다. NIMAC은 유치원부터 고3까지 교과서로 한정돼 있어, 대학, 대학원, 전문대학원용 교과서는 포함되지 않는다.

러닝 앨리(https://learningally.org). 시각장애를 가진 제2차 세계대전의 참전용사들을 돕기 위해 60여 년 전에 시작된 자료실로서, 현재 가장 많은 오디오 교과서와 문학작품이 수록되어 있다. 한 때, 사람이 말하는 테이프만이 유일한 TTS 자료였고, 일부 학생들은 여전히 인간의 목소리를 더 선호했다. 러닝 앨리는 최근 보이스텍스트[VOICE TEXT] 책이라고 불리는 디지털 음성이 포함되도록 레퍼토리를 확장했다. 러닝 앨리는 8만 권 이상의 문헌을 가진 도서관을 가지고 있는데, 대부분이 사람 목소리로 읽은 책이며, 부모, 대학생, 성인은 1년에 135달러씩을 내야한다.

프로젝트 구텐베르크(https://www.gutenberg.org). 이 도서관은 온라인에서 읽거나 킨들에 다운로드 받을 수 있는, 6만 권 이상의 무료 전자책을 제공한다. 모든 책은 저작권이 없어지거나 공공영역에 속한다. 시간이 흐르면서 점점 더 많은 책을 구할 수 있게 되고, 그래서 도서관은 끊임없이 확장되고 있다.

구글 북스Google Books. 디지털 책의 또 다른 중요한 출처인 이 프로젝트는 많은 대학 도서관의 장서를 디지털화하기를 희망하고 있으며, 미시간 대학교 도서관의 디지털화부터 시작했다. 시간이 흐름에 따라, 저작권이 없어지거나 공공영역에 있는 모든 책은 디지털화되어 구글 검색을 통해 이용할 수 있을 것이다.

텍스트-음성-변환(TTS)

앞서 보았듯이 난독증 학생이 필요한 디지털 텍스트를 일단 얻었다면, 다음 단계로 글을 읽기 위해 고안된 많은 TTS 앱 중 하나를 사용한다. 앞서 원노트에 내장된 TTS 기능인 *Immersive Reader*를 언급했다. 현재 워드, 파워포인트, 원노트, 아웃룩, Teams, Forms, Flipgrid 등 모든 마이크로소프트 프로그램에서 사용할 수 있으며, 모든 PC, Mac, iOS, Android 시스템에서 사용할 수 있다. 북셰어를 포함한 일부 도서관은 안드로이드 기기를 포함해서 애플이나 윈도 플랫폼에서도 접속할 수 있는 무료 리더기를 제공한다. 많은 난독증 학생들이 도움이 된다고 생각하는 가장 인기 있는 TTS 앱 중 하나는 애플과 안드로이드 사용자 모두가 이용할 수 있는 *보이스드림 리더*(www.voicedream.com)이다. 보이스드림 리더는 매우 다재다능하며, 북셰어를 포함한 도서관에서 자동으로 다운로드할 수 있으며, 점점 사람 목소리와 비슷해지는 디지털 음성을 다수 사용한다. 보이스드림 리더의 매우 멋진 기능은 읽는 이의 기호에 따라 단어, 문장, 단락을 음성에 맞추어 강조해서 보여준다. 또한, 사전에서 단어를 찾을 수 있다. 앞서 지적한 바와 같이 중학교와 고등학교 시기라면, 단어와 음성이 매끄럽게 동기화되는 것을 보면 이해력과 지식 저장이 향상될 수 있다. 다른 TTS 프로그램과 마찬가지로, 보이스드림 리더에서는 읽는 이가 일시 중지하거나 되감기 할 수 있고, 최적의 가독성을 위해 속도, 글꼴, 크기, 간격 및 색상 변경, 강조 표시, 메모를 할 수 있다. 보이스드림 리더는 노트 필기 프로그램과 웹 사이트를 포함하여 어디서나 글을 내려받아 읽을 수 있다. 같이 쓰는 앱인 보이스드림 스캐너는 모든 문서를 디지털화하여 스마트폰에 넣어서 TTS가 가능하도록 해준다.

또 다른 인기 있는 TTS로는 커즈와일 파이어플라이[Kurzweil firefly](https://www.kurzweiledu.com/k3000-firefly/overview.html)가 있다. 커즈와일은 글을 음성으로 변환하기 위해 개발된 최초의 시스템 중 하나였으며, 웹을 사용하여 더 쉽게 접근할 수 있게 되었다. 커즈와일은 iOS, 안드로이드 시스템 등 모든 Mac과 PC 기기에서 작동한다. 여기서도 많은 목소리를 들을 수 있다. 개인이 구입하기에는 상당히 비싼 시스템이지만, 많은 고등학교와 대학들이 이 시스템을 사용하고 있으며, 난독증 학생들이 무료로 이용할 수 있게 해준다.

많은 난독증 학생들이 도움이 된다고 생각하는 다른 TTS 프로그램은 Read & Write Gold (https://www.texthelp.com/en-us/products/read-write)와 Read: Aloud(https://learning-tools.donjohnston.com)이다. 많은 고등학교와 대학이 이 프로그램 중 하나를 구입했는데, 커즈와일과 유사한 점이 많고 각각 애플, 윈도, 안드로이드 시스템에서 사용할 수 있다. 또 다른 인기 있는 TTS로는 Natural Reader(https://www.naturalreaders.com/software)이며, PC, iOS, Android 시스템에서 사용할 수 있다. 이 시스템의 한 종류는 무료로 제공되며, 보다 기능이 많은 종류는 약 10달러의 비용이 든다. 음성을 업그레이드한 종류는 더 비싸다. 이 프로그램은 대학생들에게 매우 인기가 있다.

난독증 학생들의 경우, 구술 자료를 디지털화된 글로 만들 때 음성 텍스트 변환(STT) 프로그램을 사용하면 종종 도움이 된다. 많은 휴대폰들은 이메일 답장할 때 이 프로그램을 사용하고 있고, 합리적으로 잘 작동하는 것 같다. 워드, 원노트, 파워포인트 및 아웃룩을 포함한 마이크로소프트 오피스 프로그램 제품군과 함께 무료로 묶음 제공되는 Dictate 프로그램은 이제 Apple, PC 및 iOS 또는 Android 시스템을 사용하는 모든 장치에서 사용할 수 있다. 널리 사용되는 또 다른 STT 프로그램으로는 여러 종류가 나왔으며, Nuance사가 만든 드래곤[Dragon]이 있는데, 일부는 의료용, 법률용 등 매우 전문화된 어휘를 가지고 있어 전문가용으로 사용된다. Read & Write Gold와 Voice Dream 또한 STT 기능을 가지고 있다. 심지어 새로운 STT 프로그램이 상황을 극적으로 바꿀 수 있다. Otter.ai, Descript, Rav과 같은 프로그램들은 현재 매우 빠르고 싼값에 높은 정확도로 STT 기능을 제공한다. STT 프로그램의 학습 곡선은 겁날 정도지만, 극복할 수 있으며, 난독증 학생들에게 도움이 될 수 있다.

난독증 학생을 위한 기타 유용한 앱

기본적으로 플래쉬 카드의 디지털 버전인 *퀴즐렛*[Quizlet]은 수학, 외국어, 지리 그리고 기타 과목들을 배울 때 매우 도움이 된다. 본인이나 자녀가 필요로 하는 과목에 대해 자신만의 플래시 카드 세트를 만들 때도 매우 쉽지만, 퀴즐렛의 주요 장점은 다른 사용자들, 특히 교사들이 누구나 사용할 수 있도록 플래시 카드 세트를 만들었다는 점이다. 매우 성공적인 한 난독증 대학생이 나에게 말하길, "특히 플래쉬 카드를 직접 만들 때, 머릿속에 이미지를 만들 수 있기 때문에 매우 많은 도움이 됩니다. 시험을 볼 때 기억이 나지 않으면, 가끔 눈을 감고 카드를 다시 그려볼 수 있는데 그게 많은 도움이 됩니다."

*CliffsNotes*는 모르는 학생이 없는데, 특히 난독증 학생들에게 유명하다. 현재 휴튼 미플린 하코트 출판사가 소유하고 있으며, 수많은 책과 주제에 대해 이 학습 안내서를 이용할 수 있다. 다운로드 된 텍스트는 이미 디지털화되어, TTS 프로그램에 삽입될 수 있어 난독증 학생에게 도움이 된다.

또 다른 유용한 프로그램들의 그룹으로는 *일정 및 작업관리 목록*과 관련된 프로그램들이 있으며, 이러한 프로그램들은 이미 아웃룩과 구글 플랫폼 모두에서 쉽게 이용할 수 있다. *분더리스트*[Wunderlist](https://www.wunderlist.com)는 학생들이 해야 할 일을 모두 정리하는 데 도움이 되는 또 다른 앱이다. 이 무료 앱은 애플, 윈도우, 안드로이드 기기와 호환된다.

무료인 *센서스액세스*(https://sensusaccess.com)는 오디오북(MP3, DAISI), 전자책(EPUB, EPUB3, Mobi), 디지털 점자 등 다양한 대체 매체로 문서를 자동 변환할 수 있다. 또한, 이 서비스는 이미지 전용 PDF 파일, JPG 사진, 마이크로소프트 파워포인트 프레젠테이션과 같은 접근 불가능한 문서들을 더 접근하기 쉬운 형식으로 변환할 때 사용될 수 있다. 학생은 변환하고자 하는 파일을 로드하여 전송하고, 변환된 파일을 이메일로 받는다.

교과서 스캔[textbook scanning] 서비스는 고등학교와 대학교에서 많은 난독증 학생들에게 큰 도움이 된다. 대학 수준에서, 이 서비스는 장애 서비스 사무소에서 수행될 수 있다. 그렇지 않은 경우, 많은 민간 업자(예: *블루리프 북 스캐닝*, www.blueleaf-book-scanning.com)가 교과서나 장[chapter]을 스캔하여, 위에서 언급한 TTS 프로그램에서 디지털화된 책이나 장[chapter]에 접근할 수 있도록 해줄 것이다.

마지막으로, 특히 어린 아이들의 경우, 학생들이 *흔한 단어*들을 배울 수 있도록 도와주는 앱들을 점점 더 많이 사용하고 있다. 나는 앱 채팅 블로그에 이런 내용을 많이 적어준 엘레인 치즈만 명예교수에게 감사드린다. 아래 나열된 앱은 모두 iOS 기기용 앱 스토어에서 다운로드할 수 있다. 이 프로그램들에는 아이들이 아주 흔히 쓰는 수천 개의 단어들을 글에서 배울 수 있도록 도와주는 *Fry words*와 더 어려운 *Fry words Ninje* 같은 앱들이 포함되어 있다. *Sight Words by*

*Photo Touch*에는 명사를 제외한 220개의 흔한 일견 단어목록이 추가되어 있다. 또한, 치즈만 박사는 미취학 아동들에게 읽기의 기본을 가르쳐주기 위해 고안된 여러 앱에 주목했다. 여기에는 *Handwriting Without Tears: Wet-Dry-Try*, *Partners in Rhyme*과 *OG Card Deck* 등이 포함된다. 한 번 더 상기시켜주겠다. 부모들은 컴퓨터 상호작용 프로그램(*Headsprout, Ooka Island, and Lexia Core5 Reading*)이, 위험성 있는 어린 읽는 이들에게 효과적이라고 생각할 수 있다. 이 프로그램들은 pp. 238-239에서 더 자세히 논의된다.

32장

편의제공

– 성공을 위한 다리 구축

만약 내가 지금 여기에 쓰는 내용이, 이미 본 적 있다 해도 참고 들어주길 바란다. 나는 난독인들에게 편의제공이 결정적으로 중요하기 때문에 이러한 내용을 여러 번 반복한다.

편의제공은 난독증을 가진 아동에게 자신의 강점들로 연결해 주고, 학습 과정에서 자신의 잠재력에 도달하게 해주는 다리라고 할 수 있다. 편의제공 자체가 성공을 가져다주진 않지만, 그것들은 성공을 위한 촉매제가 될 수 있다. 난독증을 가진 아동은 학교생활을 통해 발전하므로, 편의제공은 점점 중요해지고 있다. 갈수록 학습적인 요구가 늘어나겠지만, 동시에 자신의 강점들(사고, 추론, 어휘, 분석 능력)도 무르익어 간다. 결과적으로 난독증을 가진 아동이 자신의 음운론적 약점을 보상하기 위해서는 자신이 가진 강점들을 이용하는 것이 필수적으로 되어갈 것이다.

추가시간

난독증을 가진 아이들에게 단연코 가장 필수적인 편의제공은 추가시간의 제공이다.

→ 난독증은 사람에게서 시간을 빼앗아 가고, 편의제공은 그것을 되돌려 준다.

지난 20여 년간 실시된 연구들이, 난독증을 가진 사람에게는 추가시간에 대해 절대적인 '생리학적' 필요가 있음을 확인시켜 주고 있다. 그에게 추가적인 시간은 필수사항이지 선택사항이 아니다. 추가시간이 긍정적인 효과를 가져다줄 수 있다는 것은 난독증의 독특한 특징이다.

→ 난독인에게 학습능력이 손상된 건 아니다. 다만 그것을 이용하는 데 시간이 걸릴 뿐이다.

지금까지 축적된 과학적 연구 결과에 따르면, 잘 읽는 사람과 난독증을 가진 사람은 성인 수준의 읽기를 하려 할 때 서로 다른 경로를 이용한다고 한다. 잘 읽는 사람들의 길은 평탄하고 반듯하며 잘 정돈되어 있다. 그들의 음운론적 능력은 나이에 비례해서 향상되며 읽기가 더 정확해지고 더 자동적이 된다. 그리고 주변의 문맥에 의존할 필요 없이 단어들을 재인한다. 한편, 난독증을 가진 사람들은 자신들의 음운론적 약점 때문에 생긴 병목현상 때문에 우회하는 힘든 다른 경로를 택해야 한다. 이 제2의 경로는 그를 같은 목적지까지 데려가 주긴 하겠지만, 더 오랜 시간이 걸리게 할 것이다. 결국, 정확하게 읽는 법을 배우긴 하지만, 난독증이 없는 반 친구들과 같은 수준의 읽기 정확도를 가지기 위해서는 훨씬 더 천천히, 엄청난 노력을 들여 읽어야만 한다. 그는 읽기를 위한 자동적인 경로를 이용할 수 없다. 그 결과, 만약 책에서 많은 단어들을 읽어야만 할 때가 되면, 그는 잠깐 멈춘 다음 그의 고차원적 사고능력의 지원에 의존해야 한다. 그는 문맥을 이용한, 더 느리고 우회하는 좁은 길을 통해 단어의 의미에 도달해야 한다.

앞서 언급했던 뛰어난 변호사인 데이빗 보이즈에게는 난독증이 있다. 그는 난독증으로 인해 읽는 것이 자동적이지 않기 때문에 법정에서 노트에 의존하지 않으려고 애쓴다. 만약 그가 노트를 참조하려 한다면, 지면 위의 단어들을 순간적으로 포착할 수 없을 것이다. 그는 시간이 필요했을 것이다. 이것이 재능이 뛰어난 이 남자의 읽기 자동성 부족의 흔적이다. 때때로 이 부족은 다른 사람들이 상상도 못 할 방식으로 나타난다. 예를 들어, 존 어빙은 공항에서 아무리 노력해도 모니터에서 자신의 비행기를 빨리 찾아낼 수 없을 때 좌절감을 느낀다.

> 그걸 시합하듯이 쳐다보는 사람은 저뿐이에요. 전 생각하죠, 제길, '자넷(나의 아내)보다 먼저 도시 이름이랑 비행기, 게이트 넘버를 찾아낼 거야.' 자넷은 이런 건 전혀 신경 쓰고 있지 않죠. 저는 죽어라고 뒤셀도르프나 파리나 헬싱키로 가는 비행기를 찾습니다. 그리곤 자넷이 쓱 올려다보고 곧바로 말하겠죠, "아, B-9이네요." 전 그렇게 하지 못합니다.

자동적으로 읽는 그의 아내가 한눈에 알아볼 수 있는 것을, 어빙은 의지를 발휘해서, 훨씬 느리게 해야만 한다.

추가시간 및 정숙 필요성

뇌 영상연구들은 난독증을 가진 읽는 이들이 밟아야 하는 경로에 대한 새로운 차원의 이해를 제공하고 있다. 간략히 살펴보자면, 전형적으로 읽는 이들의 경우 단어를 볼 때 단어의 모든 구성요소[단어가 소리 나는 방법(음운론), 단어가 어떻게 보이는지(정서법), 단어의 의미(의미론)]가 자동으로 통합된다. 난독인의 경우 특히 왼쪽 후두-측두 영역(단어 형태 영역)의 기능이 비효율적이어서, 느리고 비효율적인 신경 경로를 이용해서 수동으로 단어를 읽고 의미를 파악해야 한다. 이 과정은 훨씬 더 긴 시간이 필요하며, 많은 에너지를 허비한다. 앞서 언급했듯이, 아이들과 성인들을 대상으로 한 뇌 영상연구는 난독증을 가진 사람과 그렇지 않은 사람들의 질적으로 다른 뇌 활동 패턴을 보여준다. 이렇게 다른 패턴을 난독증의 신경 시그니쳐(p. 99, [그림 7.8] 참조)라고도 한다. 정상 독자는 좌뇌 뒤쪽의 뚜렷한 활성화를 보이는 데 반해, 난독인 독자는 뇌의 좌우 전두엽과 우뇌 뒤쪽에서 활성화 패턴이 관찰된다(p. 100, [그림 7.9] 참조). 보조적인 신경 시스템이 잘 작동하지 않는 1차 읽기시스템을 대신하려 애쓰고 있기 때문에, 추가시간이 필요하다. 평균 수준의 정확도를 보여주는 난독증 성인들도 이런 대체된 더 느리고 이차적인 읽기 신경 경로를 이용해야 한다.

학생들, 나이든 성인들, 아이들을 대상으로 실시된, 위에 나온 그리고 또 다른 연구들이 존스홉킨스 의과 대학의 중견 연구자인 매기 브럭Maggie Bruck이 말한 것과 같은 사실을 뒷받침한다. "난독증을 가진 아이들을 특징짓는 결함의 패턴들은 이런 아동기를 거친 성인들을 특징짓는 패턴들과 똑같다. 많은 학생들이 학업 면에서 성공했다는 사실에도 불구하고, 또한 성인이 되어 그들의 단어 재인 능력이 향상되었다는 사실에도 불구하고, 이런 데이터는 1차 결함이 사라지지 않았음을 암시한다. 읽기 메커니즘과 과정들은 변화되거나 성숙해지지 않는 것 같다." 난독증이 있는 성인을 대상으로 한 뇌 영상연구는 브루크의 임상관찰결과를 확인시켜 준다.

정확하지만 천천히 읽는 미국, 영국, 프랑스, 이탈리아의 대학생들을 관찰한 결과, 음운론적 결함과 신경회로의 단절이 지속되는 것으로 나타났다. [그림 7.11](p. 103)에 나와 있는 것처럼, 만약 난독증을 가진 사람이 글을 읽으려 한다면, 그는 어휘력과 추론 능력 같은 고차원적 지식과 더 느리고 이차적인 경로들에 의존해야 한다. 난독증을 가진 성인들에게는 다음과 같은 등식이 성립한다고 할 수 있다. 고차원적 사고능력+문맥+추가시간=의미.

난독증을 가진 영리한 사람의 경우, 문맥에 대한 의존이 절대적이며 독특하다. 난독증은 아니지만 읽기가 서투른 아이들, 예를 들면, 전반적인 언어 문제를 가진 아이들은 보통 문맥으로부터 도움을 받지 못한다. 그들은 모르는 단어를 혼자서 재인하는데 필요한 언어기능, 특히 어휘력과 추론 능력을 가지고 있지 않다. 난독증을 가진 사람만이 수수께끼 같은 단어를 이해하는데 주변 문맥을 이용할 수 있는 강점의 바다를 가지고 있다. 의미로 가는 지름길은 난독인이 이용할 수 없으니, 의미를 알기 위해 그의 지능, 어휘력과 함께 모르는 단어 주변의 문맥에 대해 추론 능력을 발휘해야 한다. 이는 부가 시간이 필요한 2차적인 읽기 경로를 이용함을 의미한다.

매우 유능한 난독인들은 대학을 가고자 하는 열정을 가지고 있다. 그러나 제한된 시간 안에 치르는 표준시험이라는 입학시험의 장벽에 부딪히게 된다. 그런 시험에서 그들은 자신의 지식과 능력에 비해 형편없이 치르는 일이 드물지 않다. 내가 전에 말했듯이 그들은 특히 제한된 시간 내 치르는 다항 선택식인 객관식 시험에 특히 취약하다. 이런 시험은 난독증을 가진 사람의 지식을 파악하는 데 있어 공정하지 못하며, 차라리 그의 장애를 잘 파악해 주는 시험이라 할 수 있다([그림 32.1] 참조).

작가인 존 어빙과 스티븐 J. 커넬도 SAT 읽기 분야에서 좋지 않은 점수를 받았다. 저명한 의대 교수인 델로스 코스그로브와 그레엄 하몬드도 의과 대학 입학시험에서 개인의 특수상황을 고려하지 않았다면, 의과 대학에 입학이 어려웠을 아주 낮은 점수를 받았다. 데이빗 보이즈, 금융가 찰스 슈왑도 시간제한이 있는 시험 성적으로는 그들의 재능이 저평가될 수밖에 없어, 자기 인생의 야망을 이루지 못할뻔한 매우 재능 있는 저명인사 명단에 속해 있다. 캐롤 그라이더 박사도 GRE 점수가 형편없어서, 지원한 13개 대학 중 오직 2개에서만 입학 허가를 받은 적 있다. 그녀

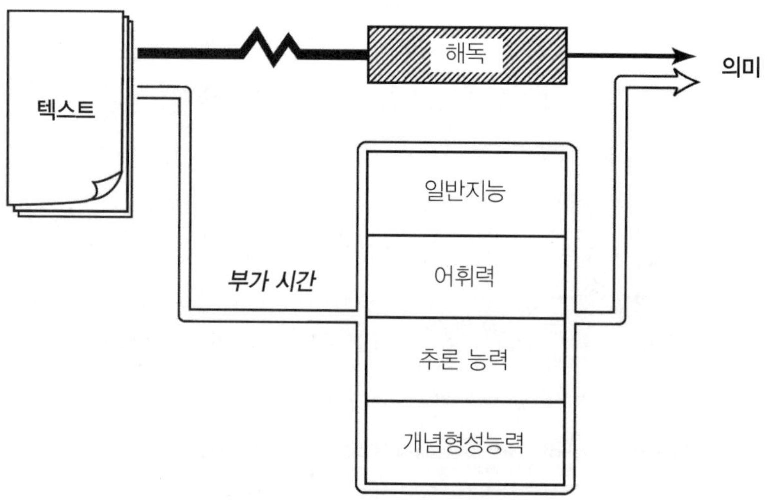

[그림 32.1] 맥락을 이용하면 시간이 걸린다

는 캘리포니아 버클리 대학에서, 노벨상 수상을 할 수 있게 해준 연구를 했는데, 앞서 말한 바처럼 거기의 입학 심사처는 그라이더 박사의 낮은 GRE 점수에 현혹된 다른 학교 심사처가 못 알아본 장점을 현명하게 알아보았다.

외국어 이수 요건 충족

이미 언급했듯이, 난독증을 가진 학생들은 외국어를 힘겨워한다. 이런 학생들은 태어나면서부터 접한 모국어의 기본 음운 구조마저도 아직 숙달되지 못한 형편이므로, 청소년 시기에 새로운 언어에 유창하게 되는 것이 상당히 힘들다. 중학교 학생들은 기계적 암기, 근면함, 유쾌한 성격 덕분에 그 언어로 대화하는 능력이 전혀 없이도 합격점을 받아 통과할 수 있으며, 또 실제 자주 그렇게 한다. 그러나 대학은 학생들이 한 언어에 유창하게 되어서 그 언어로 대화를 하고 문학작품을 읽을 수 있기를 기대한다.

때때로 학생들은 노력만으로는 불가능함을 깨닫고 외국어 이수 요건의 부분적 면제를 요청한다. 그렇지 않으면, 경험이 많은 지도교사가 학생이 가진 어려움의 심각한 정도를 먼저 알아보고 면제를 추천할 수도 있다. 예일대에서는 정밀조사 후에, 그 학생이 다른 특정 비 영어 문화권이나 사회의 문화, 역사, 정치, 문학 과목에서 6학점을 취득할 것을 조건으로, 부분적 면제가 승인될 수 있다. 이러한 모범적인 정책은 대학교가 외국어 이수 요건에 부여하는 중요성과 학생들로 하여금 단순히 한 과목을 이수하는 것보다, 그 요건의 참된 목적을 찾기를 바라는 학교의 의지를 다시 확인시켜 준다. 이는 매우 유용하고 적절한 편의제공이다. 아울러 이것은 필요 없는 고통을 예방하고 학생이 진짜 잘할 가능성이 있는 과목들에 집중하게 함으로써 그 학생의 시간과 에너지 낭비를 막아준다.

디지털화된 텍스트

난독증 학생들에게 디지털화되거나 녹음된 텍스트를 들을 수 있는 것이 얼마나 도움이 되는지는, TTS 기술 사용 시작 전에 수년간 힘겹게 버틴 난독증 학생들의 이야기들이 좋은 예시이다. 예를 들어, 한 난독증 대학 졸업반 학생이 설명했듯이,

> 나는 내가 들은 모든 것을 기억할 수 있었지만, 너무 천천히 읽어서 따라갈 수 없

> 었고, 단어들을 끄집어내려고 너무 많은 노력을 기울여서, 그 후에는 거의 이해가 되지 않았습니다. 일단 내가 문자-음성-변화 기술을 사용하기 시작하자, 모든 것이 바뀌었습니다. 나는 나 자신에 대해 훨씬 기분이 좋아지기 시작했습니다. 나는 그 자료를 제대로 배우고 있었고, 기분 나빠지기 싫어서, 더 이상 일을 회피하기 위한 변명을 하지 않았습니다. 그 오디오가 내 인생을 바꿨습니다. 사상 처음으로 A를 맞았습니다.

난독증은 학업뿐 아니라, 성숙한 청소년기 독립심에 상처를 입힌다. 그의 교과서를 디지털화해서 TTS 기술을 이용할 수 있게 만들면, 그 학생이 자신의 독립심을 되찾는 데 도움이 된다. 그러므로 난독증 아동이 중학교나 고등학교에 입학하면, 교과서를 디지털화하는 방안이 마련돼야 한다. 디지털화된 책을 듣는다면, 학생은 느린 읽기에 의해 제지당하기보다는 수업에 참여하고 자신의 이해 수준에 맞는 공부를 할 수 있다. 게다가, 디지털화된 글과 TTS 기술은 그가 다른 제한적인 읽기에서는 접하지 못했을 어휘들을 그에게 소개한다. 그의 앞에 있는 글을 들으면서 눈으로 따라간다면, 학생이 읽고, 밑줄을 긋고, 메모하고, 강조할 수 있게 하는데, 그가 지면 위의 단어들을 완전히 해독하는 데만 집중했을 때는 전혀 불가능했던 중요한 강화 활동이다.

난독증 학생에게 성공하기 위한 다리를 건설하려면 다음 세 가지 기본 요소가 필요하다.

→ 추가시간과 조용하고 별도의 시험 공간
→ 외국어 이수 요건에 대한, 어떤 형태의 면제
→ TTS 기술과 결합된 디지털 교과서 듣기

또한, 다른 유용한 편의제공도 있다.

→ 대체 시험 형식(짧은 에세이, 입말 보고서, 프로젝트)
→ 글자에만 의존하지 말고 시각화(그림, 그래프, 그림)자료도 제공
→ 하나하나 세부 사항 말고 개념(내용: 형태)을 강조하는 과정 및 평가체계

앞에서 얘기했던 편의제공과 그 외의 편의제공을 학생의 교육 프로그램에 통합하기 위한 실제적 지침을 제공하기 위해, 스티븐과 그레고리 그리고 내가 그들 각각을 위해 세웠던 계획들에 대해 살펴보려고 한다.

스티븐의 계획(고등학교 및 대학교)

스티븐은 15살이었고 고등학교 1학년에 입학하려고 했다. 그가 예일대 난독증과 창의력 센터에서 평가를 받고 난독증 진단을 받은 후, 나는 그와 그의 부모를 만나 그의 진단에 대해 설명했다. 머지않아 대학에 들어가서는 독립적으로 기능해야만 하는 스티븐 같은 청소년에게는, 특히 난독증이 무엇인지 그리고 그것이 그의 일상생활에 어떤 영향을 미칠 수 있는지를 아주 기본적인 수준부터 이해하는 것이 중요하다. 이러한 인식과 지식을 얻으면서, 스티븐은 다양한 상황에서 난독증의 영향을 어떻게 대처해야 할지 알아낼 수 있는 더 좋은 장비를 갖추게 될 것이다. 그는 자율성을 얻고 그 과정에서 자신의 필요에 대한 강력한 옹호자가 될 것이다.

나는 스티븐에게 난독증의 예측 가능한 결과와 각각의 가장 적절한 편의제공을 다음과 같이 요약했다. 난독증이 있는 학생들은 큰 그림을 먼저 이해함으로써 가장 잘 배우기 때문에, 나는 스티븐에게 계획의 전체적인 이론적 근거와 목표를 요약한 개념적 틀 제공부터 시작했다.

→ *당신이 어떻게 배우는지 이해하라: 당신의 강점과 약점.* 드넓은 강점의 바다(뛰어난 추론 능력, 어휘력, 개념이해능력) 한가운데에서 홀로 두드러진 음운론적 약점의 섬을 마음속에 그려보라.

→ *목표를 기억하라: 당신의 강점들을 최대화하고 약점은 최소화하라.* 목표를 이루기 위해서는 난독증이 읽기, 쓰기 그리고 말하기에 영향을 미치는 말소리의 기본 구성요소에 접근하는데 생기는 문제라는 것에 대한 이해가 우선이다. 다음은 난독증이 초래하는 다섯 가지 기본적인 어려움과 각각에 대해 무엇을 해야 하는지에 대한 설명이다.

1. 읽기가 느리고 힘들다

→ *시험 볼 때 추가시간을 요구하라.* 시험 볼 때 추가시간은 필수적이다. 추가될 시간의 양은 시험에 따라 결정되는 것이 아니라, 당신 자신의 경험을 기반으로 해야 한다. 처음 편의제공을 요청할 때는 2배의 시간을 요청하라. 이 시간이 당신에게 얼마나 잘 맞느냐에 따라, 이후에 더 많거나 적은 시간을 요청할 수 있다. 당신의 해독능력이 아직 자동적이지 않

으므로, 단어를 읽는 데 더 긴 시간이 걸린다. 게다가 당신처럼 영리한, 다른 많은 난독증 학생의 경우 해독할 수 없는 단어를 재인하기 위해 단락의 문맥을 이용한다. 예를 들어, 당신은 책에서 만난 특정 단어를 읽지 못할 수 있지만, 종종 뜻을 추측하기에 충분할 만큼 주변 단어들은 읽을 수 있을 것이다. 이렇게 해서, 심지어 그 단어를 발음할 수 없을 때도, 그 모르는 단어가 의미하는 바를 알아낼 수 있다. 단어의 의미로 가는 이런 간접적인 경로는 추가시간이 걸린다. 당신이 정말 알고 있다는 것을 보여주려면 이 추가시간이 확실히 필요하다. 추가시간을 요청하는 것에 절대로 죄책감을 갖지 마라. 당뇨병 환자가 인슐린이 필요한 것과 똑같이, 난독증을 가진 사람은 추가시간이 필요하다. 조용하고 분리된 방과 귀마개는 방해를 최소화하고, 당신이 시험문제를 읽을 때 집중하게 해준다. 그래서 비록 단어는 천천히 읽을지언정, 글의 의미를 파악할 때 당신이 가진 어휘력과 사고력을 이용할 수 있기 때문에 당신의 독해수준은 높은 단계에 있다.

→ ***많은 양의 읽기를 요하는 과목을 너무 많이 듣지 말라.*** 한 학기당 두 개 이상의 '읽기' 과목을 듣지 않도록 스스로 조절하라. 필요한 경우, 고등학교를 1년 더 다녀라(그리고 그 후에 대학에 가라). 대학에 가면, 학업 및 기타 대학 생활에 적응될 때까지, 첫 학기에는(또는 첫 학년에는) 과목을 줄여서 듣도록 하라.

→ ***읽을 때는 자기 페이스를 유지하라.*** 20분 동안 읽고, 잠깐 쉬고, 체조하고, 그러고 나서 다시 읽기로 돌아가라. 네 읽기는 취약하므로, 조용한 방에서 읽어보라. 가사가 없는, 재즈나 클래식 같은 음악을 듣는 것도 다른 소음을 차단하거나 가리는 데 도움이 된다.

읽으면서 많은 것 얻어내기. 많은 학생들이 읽기 과제로 부여받은 글에서 정보를 어떻게 얻어낼지 잘 모른다. 모든 세부 사항에 집중하지만 거의 기억하지 못한다. 그러나 많은 학생들에게 효과가 있는 접근법이 있다. 이는 당신이 읽은 것을 기억하는 데 토대가 될 능동적인 읽기를 하도록 돕는다. 이 접근법은 SQ3R이라 불리는데, 각 문자가 당신의 읽기에 도움이 될 과정을 뜻한다.

S-survey(개관). 읽기 시작하기 전에 그 글을 훑어보라. 각 단락의 제목과 소제목을 보고 도입부와 끝에 있는 요약을 읽어보라. 그렇게 하면, 읽는 동안 무엇이 나올지를 미리 아는 데 도움이 된다. 이는 당신이 정보를 얻기 위한 마음의 준비를 하게 해준다.

Q-question(질문). 그 제목들을 질문으로 바꾸어 보고 그 질문들이 당신의 읽기를 안내하게 하라. 예를 들어, 만약 생물책에서 단락의 제목이 "위장의 기능"이라면, 이를 "위장의 기능은 어떤 것들이 있을까?"로 바꾸어 보라.

R-read(읽기). 당신이 만든 질문들에 대한 답을 찾으면서 그 본문을 읽어보라. 별표를 하거나 밑줄을 치면 정보를 상기시키는 데 도움이 된다. 각 단락에서 별표를 한 곳을 모아서 따로 메모해두는 것도, 중요한 부분을 기억하는 데 도움이 될 것이다.

R-recite(암송). 답을 소리 내어 말하라.

R-review(복습). 한 단락에 대한 SQ3R이 끝나면, 별표 해 둔 단락의 핵심포인트나 메모해 둔 것을 혼자서 암송해보고 스스로 맞는지 확인하면서 복습하라.

이런 매우 단순한 과정이 너의 읽기를 조직화시켜서 더 많은 것을 얻을 수 있도록 도와 줄 것이다. 여기 다른 도움이 있다.

→ 난독증 학생들은 종종 ***컴퓨터로 짧은 노트 필기***를 하는 것이 공부에 매우 도움이 된다고 생각한다. 사실, 많은 사람들은 훨씬 더 많은 것들을 압축해서 아주 적은 수의 노트만 남길 때까지 메모한다. 노트를 다시 쓰는 것은 기억하는 데 도움이 되며, 또한 향후 시험을 위해 공부할 노트 세트를 간결하게 줄여서 만든다. 유용한 노트 필기 앱(OneNote, Evernote, Notability, Livescribe) 중에서 선택하라.

→ ***반복과 연습을 통한 능동적인 학습***은 기억을 위한 열쇠이다. 별표를 하거나 밑줄을 긋거나 컴퓨터에 있는 글을 확대하는 등 학습자료를 능동적으로 다루는 작업은 모두 학습자료를 보기 쉽게 만드는 데 도움이 된다. 특정 아이디어나 개념을 소리 내어 설명하거나 다르게 고쳐 말하고, 노트 정리한 내용을 소리 내어 반복해서 읽는 것 또한 그 내용을 계속 기억했다가 필요할 때 다시 끄집어낼 수 있도록 도와줄 것이다. 읽은 것을 시각화하는 것이 특히 도움이 될 것이다. 과장되거나 우스꽝스러운 시각적

이미지나 어떤 식으로든 자신에게 의미 있는 이미지를 만들면 더 쉽게 기억될 것이다. 이 모든 제안들은 독해력에 대한 현재의 사고방식과 일치하는데, 읽기의 목적은 단순히 작가의 말을 반복하는 것이 아니라, 글 속으로 더 깊이 들어가 읽는 이가 무슨 일이 일어날지, 왜 일어날지에 대해 추론적인 해석을 하는 것이라고 강조한다. 무슨 일이 일어날지 그리고 무엇이 그렇게 생각하게 만드는지에 대한 예측과 관련된 질문을 스스로에게 던지는 것은 좋은 생각이다.

→ *디지털화된 책을 구하라.* 북셰어 및 러닝 앨리와 같은 전자 도서관에서 디지털 버전의 교과서를 얻으라. 대학에서는 장애 지원실에 가서 스캔해 달라고 할 수 있다. 수업 시간에 맞춰 교과서가 디지털화되도록 학기 시작 전에 강사에게 책 목록을 요청하라. 텍스트를 읽을 때 TTS 소프트웨어를 사용하라. 단어를 듣고 보면 발음할 때도, 어려운 단어를 기억할 때도 도움이 된다. 적극적으로 들어보라. 예를 들어, 당신이 읽으면서 중요한 부분을 강조하거나 밑줄을 그을 수 있다. 읽기를 즐길 때도 똑같이 하라. 이렇게 하면 당신은 당신이 읽지 못했을 이야기와 문학작품을 인쇄된 형태로 즐길 수 있다. 잡지도 구할 수 있다.

최신 TTS 프로그램은 텍스트를 읽는 속도를 선택하고, 강조할 단어, 문장, 단락을 선택할 수 있다. 글꼴 스타일을 변경하고, 줄 사이의 공백을 늘리며, 텍스트를 이동할 수 있는 옵션이 있다. 검색 기능을 사용하면 텍스트 내에서 특정 단어를 신속하게 찾을 수 있다. 텍스트의 특정 부분을 잘라내어 별도의 텍스트 파일로 저장할 수 있다. 또한, 이 프로그램들은 책갈피, 사전 기능, 음성 노트(특정 텍스트 섹션에 첨부된 짧은 노트를 녹음하게 해서 필요할 때 재생할 수 있다)와 철자 검사기를 제공하며, 어떤 텍스트로부터도 개요를 만들 것이다. 그들은 또한 웹 기반 이메일과 다른 인터넷 글 연결해서 읽어준다.

STT 프로그램은 당신이 말하거나 타자 친 단어를 소리 내어 읽어 주고, 발음해 주는 옵션이 있기 때문에, 당신이 의도한 단어를 입력했는지 확인할 수 있다. 다른 선택사항으로는 동음이의어 지원 등이 있다. 예를 들어, “나는 아픈 사람을 heel하고 싶다”라고 썼다면, 프로그램은 heel의 정의를 소리 내어 읽어 주고, 다른 비슷한 소리를 내는 단어의 철자와 정의를 제공한다. 일단 치유heal라는 단어를 보고 그 정의와 함께 소리 내어 읽으면, 철자를 고칠 수 있다. TTS와 STT 프로그램과 관련된 학습 곡선이 있으며, 전문가의 조언을 위해 의지할 수 있는 사람이 어디 있는지 알면 도움이 될 수 있다.

원작 읽기를 대체할 수 있는 것을 찾아보라. 문학수업을 위해 책을 읽어야 한다면, 먼저 대체할 수 있는 다른 방법이 있는지 찾아보아야 할 것이다. 예를 들어, 셰익스피어의『햄릿Hamlet』과 시어도어 드라이저Theodore Dreiser의『아메리카의 비극An American Tragedy[29]』은 영화로 만들어져 있다. 많은 학생들은 영화에 매우 유용한 웹 사이트가 www.imdb.com이라는 것을 알고 있다. www.imdb.com은 여러분에게 할당된 책이 영화로 만들어졌는지 확인할 수 있도록, 지금까지 만들어진 거의 모든 영화의 완전한 카탈로그를 제공한다. (이상적으로는 소설을 읽기 전, 사전 작업으로써 영화 버전을 보게 될 것이다. 본문이 너무 어렵거나 길거나 시간적 압박이 너무 커서 소설 전체를 읽을 수 없는 경우도 있을 수 있다.)

찰스 스왑과 데이빗 보이즈는 둘 다 자신들이 어렸을 때 명작만화 시리즈Classic Comics로부터 많은 것을 배웠다고 했다. 최근 많이 나와 있는 만화소설graphic novel과 그 외 다양한 그림 많은 책들도, 그 두 난독인이 읽은 만화 시리즈와 같은 기능을 할 수 있다. 게다가, 난독인이 이용할 수 있는 다른 선택사항들도 많이 있다. 예를 들어, 앞에서 나는 아마존에서 구할 수 있는『옥스퍼드 스쿨 셰익스피어』시리즈와 같이 높은 관심도와 낮은 가독성이 있나고 일러진 자료에 대헤 언급했다. 이 시리즈는 완결된 셰익스피어 희곡뿐만 아니라 어려운 단어나 단락에 대한 명쾌한 설명, 줄거리의 개요, 개별 장면의 요약, 주인공에 대한 노트 등도 포함하고 있다. 비슷한 시리즈인『리믹스 셰익스피어』는 갠더 출판사(그리고 아마존을 통해)에서 구할 수 있으며, 4학년 이상의 학생이 책을 편안하게 읽을 수 있도록 셰익스피어의 작품을 다시 쓴 게 특징이다. 아카데믹 테라피Academic Therapy 출판사의 자회사인 하이눈북스를 비롯한 다수의 출판사로부터, 그 밖의 많은 고관심도 저가독성 글이 제공되고 있다. 이 시리즈들에는 소설과 논픽션을 모두 포함되어 있으며, 매우 사용자 친화형으로 점점 더 어려운 읽기 자료를 제공한다. 렉시아 독서 레벨을 이용해서, 지역 도서관 직원들이 당신의 읽기 능력에 맞는 고관심도 책들을 잘 추천해 줄 것이다.

29) 가장 유명한 버전의 영화는「젊은이의 양지」이다.

텔레비전 뉴스를 시청하고, 라디오를 듣고, 박물관을 방문하라. 박물관에서는 오디오 가이드를 빌리거나 예술에 대한 작은 강의를 들을 수도 있다. 많이 읽을 수 없다 할지라도 정보를 얻고 세상에 관해 배울 다른 방법들이 있다. 텔레비전, 영화, 유튜브, 만화소설, 심지어 만화책도 아이에게 도움이 된다면 허용되고 장려된다.

당신이 발음할 수 없는 단어가 있는지 미리 훑어보라. 만약 당신이 어떤 단어를 발음할 수 없다면, 교과서나 다음날 수업에서 그 단어를 만났을 때 알아보지 못할 것이다. 대부분의 TTS 소프트웨어에는 사전이 포함되어 있다. 많은 난독인들은 낯선 단어의 의미뿐만 아니라 발음을 배우기 위해 그 사전을 사용하는 습관을 갖게 된다. 이것은 생물학이나 화학 같은 과목에서 특히 중요한데, 복잡한 새로운 용어(산화 인산화 등)가 자주 나온다.

학교 교사나 가정교사와 일대일로 교재에 관해 이야기를 나누어 보라. 인쇄된 교재로부터 정보를 얻는 데 어려움이 있다면, 학교 교사나 가정교사를 만나 교재에 관해 이야기를 나누는 것이 좋을 것이다. 이것은 보통 주어진 글을 읽은 다음에 하는 것이 가장 좋다. 일대일로 진행되는 활발한 토의는 개념을 잡고 기억하는 데 도움이 된다. 대화에서 새로운 용어를 사용하다 보면 나중에 글에서 보거나 강의에서 들을 때 그 생소한 단어들에 익숙해져서 나중에 그것들을 더 쉽게 인지할 수 있게 된다. 당신은 읽은 것보다 들은 것들을 훨씬 더 잘 기억할 것이다. 더 나아가 시험 준비를 할 때는 스터디그룹에 합류해 보라. 교재에 관해 토의하고 그룹 구성원들의 얘기를 듣는 것은 종종 많은 양의 교재를 읽으려고 혼자 방에 앉아 있는 것보다 훨씬 도움이 된다.

객관식 시험에 어려움을 가지고 있다면 피하라. 당신은 해독할 수 없는 단어들을 이해하려 할 때 문맥을 이용하는 편이다. 객관식 시험은 해독하기 어려운 단어들의 의미를 찾아낼 만한 충분한 문맥을 제공하지 않는다. 짧은 에세이 쓰기가 당신에게 가장 잘 맞는, 당신의 실제 지식수준을 보여줄 수 있는 시험 형식이며 당신은 그것을 요청해야 한다.

속독 수업을 받지 말라. 당신이나 다른 난독증을 가진 사람들에게 전혀 도움이 되지 않는다. 시간을 낭비하지 마라.

2. 말소리 시스템에 접근하는 데 있어 기본적인 문제가 있음

→ *외국어 이수 요건에 대한 면제를 받으라.* 난독증은 언어 정보처리의 가장 기본적 차원(낱말의 소리 구조를 파악하는 일)에서의 결함을 의미한다는 것을 기억하라. 당신의 모국어를 학습하는 데 문제가 있었다면, 외국어에서 유창성을 습득하는 데는 분명히 더 많은 어려움을 경험할 것이다.

→ *교재를 시각화하라.* 시각적 이미지와 시각적 학습 가이드는 당신에게 특히 도움이 될 것이다. 당신은 지면 위의 내용을 그림으로 그리거나 인쇄된 정보를 표나 그래프와 같은 시각적인 형태로 변환할 수 있을 때, 가장 잘 배울 수 있을 것이다. 인스퍼레이션Inspiration(www.inspiration.com) 소프트웨어는 당신의 생각을 시각적으로 조직화하고 정리할 수 있게 도와준다. 흐름도, 구상도, 계통도, 도표, 윤곽도 등을 만들 수 있다. 인스퍼레이션은 매우 유용한 웹 기반 요소인 WebspirationPro를 가지고 있으며, 특히 고수준의 고등학교 및 대학생과 다양한 전문직 종사자들의 요구를 해결한다. 그것은 온라인으로 연결되며 시각 자료를 사용하여 사용자가 자신의 아이디어를 보여주고, 관련 정보를 정리하며, 연결 상태를 나타낼 수 있는 흐름도와 도표를 만들 수 있다. 그런 다음 마이크로소프트 워드나 구글 독스를 사용하여 이 프로그램이 시각적 스키마에서 수집된 정보를 반영하여 글로 개요를 작성할 것이다. 이것은 많은 난독인(그리고 비 난독인도)의 꿈에 대한 대답이다.

→ *언어적 문제가 다른 학문적 영역의 성과에 영향을 주지 않도록 하라.* 당신은 단지 언어적 문제 때문에 시험 볼 때 어려움을 겪을 수 있다. 당신은 문제나 지시어를 읽지 못한다. 문제를 읽어 주거나 테이프에 녹음된 시험문제를 들려주면, 시험이 당신의 읽기 능력이 아닌 실제 지식을 제대로 측정하는 데 매우 도움이 될 것이다. 이는 수학 문장제 문제들을 풀 경우에도 종종 그러하다.

주의: 2017년부터, 수학 SAT에서 언어 부하가 높아졌다. 이로 인해, 수학 실력은 좋지만 읽기가 느린 난독증 학생들 점수에는 수학 실력 대신, 느린

읽기가 점수에 더 큰 영향을 끼치게 되었다.

3. 글씨쓰기는 아주 고역스럽고 알아보기도 어렵다

→ *노트북이나 태블릿을 사용하여 가능한 모든 것을 입력하라.* 당신은 글자나 단어의 형태를 떠올리는 데 어려움이 있기 때문에 아주 천천히, 알아보기 어렵게 글씨를 쓰는 것이 보통이다. 이에 대한 가장 좋은 해결책은 워드프로세서이다. 노트북 컴퓨터나 태블릿을 사서 어디든 가지고 다녀라. 지도교사가 적당한 속도로 말한다면(그렇지 않은 경우, 아래를 참조하라), 노트 필기를 할 때 컴퓨터를 사용하고 과제를 작성할 때도 사용하라. 항상 에세이나 테스트를 컴퓨터에서 작성하도록 노력하라. 이것이 당신을 글씨 쓰기의 고역으로부터 자유롭게 해주고, 쓰고자 하는 내용에만 집중하도록 도와줄 것이다. 노트 필기 프로그램은 앞서 논의된 바 있다. 많은 대학들이, 요청하면, 노트 필기 봉사자를 준비해 준다는 점을 기억하라.

→ *강의를 녹음하라.* 많은 난독인들은 노트 필기 프로그램을 이용하여 강의를 녹음한다.

→ *당신이 직접 에세이를 녹음할 때 STT로 쓰고, 그 에세이를 듣기 위해 TTS를 사용하라.* 학생은 자신이 쓴 글을 자신에게 읽어 주는 말을 듣고, 자신이 쓴 글이 이치에 맞는지 판단할 기회를 얻게 된다. 이들 프로그램에는 단어 예측과 동음이의어 보정이 가능한 확장 기능도 있다. 예를 들어 학생이 '바다sea에서 빛나는 바다sea까지'라고 말하고 싶었지만, 'see부터 빛나는 see까지'라고 썼다면 프로그램은 물이 많은 데를 보여주면서 'sea'를 의도했는지, 보는 과정을 보여주면서 'see'를 의도했는지 묻는 식이다.

4. 말로 즉각 대답하는 것은 느리고 힘든 일이다

당신의 읽기에 영향을 미치는 음운론적 약점은 할 말을 재빨리 떠올리는 능력에도 영향을 끼칠 수 있다. 구어 또한 음운론적 능력에 의존한다. 당신의 머릿속 사전으로 들어가서 적당한 음소들을 선택해서 알맞은 순서에 따라 늘어놓고, 이어서 말하는 근육들이 활성화됨으로써 그 단어를 만들고 표현할 수 있다. 얄궂게도 가장 어려운 단계인 개념을 개발하고 단어의 추상적인 의미를 알기 위해, 더 높은 사고력을 사용하는 데에는 큰 문제가 없다. 오히려 단어를 표상하는 소리 단위에 접근하고 순서대로 놓기 그리고 단어를 발음하는 관절 근육을 프로그래밍하기 같은 낮은 단계 기술이 골치 아픈 요소다. 그 결과, 말하는 사람이 당혹감을 많이 느끼게 되거나, '엄엄' 같은 소리가 많이 들어가거나, 또는 많은 단어들이 잘못 발음된다.

당신은 스스로 다음과 같은 징후를 인식할 수 있다.

→ 당신은 말로 재빨리 대답하는 데 어려움을 겪는다.
→ 당신은 단어나 구를 잘못 발음한다.
→ 당신은 어떤 주제에 관해 얘기할 때, 알맞은 단어를 찾는 것에 종종 어려움을 겪는다.
→ 당신은 소리 내어 읽는 데 문제가 있다.
→ 사람들은 네가, 뭐 같은like, 거시기stuff, 그거thing, 너도 알겠지만you know 같은 애매한 단어들을 사용하는 경향이 있다고 말한다.
→ 당신은 비슷한 소리가 나는 단어들끼리 혼동하는 경향이 있다.
→ 하고 싶은 말이 있지만, 그 말이 입에서 나오지 않는다.

학술용어로 단어 인출 곤란으로 불리는 이런 종류의 문제가 있다면, 수업 시간에 지명되었을 때 답을 알고 있음에도 불구하고 정확한 대답을 할 수 없었던 이유가 설명될 것이다. 일단 말로 던진 질문에 재빨리 대답하기와 관련한 문제의 원인을 이해한다면, 그 상황을 개선할 방법을 찾을 수 있다. 이를 위해 교사가 중요한 파트너가 될 수 있다. 당신은 선생님께 난독증이 수업 시간에 대답하는 데 어떻게 영향을 미치는지를 설명해 드려야 한다. 선생님과 함께 아래에 나오는 제안들에 관해 이야기를 나누어 보라.

수업 시간에 즉각적인 구두 답변보다는 준비된 짧은 구두발표를 하라. 시간만 있다면 난독인도 준비해서 훌륭한 구두발표를 할 수 있다. 특히 기술은 그러한 프레젠테이션을 조직하고 전달하는 데 있어서 거의 끝없이 많은 방법으로 도움을 줄 수 있다. 예를 들어 파워포인트 슬라이드를

사용하여 보고서를 준비하는 방법을 배울 수 있다. 이를 통해 프레젠테이션 도중 슬라이드를 보조도구로 사용할 수 있을 뿐만 아니라, 강력한 시각 및 사고능력을 활용할 수 있다. 당신은 집에서 연습해야 할 것이다. 파워포인트 발표 준비하기(또는 단순히 컴퓨터에 개요를 작성하기)도 대량의 자료를 정리하고 가장 두드러진 요점을 고르는 방법을 익히는 데 탁월한 연습이다.

음운론적 실수들이 지식의 부족으로 잘못 판단되어서는 안 된다. 난독증이라는 것을 알고 난독증이 자신에게 미치는 영향뿐만 아니라 자신이 어려움을 겪고 있는 이유를 이해하는 것은 큰 도움이 될 수 있다. 만약 당신의 구두 응답이 엉뚱하게 들린다면, 당신의 교사는 그것이 음운론적 실수일 수 있다고 여기고 그것에 대해 당신이 설명할 수 있게 해주어야 한다. 난독증을 가진 사람들은 종종 정확한 또는 특정 단어를 찾는 데 어려움을 겪는다. 당신은 부연설명을 하거나 당신이 말하고자 하는 것을 좀 더 자세히 설명하도록 요청받아야 한다. 당신의 교사에게 말하라. "제가 잘못 말했습니다. 제가 하려던 말이 무슨 뜻인지 설명해 보겠습니다."

작문 평가는 형식, 특히 철자법보다는 내용에 따라 점수가 매겨져야 한다. 많은 난독인들은 매우 높은 수준에서 개념화가 가능하지만, 음운론적 약점 때문에 손글씨와 철자에 어려움을 겪는다. 단어를 소리로 해독(글자를 소리로 바꾸기)할 때의 어려움이 그 반대 작업, 철자, 즉 소리를 글자로 인코딩할 때도 나타난다. 당신은 지면 위 단어의 정확한 모델, 즉 철자를 인코딩할 수 없기 때문에, 동음이의어도 헷갈릴 것이다. 당신이 뒤꿈치[heel]를 써야 하는데 치유하다[heal]를 썼거나, 팔다[sale]를 써야 하는데 돛[sail]이라 써도 알아차리지 못할 것이다. 앞서 언급했듯이, 많은 TTS 및 STT 프로그램들은 동음이의어 관련 도움을 제공한다. 철자 검사도 큰 도움이 된다. 비록 현재 사용 가능한 영리한 소프트웨어 패키지가 있다고 해도, 누군가가 당신의 필기를 교정해 주면 여전히 도움이 될 수 있다. 철자 오류가 난독증을 반영하기 때문에, 에세이는 내용에 따라 점수를 매겨야지 철자 오류로 인해 점수가 낮아져서는 안 된다.

5. 학습은 전체 의미에서 개별 사실로 가는 하향식(top-down) 접근이 좋다

세부지식이 아닌 개념에 중점을 둔 과목들을 선택하라. 당신은 단편적인 정보들을 암기하는 것보다, 당신의 강점들(광범위한 개념들과 아이디어들을 이해하기, 추론과 분석 능력을 이용하기)에 중점을 둔 과목들에서 더 잘할 수 있다. 기계적 암기는 강한 음운론적 능력을 요구한다. 당신은 의미와 연결된 정보를 기억하는 데 가장 뛰어나다. 과목을 선택하기 전에 특정 사실들을 암기해야 하는지 아니면 프로젝트나 리포트를 통해 당신의 지식을 보여줄 수 있는지를 알아보라. 당신에겐 후자가 훨씬 낫다. 과목을 시작하기 전에 당신의 지도교수에게 당신이 어떻게 평가받을지 질문하기를 두려워하지 마라. 당신 스스로 당신의 옹호자가 되어서 당신에게 무엇이 필요한지 왜 필요한지 설명하라.

스티븐과 그의 부모는 스티븐의 고등학교 교장 선생님을 만나 우리 센터에서 받은 검사 결과와 권고 사항들을 보여주었다. 그들은 교장 선생님의 긍정적인 반응에 놀라워하며 기뻐했다. 교장 선생님은 안도감을 느끼는 듯했다. 우리는 교장 선생님에게 활동 계획을 주었다.

이 새로운 정보가 스티븐의 학교생활에 의미 있는 전환을 가져다주었다. 교사들뿐만 아니라 스티븐 역시 추가시간과 조용한 방이 가져다준 시험 결과의 엄청난 차이에 깜짝 놀라며 만족스러워했다. 몇몇 교사들은 이제 스티븐에게 수업 전에 미리 훑어보도록 자신들의 강의 노트 복사본을 제공해 주기로 했으며, 그의 수업 참여도는 몰라보게 향상되었다. 외국어 이수 요건의 부분적 면제가 주어져서 프랑스 문화에 관한 과목을 대신 듣고 있다. 그는 노트북을 구입했고, 타자치기가 자신에게 얼마나 도움이 되는지에 놀라워하고 있다. 스티븐이 수업 시간에 노트북을 사용하는 걸 보고 난독증이 없는 반 친구 여러 명이 따라서 노트북을 구입하게 되었다. 스티븐은 자신이 덜 눈에 띄게 되어서 좋았다. 다른 많은 난독증 아이들처럼 스티븐도 눈에 띄지 않고 다른 모든 아이들과 똑같이 보이고 싶었다.

스티븐은 나의 추천서를 종합하여 대학에 진학했다. 그는 우수한 성적으로 졸업했고 경영대학원에 진학했으며, 현재 난독증이 있는 직원들을 선별하고 지원하는데, 그의 회사와 함께 일하면서 유명 투자은행의 인수합병 데스크에서 좋은 성과를 거두고 있다.

그레고리의 계획(의대)

당신은 이미 그레고리에 관해 알 것이다. 장래가 유망한 청년으로, 나는 「사이언티픽 아메리칸」지에 낸 글에서 그에 관해 기술했었다. 그는 의과 대학에서 좌절을 경험하고 있었는데, 그럴 필요가 없다는 걸 알았다. 나는 그레고리의 의과 대학 학생처장을 만나서 몇 개의 중요한 조치가 커다란 차이를 만들어 낼 거라고 말했다. 교수들이 그레고리에게 불이익을 주기보다, 오히려 편의를 제공해야 함을 인식하고 이를 시도하는 것이 그들에게도 유리하다는 뜻이었다. 나는 이제 여러분도 익숙해진 말로 그 학생처장에게 그레고리처럼 난독증을 가진 학생들은 즉각적인 답변은 어렵겠지만, 기회가 주어지면 아주 잘 배울 수 있다고 말했다. 학습 과정과 평가 과정을 분리시키는 것이 중요하다고 말했다. 예를 들어, 임상실습 기간에는 첫 번째 질문과 그에 대한 반응이 종종 최종적인 평가가 된다. 그러나 그레고리에게는 두려움 없이 배울 기회가 주어져야 한다. 만약 그가 첫 질문에 대해 주저하거나 부정확하게 대답하면 모른다는 증거로 받아들여질 것이다. 평가할 때 그의 말솜씨와 그의 실제 능력을 혼동해서는 안 된다. 그러므로 그레고리는 구두 응답의 입심이나 속도가 아니라 그의 지식과 추론 능력에 기초해서 평가받아야 한다.

나는 그레고리가 각각의 과목마다 교재 내용을 미리 살펴보고 토의할 수 있도록 식견이 있는 누군가를 정기적으로 만나야 할 필요가 있음을 말해 주었다. 이는 그레고리가 신속히 단어를 끄집어내는 것과 관련된 문제를 극복하는 데 도움이 될 것이다. 교수, 전임의, 고년차 전공의나 은퇴한 교수들이 이런 일을 효과적으로 맡아줄 수 있다. 나는 이 사람들이 평가 과정에는 참여하지 않는 것이 매우 중요하다고 말했다.

또한, 나는 그레고리에게, 교수 중에서 옹호자나 멘토 역할을 맡아서 그의 요구 사항을, 중요 과목의 주임교수에게 대변해 준다면, 진정한 변화가 있을 것이라고 말했다. 그런 사람은 대학 내에서 권위가 있고 존경을 받는 교수여야 하며, 난독증의 특징과 결과를 이해하고 있고, 진심으로 지원해 줄 수 있는 사람이어야 한다. 존경받는 교수가 그 학생을 위해 나서서 개입해 주면, 엄청난 차이를 만들어 낸다. 그렇지 않으면, 학생이 같은 말을 여러 번 되풀이해도 별로 효과가 없을 것이다.

마지막으로, 나는 평가 과정이 그레고리의 장애를 측정하는 것이 아니라 그의 능력을 반영하는 것이어야 한다고 말했다. 나는 학생처장에게 그레고리에게 객관식 시험이 얼마나 불공평한지와 그 이유를 설명해 주었다. 이는 그레고리의 산부인과 임상실습 기간 동안 증명되었다. 6주간의 실습 기간 동안, 그의 업무 수행은 주치의들과 팀원들에 의해 24시간 내내 관찰되었다. 그의 수행 점수는 우수 수준이라는 일치된 의견이 나왔다. 실습을 마칠 때쯤 중진 교수가 두 개의 구술시험을 내주었는데, 하나는 우수를 받았고 다른 하나는 최우수를 받았다. 이와는 완전히 대조적으로, 그가 미리 우려해서 주임교수를 만나 이야기를 나누었지만, 결과적으로 객관식 시험에서는 낙제했다. 병동 업무 수행력 및 구술시험 점수와 필기시험 점수 간의 엄청난 불균형 자체가, 이런 유형의 시험이 그레고리의 지식을 측정하기에 부적당하다는 것을 말해 주는 확실한 증거인 것이다.

그레고리처럼 학교생활 전반에 걸쳐 오랫동안 지속되는 장애에 적응하고 이를 성공적으로 해결해 나가야 했던 난독증을 가진 의과 대학생은, 한 의사로서 분명히 학식과 열의뿐만 아니라 가장 중요하지만, 여전히 가르치기 가장 어려운 많은 재능, 연민, 공감 능력, 감수성을 비롯한 많은 것을 보여주고 베풀 수 있을 것이다. 내가 제시한 종류의 지원과 이해가 있다면, 그레고리는 단지 살아남을 뿐 아니라 성장하고 성공할 것이다.

내 제안 중 대부분이 받아들여졌고, 그레고리는 졸업했다. 그 후 그는 치열한 경쟁을 뚫고 레지던트 과정에 합격했으며, 쉽게 마칠 수 있었다. 그는 전문의 자격증을 따기 위해 추가시간을 제공받는 편의제공을 받았으며, 현재 전공 분야의 큰 진료부 부장을 맡고 있다. 그는 학술 잡지뿐만 아니라, 신문과 뉴요커와 이코노미스트를 포함한 많은 정기 간행물을 열심히 읽는다. 난독증으로 인한 모든 어려움과 이를 극복한 그의 모습은 그를 유난히 강한 지도자로 만들었다. 그는 대단한 문제 해결사일 뿐 아니라 두려움도 없다.

난독증(및 학습) 그리고 편의제공의 중요성에 대한 우리의 새로운 차원의 이해는 각 학생들의 요구, 통찰력 있는 교사들의 인식 그리고 공공 정책의 변화를 통해 교육 관행과 정책이 실질적이고 지속해서 바뀌고 있다. 편의제공에 대한 과학적인 근거, 절실한 필요성, 인생을 바꿀 정도의 차이가 입증되어 전국 교실에서 빠르게 뿌리내리고 있다. 이렇게 절실한 필요에 대해 적응해온 결과로, 난독증 학생들은 이제 그들의 잠재력을 최대한 발현시킬 기회를 갖게 될 것이다. 개인이 이익을 볼 뿐만 아니라 사회 전체도 승자가 될 것이다.

편의제공에 대해 자주 묻는 질문들에 대한 답변들

대학생이나 대학원생의 경우 어떻게 난독증을 진단하는가?

난독증은 임상진단이다. 즉, 그 학생을 잘 알고 있으며 관련된 과거력과 임상관찰, 적절한 검사를 사려 깊게 통합할 수 있는 임상의사에 의해 이루어져야 한다. 진단은 증상의 패턴에 기초해서 이루어진다. 그것은 절대로 한두 가지 검사 결과에만 의존해서 진단하거나 배제되어서는 안 된다. 검사 결과는 단지 보완 정보일 뿐이다. 뛰어난 어른의 경우, 개인의 인생사와 그가 실제로 어떻게 소리 내어 읽는지가 가장 좋은 난독증 평가 기준이다.

난독증의 결정적인 특징은 그 사람의 지적, 정신적, 학문적 능력에 비해 음운론적 능력과 읽기에서의 예기치 않은 어려움이다. 대학생(그리고 그 이상)의 능력을 판단하는 가장 타당한 방법은 그 사람의 교과 성적(수학, 철학 또는 화학에서의 우수한 성적), 학력(경쟁력 있는 대학, 대학원, 전문학교에 재학 중이거나 졸업한), 또는 직업(변호사, 물리학자, 작가, 엔지니어 또는 성공한 여성 사업가)과 같은 성과를 참조하는 것이다. 이런 맥락에서, 천천히 아주 힘들게 읽는 대학생이나 법대 졸업생, 물리학자는 읽기에서의 예기치 못한 어려움을 시사한다.

교육받은 똑똑한 어른의 경우, 읽기 정확도가 읽기 유창성의 측정법으로 사용되어서는 안 된다. 사춘기에 이르면, 난독증을 가진 학생도 단어를 정확하게 읽는 능력이 향상되어서 단어 읽기 정확도 검사에서 소위 평균 범주에 속할 것이다. 결과적으로 교육받은 난독증 성인의 경우, 단어 읽기 능력이 평균 수준이라는 사실이 그가 읽기에서 어려움을 겪고 있는지를 판단하는데 별 도움이 안 된다. 단어를 정확하게 재인할 수 있는 듯 보이지만, 아동기에 난독증이 있었던 어른들은 같은 단어라도 다른 사람들과는 다르게 읽고 있다. 그들은 더 천천히 읽으며 다른 두뇌 시스템을 사용하고 있다.

똑똑한 어른의 경우, 유창성 부족이 난독증의 진정 유일한 지표이다. 그 사람이 어떻게 소리 내어 읽는지가 결정적인 유창성 측정법이다. 단어를 읽을 때 더듬거리거나 주저하거나, 잘못 발음하거나, 생략하거나 덧붙이는가? 이 외에도, 묵독하는 데 걸리는 시간을 재거나, 시간제한이 있거나 없는 상황에서 묵독한 단락에 대한 질문에 대답하게 함으로써 그 사람이 얼마나 유창하게 읽을 수 있는지에 대해 어느 정도 알 수 있을 것이다.

난독증과 혼동되는 다른 문제들이 있는가?

영리한 고교생 이상의 학생이나 뛰어난 어른의 경우에는 난독증과 혼동하기 쉬운 문제들이 거의 없다. 만약, 누군가가 내가 이 책에서 대략적으로 설명한 패턴을 보인다면, 난독증을 가진 것이다. 난독증만이 유일하게 음운론적 약점과 일생을 통하여 드러나는 높은 수준의 인지적 강점들의 모순된 조합을 특징으로 하는 임상적 증후를 보인다. 만약 어떤 사람이 과거 아동기에 음운론적 약점에 기초한 말하기, 읽기, 철자 하기의 어려움의 병력을 가지고 있었고, 현재 인지적 강점에 맞지 않게 아주 천천히 읽는다면, 그 사람은 난독증을 가진 것이다.

때때로 ADHD가 난독증과 혼동된다. 그래서는 안 된다. 당신도 알다시피, 난독증은 언어의 기본적 소리들을 인식하는 능력의 문제를 반영하고, ADHD는 주의집중 및 행동 조절과 관련된 문제들을 반영한다. 증상, 신경생물학, 효과적 치료 면에서 다르다. 그러나 가끔 난독증을 가진 사람이 읽기에 집중하지 못하는 것처럼 보일 수 있는데, 이는 단어들을 해독하기가 그에게 너무 힘겹기 때문이다. 그러므로 그가 일차적인 주의집중 문제를 가지고 있기 때문이라기보다, 오히려 읽기가 그로 하여금 너무 강한 주의집중을 요구하기 때문이다. 이에 더해 난독증과 ADHD가 높은 공존율을 가졌다는 사실을 기억하는 것이 중요하다(ADHD와 난독증에 대한 더 자세한 설명은 pp. 444-448 참조).

난독인이 시험 볼 때 추가시간이 얼마나 필요한지를 알기 위한 가장 좋은 방법은?

유일하고 타당한 기준은 그 사람이 가진 인생 경험이다. 그 정보를 제공해 줄 수 있는 검사는 전혀 없다. 난독증을 가진 성공한 사람들은 각자 자신의 음운론적 결함을 우회해서 자신만의 경로를 발전시켰다. 수년에 걸쳐 완성시키고 작동시킨 그 특정 전략들이나 대체 경로들이 그가 얼마나 많은 추가시간이 필요할지 결정지을 것이다.

얼마나 자주 검사를 받아야 하는가?

난독증은 만성 질환이다. 떨쳐 버릴 수 있는 것이 아니다. 일단 학생이 난독증을 가진 것으로 판명되어 편의제공을 받아왔으면, 이런 편의제공(시간제한이 있는 시험의 경우)이 없이도 그의 인지적 강점들을 이용할 수 있을 때가 올 거라 믿을 만한 어떠한 논리적 근거도 없다. 앞서 언급했듯이 과학적인 연구들은 음운론적 결함이 그 사람의 일생에 걸쳐 지속됨을 분명히 보여주고 있다. 소위 말하는 보상된 난독증을 가진 학생들조차도 계속해서 제2의 (자동적이지 않은) 신경 경로를 이용해서, 여전히 또래 친구들보다 천천히 읽는다는 사실을 뇌 영상연구들이 증명해 보이고 있다.

→ *난독증을 가진 어른이 매우 유창하게 읽게 되고, 읽기를 위한 전통적인 제1의 두뇌 시스템을 이용하는 사람으로 변화될 징조를 보인다는 어떤 증거도 찾아볼 수 없다. 이런 증거가 부족한 상태에서 반복적으로 검사를 받을 이유가 없다. 고등학교를 마친 학생들에게 비용이 많이 들고, 정신적 고통을 안겨줄 수 있는, 또한 잘못된 해석의 가능성이 있는 평가를 여기저기서 새로이 받게 함으로써 얻을 수 있는 이익에 대한 증거는 전혀 없다.*

이미 고등학교를 마친 학생에게 난독증 검사를 자주 받게 하는 것은 학생으로 하여금, 편의제공의 신청을 단념하게 만드는 인위적인 장벽이 될 수 있다고 많은 이들이 믿는다. 난독증을 가진 사람에게 추가시간의 필요는 반론의 여지가 없는 매우 필수적이다. 난독증을 가진 사람에게 더 이상 추가시간이 필요 없을 거라고 믿을 만한 그럴듯한 근거는 전혀 없다.

편의제공은 불공평한 이득을 취하는 것인가?

연구자들이 학습장애가 있는 학생들과 학습장애가 없는 학생들을 대상으로, 시간제한을 둔 상태와 그렇지 않은 상태에서 표준화 시험 점수를 비교해 보았다. 그 결과들은 한결같았다. 학습장애로 진단받은 학생들만이, 추가시간이 주어진 시험에서 실제로 상당한 점수의 향상을 보여주었다. 난독증을 가진 사람을 위한 추가시간의 '이득'을 염려하는 사람들은 심지어 추가시간이 주어진다 해도, 그들이 여전히 시간에 쫓긴다고 느낀다는 것을 제대로 알지 못한다. 추가시간은 어떤 이득이 아니라 모두에게 동등한 기회를 가지게 해주려는 시도이다. 추가시간이 주어진다 해도 천천히 읽는 사람은 평범한 사람에 비해 여전히 똑같거나 더 강한 시간의 압박을 느낄 것이다.

난독증과 관련한 '특혜'를 얻으려고 난독증인 척 가장하는 사람들이 있는가?

많은 부모들, 특히 부자 동네에 사는 중산층 부모들이 자녀를 위해 어떤 이득을 기대해서 학습장애 진단을 받으려고 한다는 믿음은 교활한 사실무근의 악의적 유언비어다. 이런 유언비어들이 분위기를 흐리고 반발을 조장하는데, 이는 힘겹게 배우고 있는 아이들과 그들을 이해하고 돕기 위해 애쓰고 있는 부모들에게 피해를 줄 수 있다.

앞서 언급된 블루리본위원회Blue Ribbon Panel[30]는 부자 동네 학생들의 난독증 과잉 판정보다 오히려 가난한 학생들, 특별히 소수민족 아이들의 상대적 과소 판정이 문제라고 결론지었다. 이 위원회는 주요 평가 기관들이 이런 가난한 읽기 장애 학생들이 시험 볼 때 편의제공을 받을 권리가 있다는 사실을 알려주는 데 보다 적극적인 노력을 기울여 줄 것을 강력히 요청했다.

30) 미국에서 주어진 질문을 조사, 연구 또는 분석하도록 임명된 예외적인 사람들의 그룹(역자 주).

얼마나 일찍 편의를 제공해야 하나?

만약 아동이 글씨를 써야 하고, 상당히 시간이 걸리는 수업을 듣고 과제를 마쳐야 하고, 표준시험을 보아야 한다면, 편의제공에 대해 고려해 보아야 한다. 2학년이나 3학년쯤에 읽기를 힘겨워하는 아이들에게 맹인과 난독인을 위한 녹음 자료를 소개하고 컴퓨터로 타자를 치는 방법을 가르쳐 줄 수 있다.

> → *교사들이 난독증을 가진 학생의 에세이를 철자법이 아닌 창의성에 기초해서 채점하도록 계몽해야 한다.*
> → *만약, 숙제가 오랜 시간이 걸릴 것 같으면, 문제를 하나씩 건너뛰며 푼다든가 하는 방식으로 숙제 분량을 줄이는 것이 허용되어야 한다.*

과제를 마치는 데 걸리는 시간을 줄여주는 것이 꼭 필요하다. 3학년이나 4학년 학생의 경우 숙제를 하느라 애쓰며 몇 시간을 보내는 것은 아이의 사기를 저하시키며 문제를 악화시키는 일이다. TTS 기술이 나이든 난독 학생에게는 유용한 기술일 수 있겠지만, 어린 학생에게는 훨씬 조심해서 사용을 줄일 필요가 있다. 왜냐하면, 그들은 되도록 많이 읽도록 장려되어야 하기 때문이다.

편의를 제공할 때는 아이의 자존감과 사생활이 고려되어야 한다. 편의제공이 필요할 만큼 읽기 어려움을 가진 아이들이 한 반에 여러 명 있는 경우가 빈번하다. 편의를 어떻게 제공할지 학교에서 정기적으로 토의가 이루어져서 즉흥적으로 생각 없이 시행되지 않도록 해야 한다.

편의제공을 요청하면 어떤 불이익을 받을 수 있는가?

난독증 진단과 관련한 낙인과 오해 때문에, 대부분의 어른들과 아이들은 자신들의 난독증을 알리고 싶어 하지 않는다. 편의제공 요청은 거의 언제나, 아이나 젊은 성인의 결점을 공개적으로 드러내는 것을 의미한다. 최근 논문에서 나와 동료들은 전문대학원에서 편의제공을 요청의 장단점에 대해 논의하였다.

> 난독증을 지닌 의과 대학 학생은 안 좋게 보이는 두 개의 선택지를 자주 마주한다. 만약 자신이 난독증임을 인지하고 있는 학생이 교수에게 생리학적으로 요구되는 것

> (추가시간이라는 편의제공)을 요청한다면, 다른 학생들은 그가 그렇게 똑똑하지 않거나 편법을 쓰려고 한다고 생각할지도 모른다. 그러나 자신이 난독증임을 인지하지 못한 학생이라면 법적으로 부여되는 편의제공을 받지 못할 것이고, 그의 지식을 증명할 수 없을 것이다.

편의제공 필요 여부가 난독인이 졸업 후에 할 수 있는 일의 종류에 어떤 영향을 미치는가?

난독증을 가진 사람 대부분이 직업에서 성공할 수 있고 실제로 그러하다. 난독증을 가진 사람들은 일반적으로 의료계나 법조계, 기술직에 종사하거나 소설, 연극을 쓰는 데 별문제가 없다. 만약 그들이 객관식 시험의 장벽을 뛰어넘을 수 있다면 말이다. 이런 시험들은 그들의 약점을 건드린다.

분명히 말하건대, 난독증을 가진 사람은 몇몇 직업의 경우 상대적으로 더 성공할 수 있다. 모순적이게도 그가 어려움을 겪을 가능성이 큰 직업들은 고수준 사고능력이 거의 요구되지 않고, 더 낮은 수준의 기술들에 의존하는 초보적인 것들이다. 난독증을 가진 사람은 온종일 심부름이나 서류 정리만 하는 일은 좋아하지 않을 것이다.

법조계에서는, 글을 빨리 읽는 능력이나 판에 박힌 기계적인 일 처리능력이 종종 사고, 추론능력으로 여겨지기도 한다. 3학년 때까지 읽기를 배우지 못했던 데이빗 보이즈가 읽기가 매우 중요해 보이는 분야에서 리더가 될 거라고는 그 당시 거의 아무도 예상하지 못했을 것이다. 보이즈의 삶은 '중요한 것은 얼마나 빨리 읽느냐가 아니라 얼마나 잘 생각하느냐이다'라는 말에 힘을 실어 준다. 보이즈의 접근법은 무엇이 중요한지를 인식할 때까지 본문을 대강 훑어보고 나서, 속도를 줄이고 자료에 집중하며 결정적인 사실들을 세심하게 읽는 것이다. 그는 중요한 것을 정확하게 집어내는 데 있어 비상한 능력을 소유하고 있다. 분석이 필요한 가장 중요한 주제를 정하기만 하면, 훨씬 줄어든 양의 자료에 집중해서 깊게 그것을 분석할 수 있다.

나는 앞서 외과 의사를 포함해서 난독증을 가진 성공한 의사들에 대해 언급했다. 의과 대학에서 해부학을 낙제한 몇 명의 아주 저명한 외과 의사들이 있다는 사실은 외과적 전문기술과 해부학이 관계가 있으리라 예상하는 많은 사람들의 생각에 정면으로 배치되는 것이다. 이런 외과 의사 중 한 명은 내게 해부학은 수술기술과 관계가 없다고 했다. "그것은 실제 수술을 집도하는 것과 거의 관계가 없습니다. 해부학 과목에서의 실습은 신체 부위마다 이름들을 기계적으로 암기하는 능력과 더욱 관계가 깊죠." 대부분의 외과 의사들이 "수술은 신체 구조물의 이름을 알고 있느냐가 아니라, 생각하고 무엇을 해야 할지 아는 것과 관계가 있다"라는 말에 동의한다. 이 얘기를 듣고 의대 교육 담당자들이 학생 진로상담 전에 좀 더 생각해 보게 되길 바란다. 그들이 해부학에서 애를 먹고 있는 난독인 의과 대학생들이 훌륭한 외과 의사가 되지 못할 거로 추측해선 안 된다.

천천히 읽는 변호사들, 철자법이 약한 작가들, 의과 대학에서 해부학에 낙제한 외과 의사들은 모두 일반적 통념을 비웃는다. 이런 사람들을 통해 우리는 천천히 읽는 것은 독해 능력에 관해 아무것도 말해 주지 않으며, 철자에 약한 것은 창의적인 글쓰기 능력과 아무 관계가 없고, 해부학 용어들을 외우는 능력이 그 신체 부위의 수술 능력을 예견하는 게 아님을 알 수 있다. 그들을 상담했던 사람들은 그들이 꿈꾸던 직업을 반대했을 것이다. 나는 교육자와 부모 같은 사람들이 난독증을 가진 아이들로 하여금 그들의 꿈을 향해 나아가도록 격려해 주길 바란다.

반면교사의 사례

나는 앞서 만난 멋진 젊은 여성 스카이 루카스가 아직 진단되지 않은 채 고전 중인 난독인이었을 때, 더 고학년에서의 편의제공의 중요성에 대해 알게 된 점이 무엇인지 여러분과 나누고 싶다. 스카이는 난독증, 특히 편의제공에 대한 이해가 어느 정도 있는 고등학교에 입학하려고 했다. 그녀가 선택한 학교는 사전 선발 면접에서 스카이와 그녀의 어머니에게 매우 난독증 친화적이라고 말했다.

실제 학교에 도착하자마자 그녀는 숙제가 얼마나 많은지에 충격을 받았다. 그녀는 선생님에게 자신이 난독증이라고 설명하면서 "40분이 지났는데도 내일까지 해야 할 독서를 다 마치지 못했는데 어떡하죠?"라고 물었다. 들은 답은 "40분 안에 끝내도록 해. 왜 안 그러는지 모르겠군." 스카이는 "그때가 이 학교가 난독증 편의제공에 대해 우호적이라 속였다고 실제로 느낀 처음 순간이었다"라고 말했다(호언장담을 항상 믿어서는 안 된다. 난독증 아동의 부모는 항상 깊이 알아봐야 한다).

스카이는 역사 시험 등에서 철자 오류에 대한 학교의 접근방식에 실망했다. "정답을 써도, a가 아닌 e로 철자를 잘못 쓰면 점수가 깎였다. 그것은 사기를 떨어뜨렸다. 내가 선생님께 '철자법 때문에 제 점수를 깎으면 안 돼요. 그것은 내가 받는 편의제공의 일부예요'라고 말을 하자마자, 그녀는 나에게 '그것이 네 편의제공 목록 일부라고 해서, 내가 그것을 꼭 너에게 주어야 한다는 뜻은 아니야'라고 쏘아붙였다."

스카이에게 있어서, 추가시간은 매우 중요했고, 시험 이틀 전에 학생들이 추가시간을 요청해야 하는 정책이 그녀의 학교에 실제 있음을 알고, 그녀는 항상 그것을 확실히 했다. 그러나 때때로 이 학교의 다른 난독증 학생들은 다가올 시험에 대한 불안감으로 가득 차서, 가끔 잊어버리고 제 때에 편의제공을 요청하지 못한다. 놀랍게도 그리고 슬프게도, 이전부터 편의제공이 승인된 상태이고 학교 직원들도 그것이 필요하다는 것을 알고 있었지만, 제때 요청하지 못해 추가시간 제공을 거절당하는 학생들이 있다. 종종 이 학생들은 시험을 끝내지 못하고 낙제했다. 그들이 얼마나 가슴 아프고 두려움에 떨었는지 상상만 할 수 있을 뿐이다.

학교 측은 학습 전문가를 통해 스카이를 돕겠다고 약속했고, 스카이는 당연히 이에 신나 했다. 스카이는 "학교에는 메를Merle이라는 학습 전문가가 있었다"라고 말했다. "그녀의 사무실은 학교와는 별개로 미술실에 감춰진 골방이었어요. 거기까지 가기가 어려웠고, 그것은 학교 측이 숨기려 하는 은밀한 물건인 것 같았지요. 예상했겠지만, 나는 메를에게 난독증이 무엇인지 설명해야 했습니다. 이건 일종의 공포였고 내게 다가올 학기가 어떨지 미리 말해주는 거였어요."

이 학교는 스카이를 위해 노력하지 않았다. 편의제공 신청 날짜를 외우고 있어야 하며, 단어의 철자를 정확히 써야 한다는 필요성은 매우 명석한 학생이 멍청하다고 느끼게 했다. 그녀와 그녀의 가족은 난독증과 편의제공을 모두 이해하는 학교를 찾기 시작했다. 이번에 찾아냈다. 뉴욕시의 드와이트 스쿨이었다.

> 그들은 퀘스트Quest라고 불리는 학습 센터를 가지고 있었습니다. 그것은 골방 안에 있지 않았습니다. 그것은 실제로 학생들과 함께 일하는 선생님들로 꽉 찬 방입니다. 교실 옆, 꽤 중심에 위치해 있습니다. 그리고 무엇보다도 가장 좋은 것은 퀘스트의 수장이었는데, 그는 정말로 편의제공을 이해하고 강력하게 지지했습니다. 또 그는 난독증에 대해 말하고 난독인과 대화하는 방법을 알고 있었습니다. 그와 드와이트의 선생님들 둘 다 편의제공에 대해 무지하지 않았습니다. 그들은 편의제공에 대해 싸우려 하지 않았습니다. 그들은 사실 내 편의제공에 대해 매우 친절했고 내가 그것들을 필요로 하는 것에 대해 기분 나쁘게 하지 않았습니다. 그들은 이해심이 있었고, 그것은 정말로 차이를 만들었습니다. 나는 퀴즈에서 추가시간을 받았고 맞춤법 점수가 깎이지 않았습니다. 편의제공 같은 것이 얼마나 중요한지는 당신이 그것을 가지지 못하거나 눈에 보이는 억울함이 생기기 전에는 알 수 없습니다.

스카이는 자신이 다니던 학교에 다음과 같이 말하고 싶은 것을 정확하게 말한다.

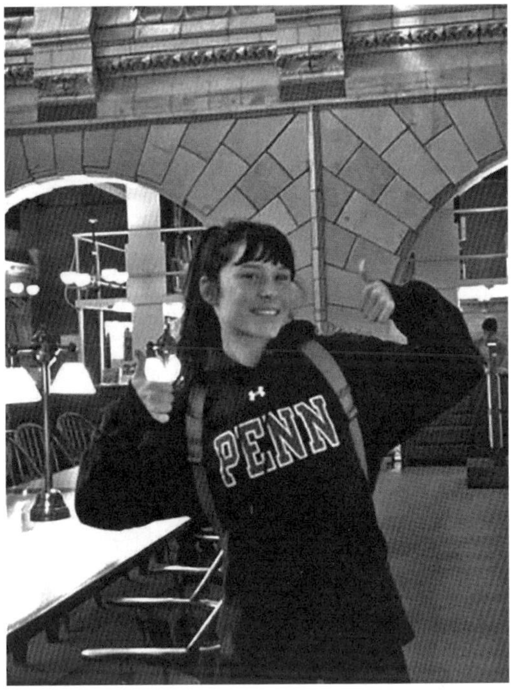

[그림 32.2] 펜실베이니아 대학교, 2021학년도

> 나는 그들이 정말로 감정적으로 좀 더 도움이 될 필요가 있다고 그들에게 말하고 싶다. 특히 그들이 난독증이 무엇인지 이해하고, 왜 난독인이 특정한 편의제공을 필요로 하는지를 이해하는데 있어서 그렇습니다. 내가 그전 학교에 있을 때, 나는 정말 일주일 24시간 내내 선생님들로부터 감정적으로 공격받고 있다고 느꼈습니다. 나는 편의제공 때문에 공격을 받았다고 생각합니다. 나는 정말로 현재의 학교가 학습적으로나 편의제공 면에서뿐만 아니라 정서적으로도 나를 이해한다고 느낍니다.

스카이 그리고 내가 얘기했던 많은 다른 사람들의 이야기를 들어보면, 난독증에 대한 학교의 이해와 편의제공(정서적 지원과 함께 주어지는)의 중요성에 대해 의심의 여지가 없다. 그러나 이 새롭고 더 이해심 있는 학교에서도, 스카이는 '절대로 입학할 수 없을 것'이기 때문에 펜실베이니아 대학에 지원하지 말라는 충고를 받았다.

2017년 가을, 스카이 루카스는 펜실베이니아 대학 1학년으로 입학해, 켈리 라이터스 하우스Kelly Writers House라는 아주 특별한 문학 공간의 일원이 되기 위해 초대받았다. 스카이의 어머니 제랄린Geralyn이 나에게 얘기했듯이, "초등 1학년에 낙제한 난독증 학생이 펜실베이니아 대학교의 라이터스 하우스에 뽑힐 것이라고 누가 생각이나 했겠어요?"

2018년 초, 손주 한 명의 생일파티에 참석하던 중 휴대폰 벨이 울렸다. 기쁘게도 두 가지를 알려주기 위해 전화를 걸어온 사람은 스카이였다. 첫째, 그녀는 과거 여러 번 그랬듯이 나를 매우 많이 생각한다고 그리고 그녀에 대한 나의 변함없는 믿음이 어떻게 그녀의 인생에 그렇게 긍정적인 변화를 만들어 내서, 두려움이 없이 앞으로 나갈 수 있게 해주었는지 그리고 그녀에 대한 나의 많은 배려가 그녀의 유대 성년식 연설의 주제였는지를 공유했다. 둘째, 고등학교 진학 상담사가 스카이는 결코 입학할 수 없고 입학할 확률도 낮기 때문에, 펜실베이니아 대학에 지원하지 말라고, 또 그렇게 치열한 대학에서 결코 버텨낼 수 없을 거라는 경고를 들었다고 했다. 그녀는 입학했고 1학년 첫 학기에 평점 3.8을 받았다고 즐겁게 얘기했다.

스카이의 이야기는 여러분이 난독증 학생이든 부모든 혹은 난독증 학생의 선생님이든, 이 책을 읽는 각자가 명심해야 할 이야기이다.

33장

법은 당신 편이다

난독증은 한 세기 전에 처음 보고된 이래, *훨씬 더 잘 읽을 수 있는 능력을 가진 개인이 가진 예기치 않은 읽기의 어려움*이라고 인식되어 왔다. 불행하게도, 일부 집단에서는 난독증의 기본적인 요소인 예기치 않은 성질이 그것의 정의에 있어 간과되어 왔다. 이제 *그 의외*라는 특성은 마침내 공법 115-391로 제정되어, 최근 통과된 미국 의회법에서 난독증에 대한 가장 최신의 과학적으로 검증된 정의로 성문화되었다. 난독인에 미치는 그 비범한 중요성과 함의를 감안하여, 여기서 그것을 다시 설명하고자 한다. '난독증'이라는 용어는 훨씬 잘 읽을 수 있는 지능을 가진 개인이 읽기에서 겪는 예기치 못한 어려움을 의미하는데, 가장 일반적으로 음운론적 처리의 어려움(개별 말소리 인지)이 원인이 된다. 이는 그 사람의 말하기, 읽기, 철자 능력에 영향을 미친다. 또한, 이 법은 '(A) 증거기반이며 타당성이 입증된 심리측정법과 (B) 효율적이고 저렴하며, (C) 쉽게 이용할 수 있는 난독증 선별프로그램'을 의무화하고 있다.

이 법적 정의에 앞서, 2018년 미국 상원에서 만장일치 및 초당적 표결에 의해 통과된 상원 결의안 680호가 있었다. 이 중대한 결의안에는, 난독증이 역설적이라는 점을 강조하기 위하여 법률에 포함된 정의에 덧붙여진 내용이 있습니다. 그것은 난독인의 경우, 정확하고 유창한 단어 인식을 어렵게 하는 해독의 약점과 함께, 추론, 비판적 사고, 개념 형성, 비판적 사고와 같은 상위 인지 기능의 강점을 동시에 가질 수 있다는 내용이다. 또 결의안은 "건강한 이와 난독인의 성취도 격차는 빠르면 1학년부터 발생한다"라고 언급하고, "난독증을 가진 사람을 유창한 읽기, 자기 인식의 증진, 자신감 고양으로 이끌어주는 집중적이고 증거기반의 개입 받기 그리고 학교와 인생에서 성공을 보장하는 필요한 편의제공을 받기 위한 난독증 조기 검진, 조기 진단"의 중요성을 재차 강조한다.

난독증의 열정적인 옹호자들이 과학적 진보의 혜택을 받기를 원한다면, 우리는 이 놀라운 발전이 행동으로 이어질 수 있도록 협력해야 한다. 우리는 사람들이 변화를 두려워하고 오래된 정의를 놓아 버릴까 걱정한다. 그 정의는 난독증에 대한 새로운 지식과 새로운 수준의 이해를 반영하는 것으로 대체되었다. 이 현대적인 정의는 난독증을 제대로 정의하며, 예상치 못한 특성뿐만 아니라 음운론적 결함의 역할, 강점의 바다 모델의 통합, 일반 학습장애 및 전체 인구와 관련하여 유병률, 조기 선별의 중요한 역할, 자기인식 및 자존감 고양을 지원하기 위한 증거기반 개입의 중요성, 그리고 난독증 학생들이 행복하고 만족스러운 삶을 기대하게 해주는 편의제공의 역할도 포함한다. 난독증이 정확히 무엇인지에 대한 무지와 혼동이 너무 많기 때문에, 이 최신 정의를 통해 부모, 교육자 및 정책 입안자는 난독증을 가진 소년 소녀를 더 잘 이해하고 교육할 수 있다. 우리는 종종 난독증을 둘러싸고 있는 행동의 차이를 줄이기 위해 큰 진전을 이루었다.

이 최신 정의는 내가 2014년 9월에 한 의회 증언과 2016년 5월 상원 HELP 위원회에 제출한 탄원을 실행한 것이다. 여기서 나는 21세기 과학 및 교육을 통합하고 난독증의 과학적 진보를 정책과 실천으로 바꾸는 데 있어 행동의 차이를 끝내야 한다는 필수적인 목표에 대해 언급했다. 이 새로운 법과 결의안은 난독증을 가진 모든 아동(또는 성인), 부모와 지역사회 그리고 미국 전체를 위한 승리를 나타내지만, 주 법률의 개정이 여전히 남아있다. 오늘날 40개 이상의 주에 난독증 법이 있으며 이러한 법들은 매우 다양하다. 일부는 매우 정확하지 않다.

자녀, 학생 또는 본인을 위한 효과적인 실현 전략을 계획하는 데 도움이 되도록, 먼저 난독증 학생에게 영향을 미치는 세 가지 연방법의 검토가 중요하다.

→ 1975년에 제정된 후, 1990년에 장애인교육법(IDEA)으로 개정되고 2004년에 재개정된 모든 장애 아동을 위한 교육법(EAHCA)은 초 · 중등학교 및 고등학교 이상에서 장애를 가진 사람이 개인의 필요에 맞는 최소 제한 환경(LRE)에서 적절한 무료 공립 교육(FAPE)을 제공받기를 보장한다. 법의 기념비적 생각 중 하나는 장애 학생이 개별화 교육 계획(IEP)을 받을 자격이 있다는 것이다. 이는 제공받을 서비스가 상세히 설명된 프로그램이다. 법은 무료로 적절한 공교육을 보장받아야 하는 장애 학생을 정의하기 위해 14가지 범주를 지정했다. 그 14개 중 하나는 난독증을 포함한 '특정 학습장애'의 범주이다. 아동이 특수교육 서비스를 받으려면 개별화

교육 계획을 필요로 한다.

→ 1990년에 처음 통과된 미국 장애인법(ADA)과 2008년에 개정된 개정안(ADA Amendments Act 또는 ADAAA)은 장애에 근거한 사람의 차별을 금지한다. 이는 난독증을 가진 사람들을 포함하여, 장애인을 위한 경쟁의 장을 고르기 위한 것이다. 아래에서 자세히 논의될 ADAAA는 난독증 학생이 SAT, ACT, 대학원 및 전문대학원 시험과 같은 고부담 시험에서 편의를 제공받는 데 중요하다.

→ 1973년 재활법 섹션 504(일반적으로 504조라고 함)는 학생에게 IEP 자격이 없지만, 편의제공이 필요한 경우에 자주 적용된다. 504조에 지정된 경우, 당신의 자녀에게 편의가 제공될 수는 있지만, 난독증에 대한 중재를 포함하여 IDEA 하에서 IEP 자격이 있는 아동에게 제공되는 광범위한 보호 및 서비스를 제공받지는 않는다.

지금까지 내용을 서문으로 삼고, 앞으로 난독증 학생을 보호하고 지원하는 데 직접 적용되는 이러한 법률의 가장 중요하고 관련 구성요소를 검토해 보겠다. 난독증 아동의 교육 서비스 받기와 직접 관련이 있기 때문에, IDEA의 가장 중요한 구성요소 중 하나인 IEP부터 시작한다.

IEP

IEP 진행 과정의 첫 번째 단계는 아동이 IDEA에 정의된 장애 기준을 충족하는지의 결정이다. 자격 결정 절차는 주마다 다르지만, 절차의 첫 번째 단계는 의뢰이다. 이는 일반적으로 아동에게 장애 아동 자격이 있는지 결정하기 위한 평가 요청서이다. 추천은 학교나 학부모가 할 수 있으며 60일 이내에 이루어져야 한다. 부모는 추천에 동의할지에 대한 최종 결정을 내린다. 평가는 일반적으로 학교에서 수행된다. 평가가 정확하지 않다고 생각되면 독립적인 평가를 요청할 권리가 있다. 진행 과정 초기에 요청하면 학교에서 독자적인 평균 비용을 지불할 수 있긴 하지만, 시간 제약이 있는 경우 비용을 직접 지불해야 할 수도 있다. 독자적인 평가를 수행하기 위해 선택한 전문가가 난독증이라는 단어를 사용하고 난독증을 진단하는 데 익숙한 사람인지 확인하라. 평가자에게 "난독증을 진단합니까?"라고 질문하면 된다. 부정적이거나 흔들리는 반응은, 피해야 할 사람일 수 있다는 것을 알려준다.

자녀가 IDEA에 따라 서비스를 받을 자격이 있음을 입증하려면, 다음 두 가지 요건을 충족해야 한다.

→ 아이는 특정 학습장애에 포함되는 장애 상태인 난독증이 있어야 한다.

→ 질환(난독증)의 영향 때문에 특수교육 서비스가 꼭 필요하다.

아이가 이러한 요건을 충족한다고 결정되면 교육지원청은 아동의 IEP를 구성하기 위해 팀을 소집해야 한다.

→ 팀을 소집해야 하는 시기(30일 이내)와 해당 회의에 누가 참여할 것인지에 대한 잘 정의된 규칙이 있다.

- 아이의 부모
- 정규교육 교사
- 특수교육 교사
- 프로그램을 설계할 수 있고 일반 교육과정에 대해 알고 있으며 자원의 가용성을 알고 있는 학교 관리자
- 평가의 교육적 의미를 해석할 수 있는 사람
- 때로는 아동 그리고 부모나 학교의 재량에 따라 지식이나 특별한 전문성을 가진 다른 사람

→ 법에 따라 IEP에는 다음과 같은 특정 정보가 포함되어야 한다.

- 아동의 현재 학업 성취도와 기능적 수행의 수준
- 측정 가능한 연간 목표
- 연간 목표 달성을 향한 아동의 진행 상황을 측정하는 방법에 대한 설명
- 아동에게 제공될 특수교육 및 관련 서비스와 보충 지원 및 서비스
- 아동이 비장애 아동과 함께 참여하지 않는 영역이 어디까지인지에 대한 설명
- 주 및 교육지원청 평가에서 학업 성취도와 기능적 성과를 측정할 때 필

요한 적절한 편의제공
- 서비스 및 수정 제공 시작일
- 아동이, 주 전체 및 교육지원청 전체 평가 대신 대체 평가를 받아야 한다고 결정하는 경우, IEP 팀의 진술서

IDEA는 부모의 의뢰를 시작으로 평가를 계속한 다음, IEP의 구성 및 실행을 진행하는 과정에서 부모가 중심적인 역할을 할 수 있도록 보장한다. 나는 당신이 자녀의 옹호자이자 챔피언으로서 이러한 법적 보호 조치를 이용하고, 자녀가 필요한 최적의 서비스를 확실히 받을 수 있게 하는 것이 좋다고 강하게 권고한다.

편의제공에 대한 권리 보장 – 미국 장애인법 2008년 개정법(ADAAA)

ADAAA는 특히 고부담 시험에서 당신 또는 당신 자녀가 편의를 제공받을 권리에 영향을 미치는 가장 중요한 연방법이다. 난독증 극복에 대한 나의 철학은 *힘과 승리는 지식을 통해 얻은 권한에서 비롯된다*는 것이다. 편의제공에 영향을 미치는 법과 정책에 대한 지식은 이를 위해 필수적이다. 영리하고 학업성적이 우수한 난독증 학생에게 편의를 제공하기 위해 법을 집행할 책임이 있는 정부 기관의 법과 태도에 근본적인 변화가 있었다. 구체적으로 알수록 자녀나 자신을 강력하게 옹호할 수 있다.

검사 기관이 주장하는 내용과 상충 되는 경우가 많기 때문에, 법이 말하는 내용을 아는 것이 중요하다. 1990년 최초의 미국 장애인법(ADA)이 통과된 후, 몇 년 동안 점진적으로 제한적인 재판부의 판결은 난독인을 포함한 장애인의 권익에 있어 이제껏 이룬 것에 심각한 후퇴를 가져 왔다. 난독증 공동체는 2008년 미국 장애인법 개정법을 만든, 특별히 배려 많고 헌신적인 의회 대표 및 상원 의원 그룹에 어마어마한 감사의 빚을 지고 있다. 의회가 염두에 둔 것에 대한 사건이 법원에 제기되었을 때, 의심의 여지가 없도록 법을 통과시키려는 의회의 의도는 ADAAA에서 분명히 나타났다.

법무부는 편의를 제공받을 수 있는 난독증 신청자의 권리를 보호한다

2016년에 미국 법무부(DOJ)는 의회가 ADAAA의 통과로 영향을 미치고자 하는 중요한 문제를 체계화한 매우 중요한 문서 「최종 규제 평가, 최종 규칙 – ADA를 구현하기 위한 ADA 제목 II 및 제목 III 규정의 수정 2008년 개정법」를 발표했다. 가장 중요한 요소는 다음과 같다.

→ 이전 규정에서 변경된 경우, 학습장애가 아닌 난독증이 주요 중심 단위로 간주된다. 법무부는 '난독증 및 기타 학습장애'를 지칭한다.

→ *장애라는 용어는 광범위하게 해석되어야 한다.* ADA에서 제시된 사례에서 주요 관심 대상은 해당 대상이 장애를 근거로 차별하지 않는다는 의무를 준수했는지 여부이다.

→ 의회는 "장애가 ADA에 따른 장애인지에 대한 질문에 대해 *광범위한 분석을 요구해서는 안 된다*"라고 말했다. 특히, 개인의 주요 일상 활동 수행을 일반 인구 대부분의 사람들과 비교할 때, 일반적으로 과학적, 의학적, 통계적 증거가 필요하지 않다.

→ 영향을 받는 개인의 진술 또는 진술서, 학교 기록 또는 다른 법령에 따른 장애 상태 결정과 같이 수집하기에 덜 부담스러운 증거 유형은 대부분 장애가 실질적으로 제한적이라는 것을 입증하기에 적절한 것으로 간주되어야 한다.

→ 마지막 법안은 의회가 보장 범위를 확대하기 위해서 ADA 수정법 제정을 분명히 의도했음을 강조한다. "이 법안이 장애에 대한 정의를 더 관대하게 만들기 때문에, 이전에 보장되지 않았던 일부 사람들이 이제 보장될 것으로 기대한다."

→ 조정, 편의제공 또는 보조 지원 또는 서비스에 대한 요청에 대해 고려할 때, 법안은 과거 *유사한 시험 상황에서 받았던 조정, 편의제공 또는 보조 지원 또는 서비스에 대한 문서에 상당한 가중치*를 부여해야 한다. 또 과거 IDEA 또는 1973년 재활법의 섹션 504(종종 섹션 504 계획이라고 함)에 따라 제공되는 개별화 교육 프로그램에서 받은 경우도 마찬가지다.

→ ADA 수정법은 개인의 장애가 주요 일상 활동을 실질적으로 제한하는

지를 결정할 때 완화 조치의 개선 효과에 대한 고려를 명시적으로 금지한다.

→ 중요한 점은, 최종 법안에서 난독증이 그 사람의 나이, 측정된 지능 및 교육과 그 사람의 실제 성취와 기대 성취 사이의 *불일치*를 보인다고 설명한다.

→ 최종 법안에서 가장 중요한 요소 중 하나는 *조건, 방식* 또는 *시간*의 개념이다. 이러한 용어는 '상당히 제한된'이라는 개념을 구성하는 규칙을 해석하는 데 중요하다. 특히, 일반 사람 대부분과 비교하여 개인이 주요 일상 활동을 수행하는 *조건*의 고려가 유용할 수 있다는 점이 분명하다. 개인이 주요 일상 활동을 수행하는 *방식* 또는 개인이 주요 일상 활동을 수행하는 데 걸리는 *시간(기간)*이 그 조건이 될 수 있다.

→ 이 세 가지 중요한 요소인 조건, 방식 및 기간은 편의제공을 요청하는 영리한 난독증 환자에게 상당한 지원이 된다. 사람이 읽는 방법을 존중하는 것이 큰 도약이다. 난독인이 시험에서 획득한 점수는 그 점수를 얻기 위해 했던 엄청난 노력을 나타내지 않는다. 같은 점수를 받은 대부분의 사람들보다 훨씬 더 많이 노력한다.

최종 법안은 '주요 일상 활동을 수행하는 데 필요한 어려움, *노력* 또는 *시간*' 같은 용어가 편의제공이 필요하다고 주장하는 난독인에게 매우 도움이 되어야 한다고 명시한다.

→ 난독증을 가진 사람은 일반 사람 대부분과 다른 방식으로 또는 다른 조건에서 읽기 또는 쓰기에 접근할 필요가 있다. 언어화, 시각화, 해독 또는 음운론 같은 분야에서 보조도구가 필요할 수도 있고, 들어가는 노력이 너무 커서 주요 일상 활동으로서 읽기, 쓰기에 실질적으로 제한이 있을 수 있다.

ADA 개정법이 통과되면서, 의회는 법원이 ADA *장애* 정의를 무엇보다 어떤 결과물을 낼 수 있는 장애인의 능력만 부적절하게 강조함으로써, 잘못 해석했음을 명확히 했다. 예를 들어, 난독증을 가진 사람은 높은 수준의 학업적 성공을 이룰 수 있지만, 읽기, 쓰기, 말하기, 학습하기 같은 주요 일상 활동 중 하나 이상에 상당한 제한을 받을 수 있다. 일반 사람 대부분과 비교할 때 말하고, 쓰고, 배울 때 시간과 노력이 더 들기 때문이다.

최종 법안은 일부 법원에서 높은 수준의 학업 성취도에 도달한 학생은 ADA에 따라 장애가 있는 사람으로 간주 되지 않았다는 사실을 발견했다. 이러한 사람은 학습 또는 읽기의 주요 일상 활동에서 다른 사람에 비해 상당한 제한이 있음을 입증하는 데 어려움을 겪을 수 있기 때문이다. 최종 법안은 그러한 견해를 지지하지 않는다. 다음과 같이 설명한다.

> → "난독증을 가진 사람이 주요 일상 활동을 수행하는 조건, 방식 또는 기간을 고려할 때, 학업이나 기타 성적이 좋은 사람에게는 *학습, 읽기, 쓰기, 생각, 말하기와 같은 활동에 실질적인 제한이 없다는 가정*을 비판적으로 거부한다."

최종 법안은 난독을 가진 사람을 '대부분의 사람들'과 비교하려면, 개인의 장애가 주요 일상 활동을 제한하는 방법과 방식에 대한 신중한 분석이 필요하다는 의회의 의견을 인용한다. 대다수 사람들에게 읽기와 쓰기의 기본 메커니즘은 평생 특별한 어려움이 발생하지 않는다. 오히려 글자와 단어를 인식하고 형성하기는 쉽고, 무의식적이며 자동적인 과정이다. 난독증을 가진 사람에게 읽기 과정은 한 단어, 한 단어씩 이루어지며 힘들고 고통스럽고 신경을 써야 하며 느리다.

> → 최종 규칙은 의회의 의도를 반영하며 장애를 가진 사람이 이룰 수 있는 *성과*로, 개인이 주요 일상 활동에서 실질적으로 제한되는지를 결정해서는 안 된다는 점을 분명히 한다. 대신 그 사람은 장애가 주요 일상 활동을 수행하는 조건, 방식 또는 기간에 영향을 미치는 정도를 보여주어, 상당한 제한이 있음을 증명할 수 있다. 사람이 궁극적으로 장애가 없는 사람과 같거나 비슷한 성과를 이룰 수 있다고 하더라도, 개인의 노력의 궁극적인 결과가 장애라는 주장을 훼손해서는 안 된다.

최종 법안은 합리적인 조정 또는 시험 편의제공을 원하는 사람의 시험 결과 또는 등급이 시험 기관이 종종 주장하는 것과는 달리 장애 판정과 관련이 없을 수 있음을 강조한다.

우리가 알다시피 난독인의 느린 읽기는, 그의 지능과 깊은 지식의 입증을 가로막는다. 난독인에게 추가시간이 허용되면, 시험을 칠 때 자신의 높은 능력을 보여줄 수 있다. 그러한 편의제공이 없다면 시험은 단지 그의 장애를 반영할 뿐이다. 그렇게 편의제공을 받지 못한 시험의 점수는 종종 난독증 학생에게 큰 해를 끼쳐 고등교육 및 원하는 직업에 대한 접근을 방해한다. 아마도 가장 우려되는 점은 이러한 학생들이 자신이 똑똑하지 않다는 잘못된 인식을 가지고 있다는 점이다.

소냐 소토마요르 판사는 난독인에게 추가시간이 중요함을 이해했다. 사법 시험에서 편의제공을 요구한 난독인 변호사 마릴린 바렛Marilyn Bartlett의 사건에 대해, 소토마요르 판사(이제는 대법원 판사)는 현명하게 다음과 같이 난독인 변호사를 위한 출구를 활짝 열어주었다. "휠체어를 탄 사람에게 경사로가 있다면 지면보다 높은 입구에 경사로를 통해 건물에 접근할 수 있듯이, 난독인은 각 단어를 수동으로 천천히 해독하는 데 필요한 시간이 주어진다면 복잡한 글에서 의미를 얻을 수 있습니다. 난독인에게 시간은 그의 경사로입니다."

뉴욕타임스 기자 짐 드와이어Jim Dwyer는 판사와 원고 간의 교류에 대해 다음과 같이 설명했다.

> 증인석에 앉아 있는 여성에게 인쇄된 글을 주고 큰 소리로 읽어달라고 요청했습니다. 그녀는 두 손과 입술을 사용했습니다. 한 검지가 페이지의 왼쪽에서 오른쪽으로 단어를 추적했습니다. 다른 하나는 위에서 아래로 라인 아래로 이동했습니다. 그녀는 말을 하기 전에, 자신에게 그 말을 입으로 말했다. 그녀는 'indicted'라는 단어를 'indicated'로 읽었습니다.
>
> 소냐 소토 마요르 판사는 시계를 흘끗 보았다. 11시 13분이었다. 결국, 그녀는 증인인 마릴린 바렛에게 질문을 했습니다.
>
> "방금 무엇을 읽었습니까?"
>
> 바렛이 대답했습니다. "전혀 모르겠습니다."
>
> "저도 마찬가지입니다." 판사가 대답했습니다.

단락은 426단어에 불과했지만, 교육과 법학 박사 학위를 받았으며 '우수한' 언어성 지능을 가진 바렛은 읽는 데 11분이 걸렸고, 문장이 너무나도 늘어져서 아무도 의미를 기억할 수 없었다.

피고 측 전문가들의 증언을 듣고, 바렛이 '더듬더듬 힘들게' 읽는 걸 들은 후 판사는 원고를 위해 "*그 본질상 학습장애 진단에는 임상적 판단이 필요하다. 그리고 검사 수치로 단순히 정량화할 수 없다*"라고 판결했다. 사람이 일상적인 읽기(또는 말하기 또는 학습) 활동을 수행하는 조건, 방식 또는 기간에 대한 고려는 난독증 진단이 검사 수치에 국한되지 않으며, 국한되어서도 안 된다는 소토마요르 판사의 판결과 일치한다. 이 획기적인 판례는 사람이 장애가 있는지를 결정하기 위해 무조건 기준 점수에 의존할 때 발생하는 위험성을 강조했다. 바렛 판례는 자기관리가 가능하고 읽기 평가에서 평균 또는 그 이상의 점수를 받았지만, 그 사회의 대부분의 사람들과 동일한 조건, 방식 또는 기간으로 읽을 수 없는 영리한 학생들에게 매우 중요하다. 난독증 진단은 임상적이며 검사 점수만으로는 안 되며 그렇게 해서는 안 된다는 점을 강조하기 때문에 이 판례가 중요하다.

ADA 수정법안이 인준되고 최종 법령에 제시된 명확한 표현을 생각한다면, 영리하고, 매우 열심히 노력하며, 대학이나 대학원, 의료, 비즈니스 또는 로스쿨에 진학할 수 있는 성적을 지닌 난독증 학생이 고부담 시험에서 편의제공을 얻는데 어려움이 별로 없을걸로 예상할지 모른다. 불행히도 이것이 항상 그렇지 않다. 편의제공 자격이 있는 난독인 중 일부는 학교 들어가서 일찍 진단을 받고 학교생활 전반에 걸쳐 편의제공을 받았음에도 불구하고 편의를 제공받기가 매우 어렵다고 계속해서 느낀다.

SAT, 로스쿨 입학시험, 의학전문대학원 입학시험 및 미국 의사면허 시험 기관, 전문의 시험 기관을 포함한 다양한 시험 기관에 편의제공을 신청하는 열심히 노력하는 일부 청년 남녀는 여전히 다음과 같이 점점 더 많은 정보요청 세례에 시달리고 있다. 35세 지원자의 초등학교 기록을 요구하는 것과 같이, 구하기 어려운 기록을 요구하기도 한다. 너무 자주 많은 요청으로 인해 지연이 발생하고 평생 가는 장애에 대해 비용이 많이 드는 재검사를 요구하는 경우가 종종 발생한다.

시험 기관은 스스로 법 위에 군림하는 것 같다. 일부 학생들은 편의를 제공받았다. 그러나 난독인이 20% 정도라 알려진 데 반해 대학생의 2% 미만이 편의제공을 신청했다. 많은 난독증 학생이 낙담하고 편의제공을 신청하지 않는 것으로 추측된다. 신청한 많은 사람들은 기관이 ADA를 비난하며 편의제공을 거부했다 말한다. 한 난독인 의사는 ADA 수정법안의 의도와 문구에 모순되게도 다음과 같은 정당화를 하는 미국 소아과 전문의 시험위원회에 의해 편의제공을 거부당했다.

> ADA 수정법안은 이전 법률인 ADA와 마찬가지로, 장애로 인해 주요 일상 활동이 '상당히 제한된' 사람을 대상으로 합니다. 당신의 병력에는 학업 기능에 상당한 장해가 있다는 판단을 뒷받침하는 강도의 증상이나 전체적인 기능손상이 없습니다…. 미국 소아과 전문의 시험위원회는 당신의 소아과 전문의 시험에서 편의를 제공할 수 없습니다.

ADA 수정법안이 구체적으로 누가 '상당히 제한적'인지를 광범위하게 해석하도록 요구했지만, 시험 기관은 듣지 않는 것처럼 보였다. 특별한 힘을 가진 이 시험 기관은 무소불위의 권한을 휘두르며, 어떤 권위에도 반응하지 않고 책임감이 없으며, 오히려 외부 감독이나 제약 없이 작동하는 것처럼 보였다. 시험 기관에 의해 고용되고 수당을 받기 때문에 독립적이지 않은 외부 심사자의 잠재적인 편견에 대한 우려도 있어 왔으며, 아직도 계속해서 우려되고 있다. 또 다른 우려 사항은 신청자가 편의제공을 거부당한 후, 두 번째 검토를 요청해도 새로운 심사자는 시험 기관에서 제공한 이전 검토사항에 편향될 수 있다는 점이다. 아마도 가장 위험한 점은 거절 편지에서 시험 기관이 편의제공은 '엘리트' 학교에서 온 영리한 학생들을 위한 것이 아니라는 지적이다. 시험 기관이 단지 점수를 높이고 싶어서 그런다고 주장하는 학생 말이다. 시험 기관은 편의제공을 요청하는 지원자가 시스템을 조작하려고 한다는 음모론을 계속 믿는 것으로 보인다. 이는 증거로 뒷받침되지 않는 믿음이다.

이러한 기관의 행동과 진술은 과학뿐만 아니라 최종 법안에 명시된 법령에 대한 무지를 반영한다. 기관은 종종 사실을 잘못 인용하고 사실에 근거한 증거보다는 개인적인 편견에 의존하는 것처럼 보인다. 신청자를 면접하거나 심지어 본 적도 없는 기관 심사자는 해당 청년을 평가한 전문가(더 많은 경험과 지식을 보유하고 있으며 신청자에 대해 더 많이 아는 사람)의 추천을 뒤에서 비판한다. 위에 인용된 편의제공 신청 거부 서한에서 알 수 있듯이, 기관은 종종 법률을 잘못 인용하고 잘못 적용하는 것처럼 보인다.

무엇보다 가장 당혹스러운 부분은 기관이 신청자가 요청한 편의제공을 어떻게든 거부할 이유나 변명을 찾는 것 같았다. 지원자들은 자신들의 점수 해석에 있어 도저히 이길 수 없는 상황에 놓이는 경우가 많았다. 그들의 점수가 평균 범위에 있다면, 자신의 점수가 장애로 간주될 만큼 낮지 않다고 할 것이며, 점수가 매우 낮으면 꾀병으로 여겨질 터이다. 그 결과 사회는 귀중한 인적 자원을 잃고 개인의 인생은 뒤집힌다. 편의제공이 거부되거나 끝없는 서리 지연에 직면하기나, 편의제공 없이 치른 시험에 실패한 지원자는 야망을 대폭 낮추어야 한다.

초등학교 때 난독증으로 진단되고, 최근 평가에서도 우수한 지능과 난독증을 가졌다고 밝혀진 뛰어난 젊은 여성 리사는 편의가 제공되는 치열한 대학에서 우수한 학점을 받았으며, 그녀가 존경하는 강사로부터 로스쿨에 지원해 보라는 권유를 받았다. 그녀는 편의제공을 신청했지만, 항소 끝에 거절당했다. 낙담했고 얼마나 오랫동안 편의제공을 신청하고 결과를 기다려야 하는지 확신이 서지 않아서, 리사는 변호사가 되겠다는 꿈을 포기했다. 그녀의 어머니는 "내 딸이 더 이상 로스쿨에 다니고 싶지 않다고 결정한다면, 그것은 그녀의 권리입니다. 그러나 로스쿨 입학위원회에서 그 결정을 내려서는 안 됩니다"라고 얘기했다.

최종 법안이 그전에 발표되었다면, 리사에게 법무부가 지원을 제공했을 가능성이 컸다. 사실, 최종 법안에서 법무부는 로스쿨 입학시험 및 의사 자격시험과 같은 시험 기관이 과거에 사용했던 많은 주장을 특별히 받아들였다. 예를 들어, 최종 법안은 시험 점수나 등급이 객관적으로 증명 가능하므로 더 많은 가중치를 부여해야 하고, 장애 영향 경감 조치, 비공식적 편의제공 또는 최근에 제공된 편의제공 또는 조정이 들어간 점수는 본질적으로 주관적이며, 중요성이 덜하다는 시험 및 교육기관의 주장에 법무부는 동의하지 않았다. 의회는 토론 결과, 시험 점수나 등급이 타당한지 결정할 때 장애가 존재하는지에 대한 확실한 증거가 꼭 필요하다고 보지 않았다. 시험 점수와 등급은 학업 수행능력을 수치로 나타내주는 일반적 척도지만, 능력을 정량화할 수 있다고 해서 본질적으로 장애가 있는지 없는지 증명하는 데 있어 본질적으로 더 가치가 있는 것은 아니다. 반대로, 허용되는 최대 범위까지 광범위하게 장애 범위를 규정하는 법령을 포함한다. 또 그렇게 할 때, 어떤 장애 영향 경감 조치를 했는지 고려하거나 그를 고려한 분석을 하면 안 된다는 방향도 들어있다. 그리고 학습되거나 적응된 수정 조치를 인지해서 장애가 있는 사람이 자신의 장애를 입증하기 위해서 폭넓게 증거를 제시할 수 있게 열려있도록 지원해준다.

최종 법안은 의회가 ADA의 보호가 해당 활동의 궁극적인 결과보다는 주요 일상 활동에 참여하는 방법에 초점을 맞춘 평가가 필요한 장애를 가진 사람들을 포함해야 한다는 의도를 분명히 밝혔음을 강조한다. 또한, 최종 법안은 장애 완화 조치에 '학습된 신경학적 행동수정 또는 적응행동 수정', 심리 치료, 행동치료 또는 물리 치료, '합리적인 수정' 또는 보조 지원 및 서비스가 포함될 수 있음을 명확히 한다. '학습된 신경학적 행동수정 또는 적응행동 수정'이라는 문구는 장애의 영향을 줄이기 위해 개인이 개발한 전략을 포함하기 위함이다. '합리적인 수정'이라는 문구는 공식적인 절차를 통해 제공된 것뿐만 아니라, 비공식적이거나 문서화 되지 않은 조정 및 수정을 포함하기 위함이다.

최종 법안은 학생들이 일상생활에서 필요한 주요 활동을 수행하기 위해, 자신의 장애를 극복하는 방법을 개발했을 수 있으며 그렇게 극복하는 조치를 사용했다고 해서 그 사람이 실질적으로 제한되지 않았다고 할 수 없음을 인정한다. 또한, 최종 법안은 학습, 읽기, 쓰기, 말하기 또는 집중력을 실질적으로 제한하는 장애가 있는 학생을 위한 자체 장애 영향 완화 조치 또는 문서화 되지 않은 수정 또는 조정에는 과제 완수를 위한 여러 알림 장치를 준비하는 것과 같은 조치가 포함될 수 있다. 예를 들면 알림을 제공하거나 작업 조직화를 지원하기 위해 다른 사람의 도움을 구하기, 전략적인 과목 선택(예: 시험 대신 논문이 필요한 과목 선택), 장애가 없는 학생들보다 하루, 주말 및 공휴일의 훨씬 더 많은 부분을 공부에 바치기, 사실을 기억하기 위해 연결된 글 또는 암기 전략(밑줄 및 테두리 강조 표시와 같은 전략 포함), 시험에서 추가시간 필요. 숙제 분량 수정받기, 다른 방식으로 시험을 보거나 스트레스가 덜하거나 불안을 유발하는 환경에서 시험 치르기, 공식적이든 비공식적이든, 문서화 되었거나 문서화 되지 않은 이러한 장애 완화 조치는 집중력, 읽기, 말하기, 학습 또는 쓰기와 같은 주요 일상 활동에서 상당한 제한을 극복해야 하는 학생의 학업 능력을 향상시킬 수 있다.

또한, 최종 법안은 고등교육에서 이수 요건에 대한 ADA 수정법의 영향도 논의한다. 특히, 해당 법안에서 해당 기관이 정책, 관행 및 절차에서 합리적인 수정을 제공해야 한다는 기존 ADA 요구 사항을 변경하지 않았음을 언급한다. 단, 기관이 고등교육 이수 요건을 포함하여 그러한 수정을 함으로써, 관련된 재화, 서비스, 시설, 특권, 이점, 편의제공이 근본적으로 바뀔 수 있는 경우는 예외이다. 의회는 고등교육 이수 요건에 대한 언급이 오직 "최종 법안이 ADA에 따른 교육기관의 의무와 관련하여, 현행법안을 변경하지 않는다는 보장을 제공하기 위해서만" 포함되었음을 강조한다.

법무부는 시험 기관을 감독한다

매우 중요한 몇 가지 사례에서 법무부는 위반사항을 시정할 수 있는 권한을 입증했다. 여기 난독증을 가진 예일대 의대생 프레드 롬버그의 사례가 있다. 현재 마취과 전문의로 일하고 있는 프레드는 다른 사람이라면 평생을 망칠 수 있었던 심각한 어려움을 극복했다. 아버지가 심각한 부상을 입은 채 베트남 전쟁에서 돌아온 후 14세부터 가족을 부양해야 했고 16세부터 혼자 생활해야 하는 어려움이 있었다. 그는 커뮤니티 칼리지 차고에서 기계공으로 일했다. 거기서 만난 한 교수는 그가 매우 똑똑함을 알아채고 고졸 검정시험을 보도록 권했다. 그는 학습 전문가에게 의뢰되었고, 전체 평가 후 난독증 진단을 받았다. 프레드는 매우 영리했지만 빠르고 자동으로 읽는 데 예기치 않은 어려움이 있었다. 결과적으로 그는 읽는 데, 추가시간이 필요했다. 그는 매우 빠르게 생각하고 추론할 수 있으며, 추가시간만 주어진다면 이해력은 최고 수준이었다. 주로 추가시간 편의제공을 얻은 프레드는 고졸 검정고시부터 시작해서 준 학사 학위, 버지니아 공대 전기공학 학사를 거쳐 캘리포니아 공대의 전기공학 석사 학위를 누적 학점 3.7로 취득했다. 또 그는 조종사 면허를 땄고 상업 및 비행 강사 면허도 모두 취득했으며 자신의 비행기를 만들어 비행을 즐겼다.

의대 입학시험에서 난독증에 대한 편의제공을 받아 프레드는 예일대 의과 대학에 입학했고, 시험에서 주로 추가시간이라는 편의제공을 계속 받으면서 잘 수행했다. 그의 이전 편의제공 이력과 교수 및 평가자의 권고에도 불구하고 의사면허시험 위원회는 처음에는 프레드에게 편의제공을 거부했다. 위원회는 의대생이 초기 의학 교육을 만족스럽게 이수했음을 인증하기 위해 의사가 되기 위한 관문이 되는 미국 의사면허시험을 관장한다. 결과적으로 그는 의사시험에서 두 번 실패했다. 학생들이 의과 대학을 졸업하려면 의사시험을 통과해야 한다. 합격하지 못하면 프레드는 졸업 후 레지던트 과정을 밟거나 의사로서의 경력과 삶을 살 수 없었다.

3년 넘게 의사시험위원회는 의사시험에서 프레드에게 편의제공을 허용하지 않았다. 그의 지능(우수 범위), 난독증(그의 병력과 증상, 매우 낮은 읽기 유창성이 이를 입증한다)에 대한 조사는 없었다. 위원회는 단순히 프레드가 매우 가난한 가정에서 자랐다는 사실에 근거하여 거부했으며, 읽기 문제는 난독증이 아닌 불우한 양육환경의 결과라고 주장했다. 이것은 마치 누가 가난하게 자랐다면 난독증이 될 수 없다는 무턱대고 하는 주장과 비슷하다. 그가 수학과 과학에서 탁월했고 편의제공을 통해 캘리포니아 공대에서 성공적으로 대학원 학위를 마칠 수 있었다는 사실을 간과하는 것처럼 보였다.

프레드는 급우들이 졸업하고 계속 나아가는 것을 보면서 느끼는 고뇌와 의대 동기들, 교수진 및 친구들에게 왜 그가 동기들과 함께 졸업하지 못했는지 설명해야 하는 당혹감에 대해 괴로워하면서 설명한다. 그가 졸업할 수 있을지 의사가 될 수 있을지 알지 못해서 끊임없이 근심했다.

신청, 거절, 항소, 거절, 재항소가 있었으며 동시에 밤낮으로 쉬지 않고 공부하고 편의제공 없이 의사시험에서 실패하며 38개월을 보낸 후 마침내 프레드는 미국 법무부 시민권 부서에 민원을 제기했다. 그곳의 담당자들은 그의 민원을 받아들이기로 했다. 부서의 조사를 거쳐 2011년 2월 프레드의 민원이 해결되어 이번에는 편의제공을 받으며 세 번째 시험을 치를 수 있다는 허가가 났다. 추가시간이 주어지자 그는 같은 시험을 어려움 없이 쉽게 통과하여 지식 부족 문제가 아니라, 오히려 자신의 능력을 보여주지 못한 채 결국 시험에 거듭 실패한 것은 시간 부족 문제 때문임을 보여주었다. 추가시간을 받아 시험을 통과한 그는 레지던트 과정을 밟고 경력을 쌓을 수 있었다. 법무부의 결정은 프레드의 인생을 바꾸었다. 레지던트를 마치고 나서 프레드의 인생에 미래가 생겼을 뿐만 아니라, 이제 강력하고 지속적인 지원의 원천인 그의 인생 반려자 엘레인과 행복한 결혼을 했다.

프레드에 대한 글을 쓰는 바로 지금, 이 순간 휴대전화가 울렸다. 2017년 2월 24일 그날 일어난 좋은 소식을 저와 공유하게 되어 기뻤다. 그는 수술실에서 수련 과정 마지막 환자 마취를 마쳤으며(그는 마취과 전공이다) 병원 직원증을 제출하고 마취과 수련 수료 증명서를 받았다고 했다. 프레드는 그의 목표를 달성했다. 그는 현재 마취과 전문의이다! 나는 그 말을 듣고 눈물이 한두 방울 뺨을 흘러내렸음을 인정해야 할 것 같다. 프레드는 "당신이 내가 처음으로 전화한 사람입니다. 당신은 제 삶에 긍정적인 변화를 가져 왔습니다"라고 말하면서 전화를 끊었다.

편의제공은 프레드 개인에게 인생을 바꾸는 수준의 차이를 만들었다. 그뿐만 아니라 법무부가 이 법을 강력히 집행해서, 편의제공을 요청했지만, 시험 기관에 의해 권리를 침해받는 장애인 남녀를 보호할 것이라고 선언했다. 보도자료에서 시민권 부서의 책임자인 토마스 페레즈Thomas E. Perez는 다음과 같이 말했다.

> 과거에는 불필요하거나 중복된 문서, 부담스럽고 값비싸고 반복적인 전문적 평가 결과, 또 시험에서 자신의 지식이나 기술을 입증하는 능력과 무관한 평가 결과 제출에 대한 요구로 인해 타당한 근거가 있는 장애인이 선택한 직업을 얻지 못했습니다…. 우리와 맺은 합의에 따라 의사시험 위원회는 ADA의 요구 사항에 맞춰 의사시험을 치르는 장애인에게 합리적인 시험 편의를 제공하기 위해 [현재] 최선을 다하고 있습니다. 또한, 예일대 의과 대학 학생인 프레드릭 XX에게 시험 시간을 두 배로 늘릴 수 있는 편의제공과 의사시험을 별도로 볼 수 있는 공간을 제공합니다.

의사시험 위원회의 편의제공 처리기준은 ada.gov/nbme.htm에서 찾아볼 수 있다.

→ 다음에 대한 서류만 요구할 수 있다. (1) 신체 또는 정신장애의 존재 여부, (2) 신청자의 장애가 ADA가 정의하는 하나 이상의 주요 일상 활동을 실질적으로 제한하는지 충족 여부, (3) 장애가 표준 조건 하에서 의사시험을 치를 수 있는 신청자의 능력을 제한하는지 및 어떻게 그러한지.

→ 임상 환경에서 신청자를 개인적으로 관찰한 자격 있는 전문가의 추천이 필요하다. 그 사람이 하나 이상의 주요 일상 활동에서 실질적으로 제한되어 있다는 ADA의 기준을 충족한다는 임상적 판단을 기반으로 시험 편의제공이 필요하다는 추천이다. 또 그의 능력과 성취 수준을 입증하기 위해 편의제공이 필요하다는 추천이다. 이러한 추천은 일반적으로 받아들여지는 진단 기준을 기반으로 하며 합리적인 근거서류로 뒷받침된다.

→ 또 개인의 읽기 능력이 ADA 기준에 비추어 실질적으로 제한되는지를 보여주는 모든 증거를 고려해야 한다. 여기에는 대부분의 사람들의 읽기 능력과 비교하여 조건, 방식 또는 시간 측면에서 제한되는 정도를 고려해야 한다.

난독인 남녀는 어떤 종류의 의사가 될까? 환자들은 그들에 대해 어떻게 생각할까? [그림 33.1]은 프레드 롬버그 박사의 환자가 최근 통찰한 것을 보여준다.

예비 의사, 변호사뿐 아니라 자격을 갖춘 전문직 희망 난독인에게도, 미래가 밝아지고 있다. 변호사와 판사들이 법학전문 대학원 입학시험의 낮은 예측능력에 대해 알고 있음에도 불구하고, 아직 변호사가 되는 관문으로 남아있다. 법학전문 대학원 입학시험을 담당하는 기관인 법학전문 대학원 입학위원회(LSAC)는 난독증 학생의 편의제공 요청을 받아들이는 데 특히 엄격했다. 2011년 미국회계감사원Government Accountability Office(GAO) 보고서에 따르면 편의제공에 관한 법률이 크게 변경되었지만, 시험 기관은 정책과 관행을 변경하지 않았다. 보고서의 주요 권장 사항에 따르면 "법무부는 위반을 감지, 수정 및 방지하기 위해 신뢰할 수 있는 집행 기관을 구축하는 것이 필수적이다." 감사원의 권고에 따라 법무부는 특정 시험 기관의 행동에 대해 체계적인 조사를 시작했으며, 그들의 행위로 인해 특히 장애 신청자로부터 많은 불만을 제기 받은 기관에 초점을 맞췄

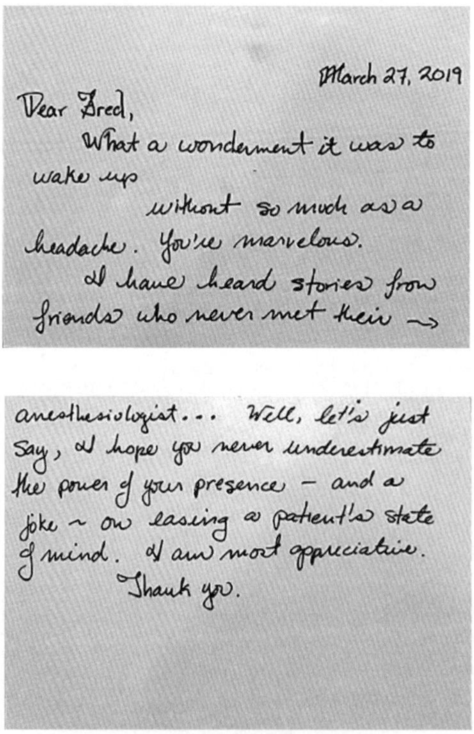

March 27, 2019

Dear Fred,

What a wonderment it was to wake up without so much as a headache. You're marvelous.

I have heard stories from friends who never met their → anesthesiologist... Well, let's just say, I hope you never underestimate the power of your presence – and a joke – on easing a patient's state of mind. I am most appreciative.

Thank you.

[그림 33.1] 프레드 롬버그 박사의 환자 중 한 사람이 보낸 편지

다. 법무부 첫 조사 결과 가장 심각한 위반기관은 법학전문대학원 입학위원회였다. 그 결과, 위원회는 캘리포니아 공정 고용 및 주거비와 미국 사이에 전국 장애인 시험 편의제공에 관한 합의안에 동의했다. 합의안에는 "법학전문대학원 입학위원회는 문서 요청이 합리적이며 시험 편의제공의 필요성에만 요청이 국한된다면 허용해야 한다"라고 명시되어 있다.

고등교육 입학 신청과 관련하여 미국에서 실시되는 모든 표준화 시험에서 시험 편의제공을 받을 수 있도록 이전에 승인받았음을 입증하는 문서를 보유한 응시자의 경우, 이전에 승인된 시험 편의제공이 계속 유효하다. 그들의 말을 빌리면,

> 위원회는 그러한 시험 편의제공에 대한 승인 증명서류와 응시자가 편의제공이 승인된 대상 장애로 인한 기능적 제한을 여전히 경험하고 있다는 체크 표시 상자를 통해, 응시자가 인증이 담긴 양식지 외에, 보다 더 많은 문서를 요구하지 않는다.
>
> 사전 시험 편의제공이 있었다는 증거 중 허용 가능한 것은 시험 편의제공이 승인되었음을 확인하고 승인된 시험 편의제공이 무엇인지 구체적으로 명시된 다른 시험 기관의 편지 또는 유사한 문서로 구성되어야 한다.
>
> 위원회가 정한 제출 기한 안에 이러한 증거서류를 제출받으면, 위원회는 추가 질의 또는 서류 제출 요구 없이, 이전에 승인된 시험 편의제공 또는 로스쿨 입학시험에서 제공할 수 있는 동등한 시험 편의를 제공해야 한다. 최대 두 배까지 추가시간뿐 아니라 특정한 시험 편의제공도 부여해야 한다.

슬프게도 로스쿨 입학위원회가 의무를 이행하지 않고 있다는 몇몇 징후가 있다.

이러한 변화(중간에 있었던 약간의 충돌에도 불구하고)는 당락을 가르는 고등교육 시험에서 편의제공이 필요한 난독증 학생에게 새로운 날, 더 긍정적인 날이 다가오고 있음을 강력히 시사한다. 이러한 진전에 대해 감사할 사람이 많지만, 나는 미국 법무부 시민권 부서를 맨 먼저 언급하고 싶다. 나는 그곳에서 일하는 담당자들과 교류할 기회가 있어 왔으며, 그들의 노력과 정의에 대한 헌신의 결과물을 볼 때마다, 나는 다소 진부하게 들릴지 모르지만, 미국인이라는 점을 자랑스럽게 생각한다.

별도표시의 제거

편의제공을 받아 치른 시험의 점수 옆에 별도표시를 하는 관행은 장애를 가진 많은 학생들을 괴

롭혀왔다. 편의제공의 목적이 시험을 볼 때 장애를 가진 사람들을 다른 사람들과 동등한 위치에 두려는 것인데, 점수 옆에 찍힌 별표가 보는 사람들로 하여금 수험자가 장애를 가졌음을 넌지시 알려주게 된다. 입학 사정관이 일단 이 별표를 보고서, '그 지원자의 지원 서류를 먼저 제외하는' 경향에 대한 증거들이 상당하다. 이 별표가 그 지원자는 예외성을 가진 사람으로 그리고 그의 점수는 시험 기관이 인증할 수 없는 점수로 간주되게 한다.

장애인권보호단체Disability Rights Advocates(DRA)라는 시민단체는 신체장애인 마크 브라임호스트Mark Breimhorst를 대신하여 소송을 제기했다. 그는 '특수한 조건에서 획득한 점수'라는 주석을 달아 편의제공을 받은 시험 점수라는 표시를 한 미국교육평가원(ETS)의 정책이, 주(캘리포니아)와 연방정부의 차별 금지법에 위배되며 "주홍 글씨처럼 장애 학생에게 낙인을 찍고 있다"라며 고소장을 제출했다. 사건을 맡은 판사는, 시험은 "장애와 비장애 수험자의 능력을 동등하게 평가"해야 하며, 점수에 별도표시를 해서는 안 된다고 판결을 내렸다. 이 시민단체와 ETS간에 이루어진 합의에서, ETS는 편의제공을 받아 시험을 보는 신체장애나 학습장애를 가진 학생들의 시험 점수에 별도표시를 하지 않는 데 동의했다. 초기에 이 새로운 정책은 GREGraduate Record Exam, GMATGraduate Management Admissions Test, TOEFLTest of English as a Foreign Language, Praxis 그리고 교사 시험에 적용되었다. 별도표시를 하는 것에 대해 재검토하고 주요 표준시험인 SAT I을 위한 권장 사항을 만들기 위해 특별위원회가 꾸려졌다. 2002년 7월 15일, 위원회가 결론을 발표했다. "위원단의 다수가 과학적, 심리측정학적, 사회적 증거를 고려해 본 결과, SAT I에 별도표시를 하는 관행을 중단하자는 입장이다." 나는 이 위원회에 참석해서 별도표시에 반대하는 '거부하기 힘든' 증거를 제시한 다수의 입장에 섰다.

당락을 가르는 표준화 시험은 무엇을 예측하는가?

자세히 살펴보면, 어디에나 존재하며 영향력 있는 이런 시험들은 그렇게 쓸모 있어 보이지 않는다. 이런 시험들과 관련한 많은 가정들과 예측력은 의심할 만한 것으로 밝혀졌다. 2020년에 발표된 55,000명의 학생을 대상으로 한 연구에 따르면, 학생의 고교 학점 평균은 어떤 학교에 다녔는지 상관없이, 대학 졸업을 예측하는 면에서 ACT 점수보다 5배 높았다고 한다. 이런 시험이 가진 장점과 단점 간의 불균형은 난독인에게 특히 해를 끼친다. 이런 시험들은 기계적으로 암기한 사실들을 신속하게 회상해내는 능력을 측정하는 데, 이는 난독인의 음운론적 약점과 직접 관련이 있으며 대개 그들의 강점들, 이를테면 추론 능력이나 추상적 사고력, 큰 그림을 보는 능력,

고정관념에서 벗어나 생각하는 능력 등은 측정하지 못한다. 이런 것들이 난독인의 가진 강점의 바다, 즉 단순하게 측정할 수만 있다면 상위 1% 이상의 순위를 기록할 만한 종류의 인지능력들이다. 그러므로 객관식 표준화 시험은 난독인에게 시련이다.

더 나아가, 로스쿨 입학시험(LSAT)도 로스쿨에서의 수행능력을 특별히 확실하게 예측하지 못한다. 한 판사는 법과대학이 "LSAT에 대한 의존도를 낮추든가 없애야 한다"라고 제안했다. 「월스트리트저널」에 보도된 바에 따르면, 판사는 그 시험이 "법률 영역에서의 성공을 전혀 예측하지 못한다… 우리는 왜 법과대학 스스로도 지원자의 LSAT 점수에 거의 신경을 쓰지 않는지 궁금해해야 한다"라고 했다.

로스쿨 입학 정책도 변경되고 있다. 로스쿨의 수는 점점 늘어나고 있으며, 이에 지원하는 학생들은 이제 LSAT 대신 GRE를 치를 수 있다. 노스웨스턴 대학교 프리츠커 스쿨은 모든 법학 학위 지원자에게 입학을 위해, GRE나 LSAT 점수 둘 중 하나를 제출하기를 허용한다. 애리조나 대학교 로스쿨과 하버드 로스쿨도 GRE, LSAT 둘 중 아무거나 인정한다. 2017년 10월 17일 「뉴욕 법률 잡지New York Law Journal」는 "2018년 가을부터 GRE를 허용하는 컬럼비아 로스쿨은 새로운 흐름에 가장 최근 합류한 학교"라고 보도했다. 의심의 여지 없이 다른 많은 로스쿨이 곧 뒤따를 것이다. 그렇다, 여기서 다시 밥 딜런의 가사를 인용하는 것이 적절할 듯하다. "그들이 변화하는 시대."

미국 의사 자격시험도, 브라운 의과 대학교의 학생처장인 스테판 스미스 박사, 예일 의과 대학교의 외과 교수인 그레엄 하몬드 같은 이들에게 자주 비판을 받고 있다. 두 사람 모두 의사 국가고시원에서 일했었고 시험 출제 과정에 참여했었다. 하몬드 박사는 다음과 같이 말했나. "나는 그 문제들이 어떻게 만들어졌는지 생각할 때면 몸서리가 쳐진다… 나는 객관식 시험을 보는 능력 외에는 아무것도 평가하지 못하는 이런 시험들이 사라질 때가 되었다고 믿는다."

희망의 시간

과학, 도덕 그리고 법률이 난독증 학생들에 대한 편의제공을 지원해 줄 이론적 토대, 사회적 공감대, 법적 근거를 마련하기 위해 함께 노력하고 있다. 점점 더 많은 지식인들이 이런 시험들의 역할에 대해 의문을 제기하기 시작했다. 예를 들어, 2001년 당시 캘리포니아 대학의 총장인 리처드 아킨슨이 "가장 크고 권위 있는 대학 중 하나인 주립대학 시스템 입학 요건으로 SAT 사용

중단…"을 제안했다. 아킨슨은 "학생의 적성을 숫자로 측정하는 것을 그만두고 지원자 평가에 있어 좀 더 포괄적인 접근을 장려하고 싶다"라고 말했다. 상황이 나아지면서 p. 400에서 언급했듯이, 2018년 기준으로 학사 학위 입학생 선발에서 SAT 또는 ACT 점수에 의존하지 않는 1,000개 이상의 4년제 대학이 있다.

「미국 의학협회Journal of the American Medical Association(JAMA)」지에 실린 고등교육에 관한 종합적 연구는 의과 대학 입학생을 비전통적인 방법으로 뽑아도 학사 이후 과정의 성적과 실무 능력 면에서 전통적인 방법으로 뽑은 학생들과 별 차이가 없는 의사들을 배출해 내고 있다는 결과를 제시한다. 데이비스에 있는 캘리포니아 대학에서 시행된 이 연구에서, 연구자들은 미래의 의사들을 선발하는 데 있어 중요하다고 여겨진 일련의 요소들을 특별히 고려한 입학 사정 결과에 관심을 가졌다. 그 목적은 전통적 기준인 내신성적(GPA)과 의과 대학 입학시험(MCAT) 점수에 구애받지 않고, 가장 뛰어난 지원자 뽑기였다. 표준화 시험에서는 낮은 점수를 획득했으나 다른 측정하기 어려운 소질들을 보여준 학생들이 입학위원회의 고려 대상이었다. 1968년에서 1987년 걸쳐 이루어진 이 연구에서, 대략 350명의 학생이 특별 기준에 의해 입학했는데, 그중 67%가 학교가 입학을 위해 설정한 표준시험기준의 최저점을 획득하지 못했고, 이보다 적은 수의 학생들은 내신점수가 최저기준에 이르지 못했다. 이 입학위원회는 표준시험의 결과를 무시하고도 의과 대학과 전공의 과정을 성공적으로 마칠 학생들을 선발할 수 있었다. 이 특별한 그룹은 전공의가 되어 실습 과정에 있을 때쯤에는 높은 점수를 받았던 급우들과 별다른 차이를 보이지 않았다. 미국 의학협회지 편집자의 말에 따르면,

> 의과 대학 입학시험이나 내신성적이 '최소' 기준점 아래이기 때문에 특별입학 프로그램을 통해 입학 자격이 주어진 데이비스에 있는 캘리포니아 대학생들의 경우, 일반적인 방법으로 입학한 학생들에 맞먹는 뛰어난 결과물을 보여주었다. 높은 의과 대학 입학시험 점수와 내신점수를 가지고 입학한 학생들이 특별입학 프로그램으로 입학한 학생들보다 훨씬 더 잘 졸업하거나, 전공의 과정을 성공적으로 마치거나, 의사면허를 취득하거나, 전문의를 따거나 다양한 취업 기회를 갖지 못했다. 만약, 높은 의과 대학 입학시험 점수와 내신점수가 이런 결과들의 예측하지 못한다면, 이는 의미 있는 입학요건이라 할 수 없다.

대학 입학이나 대학원 입학 그리고 이제는 로스쿨과 의과 대학원 입학에서도 표준화 시험 점수가 미래의 수행을 믿을 만하게 예측하는 역할을 못 한다는 증거들이 쌓이고 있다. 이런 점수들

은 가장 훌륭한 학생들을 골라내지 못하며, 성공적으로 졸업하고 그들의 직업에 특별한 기여할 학생들이 입학을 막을 수도 있다. 숫자로 표시된 점수가 누가 훌륭한 의사가 되고 누가 그렇지 못할지를 구분하지 못했다는 사실은 입학위원회 위원들의 일을 더욱 어렵게 만들었다. 그들은 분명히 다른, 바라건대 좀 더 근거가 확실한 기준에 근거할 필요가 있게 된 것이다.

쉽게 파악하기 힘든 자질들, 즉 보이는 결과 이상의 것을 파악하는 것의 중요성은 이론적 관심을 끄는 정도를 넘어선다. 우리의 일상생활에 큰 영향을 미치며 괜찮은 과학자, 의사, 변호사, 예술가, 작가와 위대한 인물 사이의 차이를 만들어 내는 그러한 종류의 자질이 있다. 그것은 진정 눈에 보이는 결과만 볼 것이냐, 좀 더 고차원적으로 생각할 것이냐 하는 문제이다. 이것이 우리가 다음 세대의 지도자들을 선발할 때, 왜 기계적인 표준화 시험에서 얻은 점수에만 의존해서는 안 되는지에 대한 이유이다. 우리는 한 사람에 관한 모든 정보, 간단히 정리할 수 없는 종류의 데이터를 모아야 한다. 창의성은 객관식 문제에서 정답에 색칠하는 반응으로만 측정하기에는 너무나 크고 광범위하다.

34장

그런 사람…

얼마 전 한 저녁 파티에서 내 테이블에 같이 앉은 한 교수가 난독증에 대해 말하고 있었다. 그는 "요새는 난독증 환자들도 로스쿨에 가려고 한다면서요?" "당신 변호사가 그런 사람이라니 상상이 가십니까?"라고 말했다. 나는 대꾸했다. "데이빗 보이즈를 내 개인 변호사로 둔다면 다행이라고 생각할 겁니다. 그래, 그런 사람이라면 참 운이 좋을 겁니다." 잘못된 대화는 지속되었다. "글쎄, 그가 정말 난독증일 리가 없지요. 그는… 그는 너무 훌륭해요. 난독증 환자라기엔 너무 훌륭해요."

물론 난독증에 대한 이러한 고정관념은 잘못된 것이다. 학교에서 난독증으로 고생하는 바로 그 아이들이 종종 인생에서 뛰어난 성공을 한다. 다양한 직업군에서 누구의 기준에서도 성공을 거두는 다양한 난독증 환자들을 소개하고자 한다. 어린 시절, 이들은 읽기 위해 고군분투했고, 철자를 쓸 수 없었고, 수업 시간에 소리 내어 읽을 때 비웃음을 받았고, 책을 제대로 다 읽지 못했고, 외국어 수업에서 실패했으며, 표준화 시험에서 비참한 성적을 받았다. 많은 난독증 아동들과 젊은이들이 이 성공 이야기에서 자신의 모습을 볼 수 있을 것이다. 그렇다면 '그런 사람'도 큰 꿈을 꾸도록 격려받아야 하고 꿈을 좇으면 그 꿈이 실현될 수 있고 이루어질 수 있음도 알게 될 것이다.

성공한 난독인 남녀 이야기는 그들의 회복탄력성과 각자 분야에서 최고를 향해 걸었던 과정뿐 아니라, 그들의 초기 삶, 도전, 실패에 대한 통찰력을 제공한다.

변호사

데이빗 보이즈

데이빗 보이즈는 똑똑하며, 진짜 아이디어맨이다. 변호사로서 그의 수완과 솜씨가 거듭 명예를 드높였으며, "명석하고 지칠 줄 모르는 그가 현재 살아 있는 가장 위대한 법정 변호사일지 모른다"라는 등의 찬사가 이어졌다. 아마 당신은 소송을 준비하기 위해 잠 안 자기를 포함한 그의 지칠 줄 모르는 업무 습관에 대해 들어보았을 것이다. "자느냐, 이기느냐?" 그가 묻는다. 마이크로소프트와의 독점 금지 소송에서 미국 법무부를 대표한 그의 놀라운 승리 덕분에 「배니티 페어Vanity Fair」지의 편집자 데이빗 마골릭에 의해 "마이크로소프트를 먹어치운 남자"라는 별명도 얻었다.

보이즈는 천천히 읽지만, 예일 로스쿨에서 반에서 2등을 했다. 로펌 공동 대표인 테드 올슨과 함께, 그는 페리 대 브라운 소송에서 원고들을 대표했고, 캘리포니아주에서 동성 커플과 레즈비언 커플의 결혼권을 인정받는 판결을 받을 수 있었다. 인생을 바꾼 이 판정이 어떻게 가능했는지에 대한 통찰은 보이즈와 올슨의 저서 『꿈을 되찾다: 결혼 평등을 위한 사건』에서 엿볼 수 있다. 또 보이스는 『정의의 법정Courting justice』의 저자이기도 하며, 많은 유명한 사건에 대한 그의 독특한 관점을 보여준다.

보이즈의 업적은 난독증의 강점의 바다 모델의 신빙성을 강화하고 더해 준다. 그 자신은 난독증 아이들이 다음과 같은 사항을 아는 것의 중요성을 강조한다.

> 난독증이 있지만, 이것을 해낼 수 있는 사람. 그것은 그들에게 목표를 준다. 그것은 그들이 그것을 할 수 있다는 확신을 준다. 그리고 다른 어떤 특징과 마찬가지로 그것이 있는지 알아내고, 그것이 무능하게 만들지 않음을 알아내야 하며, 그러한 특성을 가진 사람들이 성공할 수 있음도 알아야 한다.
>
> *그것은 장애이지만 꼭 장애를 만들지는 않는다.* 그리고 사람들이 그런 모습을 점점 많이 보다 보면, 사회가 난독증을 가진 사람들이 느리지 않고 멍청하지 않음을 인식하기 시작할 거로 생각한다. 그들은 단지 정보를 다르게 처리한다. 그리고 그들을 우리의 변호사, 의사, 환자, 의뢰인으로 접하다 보면, 기본적인 사실을 이해하기 시작하는데, 그것은 중요한 모든 면에서 우리는 모두 같다는 점이다. 점점 더 많은 사람들이 난독인으로 확인되었고, 여러분은 그들이 중요한 모든 면에서 정상임을 깨

> 닫고, 그들이 다른 사람들처럼 성공하고 사회에 공헌할 수 있음을 알게 되면서, 그러한 편견들은 사라지기 시작한다.

보이즈는 자신의 법률 작업은 읽기보다 사고에 훨씬 더 많이 의존하고 있으며, 그것은 난독인 변호사로서 그가 유리한 점임을 강조한다. *입력(읽기)이 난독증의 영향을 받지만, 정보처리에서 강점이 있으므로* 위대한 일을 성취하려는 꿈을 꿀 뿐만 아니라 꿈을 이룰 수 있고 이루게 될 거라는 점을 명심하도록 사람들에게 당부한다.

보이즈는 특히 청소년기를 겪는 난독인을 걱정한다.

> 그 취약한 시기에 당신은 스스로에 대해 그리고 세계에서의 자신의 위치에 대해 의구심을 갖게 됩니다. 입력 문제가 가장 큰 영향을 미치는 시점입니다. 나이가 들수록 정보처리가 중요해집니다.
>
> 하지만 초중고 때는 읽고, 배우고, 암기해야 합니다. 이 모든 사실, 공식, 단어, 어휘들을 받아들이고 있는 것입니다. 그리고 정보처리능력이 가장 필요한 시점에 있지 않습니다. 현실 세계로 나갈 때 가장 필요해집니다. 그래서 심리적으로 가장 취약한 바로 그 시기에 난독증에 의해 가장 방해를 받습니다.

학생들에게 표준화 시험이 미치는 영향이 늘어나고 있는 상황에 대해 질문받았을 때, 보이즈는 특히 난독증 학생들과 사회 전체에 미칠 수 있는 해악에 대해 깊은 우려를 표명했다.

난독증 남녀 학생의 부모들에게 '저절로 좋아질' 때까지 기다리라고 계속 학교가 강요하는 일이 흔한 슬픈 상황임을 생각하며, 보이즈는 다음과 같이 말한다.

> 아니에요, 사실은 저절로 좋아지지 않아요. 당신에게 참을성이 있고 부모님과 학교도 참을성을 갖고 있다면, 장애보다 능력이 중요한 지점에 이르게 될 것입니다. 난독증은 지능의 부족을 나타내는 것이 아닙니다. 만약 읽기와 같은 입력이 아닌 지능이나 내가 정보처리라고 부르는 것이 중요한 시점에 이르게 되면 당신은 괜찮을 것입니다.

보이즈는 난독증을 위한 특화 학교의 필요성과 이점에 대해 매우 공감한다. 그는 공립학교 교사들을 포함해서 일반 사람들이 너무 자주 부정확한 가정을 한다는 사실에 동의하기 때문이다. 그들은 난독증 학생들에게 올바른 프로그램을 제공하기만 하면, 모든 것이 해결될 거라 믿는다.

하지만 그렇지 않다.

> 난독증 소년 소녀들에게 필요한 것은 사회, 수학, 역사 수업에서 그것이 미치는 모든 영향마저 이해하는 교사입니다. 그리고 교사들이 연수를 받았다면 "음, 이렇게 가르치면 배운 걸 하나도 이해를 못 하는구나"라고 말할 것입니다.

그가 상을 받기 위해 랩 스쿨을 방문했을 때 감명을 받았다.

> 워싱턴 DC에 있는 랩 스쿨의 가장 좋은 점 중 하나는 함께 있는 사람 중 누구에게도 열등감을 느끼지 않는다는 점이다. 아무도 멍청하다고 느끼지 않는다. 그 학교는 진정한 공동체다. 아무도 부끄러워하지 않는다. 많은 특화되지 않은 학교에서처럼 학생들 사이에 다르다고 인식되는 아이들을 찾고 수치심을 주고 괴롭히는 경향은 없다. 다른 학교에서는 본질적으로 "불안하다, 누구를 놀릴까?" 하는 심정이다.
>
> 나는 1940년대 일리노이 북서부 시골 마을에서 자랐다. 나는 3학년이 되어서야 읽기를 배웠다. 만약 당신이 읽지 못한다 해도, 꽤 잘 외워서 읽는 척할 수 있다. 그래서 나는 정말 중요한 일을 할 수 없다는 느낌이나 어떤 패배의식도 갖지 않고 성장했다. 그 느낌은 정말로 나 스스로 발전하고 나만의 기술을 개발하고 적응할 기회를 주었다.
>
> 가장 큰 오해가 하나 있다면 읽기를 지능과 연관시키고, 어릴 때 읽기 능력을 누군가의 지능을 나타내는 좋은 지표로 사용하는 거라 나는 생각한다. 누군가가 초중고 때 어떻게 학교에서 헤쳐나갈 수 있는지가, 그들이 인생에서 어떻게 헤쳐나갈 것인지를 보여주는 좋은 지표라는 믿음도, 이와 관련된 오해라고 생각한다. 내 생각에는 몇 가지 다른 방법도 있으며, 특히 난독인에게는 그것이 매우 나쁜 지표라고 생각한다. 왜냐하면, 삶에서 중요한 것은 당신의 판단력, 지능 그리고 여러분이 사람들과 어떻게 관계를 맺고 있는지와, 당신의 성격과 성실함, 직업윤리를 계속 배우려는 노력이기 때문이다.
>
> 당신이 얼마나 빨리 읽는지는 당신이 세상에 나가서 얼마나 잘할지와 거의 관계가 없다. 하지만 여러분의 읽기가, 특히 나처럼 고통스러울 정도로 느리다면, 여러분이 학교에서, 특히 초중고에서 얼마나 잘할지에는 큰 영향을 미칠 수 있다.
>
> 난독증을 이겨내는 데 있어 가장 중요한 요건은 인내심이라고 생각한다. 나는 청소년 시기에는 어떤 일에든 인내심을 가지기가 매우 힘들다고 생각한다. 또 부모들이 자식들에 대해 인내심을 갖기도 매우 어렵다. 왜냐하면, 자식들에 대해 너무

많이 신경 쓰기 때문이다. 하지만 인내심은 난독증을 다루는 가장 중요한 단 하나의 요소라고 생각한다.

난독증임을 알았을 때 나는 30대 초반이었다. 솔직히 말해서, 나는 그것에 대해 많은 생각을 하지 않았다. 그 무렵 나는 로스쿨을 졸업하고 이미 로펌의 파트너였다.

나는 법률을 공부할 때 많은 읽기를 요구하지 않는지 물었다.

난독증이 있고 로스쿨에 가고 싶은 사람들로부터 이 질문을 많이 받는다. 첫째로, *나는 매우 잘 듣는 사람이다. 나는 듣는 방법을 배웠다.* 책을 많이 읽지 못한다면 귀를 기울여라. 그리고 당신이 제대로 듣는 방법을 배웠다면, 사람들의 말이 들린다. 그들의 억양에 귀를 기울여라. 당신은 그들이 중요하다고 생각하는 점이 뭔지 알 수 있다.

수업 시간에, 나는 들을 수 있었고, 단지 그곳에 있는 것만으로 상황을 파악할 수 있었다. 나 역시 언어적인 사람이다. 나는 말한다. 나는 상호작용할 수 있다. 그래서 교수님과 통화할 수 있어 내가 무언가를 이해하지 못할 때, 나는 물을 수 있다. 나에게 있어서, 수업과 수업 참여는 매우 중요했다. 나는 그곳에서 정말 많은 것을 배웠다.

내가 로스쿨에 갔을 때, 소위 판례법이라고 불리는 것을 배울 때, 엄청나게 긴 사건들에 대해 읽고, 거기서 법이 무엇인지 알아내려고 애쓴다. 그것은 법적 절차, 결정이 어떻게 이루어지는지 이해하는 데 가치가 있지만, 똑똑한 사람이라면 수업이 끝난 후에 이것저것 책을 읽지 않아도 수업을 듣다 보면 알 수 있다.

나는 법률적인 방법을 이해한다는 것을 알았다. 나는 법률적 추리를 이해했다. 나는 아마 보통 사람들보다 10% 더 많이 글을 읽었을 것이다. 어쩌면 더 적게 읽었을지도 모른다. 하지만 수업에서 많은 것을 얻었고, 작은 책에서도 많은 것을 얻었다. 나는 그것들을, 입문서, 총서, 기본적인 원칙이 무엇인지 말해 주는 책이라고 불렀다. 덕분에 법의 원칙과 법률적 추리를 배울 수 있었고, 그것을 다른 사람들이 할 수 있는 것보다 훨씬 더 창의적인 방법으로 적용할 수 있게 되었다.

그것은(소송 준비할 때도) 크게 다르지 않다. 읽을 필요가 있을 때가 있다. 나는 제대로 알 때까지 너무 천천히 읽기 때문에, 내 독해력은 정말 대단하다. 그것은 내가 더 적게 읽음을 의미한다. 어느 분야에서나 정말 중요한 것은 정말 조금이다. 내가 40년 동안 해온 일 중 하나는, 사람들에게 "우리에게 가장 좋은 세 가지 사례와 가장 나쁜 세 가지 사례를 내게 달라"라고 말할 것이다. 그게 중요한 원칙이라 할 수 있

> 다. 그 사건들을 읽고, 보통은 이해하게 된다. 법정 변호사로서 중요한 것은 어떻게 사건을 제시하느냐이다. 법정에 가기 전에 당신이 할 일은 최선의 쟁점을 만드는 것이다. 관련 모든 사건들을 알지 못해도 그것을 해낼 수 있다. 게다가 상급자 자리에 올랐을 때 사람들이 원하는 것은 바로 당신의 판단력, 분석력이다. 그들은 당장 당신에게 특정 소관 분야를 얼마나 오랫동안 맡아왔는지 알려달라고 묻지 않는다. 그것은 누군가가 찾아봐야 하는 것이다. 인생은 시간제한이 있는 시험이 아니라고 나는 여러 번 말했다. 당신이 알아야 할 것을 알아낼 시간을 가지게 된다.

데이빗 보이즈의 말을 들으면서, 나는 그의 감정의 바다, 큰 그림 사고, 사소한 세부 사항에 신경 쓰지 않고 선형적으로 생각하는 모습을 볼 수 있었다. 그에게 있어, 그것은 전체를 본 다음 부분들이 어떻게 함께 가는지를 알아내는 것이다. 입력이 아니라 정보처리로 조각들을 모으고, 모든 것을 하나로 합치는 것이다.

나는 매우 걱정이 많은 성인 난독인들과 이야기를 나누었다. 그들은 대학이나 로스쿨, 의대를 넘어 지금은 일터까지 그토록 두려워하고 있다. 나는 데이빗이 걱정스러워하는 이들에게 어떤 충고를 해줄지 물었다.

> 당신이 학교를 벗어나기만 한다면, 일터는 소풍이 될 겁니다. 왜냐하면, 난독증으로 인해 가장 큰 불이익을 받는 시간은 학교 환경이기 때문이지요. 그것은 표준화된 시간제 시험이 있는 환경입니다. 얼마나 많은 정보를 얼마나 빨리 흡수할 수 있는지에 프리미엄을 붙이는 환경입니다. 당신이 직장에 들어가면, 거기서는 당신이 사람들을 어떻게 대하고 당신이 가진 정보를 어떻게 사용할 수 있는지에 프리미엄이 붙습니다. 당신은 그 분야에서 불리하지 않습니다. 경우에 따라서 유리할 수도 있다고 생각합니다.

우리는 우리의 손주들에 대해 이야기했고, 나는 보이즈에게 미래의 손자가 난독증이라면 그 아이가 어떻게 하길 바라는지 물었다.

> 나는 그저 참을성 그리고 참을성 그리고 사랑, 지지 이것이 갈 길이라는 점을 인정하기를 바랄 뿐이다. 그것이 네가 걸어왔던 길이며, 결국에 네 앞에 드러나게 되는 길이다. 그건, 난독증이 너에게 남겨준 게 아니라, 네가 난독증의 단점을 이겨내서 남은 것이다.

레베카 아라곤

레베카 아라곤은 "인생은 쉽지 않았다. 그것은 사실이다. 하지만 만약 쉬웠다면 오늘 내가 있는 곳에 있지 못했을 것이다"라는 매우 강력한 메시지를 담으면서, 그녀의 삶을 요약한다. 아라곤은 멕시코 이민자인 미혼모에게서 태어났고, 로스앤젤레스의 학대받은 미혼 여성들을 위한 시설에서 살았다. 거기 신생아 중 약 10%만이 친모와 함께 계속 살며, 나머지는 입양된다. 레베카의 어머니는 사회복지사의 조언을 거절하고 딸을 기르고 키우기를 선택했다.

> 그것은 형편없는 교육이었지만 매우 풍요로운 교육이었다. 왜냐하면, 내가 초중고를 거치며 생존 기술을 배워야 했기 때문이다. 읽기 문제가 있었는데, 그때는 그게 뭔지 몰랐다. 영어가 모국어가 아니기 때문이라고 생각했다. 스페인어가 모국어였다. 나는 7살이 될 때까지 영어를 배우지 못했다. 가난한 동네인 데다가 아주 좋은 학교에 갈 기회가 없었기 때문이라고 생각했다. 나는 이것이 모두 사회경제적인 문제라고 생각했다.

사회경제적 문제가 그녀가 가진 어려움의 원인이라는 이러한 믿음은 불행히도 널리 퍼져 있으며 해로울 수 있다. 이러한 관점을 수용하면 아이의 읽기 어려움의 근본 원인이 무엇인지 파악해서 증거기반의 효과적인 개입으로 이어주려고 노력할 필요가 없어진다.

레베카 아라곤은 변호사고 난독인이다. 그녀는 리틀러 멘델슨 법률사무소의 주주 겸 변호사로 근무하고 있는데, 그녀의 업무는 연방 법원과 주 법원에서 고용법과 관련된 복잡한 소송을 주도하는 데 초점을 맞추고 있다. 지난 몇 년 동안 그녀는 남 캘리포니아의 최고 변호사 중 한 명으로 인정받았고, 고용법에서 미국 최고의 변호사 중 한 명으로 선정되기도 했다.

> 차별, 괴롭힘 그리고 기타 유형의 고용 관련 소송들은 고용인들 그리고 반대 측 변호사들과 상당한 면대면 상호작용이 필요하다. 이러한 유형의 문제들은 고객의 문제를 해결하기 위해서 읽기기술만큼 사람 다루는 기술을 많이 필요로 하는데, 그것은 내 능력과 완벽하게 들어맞았다. 단어를 빨리 읽을 수 있는 능력은 없을지 몰라도 사람을 1초 안에 읽을 수 있는 능력은 법정 변호사나 협상가로서 훨씬 중요하다.

이 여성은 어떻게 가난, 빈약한 영어, 난독증을 뛰어넘어 극찬받는 변호사가 될 수 있었을까?

빠르고 정확하게 읽을 수 없음에도 불구하고 나는 앞으로 밀고 나갔다. 나는 열심히 노력하는 법을 배웠다. 내 안에 뭐가 들었는지 모르겠다. 난 절대 포기하지 않았다. 내가 앞으로 나아갈 수 있게 도와준 것은 투쟁, 끈기였고, 나는 도움을 청하기 위해 다른 사람에게 손을 내밀 수 있는 방법도 배웠다.

예일대에 입학했고, 예일대에서 느리게 읽는 이였고, 중퇴하고 싶었다. 나는 뭐가 문제인지 알 수 없었다. 난독증이 있는 줄 몰랐다. 예일대를 졸업하고 조지타운 대학교 로스쿨에 다녔다. 같은 일이 또 일어났다. 나에게 매우 어려운 일었다. 나는 사회생활 없이 항상 공부만 했고 결국 해냈다.

나는 ADA가 통과되기 전에 캘리포니아주 변호사 시험을 보았다. 그 어둠의 시대에는 편의제공과 같은 것이 없었기 때문에, 나는 처음에 합격 못 할 것을 알고 있었다. 나는 포기할 수 없었다. 나에게 변호사 자격이 필요 없는 직업을 찾는 것이 어려웠고, 결국 찾아낸 것이 연방 판사실 사무원이었다. 역설적이게도, 로스쿨 졸업자가 해내기 가장 어려운 직책이었다.

사법고시를 네 번이나 봐야 했다. 로스쿨을 통과하는 것보다 캘리포니아 변호사 시험을 통과하는데 시간이 더 걸렸고, 그 이유는 충분히 빨리 읽을 수 없었기 때문이었다. 그것은 시간제한이 있는 시험이다. 끈기와 투쟁적 태도로 나는 마침내 그것을 통과했다.

젊은 변호사로서, 나는 빨리 읽기 말고 다른 기술을 개발해야 한다는 점을 빠르게 배웠다. 내가 뭘 잘했지? 내가 뭘 잘못했지? 내가 잘하는 것 중 하나는 말로 하는 논쟁이었다. 나는 사람들과 매우 잘 어울렸다. 나는 교섭을 매우 잘했다. 나는 성격이 아주 좋았고, 이 모든 것은 남의 입장에서 생각하는 능력이 필요했다. 나는 그 빼곡히 인쇄된 법률 문서 중 하나를 분석해야 할 때, 잘하지 못했다. 나는 컴퓨터 앞에 앉거나 사례와 법령들을 읽는 것을 잘하지 못했다. 할 수 있었지만, 많은 시간이 걸렸다. 그것은 내가 24시간 내내 일한다는 것을 의미했다.

딸아이에게 읽기 문제가 있어서 전문적인 진단을 받으러 갔는데, 의사가 "레베카, 가족 중에 난독증이 있는 사람이 또 있나요?"라고 말했던 것이 기억난다. 그랬을지도 모른다는 생각이 들었다. 나도 검사를 받았고 내가 옳았다. 좋은 일이었다. 왜냐하면, 덕분에 내가 앞으로 나가는 데 도움이 되는 게 뭔지 알 수 있었기 때문이다. 나는 그것이 매우 자랑스럽다. 난독증인 내 딸도 마찬가지다.

30년 동안 변호사 일을 했고, 미국 100대 법률 회사[31] 중 하나에서 수석 파트너

31) 총 매출 기준 상위 100대 로펌 목록

가 된 지금, 나는 이제 파트너들과 젊은 동료 변호사들에게 "난독증이 있다"라고 말할 수 있다. 사건을 수임하고, 일을하며, 고객들이 나에게 집단 소송을 맡기고 있다. 그래서 나는 이제 난독증이라고 말할 용기가 생겼다. 그러나 젊은 변호사 시절 나는 절대 그렇게 하지 못했다. 왜냐하면, 나는 다른 파트너들과 고객들에게 자신감을 심어주는 나의 능력이 제한적이라는 점을 알고 있었기 때문이다. 여전히 선입견이 있고, 여기저기 편견이 있다. 그래서 내가 큰 ABC사에 홍보하러 나갔을 때 그들은 나의 기록을 본다. 나는 난독증이라고 말할 때 매우 신중해야 한다.

아라곤은 자신의 성공을 자신의 리더십 능력, 즉 자신의 능력을 보완하고 확장시키는 다양한 능력을 가진 팀을 만드는 특별한 기술 덕분이라고 믿고 있다.

나는 나보다 훨씬 똑똑한 사람들로 나 자신을 둘러싸야 한다. 나는 자존심이 없다. 나는 위임하는 법을 배웠다. 나는 리더십 기술을 배웠다. 나는 도움을 청하는 것이 두렵지 않다. 사실, 나는 항상 손을 내민다. *나 좀 도와줄래? 나 좀 도와줄래?* 또 나는 사람들에게 칭찬을 해주고 성과를 공유하는 사람이다. 우리가 좋은 결과를 얻었을 때, 그것을 한 것은 내가 아니라 팀이었다. 그래서 그것은 모두 리더십 기술에 관한 것이다. 오랜 시간이 걸리긴 했지만, 지금의 나를 만들어줘서 너무 고맙다.

내가 생각하기에 난독증이 나에게 주는 것 중 하나는, 다른 사람들의 곤경에 대한 공감 능력을 발달시키는 것이다. 상황을 사람들과 다른 방식으로 보는 법을 배운다. 그건 마치 *누군가 도움이 필요해, 레베카한테 가서 부탁해봐, 그녀는 거절하지 않을 거야* 같은 것이다.

아라곤은 청년 시절 그녀의 실패와 실패가 그녀에게 가르쳐 준 것을 기억한다.

내가 예일대에 있을 때 여름 직장이 필요해서 법률사무소의 접수원이 되었던 일을 기억한다. 나는 전화를 건 사람들의 이름을 정확히 알아낸 다음 (철자를 정확하게 써서) 다시 전화를 걸어야 했기 때문에 해고당했다. 내가 그 사람의 이름을 제대로 알아내지 못했기 때문에, 내가 그 번호를 제대로 알아내기 위해 열 번씩 다시 물어야 했다. 굴욕적이었고 다시는 그런 직업을 갖지 않는 법을 배웠다. 또 나는 변호사들, 특히 법정 변호사들을 관찰했고, 나 스스로에게 그렇게 될 수 있다고 말했다.

비즈니스 – 금융 서비스

찰스 슈왑

금융서비스업에 혁명을 일으킨 찰스 슈왑 역시 난독증을 가지고 있다.

> 어렸을 때 학교 공부가 결코 쉽지 않았습니다. 수학은 꽤 잘했지만, 읽기와 쓰기가 특히 어려웠죠. 그때는 왜 그런지 몰랐지만, 다른 아이들과 똑같이 해내려면 세배는 더 열심히 노력해야 했습니다.
>
> 스탠퍼드에서 영어 과목을 한 번도 아니고 두 번씩이나 낙제했습니다… 저는 작문을 잘하지 못했고, 책을 끝까지 읽지 못했습니다. 저는 소설을 읽은 적이 없습니다. 저는 불어에서도 헤맸습니다. 아주 논리적이고 일관성 있는 것은 암기할 수가 있었기 때문에 고등학교에서 라틴어 수업을 들었습니다. 그것은 마치 수학과 같은 것이었죠. 스탠퍼드 입학 전까지 내가 얼마나 언어에 약한지 알지 못했습니다. 그리고 거기서 엄청난 읽기 과제를 해내야 했고 그것들은 나에게 무지막지했습니다.

"저는 소리 내어 잘 읽을 수는 없었지만, 말하고 문제를 해결하는 일엔 꽤 뛰어났습니다"라는 그의 말은, 그가 가진 단점의 섬과 강점의 바다를 동시에 언급하고 있다. 그리고 이런 강점들이 그가 학교를 마칠 수 있도록 도와주었다.

> 저는 외향적인 성격이었습니다. 자신감이 있었고, 그 자신감이 저로 하여금 계속 나아갈 수 있게 했죠. 어떤 면에서는 그냥 제 방식대로 이끌어 갔습니다. 저는 리더십이 뛰어났고, 사람들과 잘 어울렸습니다.
>
> 또한, 저는 뛰어난 사고력을 가지고 있었습니다. 개념화에 아주 능했죠. 앞서 말했듯이 과학과 수학에 천부적 재능을 가지고 있었습니다. 아마도 제 두뇌의 창의적 부분이 상상이나 문제 해결에 사용되고 있었던 모양입니다. 제 기억에 저는 아주 어려서부터 생각만 하면 어떤 문제라도 해결할 수 있다고 생각했습니다. 그렇지만, 저는 영어를 너무 못해서 우쭐대진 못 했습니다. 그럴 생각도 못 했습니다.
>
> 저는 비록 빨리 읽지는 못하지만, 순차적인 생각에만 묶여 있는 사람들에 비해서는 훨씬 빨리 상상할 수가 있습니다. 이 점이 제가 복잡한 사업문제들을 해결할 때 도움이 됩니다. 저는 그것들이 맨 마지막에는 어떻게 보일지 시각화할 수가 있

습니다.

내 읽기는 심하게 느렸기 때문에, 나는 이를 피하고자 언제나 줄거리가 들어있는 길어야 5페이지짜리인 축약된 책들을 이용했습니다. 저는 초등학교 때 클래식 코믹스Classic Comics에 대해 알게 되었습니다. 그다음부터 『두 도시 이야기A Tale of Two Cities』나, 『아이반호Ivanhoe』 같은 과제를 '읽기' 위해 이 만화책들에 의존했죠. 저는 아주 형편없는 SAT 점수를 받았기 때문에, 그걸로는 결코 스탠퍼드 대학에 입학할 수 없었을 겁니다. 다행히도 저는 골프를 아주 잘 쳤습니다.

슈왑은 웃고 있는 반 친구들 앞에서 소리 내어 읽어야 하는 아이에게 난독증이 주는 영향을 경험을 통해 잘 알고 있다. "그 아이는 극도의 불안감에 사로잡힙니다." 슈왑은 아이의 자존감과 난독증이 아이와 부모에게 미치는 영향에 큰 관심을 가지고 있다. 그는, 그의 자녀 중 한 명이 결국 난독증으로 판정받는 일을 처음 경험했을 때, 그와 아내인 헬렌이 느꼈던 감당하기 힘든 무력함을 결코 잊지 못한다. 자주 그렇듯이 자녀의 진단이 자기 자신의 진단으로 이어졌다. 슈왑은 난독증을 겪은 자신의 개인적인 경험에 깊이 영향받아왔다. 이는 대중의 난독증에 대한 지식과 이해를 더 높이기 위한 노력에 대한 지원으로 이어졌다. 나는 그의 비상한 노력과 관대함에 개인적으로 감동받았다. 2008년 그와 그의 아내는 예일대학의 난독증 및 창의력 센터에 찰스 · 헬렌 슈왑 교수직을 설립했는데, 이 자리에 베넷이 임명되어 자부심을 가지고 수행하고 있다.

"아이들 중 몇몇은 자신이 정말로 어리석다고 느낍니다. 제가 그 아이들에게 알려주고 싶은 것이 있다면, 그 아이들이 어리석지 않다는 것입니다. 그들은 단지 다르게 배우는 것뿐입니다. 그 사실을 일단 이해한다면 자신들에 대해 훨씬 좋게 생각할 겁니다."

슈왑은 이런 종류의 틀을 벗어난 예지력 있는 생각은 난독증 덕분이라 말한다. 슈왑의 놀라운 사업 통찰력과 슈왑 주식회사를 세우고 이끌어 온 여정 그리고 그의 난독증에 관해 깊이 알고 싶다면, 커런시 출판사에서 2019년 출판한 그의 새로운 책 『찰스 슈왑 투자 불변의 법칙』을 꼭 읽어야 한다. 거기서 난독증을 가진 학생들에게 학교가 편의를 제공하는 이유에 관해 설명할 때, 슈왑은 문제의 핵심을 파악하는 그의 놀라운 능력을 보여주었다. "당신이 하려는 것은 이런 아이들에게 지식을 전달하는 것입니다. 그들이 성공하지 못하도록 방해하는 것이 아닙니다."

난독증 학생들이 표준화 시험에 필요한 시간 받기의 중요성에 대한 슈왑의 생각은 많은 성공한 난독인들의 의견과 일치한다. 이와 함께 진단, 특히 조기 진단의 중요성에도 의견이 일치한다. 예를 들어 아카데미상 수상 제작자(뷰티풀 마인드A Beautiful Mind)이면서 난독증을 가진 브라이언 그레이저는 이렇게 말한다.

> 한 가지, 가장 중요한 것은 사람들이 가능한 한 빨리 진단을 받고, 그들이 필요로 하는 도움을 받을 수 있도록 교육 시스템을 바꾸는 것입니다. 두 번째는, 내 생각에 덜 중요하긴 하지만 여전히 중요한 것은 표준화 시험의 위계를 무너뜨리는 것으로 생각합니다. 첫 번째 단계는 추가시간입니다. 난독인이 아니라면 추가시간은 별로 도움이 되지 않습니다. 그것이 난독인의 지능과 수행능력이 일치하게 만들어 줍니다. 시험은 원래 그렇기로 되어있습니다. 시험은 당신의 능력을 시험하는 것으로 되어있습니다. 난독증이 있는 사람들에게 추가시간을 줌으로써, 시험을 더 효과적으로 만듭니다.

무엇보다도 슈왑은 난독증을 가진 사람들이 자신들의 꿈을 실현시켜 나가도록 격려하고자 한다.

> 열정을 가지고 어떤 일을 해낼 수 있음을 보여주는 사람들이라면, 그들이 다음 단계로 나아갈 수 있도록 격려해 주어야 합니다. 그들은 열정과 지성과 자비심을 가진 최고의 변호사와 의사가 될 것입니다.
>
> 중요한 것은 그가 열정을 가지고 있는 것에 집중하게 해주는 것입니다. 더 집중할수록 더 성공적으로 그곳에 도달하게 됩니다. 저는 여전히 대부분의 것을 아주 천천히 읽습니다. 저는 대부분의 사람들이 상당히 지루해하지만, 제게는 그렇지 않은 한 가지 주제, 즉 비즈니스에 많은 시간을 투자합니다. 「월스트리트저널」은 제가 손바닥처럼 훤히 꿰뚫고 있는 것 중 하나입니다. 저는 매일 그것에 몰두하고 감사하게도 이제는 비즈니스 용어를 상당히 잘 알고 있기 때문이죠. 그렇지만 휴가를 떠날 때면 제임스 클라벨James Clavell의 『쇼군Shogun』을 챙겨 넣을 겁니다. 상당히 낡아서 해진 그 책을 끝내기 위한 열 번째 시도할 겁니다. 저는 아직도 그 책을 읽고 있는데 아마도 끝까지 다 읽으려면 앞으로 10년은 더 걸릴 겁니다.

그는 버진 그룹의 창립자 리처드 브랜슨 경Sir Richard Branson, 저명한 유방암 지원 단체 수잔 G 콘멘의 창립자 낸시 브링커Nancy G. Brinker, 투자은행가이며 도널드 트럼프 대통령의 이전 수석 경제고문 게리 콘Gary Cohn, 시스코시스템의 CEO 존 챔버스John Chambers, 미국 상공회의소 의장 토마스 도나휴Thomas J. Donohue, 마인드풀 레스토랑 그룹의 창립자 아리 게이든슨Ari Gejdenson, 휴렛-팩커드의 공동창립자 윌리엄 휴렛William Hewlett, 이케아의 창립자 잉그바르 캄프라드Ingvar Kamprad, 터너 방송국의 창립자 테드 터너Ted Turner 등 계속 늘어나고 있는 난독인 사업가들 중 한 사람이다.

경제학자

다이앤 스웡크

다이앤 스웡크는 미시건 주 리보니아에 있는 초등학교의 학생 때, 같은 자리끼리 더하기나 구구단 암기 등 간단한 산수를 할 때도 어려움을 겪었다. 이제 그녀는 높은 수준의 수학이 바탕이 된 복잡한 경제 모델을 개발하는 그녀는 전문성 때문에 존경받는 추앙 받고 명망 높은 경제학자다. 그녀는 세계적인 감사, 세무 자문 회사인 그랜트 손턴의 수석 경제학자 겸 경영 이사로, 금융 분야에서 가장 신뢰할 수 있는 경제 예측가 중 한 명이라는 명성을 얻었다. 연방 준비제도 이사회(FRB), 의회 예산처 경제자문위원회, 외교 관계위원회Council on Foreign Relations 등에서 복수의 최고 자문 역할을 수행했던 것에서 알 수 있듯이, 그녀의 전문성과 판단력은 높이 평가되고 있다.

다이앤의 난독증은 4학년 때 발견되었다. 그녀의 부모님이 그녀를 지켜보아 온 결과, 다이앤에게 상당한 영재성이 있음에는 거의 의심의 여지가 없었다. 그녀의 부모는 다이앤이 학교에서 영재 프로그램이 아닌 치료 프로그램에 들어갈까 봐, 난독증을 드러내지 않는 데 골몰하고 있었다. 그들은 난독증 딸이 어떻게 인식될지에 대해 걱정했다. 보충 교육이 필요한 학생으로서? 영재 프로그램에 배치되어 혜택을 받는 학생으로서? 그것들은 상호 배타적인가? 이러한 경험은 많은 난독증 소년 소녀들이 경험하는 교육 여정의 시작을 특징짓는다. 대조적이고, 어쩌면 심지어 모순되는 접근방식이라 할 수 있다. 영재 프로그램에 배치되도록 그녀의 강점이 초점이 될 것인가, 아니면 그녀의 약점을 강조하여 교정 수업에 배치할 것인가? 이상적으로는 강점의 바다 섭근법처럼, 그녀의 강점에 접근하면서 약점을 교정한다. 교육자들이 난독증 특화 학교에서 가장 흔히 행하는 방식이다. 다이앤의 경우 선택의 여지가 없었고, 그녀와 그녀의 부모는 그녀의 난독증 감추기를 선택했다. 다이앤에게 주어진 대가는 외로움과 고립감이었다.

다이앤은 아주 천천히 읽고 철자를 쓸 줄 모르며, 방향감각이 형편없어서 자주 길을 잃었으며, 위에서 지적한 바와 같이 간단한 덧셈을 수행할 때도 어려움을 겪었다. 그녀의 학교 경험은 난독인에 대한 부당한 취급을 드러낸다. 장단점을 모두 고려하는 강점의 바다 특성에 대해 널리 퍼져 있는 무지의 결과였다. 지능검사에서 드러난 다이앤의 강점과 느린 읽기와 서투른 철자법 같은 약점은, 6학년 담임선생님이 이를 충분히 노력하지 않음으로 해석하고 잘못한 것으로 여겨 벌을 받도록 만들었다.

다이앤의 미시건 대학 입학 지원 서류는 많은 난독인이 겪는 전형적인 특징을 보여준다. 완벽한 성적(노력과 끈기의 결과)과 함께 낮은 표준화 시험 점수의 모순된 두 모습을 보여주었다. 그녀에게는 전설적인 부모(학교 졸업생) 두 명이 있었지만, 처음에는 입학이 받아들여지지 않았다. 성격상 그녀는 포기하지 않았다. 대신, 그녀는 "나는 싸워서라도 들어가겠어"라고 말하며 두 번째 기회를 얻기 위해 입학처에 진정을 넣은 끝에 성공했다. 학부 시절 그녀는 1학년 영어에 낙제할 뻔했고 외국어 과목에 낙제했다. 역경을 마주하는 데 익숙한 다이앤은 참아냈고, 마침내 고등 수학과 경제학의 세계에 들어서자 의기양양해졌다. 구구단 암기와 같은 간단한 산수에는 음운론적인 수 저장과 인출이 포함되므로, 난독인에게 상당히 어렵다. 하지만, 더 높은 수준의 수학을 하는 것은 복잡한 수학적 개념을 이해하고 다루는 능숙함에 달려있다. 그녀의 뇌는 편안한 곳으로 들어왔고 마침내 여기가 자신이 지낼 곳이라고 느꼈다.

난독인의 삶은 오늘과 어제의 대비로 가득 차 있다. 다이앤의 인생도 예외가 아니다. "오늘 나는 미시간 대학에 서 있다"라고 그녀는 말한다. "나는 두 과목을 가르칠 참인데, (옛날, 내가 학생이었을 때) 미시건 대학에서 첫 강좌에서 작문 보정 수업을 받아야 했고, 그것은 굴욕적이었다."

스웡크는 자신이 MBA를 받은 시카고 대학의 경영대학원 자문 위원으로 초빙되었다.

> 내가 시카고 대학에서 회의할 때마다 그들은 나에게 들어올 학생들의 시험 점수가 얼마나 좋은지 보여줍니다. 나는 말합니다. "*근데 그게 무슨 의미가 있나요?* 내 말은, 나에게는 그러한 시험 점수가 없었지만, 과 수석으로 졸업했습니다. 그게 뭐가 중요합니까?"

경제학 분야를 성공적으로 개척하는데 30년이 넘는 시간을 보냈던 그녀는 이제 자기 분야에서 최고 자리에 올랐다. 하지만 그녀는 여전히 매일 사무실 승강기에서 나와 길을 찾을 때 어려움을 겪으며, 빨리 읽기 위해 애쓰고 있으며, 철자 교정기가 form과 from을 구별할 때 도움 주기를 바란다. 그녀는 자주 연설 요청을 받지만, 연설문을 읽을 수 없다. 그녀는 개요와 함께 메모를 적어두지만, 그녀가 말하는 동안 그것을 보고 읽지 않는다.

스웡크는 그녀의 난독증을 부끄러워하며 자랐다. 그 후, 2002년에 「포브스Forbes」지는 재계에서 성공한 난독인에 대한 기사에 그녀를 포함시켰다. 그녀는 이 '드러냄'을 삶의 변화로 보았고, 난독증을 자신의 일부분으로 받아들이게 되었다. 그녀는 "많이 실패했기 때문에 배웠다"라고 믿는다.

언제나 예상치 못한 실패가 있을 터인데, 이는 특히 난독인인 경우, 타의 추종을 불허하는 회복탄력성을 발달시키는 결과를 낳는 경우가 많다. 다이앤은 지구력, 인내력, 유연성에 높은 가치를 둔다. 그녀의 좌우명은 '*혼자서 성공하는 사람은 없다*'이다. 당연히, 그녀의 조언은 사람들의 능력과 도전을 이해하고 함께 일할 수 있는 매우 효과적인 팀을 만드는 등 사람들에게 초점을 맞춘다. 그것이 바로 리더십이다.

> 난독인으로서 나는 지속해서 협력하는 작업에 참여함으로써 성공합니다. 나는 재능들이 서로 보완하는 다양한 팀에 의지합니다. 우리는 다양한 의견 중에 결정하는 과정에서 독특한 답을 찾습니다.

여기서, 나는 다이앤 스윙크가 난독인이기 때문에 일터에서 강점의 바다라는 패러다임을 직관적으로 떠 올렸을지도 모른다고 생각한다. 다양한 팀 꾸리기 외에도, 그녀는 두려움을 느끼지 않고 위험을 무릅쓰기, 실패하기 그리고 자신을 추스르고 계속함을 두려워하지 않기가 중요하다고 강조한다.

> 난독인으로서 나는 위험을 피하는 가장 좋은 방법은 그것의 위험을 식별하고, 우리 팀이 창의적으로 생각하게 만들기라는 점을 배웠습니다. 무엇이 잘못될 수 있고, 무엇이 제대로 될 수 있을까? 위험은 어느 쪽 끝에도 있을 수 있지? 정말 긍정적인 일이 일어날 수도 있고, 반대로 부정적인 일이 일어날 수도 있습니다.
>
> 대부분의 회사들은 부정적인 것에 대해 생각하고 싶어 하지 않습니다. 그들은 단지 유행에 따라 순항하기를 원합니다. 나는 동료 난독인 척 슈웹이 나에게 "당신은 순차적으로 생각하지 않아요"라고 말한 것을 생각합니다. 나는 선형적으로 생각하지 않습니다. 나는 반응과 기능으로 생각합니다. 나는 항상 사람들에게 말합니다. *전략적 사고를 원한다면 나에게 오세요. 선형적인 사고를 원한다면 나에게 오지 마세요.*

다이앤 스윙크 작업의 핵심 요소는 그녀의 팀과 그 다양성이다.

> 우리 팀은 가끔 좀 특이하지만, 매우 다양하고, 모두 서로 다릅니다. 그리고 나에게는 포트폴리오의 다양화가 위험을 제거하는 가장 좋은 방법입니다. 그것이 바로 내가 우리 팀 사람들과 함께 앉아서 가능한 한 많은 다른 견해를 논제에 올리려고 할 때마다 하는 것입니다.

스웡크는 강조한다, "당신은 그것을 함으로써 배운다… 당신은 순전히 인내심 덕분에 배운다. 실수로부터 배운다."

스웡크는 경제학의 깊은 지식을 긍정적인 변화를 만들기 위해 이용하려는 결심으로 난독인의 큰 그림 사고를 사용한다.

> 내가 제일 관심을 두고 있는 교육 문제는 인적 자본입니다. 구체적으로, 나는 소득 불평등과 계층 이동성에 대한 의회 증언을 했습니다. 난독증에 대한 무지와 행동의 부족이 계층 이동성이 없는 주요 원인입니다. 그리고 난독증이 여기서 하는 역할을 이해하는 것은 게임 체인저입니다. 난독증이 얼마나 만연하고 있는지 그리고 얼마나 자주 발견되지 않고 넘어가는지에 대한 인식은 경제적 불평등의 원인에 대한 논쟁을 재구성하도록 시작하게 할 수 있고, 우리의 미래 잠재력을 형성하게 해주는 역할을 합니다. 난독증을 인식하고 이해하는 것이 소득 불평등에 대한 해결책이자 잃어버린 인적 자본에 대한 해결책이 될 수 있습니다.

스웡크에게 난독증을 가진 채 자란다는 것은 참을성과 함께 안전지대를 인지하고 찾아내는 이야기다. 그리고 그녀는 찾아냈다, 난독증은 평생 간다. 없어지지 않는다. 인생의 여정이 펼쳐지면서 변하는 것은 강점이 점점 더 부각된다는 것이다. 약점이 남아있을지 모르지만, 놀라운 강점에 의해 훨씬 가려진다. 그 강점은 밝게 빛나며 당신이 누구인지 나타낸다.

엔터테인먼트

아리 엠마뉴엘

자라면서 아리 엠마뉴엘은 난독증과 관련된 모든 증상들을 경험했다. 초등학교 때 플래시 카드를 볼 때 "나는 그 단어를 알고 있었지만, 그 단어를 말할 수 없었다. 내 뇌가 그것을 인지하고 있었지만, 어떤 이유에서인지 그 단어가 내 입에서 나오지 않았다"라고 말한다. 아리는 뭔가 잘못되었는지 알고 있었다. 그는 단지 그것의 이름 그리고 그것이 무엇인지 모를 뿐이었다.

> 무슨 일인지 정말 알 수가 없었다. 내가 다른 아이들만큼 빨리 읽을 수 없음을 알고 있었다. 나는 소리 내서 읽으라고 지목받지 않게, 선생님께서 나를 보지 못하게 하

려는 생각에 교실에서 몸을 숨기려고 했다. 그 후 내가 학교에 다닐 때, 사람들은 나를 놀렸다. 그것이 완전히 우울하게 만들었다.

아리의 어머니는 그의 위대한 챔피언이었고 그를 지지하기 위해 가능한 한 많은 방법으로 노력했다.

나는 무엇이 문제인지 몰랐다. 나는 그저 바보일 뿐이었다. 그리고 그녀는 "봐, 넌 정말 훌륭한 운동선수야"라고 말하곤 했다. 그러면 나는 "엄마, 나는 훌륭한 운동선수이긴 한데, 아직도 책을 읽을 수가 없어"라고 말하곤 했다.

어머니는 계속해서 나를 안심시키고 나를 도울 방법을 찾곤 하셨다. 나에게 읽기 교사를 구해주시기도 했다. 그녀는 나를 도우려는 노력을 멈추지 않았다. 그녀는 나와 함께 읽기를 연습하기 위해 밤늦게까지 깨어있곤 했고, 내가 한 말을 몇 번이고 되풀이하게 했다. 그땐 정말 싫었다. 지금 그 일을 생각하면 엄마의 공로를 인정해야 한다. 나는 그녀에게 감사한다.

다른 매우 성공한 난독인들도 낮은 자존감과 그들의 챔피언이 해준 특별한 역할에 대해 이야기한다. 난독인이며 영화와 텔레비전 제작자인 브라이언 그레이저는 난독증의 가장 해로운 결과 중 하나가 자존감 손상일 수도 있다는 데 동의한다.

내가 제작한 내 최고의 영화들, 또는 TV 쇼들 대부분은 모두 *자존감*에 관한 것이다. 「금요일 밤의 불빛Friday Nights Lights」에서 주인공들은 게임에서 졌지만, 남자가 된다. 그들은 완전한 사람이 된다. 기본적으로 자존감, 자부심 그리고 정체성은 내게는 아마도 가장 근본적이며 가장 중요한 것일 것이다. 난독증은 당신을 망가뜨릴 수 있고, 당신은 그것이 당신을 망가뜨리도록 놔둘 수 없다. 당신이 어떤 것도 당신을 무너뜨리지 못하게 할 수 있는 자신감을 줄 수 있는 한 사람이 있는 것, 그것은 매우 중요하다.

엠마뉴엘에게 그 사람은 그의 어머니였다. 그레이저에게는 할머니였다.

소니아라는 작은 유대인 할머니가 있었다. 그리고 그녀는 항상 나에게 내가 특별해질 것이라고 말하곤 했다. 내가 정말 의미 있는 사람이 될 것이라고. 그리고 나는 제

> 대로 그것을 이해하지 못했다. 그녀는 이렇게 말하곤 했다. "너는 호기심을 사용할 거야. 너는 좋은 질문을 하는구나." 그리고 그녀는 그것을 끊임없이 강화시켰다. 항상 성적표를 보면서 D나 모두 F를 받을 때가 있었다. 그리고 생각하기를, *말 그대로 내가 특별해질 것이라는 증거는 전혀 없었다.* 할머니는 "아, 안돼, 안돼. 너는. 너는 그래. 정말 그렇단다. 이런 질문을 계속하렴. 그렇게 자신을 정의하렴." 문자 그대로, 내 호기심을 정말로 갈고 닦아서 결국 많은 정보를 얻기 위해 그것을 사용하게 된 것은, 할머니와 읽을 수 없음에 대한 나의 반응 덕분이었다. 나는 실제로 『궁금한 마음A Curious Mind』이라는 책도 썼다.

더 최근에 그레이저는 『면대 면: 인간 연결의 예술Face-to-Face: The Art of Human Connection, 2019』이라는 책도 썼다. 그 책에서 그는 난독인으로서 그가 가진 두 번째 강점 즉, 다른 사람과 눈 마주치기와 그러한 직접적인 소통과 함께 오는 놀라운 이점에 관한 생각을 얘기했다.

엠마뉴엘이 받은 가장 큰 트라우마(심리적 외상) 중 하나는 난독증 때문이 아니라, 그가 고등학교에 다닐 때 특수교육에 배치된 것 때문이었다. 그는 글을 잘 읽지 못하면서도 수학에 뛰어났고 스포츠, 특히 레슬링에 뛰어났다. 그럼에도 불구하고, 그는 급우들이 놀리고, "멍청이", "바보", "백치"라는 온갖 고통스러운 이름들로 부르는 것을 막지 못했다. 그러한 성향은 지금도 그에게 남아있는데 학대 행위를 조용히 넘어가지 못한다. 그는 학교 급식실에서 일어난 사건을 다음과 같이 묘사한다.

> 나는 특수교육을 받는 아이들이 모두 함께 점심을 먹으러 갔던 일을 기억한다. 나는 축구팀이 그곳에 와서 나를 놀리기 시작했던 일을 기억할 수 있다. 나는 쟁반을 들고 욕을 하던 축구선수 불량배에게 던졌던 것이 기억난다. 그리고 나는 매일 마지막에는 교장실에 있게 되었다. 쟁반을 가져간 기억이 나는데 내 생각에 그걸로 코를 부러뜨린 것 같다.

엠마뉴엘에게 그 당시 시급한 두려움과 걱정은 과연 고등학교를 졸업할 수 있을까 하는 것이었다. 그는 말했다. "내가 해낼 수 있을지 걱정했다. 내가 성공할 수 있을까? 가장 힘들었던 일은 정말 명문(매우 경쟁률 높은) 고교의 특수교육 프로그램에 있는 일이었다." 엠마뉴엘과의 대화에서 그의 영웅이 그의 끈질긴 옹호자이며, 거침없는 지지자이며 더 생각할 것도 없는 챔피언인 그의 어머니임은 분명하다. 그녀는 결코 포기하지 않았고, 그녀의 아들 또한 포기하지 않았다. 그가 회상하듯 "그녀는 내가 고등학교를 절대 졸업하지 못하고 대학은 꿈도 못 꾸지 못할 거라고 선생

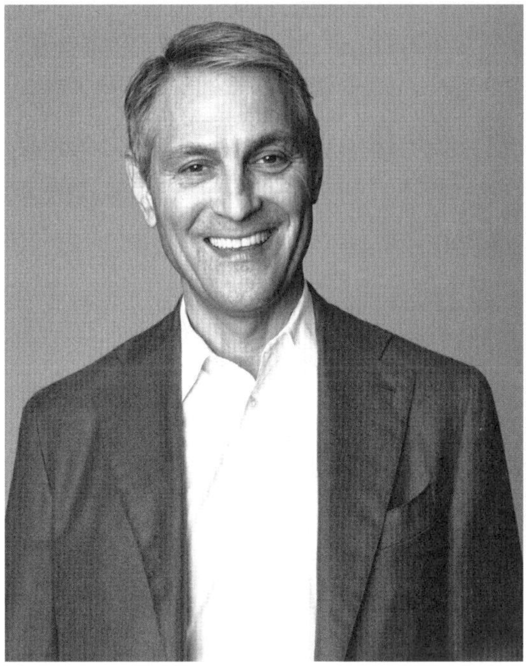

[그림 34.1] 아리 엠마뉴엘

님들 모두 그녀에게 말했지만 참았다. 엄마는 내 곁에 있어 주었고, 난 엄마를 실망시키고 싶지 않았으며 그러려고 노력했다"라고 말했다. 그리고 그는 그녀를 실망시키지 않았다. 엠마뉴엘은 맥칼리스터 대학을 졸업했고 그곳에서 컴퓨터 과학을 복수 전공했다. 교사들조차 아리 엠마뉴엘이 고등학교를 졸업하지 못할 것으로 예측했다. 하지만 현재 뉴욕타임스에 의해 '할리우드의 뛰어난 파워 플레이어'로 불리는 등 불확실했던 미래 전망이 어떻게 이렇게 달라질 수 있었을까?

그는 텔레비전 방송국에서 탤런트 매니저로서 일하면서 경력을 쌓기 시작했다. 1995년에 그와 3명의 동업자는 엔데버 에이전시(연예 기획사)를 설립했다. 2001년 패트릭 화이트셀Patrick Whitesell과 공동 대표가 되었고, 이 둘은 이후로 "할리우드의 역사를 다시 쓴다"라고 묘사됐다. 2009년, 엔데버 에이전시는 오래전에 설립된 윌리엄 모리스 에이전시와 합병하여 WME가 되었다. 2013년, WME는 대담하게도 매우 다른 조직인 국제 매니지먼트 그룹(IMG)에 합류했다. 많은 사람들이 연예 산업을 변화시키는 파격적인 움직임으로 평가한다. 여기에서는 매우 다른 분야에 초점을 맞췄는데, 그것은 스포츠 스타, 패션모델, 주요 대학 스포츠 행사 영상 판매였다. 엠마뉴엘은 자신의 난독증이 그의 회사가 승승장구하는 데 큰 역할을 했다고 믿고 있다.

> 나에게 난독증이 있어서 신에게 감사합니다. 당신도 알다시피 난독증을 가지고 있기 때문에 정말 열심히 노력해야 합니다. 당신도 알겠지만, 당신은 실패해도 괜찮아요, 매일 그걸 느끼니까. 그렇기 때문에 당신은 세상을 다르게 보는 것입니다. 실패가 뭔지 알아요? 아무것도 안 하는 거예요. 내가 그것을 했는데 실패한 것은 아닙니다. 나에게 실패라는 것은 그것을 하지 않는 것입니다. 나로서는 이런 생각이 있었는데 하고 싶다. 그렇게 하자. 그리고 그거 알아? 안 되면 어떻게 되는 거야? 효과가 있을 때까지 계속 노력하기만 하면 됩니다.
>
> 또 나는 난독증 아들들과 함께 책을 읽는 데 많은 시간을 보냅니다. 그들 각각은 특별한 것을 가지고 있습니다. 예를 들어, 믿을 수 없는 강인함 같은 거. 아들들에게 변화를 만들 모든 기반과 지원을 주어야 하고, 여러분이 어떻게 세상을 다루었는지 그들에게 알려주어야 합니다. 그러면 그들이 좋은 결정을 내리고 성공할 수 있는 지식을 갖게 될 것입니다.
>
> 당신이 고등학교에 다닐 때 누가 말하길, *"넌 멍청해."* 더 이상 창피하거나 상처받는 일은 없습니다. 그래서 나는 지금 사업에서 두렵지 않습니다. 나는 내가 창의적으로 생각하거나 모퉁이를 살펴보며 사물을 다르게 보는 능력이 있음을 압니다. 내 생각에 그것이 당신에게 주는 능력은 첫째, 위험과 실패를 두려워하지 않는 능력, 둘째, 무언가를 시도하게 만드는 능력입니다. 왜냐하면, 항상 일을 더 잘하고 다르게 하려 하기 때문입니다.

엠마뉴엘 역시 자신의 부족함을 보완할 필요가 있을 때 즉시 달려올 수 있는, 기술로 무장한 팀으로 자신을 둘러싸는 일의 중요성을 강조한다. 그의 난독증 아들 노아를 다시 한번 언급하면서, 완전히 헌신적인 아버지로서 그는, "그 아이는 사람들에 대해 믿을 수 없는 감각을 가지고 있어요. 가장 좋은 것은, 난독증이 당신에게 준 것이고 내가 보기에 노아도 가지고 있는 것, 공감 능력이에요"라고 말했다.

엠마뉴엘은 실패의 중요성, 특히 실패에 대한 그 사람의 반응에 대해 언급한다. "글쎄, 많은 교훈이 있지만, 한 가지 확실한 교훈은 실패에서 더 많은 것을 배운다."

엠마뉴엘이 워싱턴 DC의 랩 스쿨에서 상을 받게 되어, 수상 연설을 해야 한단 사실을 알게 되자 난독인의 모습이 드러났다. 사람들 앞에서 소리 내어 읽을 때마다 그를 오래 둘러싼 굴레가 다시 그에게 드리워졌을 때를 회상했다. "나는 항상 소리 내어 읽을 때마다 끔찍한 시간을 보냈고, 읽으려면 시간이 오래 걸렸습니다." 엠마뉴엘이 언제나 그래왔듯이 그는 두려움을 극복했다. 그는 연설문을 읽었고 그 행사를 진심으로 즐겼다.

그는 난독증의 긍정적인 측면을 높이 평가하는데, 이는 그가 모든 것을 알지 못함을 이해하도록 도와준 덕택으로, 결국 그의 '가장 위대한 자산'으로 이어졌다. 그의 주변 사람들의 장점을 활용할 수 있게 하고, 그들을 능력을 존중하고 최대한 활용한다. 그의 난독증은 훌륭한 팀을 만드는 데 큰 역할을 했다. 더 나아가 난독증이 그를 고군분투하는 사람들에게 더 공감하게 했다고 믿는다. 공감이 우리의 강점의 바다 모델에서 강점이 된다는 것을 기억하라(p. 77, [그림 5.6] 참조).

그리고 아리 엠마뉴엘이 가진 뛰어난 공감 능력은, 큰 그림 사고와 함께, 그를 최신 프로젝트로 이끌었고, 그 프로젝트는 로스앤젤레스에 살고있는 불우한 난독증 아이들의 미래에 크게 도움이 될 것이다. 엠마뉴엘은 난독증을 가진 불우한 소년 소녀들을 위해 특화된 공립 차터스쿨을 설립하기 위해 자신을 헌신하고 주요 조처를 했다. 이 학교는 부모가 난독증 특화 학교의 등록금을 결코 감당할 수 없는 난독증 아동을 위한 게임 체인저가 될 것이다. 내가 로라 캐시디 박사, 베넷 셰이비츠 박사와 함께 만든 루이지애나 키 아카데미가 난독증을 위한 성공적이고 매우 효과적인 전문 공립 차터스쿨의 모델인 점, 그리고 아리의 창의적이고 절실히 필요한 최신 프로젝트의 일부가 될 수 있어 감격스럽다.

의사 - 심장외과 의사

<u>델로스 M. 코스그로브</u>

2004년부터 2018년까지 클리블랜드 클리닉의 최고경영자(CEO) 겸 사장을 지낸 델로스(토비) 코스그로브 박사는 난독인이다. 그는 심장 판막 수술 분야에서 저명한데 더 안전하고 효과적인 심장 수술을 위해 지칠 줄 모르고 끊임없이 노력해 왔다. 혁신과 창의성으로 유명한 그는 심장 수술에 대한 30개의 특허를 가지고 있는데, 이것은 심장 수술에서 부딪히는 많은 문제들을 해결하는 데 도움을 주었다.

코스그로브는 난독증 때문에 학창시절 초기에 읽기를 배우느라 애를 먹었다. 대학에서 불어는 '3번의 D-를 받고, 보충수업에서 D를 받으려고 기를 쓰고 공부했던 최악의 과목'이었다. 읽기, 논문 쓰기, 발표하기는 여전히 '큰 문제들'로 남아있다. 젊은 토비에게 대학은 끝없는 공부를 의미했다. "저는 심지어 주말에도 오로지 공부만 했습니다. 다른 학생들이 파티에 가거나 영화, 스포츠 경기를 보러 가는 동안, 저는 주말 내내 공부하러 집으로 가려고 가방을 싸서 캠퍼스를 나왔습니다." 그리고 너무 열심히 노력해야 했기 때문에 실패작 토비라는 별명을 얻었다고 말했다.

읽기 어려움 때문에 그에게는 의과 대학 입학시험을 포함한 표준화 시험은 일종의 재앙이었으며, 의사가 되고 싶은 그의 꿈을 이룰 수 있을지조차 불확실해 보였다. 사실 그는 13개 의과 대학에 지원해서 단 한 곳만 합격했다. 버지니아 대학교 의과 대학은 그가 다닌 윌리엄스 대학 학생들의 입학에 매우 적극적이었기 때문에 그의 입학이 가능했다. 의과 대학을 다닐 때 코스그로브는 외과에서 '생애 첫 A'를 받았다. 그가 공군에 입대했을 때 그는 이미 의사였고 외과 레지던트 과정을 밟고 있었다. 1968년에서 1969년 사이에 그는 베트남의 다낭에서 미 공군 사상자 수송중대장으로 복무했으며 청동성Bronze Star훈장을 수여받았다. 군 복무 후에 그는 보스턴 매사추세츠 종합병원 외과에서 레지던트 과정을 밟았는데, 이는 그레엄 해몬드(p. 530 참조)가 몇 년 전 마쳤던 그 레지던트 프로그램이었다.

내가 알게 된 많은 난독인 의사들 중 거의 대부분이 "난독인에게 어려운 부분은 학교를 졸업하는 것이다. 의술을 베푸는 것이 아니다"라는 코스그로브 박사의 결론에 동의한다. 이 책의 초판이 나올 때부터 나는 코스그로브 박사를 개인적으로 알아 왔다. 그리고 내 존경심은 갈수록 커진다.

뛰어난 외과의로서 두각을 드러내기도 했지만, 그는 두려움이 없는 탁월한 혁신가다. 코스글

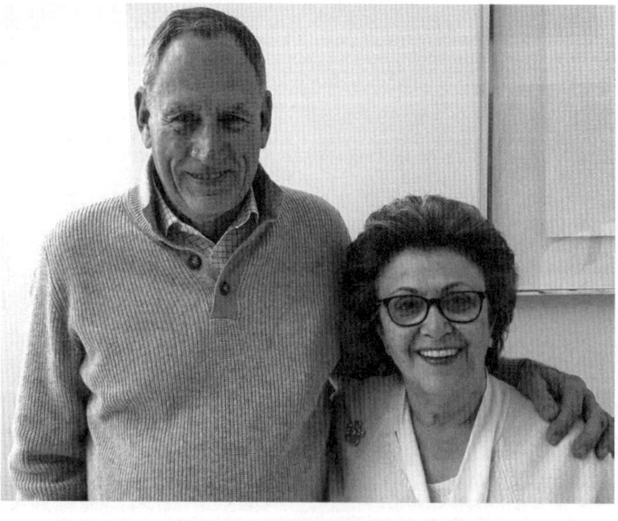

[그림 34.2] 토비 코스그로브 박사와 닥터 셰이위츠

로브는 처음으로 국제 건강혁신센터를 설립했고, 다양한 서비스의 평가, 세부 사항 및 대중에 미치는 결과를 보여주는 클리블랜드 클리닉 성과물 책자를 발간했다. 또 케이스웨스턴리저브 대학과 제휴를 포함해서 국내 최초로 학비가 무료인 클리블랜드 클리닉 레너 의과 대학을 설립하기도 했다. 코스그로브의 클리블랜드 클리닉의 모토인 '환자 먼저'를 실천하여, 병원에 전화한 당일 진료를 볼 수 있는 보기 드문 정책을 확립한 것이, 그중에서 환자에게 가장 좋은 일이다. 클리블랜드 클리닉 전체는「유에스 뉴스앤 월드 리포트U.S. News & World Report」지 서열 전국 2위이고 심장 프로그램은 1위를 차지하고 있다. 코스그로브는 항상 환자의 삶과 클리닉에서의 경험을 향상시키기 위한 새롭고 더 나은 방법을 찾고 있다. 그는 사람들에게 진심으로 관심을 갖는 헌신적인 지도자다. 코스그로브는 영예의 미국의학원에 뽑히는 등 많은 영예를 안았다.

그러나 그는 여전히 자신의 난독증을 일깨워 주는 일들을 경험한다. 이런 일들은 전문적인 일을 할 때가 아닌 다른 때에 일어난다.

> 저는 하루에 4~5번은 환자의 심장을 한두 시간 정도 완전히 멈추게 한 다음 수술적 처치를 시행하고 다시 심장을 소생시킵니다. 매번 긴장되는 순간이 있습니다. 그 심장이 다시 뛰기 시작할지 확인하기 위해 기다릴 때가 그렇죠. 이런 긴장되는 순간에도 저는 평정심을 유지하며 일어날 수 있는 모든 우발적 상황을 잘 처리할 수 있음을 잘 알고 있습니다.
>
> 수술이 끝난 후에, 다른 문제가 발생합니다. 대기실에서 기다리고 있는 환자 가족들에게 전화를 걸기 위해 수화기를 들었을 때, 저는 종종 그 환자 이름을 제대로 발음하지 못합니다.

당연하게도 성family name은 비단어와 유사해서, 난독인이 이전에 접하지 못했던 성들이 많다. 따라서, 발음을 외우지 못하니 그 성을 정확하게 발음할 수 없다.

1996년 9월, 코스그로브는 윌리엄스 칼리지에서 97년도 졸업식 연설을 하도록 초청되었다. 그는 '이것이 내게 매우 친숙한 주제'이기 때문에 '실패'에 대해 말하기를 선택했다. 그는 학생들과 그 가족들에게 다음과 같이 연설했다.

> 윌리엄스에서의 저는, 거의 두각을 나타내지 못했습니다. 부지런히 노력했지만, C만 잔뜩 받았습니다. 어떤 우등생 단체나 장학금 사무실도 나에게 추천서를 써주지 않았습니다. 의대 13곳 중 12곳이 나의 입학을 거절했습니다. 매사추세츠 종합병원

> 에서 레지던트 수련을 받는 동안, 나는 레지던트 중에서 가장 재능 없는 사람이라는 통보를 받았고, 흉부외과에는 들어가지 말라고 충고를 받았습니다.

코스그로브는 실패란, 학습하고 발견해나가는 과정의 출발점이라 여긴다. 그는 실패를 너무 자주 해서 그것에 대한 두려움이 없어졌다고 말한다. 코스그로브는 자신의 난독증이 '미친 듯이 일하도록 나를 가르치는' 공이 있다고 인정한다. 그래서 13개 의대 중 12개에서 거절당했고, 매사추세츠 종합병원의 동기 중 최악의 레지던트라는 말을 들었고, 흉부외과에는 들어가지 말라는 강력한 충고를 받았지만, 그는 포기하지 않았고, 꿈을 버리지도 않았다. 획기적인 흉부외과 의사로서, 그리고 클리블랜드 클리닉에서 타의 추종을 불허하는 지도자 겸 환자 권익 옹호자로서 비범한 업적은 앞으로 나아가 자신의 꿈을 실현하는 그의 지혜를 말해 준다. 코스그로브 박사의 이야기는 어쩌면 우리가 어떻게 사람들을 판단하고, 누가 미래의 지도자가 될 잠재력을 가지고 사회에 큰 공헌을 할 사람인지 결정하는 방법에 대해 다시 생각해 볼 필요가 있다는 점을 강력하게 일깨워준다.

그레엄 해몬드

고故 그레엄 해몬드는 바쁜 수술 일정을 소화하면서도 최신 연구에 적극적으로 관여하는 엘리트 외과 의사 중 한 사람이었다. 그의 읽기 어려움은 초등학교에서 분명히 드러났다. 그의 부모는 당시에는 최종 진단을 내려주는 의사인 사뮤엘 오튼Samuel Orton 박사에게 그를 데려갔고, 그 어린 소년은 난독증 진단을 받았다. 읽기 지도를 받기 시작했지만, 계획성 없이 진행되어 그렇게 효과적이진 않았다. 그가 첫 번째 책을 읽을 수 있게 되기까지 몇 년이 걸렸다.

그가 말하길 "의대에서는 외국어를 할 필요가 없어 의대에 지원했다. 그리고 나는 과학을 다룰 줄 알았다." 해몬드가 발전을 거듭하면서 의학을 깊이 있게 공부하다 보니, 의과 대학 성적이 해마다 점점 더 좋아졌고, 졸업하는 해에는 마침내 과에서 10등 안에 드는 학생이 되었다.

졸업 후 그는 매사추세츠 종합병원의 외과 레지던트 과정을 거쳐 예일대 교수가 되었다. 하버드대와 예일대의 수석 외과 의사들인 그의 멘토들의 판단에 따르면, 해몬드는 최고의 외과 의사가 되는 데 필요한 것을 가지고 있었다. 그러나 해몬드가 탁월한 판단을 내리고 능숙한 손놀림으로 수술을 진행하고 매일 수술준비에 필요한 것 해내기를 포함한 모든 면에서 뛰어나더라도, 전문의 시험을 통과하기는 또 다른 문제였다. 그에게는 이것이 지식의 문제라기보다 시험을 치르는 기술의 문제로 보였다. 그러나 이런 시험들이 그의 경력을 망칠 뻔했다.

> 의과 대학 4학년이 되었을 때, 저는 국가 의사시험을 도저히 통과할 수 없을 것 같았습니다. 그건 지금도 마찬가지입니다. 그래서 뒷문을 통해 들어가야 했죠. 의사시험에 있어 그 뒷문은 주 의사시험이었습니다. 객관식이 아닌 에세이 형태로 답안을 작성해야 하는 문제들로 구성되어 있었죠. 저는 이런 시험에는 아무런 문제가 없었으므로 뉴욕주 의사시험을 보아서 합격했습니다. 매사추세츠 종합병원의 레지던트로 지원할 당시, 매사추세츠주는 뉴욕주 의사면허를 인정해 주었습니다. 그들은 제가 국가 의사시험을 통과하지 못했음을 전혀 몰랐습니다. 그 후에 저는 국가 의사시험 위원회의 위원이 되었고, 오랫동안 위원직을 역임해준 것에 대한 감사의 표시로 받은 감사장이 제방 벽에 걸려 있습니다. 그렇지만 아이러니하게도 저는 그 위원회의 시험에 합격한 적이 없습니다.

그는 난독증이 그를 좌절시키기도 했지만, 최종적인 성공으로 이끈 자질들을 발휘하게도 해주었다고 믿는다.

> 제게 있어 난독증은 변장한 축복이었습니다. 읽기 어려움은 제게 엄청난 인내를 요구했습니다. 제 인생길에 놓인 수많은 장애물로 인해, 제 인생은 투쟁의 연속이었습니다. 전혀 어려움을 겪지 않고 모든 것을 잘 해내는 많은 외과 의사들이 있습니다. 그들은 결코 어떤 문제에 대한 답을 찾기 위해 다른 방법을 시도해 보도록 강요되지 않았습니다. 제 경우에는 어떤 일을 하는 다른 방법들을 찾아내는 능력을 키워왔습니다.

해몬드와 코스그로브는 과거와 현재의 많은 저명한 난독인 의사들의 발자취를 따르고 있다. 거기에는 오늘날 개념의 신경외과를 설립하고 윌리엄 오슬러 경의 전기로 퓰리처상을 받은 하비 쿠싱Harvey Cushing도 포함된다. 지금 시대 수많은 의사 중에서 난독증을 가진 의사를 꼽아보자면, 하버드 의대 방사선학과 교수이며 태아 초음파 관련 국제 권위자인 베릴 베나케라프라, 뉴욕 메트로폴리탄 병원 정형외과 과장인 타일러 루카스, 예일 의대 소아청소년과 교수이며 소아응급실장인 카렌 상투치, 베일러 의과대학 메닌저 정신과 명예교수 및 전 과장인 스튜어트 유도프스키가 있다.

과학자

조지 처치

신기원을 이룬 과학을 잘 아는 사람들에게, 자신의 발견, 통찰력, 탁월함 때문에 가장 존경하는 사람이 누구인지 물어보라. '생명공학계의 타고난 예언자'로 일컬어지는 조지 처치는 그 목록의 맨 위나 그 근처에 있을 것이다. 하버드 의대 유전학과 로버트 윈트롭Robert Winthrop의 교수이며, 하버드대와 MIT의 생명공학 교수이고 하버드대학 부설 와이스 생물감화공학연구소의 창립 멤버다.

어렸을 때 지면 위 인쇄된 단어 해독에 어려움을 겪을 때부터, 처치는 그림책에 눈을 돌렸다. 그 그림들이 나타내는 이야기를 해석하는 데는 어려움이 없었다. "숙제하기 위해 그림책이 아닌 책이 필요하다면 그에 준하는 그림책을 찾아내겠다"라고 말했다. 그 그림책은 글을 읽지 못하는 그의 무능력을 보상하기 위해, 처치의 어머니가 고른『타임 라이프』시리즈 일부였다. 아들에게 '정말 재미있는' 책을 보장해주려는 의도였다. 처치는 이 책들을 열심히 읽어서 20권을 암기해 버렸다. 각각의 페이지마다 어떤 그림이 있고 어떤 내용인지 알 정도였다. 처치의 관점에서는, "나에게는 읽기의 어려움보다 더 나쁜 문제가 있었다"라고 한다. 그것은 수줍음이었다.

아들이 매우 총명하다는 것을 아는 그의 자상한 엄마는 그의 읽기 어려움의 원인을 밝혀내려고 노력했다. 주기적으로 검사를 받았고 결국 난독증 진단을 받았다. 처치의 초기 학교 경험은 우여곡절의 연속이었다. 그가 묘사한 대로이다. "나는 9학년을 2번 다녔으며, 1976년 듀크 대학에서 낙제했다." 그가 듀크 대학원 과정을 그만둔 한 가지 이유는 운반 RNA의 3차원 구조를 연구하기 위해, X선 결정학을 이용한 획기적 연구에 너무 심취해서 매주 수백 시간을 연구실에서 보낸 나머지 수업을 소홀히 했기 때문이다. 그 결과, 1976년 1월, 그는 학위과정에서 '배제' 되었고, "어떤 문제 때문이든 상관없이… 당신의 성취는 어려울 것으로 보이며… 듀크대는 앞으로 당신이 연구 경력을 성공적으로 이끌어가는 것을 막지 않을 것"이라고 선언했다. 그들은 옳았다. 이후 발표한 몇 개의 획기적인 연구 논문은 바로 그의 듀크대 학위연구로부터 나왔다.

하버드는 듀크에서 강제로 쫓겨난 그의 과거 경력에 대해 현명한 판단을 내렸다. 처치를 받아들였고, 그 이후는 역사가 되었다. 세계 어디서도 그처럼 '놀라운', '특출한', '천재'라는 찬사를 받는 과학자를 찾아보기 힘들 것이다. 어쩌면 이제 그 호칭에 '난독인'을 덧붙일 수 있음을 알게 되었다.

듀크에서 떠나 달라는 요청을 받고 스물다섯 살에 노벨상 수상자인 월터 길버트의 지시로 하버드의 멋진 연구실에 받아들여지자, 의욕이 샘솟는 상쾌한 분위기가 만들어졌고, 덕분에 두 번째 기회를 얻을 수 있었다. 처치가 설명하듯이 "대학원을 다시 시작해야 했고, 좀 더 사교적으로 됨으로써, 내 수줍음을 극복하기 위해 다시 태어나고 훨씬 더 열심히 노력할 기회가 생겼다고 느꼈다. 또 책을 읽는 데 더 많은 시간을 보냈던 것 같다"라고 했다. 그는 점점 관련 독서에 끌리게 되었고, 그의 읽기가 점차 향상되었다. 난독인이 특정 주제에 관심을 가질 때 자주 일어나는 일이다. 처치는 아직 느리게 읽긴 하지만 시간이 지나면서 읽기가 나아지는 중이다.

> 내가 책을 읽을 때, 같은 전공을 가진 사람들보다 더 많이 읽었을지도 모르지만, 그들이 읽는 방식과 같은 방식으로 읽지는 않는다. 그리고 나는 아주 빨리 읽지는 못하고, 이리저리 건너뛰면서 본다. 아직도 난 그림에 많은 시간을 할애한다. 알다시피 다른 사람들은 그림보다는 글 읽는 데 더 많은 시간을 보냈겠지만, 나는 믿을 수 없을 정도로 천천히 읽는다. 다른 사람들이 읽는 방식대로 읽으려고 한 것이 아니었기 때문에, 나는 실제로 그것을 제대로 이해하게 된다. 그러고 나서, *글쎄, 내가 완전히 망가진 게 아니라 그냥 다를 뿐이지*라고 생각한다.

처치는 자신처럼 성공한 머리 좋은 난독인이 자주 언급되는 것을 기뻐한다. 동시에 그는 학창시절에 진단되지 않아 조치를 받지 못하고 편의제공도 못 받은 채 너무 자주 방임되는 것을 우려하다. 그는 "손해가 엄청날 것 같다"라고 말한다.

이 세계적인 찬사를 받은 과학자는 아직도 자신의 난독증을 떠올리고 있는 것일까?

> 정말로 항상. 대부분의 교수들과 달리, 나는 논문 집필에 특이할 정도로 덜 관여하고 있다고 생각한다. 내가 기여할 수 있는 종류의 일이 뭔지 나는 안다. 그것은 매우 이상하다. 왜냐하면, 일반적으로 한 사람이 연구자라 칭한다면 그는 연구실에서 진행되는 모든 작업을 종종 섬세하게 관리함을 의미한다. 하지만 그것은 나의 주된 기여가 아니다.

여기에 간과해서는 안 될 특별한 순간이 있다. 난독증 때문에, 당신이 하는 일마다 잘하지 못하고 완벽하지 않을 경우가 많다. 이러한 불완전함에도 불구하고, 여러분이 똑똑하고, 헌신적이고, 매우 열심히 노력한다면, 매우 높은 수준에서 성공할 수 있고, 사회에 진정한 차이를 만드는 큰 공헌을 할 수 있다.

사회에 큰 공헌을 한 또 다른 난독인 과학자를 꼽자면, 앞서 언급한 분자생물학자 캐롤 그라이더로, 노화와 관련된 질병에 중요한 역할을 하는 텔로머라제를 발견한 공로로 2009년 노벨 생리의학상을 받았다. 이 글을 읽으면서, 그녀의 과거 경험을 상기시켜보라. "나는 학교에서, 많은 어려움을 겪었고 보정 수업에 들어갔다. 난 내가 멍청하다고 생각했다." 난독인 과학자들에게도 이런 패턴이 반복되는 것 같다. 저온 전자현미경 관찰법 연구로 2017년 노벨 화학상을 받은 자크 두보체트는 학교 성적이 좋지 않았고 자신이 살던 스위스 시내에서 자신이 '첫 공식 난독증'이었다고 표현했다. 같은 해, 또 다른 난독인 리처드 H. 탈러는 노벨경제학상 수상자로 선정되었다. 노벨상 수상식에서 노벨상 심사위원단은 "그가 경제학을 더 인간적으로 만들었다"라고 말하며 난독인의 공통분모에 대해 언급했다.

작가

존 어빙

존 어빙은 뉴잉글랜드에 있는 사립 고등학교인 필립스 엑시터 아카데미Phillips Exeter Academy의 학생이었을 때, 진가를 알아볼 수 있는 극소수의 학생들에게만 그의 재능을 어렴풋이 드러냈다. 그는 SAT 읽기시험 475점에 영어성적 C-의 학생이었다. 물론 나중에 그는 『가아프가 본 세상The World According to Garp』과 『사이더하우스The Cider House Rules』를 쓴 베스트셀러 작가이자 아카데미상을 수상한 시나리오 작가가 되었다. 어빙의 말이다.

> 저는 그냥 당시의 일반적인 통념을 받아들였습니다. 저는 부진한 학생이었습니다. 따라서, 저는 바보였죠.
>
> 저는 보통 3년 걸리는 외국어 필수과목을 이수하는 데 5년이 걸렸습니다. 라틴어 I은 D학점으로 이수했고, 라틴어 II는 낙제했죠. 그리고 나서, 스페인어로 바꾸어서 간신히 이수했습니다.
>
> 제 작은 아들인 브렌든이 경미한 난독증으로 진단받기 전까진, 제가 어떻게 해서 그런 어려움을 겪게 되었는지 깨닫지 못했습니다. 아들의 교사들은 브렌든이 읽은 것을 모두 이해할 수 있긴 하지만, 또래 아이들만큼 빨리 이해하진 못한다고 했

습니다. 아들은 또래 아이들만큼, 아니면 더 잘 의사 표현을 하지만, 자기 생각을 지면 위에 옮겨 적는 데는 훨씬 많은 시간이 걸린다고 했습니다. 어디서 많이 들어본 말이었죠. 브렌든은 손가락으로 문장을 짚어가며 읽습니다. 제가 어려서 그랬듯이, 지금도 그렇듯이 말이죠. 제가 직접 쓰지 않은 것은 무엇이든지 지금도 아주 천천히, 손가락을 사용하며 읽습니다.

저는 엑시터 고등학교에서 난독증으로 진단받지 못했습니다. 그저 단순한 바보로 여겨졌죠. 저는 철자 테스트를 통과하지 못해서 철자 보충반으로 보내졌습니다. 철자 쓰는 법을 배우지 못했기 때문에(저는 아직도 철자를 제대로 쓰지 못합니다) 저는 학교 정신과 의사를 만나보도록 권고받았습니다! 그때 당시 저는 그 권고를 이해할 수 없었습니다. 그건 지금도 마찬가지입니다. 하지만, 만약 당신이 엑시터의 부진한 학생이라면, 지속적으로 열등감을 키워서 언젠가는 정신과 의사가 필요하게 될지도 모릅니다.

제가 엑시터의 학생이었을 때, 그토록 저를 학생으로 지내기 힘들게 했던 것에 이름이 있다는 사실을 알았더라면 좋았을 거로 생각합니다. 저는 제 친구들에게 "나는 난독증이 있어" 하고 말할 수 있었으면 좋았을 거로 생각합니다. 그렇지만, 그렇게 하는 대신에 전 입을 다물고 있거나, 가장 가까운 친구들에게 내가 얼마나 멍청한지를 가지고 씁쓸한 농담을 하곤 했죠. 브렌든은 자신이 멍청하지 않다는 것을 압니다. 그는 저와 같은 입장의 학생이라는 걸 압니다.

제가 게으르다고 생각하는 사람들에겐 정말 화가 났습니다. 왜냐하면, 저는 어느 누구보다도 더 열심히 노력했기 때문이죠. 적어도 1년에 한 명의 선생님은 저의 유일한 문제가 게으른 것으로 생각했습니나.

어빙을 구원해 준 건 학문이 아니라 스포츠, 바로 레슬링이었다. 그는 교실에서 얻지 못했던 만족을 레슬링 매트 위에서 모두 얻을 수 있었다.

저의 레슬링코치 테드 씨브룩 씨가 저를 학교에 남아있을 수 있게 해주었습니다. 덕분에 저는 레슬링을 통해 제 자신에 대해 충분한 자신감을 얻을 수 있었습니다. 그래서 교실에서 매일 반복해서 좌절을 겪으면서도 또 겪으러 가는 생활을 계속해 나갈 수 있었습니다. 엑시터에서 졸업반을 다시 다녀야 하는 아이러니한 축복이, 저로 하여금 드디어 레슬링팀의 주장이 되게 해주었습니다. 이것이 5년 동안 그 사립학교에서 얻은 저의 유일한 성취이자 영광이었죠.

그의 난독증은 그의 글쓰기에 어떤 영향을 끼쳤을까?

> 그것은 점차 장점이 되었습니다. 소설을 쓸 때는, 천천히 써도 아무에게도 피해를 주지 않죠. 작가로서 어떤 것을 반복해서 여러 번 검토하는 일이 해가 되진 않습니다. 제가 소설을 집필하는 데 자신감을 갖는 이유 중 한 가지는 그것이 얼마나 힘든지에 상관없이, 네 번, 다섯 번, 여덟 번이든 계속 반복해서 검토하는 데 필요한 지구력에는 자신이 있기 때문입니다. 제 자신을 채찍질하고 게을러지지 않는 그런 능력이죠. 이것은 제가 어린 나이에 극복해야만 했던 어려움들로 인해 얻어진 것입니다.

잘 읽지 못하는 어빙은 자신이 쓴 그 엄청난 양의 글들을 어떻게 읽을까?

> 저는 천천히 여러 번 반복해서 읽습니다. 한 단락을 읽는 동안, 만약 읽고 있는 것에 100% 집중하지 않거나 아주 조금이라도 피곤하거나 하면 문제가 생기죠. 그러면서 저는 다른 사람보다 2배 더 집중해야 한다면 2배 빨리 피곤해진다는 것도 알게 되었죠. 그래서 조금만 피곤해도 그 차이는 엄청납니다.
>
> 또한, 연습도 해야 했습니다. 사실 전 제 작품은 꽤 잘 읽습니다. 그건 아마도 제 작품을 소리 내어 읽고 운율을 맞추는 연습 덕분일 겁니다. 저는 작품을 쓸 때, 그것을 소리 내어 읽거나 소리 내어 말합니다. 그래서 집에 있는 제 사무실에서 글을 쓰고 있으면, 근처를 지나는 사람들은 늘 제가 통화 중인 거로 생각합니다.
>
> 저는 제 손가락도 사용합니다, 학생일 때 그랬던 것처럼 말이죠. 특히, 피곤할 때나 인쇄된 글자가 너무 작을 때는 계속 손가락으로 따라가며 읽습니다. 그리고 여러 사람 앞에서 읽을 때는 절대 손가락을 떼지 않고 읽습니다.

난독증을 가진 아주 똑똑한 사람이 어떻게 읽는지에 대해 또는 소리 내어 읽기의 유용성에 대해 이보다 더 잘 묘사할 순 없을 것이다. 철자 쓰는 것은 아직 여전히 어빙을 괴롭히고 있다. 시간은 어빙의 공부와 입학시험의 수행에 큰 영향을 미쳤다.

> 엑시터에서 저를 꺼내준 대학들은 모두 제 습작과 제 작문능력을 좋게 보는 추천서 몇 장 덕분에 저를 받아주었습니다. 만약 제가 입학시험 점수로만 평가받았다면 분명 아무 데도 가지 못했을 겁니다.

상급학교에 갈수록 어빙의 삶은 한결 나아졌다. 대학원이 가장 좋았는데, 훨씬 더 전문적이었기 때문이다.

> 아이오와에 있는 대학원에서 문예 창작을 전공하고 있을 때, 문학 수업 하나를 들었습니다. 저는 한 시간 동안 무언가를 하고 그것을 옆으로 치워 놓은 후에 완전히 다른 것을 또 한 시간 동안 하는 것보다, 3~4시간 혹은 5시간 동안 한 가지 일에 집중하는 것이 쉬웠습니다. 이제 막 시작하는 학생은 다른 사람의 페이스에 맞춰 움직여야 하죠. 한 과목에 집중하고 깊이 파고들 시간적 여유가 없습니다.

어빙은 기계적 암기가 어렵긴 하지만 일반적인 기억력의 문제를 가진 건 아니다. 그는 그것이 의미 있는 연관성이 있는 경우라면, 고도로 복잡한 정보에 대해서도 '놀라운' 기억력을 가지고 있다. 그는 임의의 숫자인 전화번호는 기억하지 못하지만, 자신의 소설에서 가장 복잡하고 비밀스런 조각들은 기억해 낼 수 있는데, 그것들이 의미 있는 전체를 형성하는 정보망의 일부이기 때문이다. "10대 후반에 저는 제 자신을 아주 형편없는 기억력을 가진 사람으로 여겼습니다. 이후에 저는 제 자신이 아주 좋은 기억력을 가졌다는 걸 발견했습니다. 길고, 복잡한 줄거리 중심의 소설을 쓰려면 훌륭한 기억력을 가져야 하거든요."

어빙은 난독증을 가진 사람이라면 경험했을 인생의 굴곡을 경험했으며 그 경험의 영향은 컸다. 또한 부모로서 그는 난독증을 가진 아이들에게 무엇이 필요한지 깊이 꿰뚫고 있다. 그가 부모들에 남기는 충고는 다음과 같다.

> 저는 읽기가 아이에게 큰 어려움임을 알았다면, 학습을 최대한 재미있게 만들어 주는 것이 바로 부모나 교사들에게 지워진 무거운 짐이라 생각합니다. 그들은 지속적으로 아이에게 보상을 주는 방법을 찾아야 합니다. 그리고 당신은 그 아이에 대한 기대를 낮출 필요가 없습니다. 아이에 대한 믿음을 버리지 말고 아이의 미래에 대한 당신의 희망을 유지해야 합니다.
>
> 저는 학교에서 어려움을 겪었습니다. 그렇지만, 저에게는 저를 지지해 주고 제 자신에 대해 더욱더 자신감을 가질 필요가 있음을 인식시켜 주는 부모님과 조력자가 늘 제 곁에 있었습니다. 학교에서는 그것을 얻지 못하고 있었으니까요. 그래서 당신이 무언가를 위해 더 열심히 노력해야 한다면, 당신이 잘하고 있다고 말해 줄 누군가가 있는 것이 더욱 중요합니다. 당신에게는 많은 격려와 지원을 해줄 누군가가 필요합니다. 당신이 얼마나 열심히 노력하고 있는지 아는 사람 말입니다.

힘겨운 무언가를 겪어야 하는 것은, 나이가 어렸을 때라도 매우 긍정적 경험이 될 수 있습니다. 당신이 지원을 받고 있고 잘하고 있다는 말을 지속적으로 듣고 있다면 말입니다. 저는 아이들에게 그들이 훌륭한 아이이고 그들이 얼마나 열심히 노력하는지 당신이 알고 있다고 말해 주어야 한다고 믿습니다. 이것은 아무리 말해도 지나치지 않습니다. 그리고 마지막으로 당신은 아이가 자신이 성공한 사람이 되는 상상을 하고, 자신에 대한 희망을 갖도록 도와주어야 합니다. 저의 첫 번째 레슬링코치는 너보다 센 누군가를 쓰러뜨리기 위해서는 네가 승자가 될 수 있다는 상상을 할 수 있어야 한다고 말하곤 했습니다. 당신은 그것을 할 수 있다고 믿어야만 합니다. 어찌 보면 그저 코치가 하는 말처럼 들릴 수도 있지만, 또 한편으로는 그것은 정말 맞는 말입니다.

스티븐 커넬

「록포드파일The Rockford Files」과 「A팀The A-Team」 같은 인기 TV 드라마 작가이며 소설가이자 에미상 수상 작가인 스티븐 커넬은 난독증을 가지고 있다. 그에게도 학교는 악몽과 같았다. 커넬에게 있어 특히 마음의 상처가 된 것은 그의 능력에 대한, 특히 그의 작가로서의 가능성에 대한 끔찍한 오판들이었다. "저는 철자를 제대로 쓰지 못했는데, 이것이 그들에게는 제가 글을 쓸 수 없다는 걸 의미했죠." 몇몇 단어의 철자를 쓰지 못하는 것이 존 어빙에게 엄청난 영향을 끼친 것처럼, 잘못된 철자를 쓴다는 것이 커넬의 문예활동을 제한시켰다. 그는 회상하면서 "저는 심지어 제가 쓸 줄 안다고 생각한 단어들조차 제대로 철자를 쓰지 못했습니다. 대학에 들어갈 때까지 저는 철자를 아는 단어들만 사용했습니다, 그래서 제 어휘력 안의 모든 단어들을 사용하지 못했습니다. 그것이 좋은 에세이를 쓰는 제 능력을 제한시켰죠"라고 말했다.

12년가량의 학교생활을 거치는 동안 여전히 숨겨진 채 남아있던 그의 재능을 마침내 발견해 낸 것은 대학 강사인 랄프 살즈베리 덕분이다. 커넬은 감사하는 마음으로, 그 강사에게 진심을 가지고 했던 말을 전했다. "랄프는 학교생활을 하면서 제가 만난 교사 중에서 '네가 철자를 잘 쓸 수 있느냐 없느냐는 중요하지 않아. 나는 네 아이디어에 관심이 있어. 나는 창작 지도교사이지, 철자법 지도교사가 아니야'라고 말해 준 첫 교사였습니다."

커넬은 사람들이 살즈베리가 분명하게 이해했던 것을 이해할 수 있기를 진심으로 바란다. 글쓰기와 철자 쓰기는 관계가 없으며 또한 글쓰기와 난독증도 관계가 없다는 것을 말이다. "글쓰기는 난독증과 아무 상관이 없습니다. 철자 쓰기는 난독증과 관계가 있죠." 그는 강조한다. 그는 어떻게 난독증이 있는 사람이 글쓰기를 자신의 직업으로 선택할 수 있었는지에 대한 질문을 종종 받는다. "우리(난독인)는 추상적 사고에 아주 뛰어납니다. 그리고 그것이 글쓰기의 핵심이죠." 그는 말한다. 당신은 그가 어떻게 개요(그는 중추 부위라고 부른다)로부터 '더 많은 말초 부위'를 만들어 내는지 묘사할 때 감명을 받을 것이다.

> 제가 쓰는 모든 것을 저는 눈으로 봅니다. 그건 정말로 글로 쓴 그림이죠. 그것은 마치 제가 등장인물과 함께 그 장면 속에 있는 것과 같습니다. 저는 그것이 한 편의 영화인 것처럼 봅니다. 그리고 저의 상상력이 포착한 방식으로 그것을 종종 묘사합니다. 대화 부분을 위해서는, 제가 그 장면에 나오는 모든 사람이 됩니다, 그리고 제 대사를 말합니다. 따라서 제 개요가 구조를 만들어 주고, 그것이 제가 자유롭게 모든 등장인물이 될 수 있게 해주며, 제 등장인물들과 파티를 열도록 해주죠.

커넬의 경우에는 이미지가 글쓰기를 이끈다. 그는 상상 속에서 보는 것들을 그림으로 그려내기 위해 단어들을 이용할 수 있다. 단어들은 시각적 이미지들을 위한 보조도구이다. 그것들은 그가 묘사하려는 이미지들을 창조해 내는 것이 아니라 단지 도구로 이용될 뿐이다.

그의 난독증은 커넬이 깊이 존경받는 다작의 작가가 되는 걸 방해하지 못했다. 거의 40개 TV 시리즈에서 450편 이상의 대본을 혼자 또는 공동 집필했다. 거기에 더해 적어도 18편 이상의 소설을 출간하기도 했다. 나는 그의 소설『첫 눈에At First Sight』를 보고 놀라고 깊이 감명받았다. 그 소설에서 커넬은 이런 구절을 쓰기도 했다.

> 베넷과 샐리 부부 박사에 의해 예일에서 난독증에 관한 중요한 기능적 자기 공명 영상연구가 있었다. 그것은 뇌 어느 부위가 읽을 때 활성화되는지 알아보는 것이었다. 챈들러[32]는 샐리 부부의 연구에 고무되어 그들의 연구를 지원하는 재단에 돈을 기부하기도 했다.

스티븐 커넬은 친구였고, 그가 2010년 9월에 죽었다는 사실을 말해야 하는 나는 슬프다.

다른 난독증 작가로는 맥스 브룩스, 옥타비아 버틀러, 존 치버, 패니 플래그, 리차드 포드, 존 그리샴 등이 있으며, 동화작가인 다브 필크니, 에이비, 패트리샤 폴라코 등이 있다.

32) 백만장자인 주인공(역자 주).

이런 이야기들을 읽고 나면, 어느 분야에서든 관심과 재능이 있는 '그런 사람'이 승자가 될 수 있다는 사실을 누구도 의심해서는 안 된다. 이것들은 선천적인 어려움에 맞섬은 물론이고 무엇이 진정한 능력이나 재능을 구성하는가에 대한 오해, 오판, 틀에 박힌 관점에 의해 만들어진 어려움들에 맞선 승리의 이야기들이다. 이러한 난독인과 다른 수천 명의 사람들에게, 성공의 장애물은 종종 그들의 타고난 생리학적 약점뿐만이 아니다. 철자가 창의적인 글쓰기와 관련이 있고, 느린 읽기가 명민한 생각과 양립할 수 없다고 믿는 사람들 그리고 표준화 시험의 점수가 난독인의 실생활 성과를 예측할 수 있다는 다른 사람들의 잘못된 인식도 장애물이다. 이 놀랄 만큼 재능 있는 사람들은 자기 삶의 목표가 뭔지 거의 알지 못했다. 다들 어리석거나 무능하다고 느낄 수밖에 없었다. 소위 전문가들이 장벽을 세우고 나쁜 조언을 했다. 하지만 난독증을 부담이 아닌 재능으로 보는 관점이 결국 승리했다. 리차드 브랜슨 경은 "만약 내게 난독증이 없었더라면 나는 결코 그것을 하지 못했을 것"이라고 종종 말하곤 했다.

난독인은 생각이 다르다. 이들은 직관적이며 문제 해결, 큰 그림 보기, 단순화에 뛰어나다. 그들은 시각화, 추상적 사고, 틀을 벗어나서 생각하기를 즐긴다. 그들은 기계적 암기가 형편없지만, 영감이 떠오르는 공상가들이다. 성인 난독인은 고단하며 고군분투하고 역경에 익숙하다. 고된 노력 끝에 인내심이 자연적으로 생긴다. 실패를 경험한 그들은 두려움이 없고 좌절에도 굴하지 않는다. 반복과 실천은 삶의 한 방법이다. 각자는 부모, 조부모, 교사 등 특별한 사람에 의해 구조되었는데, 그들은 모든 반대자들 사이에서 원석 그대로의 재능을 보고 그것을 키워주었다. 희망은 스포츠나 다른 활동에서 거둔 성공의 달콤함에 의해 지속되었다. 그렇다, 난독증의 증상은 지속되지만, 성공을 방해할 필요는 없다.

성공은 당신의 아이를 기다리는 것이고, 이제 당신은 그녀가 그것을 성취하도록 돕기 위해 무엇을 해야 하는지 알게 되었다. 운에 의지할 필요는 없다. 당신은 문제를 조기에 선별하는 방법과 올바른 도움을 얻는 방법을 알고 있다. 그러면 그것이 나중에 아이를 정의하는 것은 다른 사람들의 오해가 아니라 아이의 장점이라는 점을 확실히 해준다. 당신은 무엇이 가능한지, 어떻게 해야 이로운지 알고 있다. 아이들은 보상과 칭찬으로 꽃을 피우고, 높은 기대 덕분에 번성한다. 무엇보다 아이에 대한 신념을 유지하고 무조건적인 지원을 아끼지 말아야 하며, 아이의 미래에 대한 밝은 비전을 유지해나가야 한다. 보상이 클 것이다.

오늘날 모든 난독증 아동들은 그들이 성공할 수 있다는 것을 알아야 한다. 난독증은 이겨낼 수 있다.

끝맺는 말: 나는 종종 난독증을 [그림 34.3]과 같이 물속에 90%가 잠겨있는 빙산에 비유한다. 당신이 방금 읽은 많은 성공한 사람들, 즉 엠마뉴엘, 보이즈, 스웡크, 코스그로브, 슈왑 등이 빙산의 꼭대기에 서 있는 모습이 보일 것이다. 우리가 잊어서는 안 되는 것은 물속에 있고 보이지 않는 난독인, 말 그대로 수백만의 난독증 소년 소녀들이 물에 빠져 허우적거리고 있다는 점이다. 그들이 난독증을 가지고 있다는 것과 그들이 영리하다는 것을 알지 못한 채로 있다. 내가 그토록 걱정하는 것은 바로 이 숨겨진 90%이다. 눈에 보이지 않는 난독증 소년 소녀들은 현재 학교에서 무시당하고, 자존감을 잃고, 이따금 불안해하고, 미래를 두려워하고, 너무 자주 학교를 중퇴한다. 꼭 이렇게 될 필요는 없다. 우리가 더 많이 알고 더 잘해야 한다. 우리는 지식을 가지고 있다. 우리는 행동해야 한다. 우리는 학교들이 난독증을 검사하고 선별하도록 해야 하며 지금 숨겨진 아이들에게 아메리칸 드림의 기회를 줄 증거기반의 효과적 개입을 제공해야 한다. 그게 우리의 난독증 아이들과 우리나라가 필요로 하는 최소한의 도움이다.

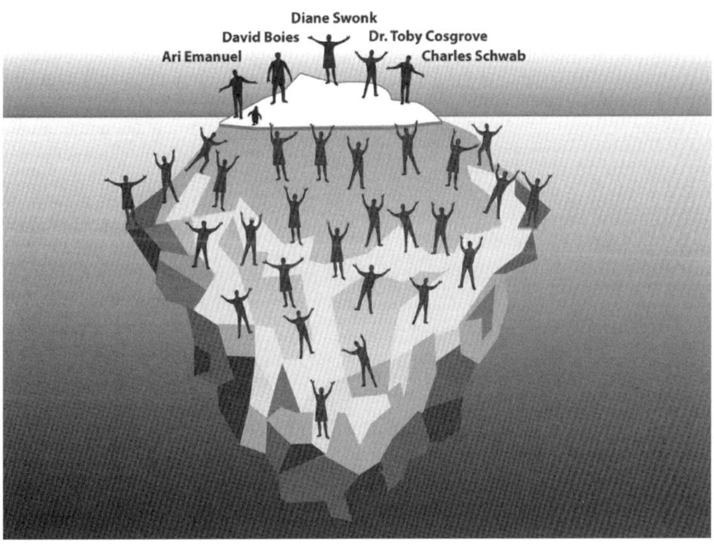

[그림 34.3] 보이지 않는 90%를 잊지 말자

부록

부록 A: 난독증의 최신 정의

1. 연방법: 2018년 115기 의회 개정 법안

트럼프 대통령이 2018년 12월 21일 인준했고 공법 115-3910이 되었다.

이 법에서, 난독증은 다음과 같이 정의된다.

(1) **난독증** – '난독증'이란 용어는 훨씬 나은 읽기를 할 수 있는 지능을 가진 개인이 읽기에서 겪는 예기치 못한 어려움을 의미하는데, 음운론적 처리(개별 말소리를 다루는 데 어려움) 때문에 발생하는 경우가 가장 흔하며, 개인이 말하고 읽고 철자하는 능력에 영향을 미친다.

(2) **난독증 선별 프로그램** – '난독증 선별 프로그램'이란 용어는 난독증을 선별하는 프로그램이란 뜻으로 다음과 같아야 한다.

(A) 근거기반[1965년(20 U.S.C. 7801(21)) 초중고 교육법 8101(21)조에 규정된]이며 타당한 심리측정법을 이용해야 한다.

(B) 효과적이고 비용이 낮아야 한다.

(C) 쉽게 이용 가능해야 한다.

2. 상원 결의안 680

2018년 10월 11일, 미국 상원에서 캐시디 의원은(머피 의원, 캐피토 의원, 워렌 의원, 반 홀렌 의원도 함께) 다음과 같은 결의안을 제출했다. 이는 의회, 학교, 주 및 지역 교육 기관에 난독증이 꼭 해결해야 할 중요한 교육적 문제임을 인식하고 2018년 10월을 '전국 난독증 인식의 달'로 지정하도록 요청하는 것이었습니다. 난독증은 (1) 훨씬 나은 읽기를 할 수 있는 지능을 가진 개인이 읽기에서 겪는 예기치 못한 어려움을 의미하는데, (2) 음운론적 처리(개별 말소리를 다루는 데 어려움) 때문에 발생하는 경우가 가장 흔하며, 개인이 말하고 읽고 철자하는 능력에 영향을 미치며, 종종 제2언어 학습능력에도 영향을 미친다. 또 난독증은 가장 흔한 학습장애이며, 학습장애 중 80~90%를 차지한다. 난독증은 지속적이고 매우 흔해서 5명 중 1명에게 영향을 미친다. 또 난독증은 역설적이기 때문에, 난독증을 가진 사람은 상반된 두 가지를 가질 수 있다. (1) 정확하거나 유창한 단어 인식에 어려움을 초래하는 해독의 약점 그리고 (2) 추론, 비판적 사고, 개념 형성 및 문제 해결과 같은 더 높은 수준의 인지 기능의 강점이 그것이다. 난독증의 역학과 인지적 및 신경생물학적 기반을 포함하여 과학적 수준에서 난독증을 이해하는 데 큰 진전이 있었다. 일반적인 독자와 난독증 독자 사이의 성취 격차는 빠르면 1학년 때 발생합니다. 난독증에 대한 조기 선별 및 진단은, 난독증을 가진 사람이 유창한 독서, 자기 인식 및 자기계발을 촉진할 수 있도록 집중적이고 증거에 기반한 중재를 받을 수 있게 보장하고, 학교와 인생에서 성공을 보장하는데 필요한 편의를 제공받는 데 중요하다. 그러므로 이제 상원이 문제를 해결해야 합니다. (1) 국회, 학교, 주 및 지방 교육 기관에 난독증이 꼭 해결해야 할 중요한 교육적 문제임을 인식할 것을 촉구한다.

부록 B: 아동용 책

영어의 소리를 즐길 수 있는 아동용 책

Ada, Alma Flor, and F. Isabel Campoy. *Pío Peep! Traditional Spanish Nursery Rhymes.* New York: HarperCollins, 2003.

Arnold, Tedd. *Parts.* New York: Dial, 1997.

Baker, Keith. *Hickory Dickory Dock.* Orlando: Harcourt, 2007.

Bemelmans, Ludwig. *Madeline.* New York: Penguin, 2012.

Bingham, Kelly. *Z Is for Moose.* New York: Greenwillow, 2012.

Buell, Janet. *Sail Away, Little Boat.* Minneapolis: Carolrhoda, 2006.

Christelow, Eileen. *Five Little Monkeys Jumping on the Bed.* New York: Clarion, 1989.

Craig, Lindsey. *Dancing Feet!* New York: Knopf, 2010.

Crews, Nina. *The Neighborhood Mother Goose.* New York: Greenwillow, 2004.

Crow, Kristyn. *Cool Daddy Rat*. New York: Putnam, 2008.

Degan, Bruce. *Jamberry*. New York: Harper & Row, 1983.

dePaola, Tomie. *Tomie dePaola's Mother Goose*. New York: Putnam, 1985.

Fischer, Scott M. *Jump! New York:* Simon & Schuster, 2010.

Fleming, Candace. *Muncha! Muncha! Muncha!* New York: Atheneum, 2002.

Fleming, Denise. *In the Tall, Tall Grass*. New York: Henry Holt, 1995.

Fox, Mem. *Where Is the Green Sheep?* Orlando: Harcourt, 2004.

Galdone, P. *Henny Penny. Boston:* Houghton Mifflin, 1984.

Gravett, Emily. *Orange Pear Apple Bear*. New York: Simon & Schuster, 2007.

Krauss, Ruth. *Bears*. New York: Scholastic, 1993.

______. *I Can Fly*. New York: Golden, 1999.

LeSieg, Theo. *The Eye Book*. New York, Random House, 1968.

______. *Please Try to Remember the First of Octember!* New York: Random House, 1988.

Lewis, K., and D. Kirk. *Chugga-Chugga Choo-Choo*. New York, Hyperion, 1999.

Litwin, Eric, and James Dean. *Pete the Cat and His Four Groovy Buttons*. New York: Harper, 2012.

Martin, Bill, Jr. *Brown Bear, Brown Bear, What Do You See?* New York: Henry Holt, 1992.

Martin, Bill, Jr. and John Archambault. *Chicka Chicka Boom Boom*. Now York: Simon & Schuster, 1989.

Miranda, Anne. *To Market to Market*. San Diego: Harcourt Brace, 1997.

Ochs, C. P. *Moose on the Loose*. Minneapolis: Carolrhoda, 1991.

Park, Linda Sue. *Bee-bim Bop!* New York: Clarion, 2005.

Rinker, Sherri Duskey. *Goodnight, Goodnight, Construction Site*. San Francisco, Chr-onicle, 2011.

Rosen, Michael. *We're Going on a Bear Hunt*. New York: Margaret K. McElderry, 2009.

Seuss, Dr. *Hop on Pop*. New York: Beginner Books, 1963.

______. *One Fish Two Fish Red Fish Blue Fish*. New York: Random House, 1988.

______. *There's a Wocket in My Pocket*. New York: Random House, 1996.

Shaw, Nancy. *Sheep in a Jeep*. Boston: Houghton Mifflin, 1986.

Sierra, Judy. *Wild About Books*. New York: Knopf, 2004.

Silverstein, Shel. *A Giraffe and a Half*. New York: Harper & Row, 1964.

Thomas, Jan. *Rhyming Dust Bunnies*. New York, Atheneum, 2009.

Van Allsburg, C. *The Z Was Zapped*. Boston: Houghton Mifflin, 1987.

Wheeler, Lisa. *Jazz Baby*. Orlando: Harcourt, 2007.

Wood, Audrey. *Silly Sally*. San Diego: Harcourt Brace Jovanovich, 1992.

막 읽기를 시작한 아동을 위한 책

Cox, Phil Roxbee. *Ted and Friends*. London: Usborne, 2002.

Cuyler, Margery. *Tick Tock Clock:* A Phonics Reader. New York: Harper, 2012.

Degan, Bruce. *I Said, "Bed!"* New York: Holiday House, 2014.

Eastman, P. D. *Go, Dog, Go!* New York: Beginner, 1961.

Grant, Judyann. *Chicken Said, "Cluck!"* New York: HarperCollins, 2008.

Hutchins, Pat. *Rosie's Walk*. New York: Macmillan, 1968.

Kertell, Lynn Maslen. *Bob Books: Sight Words Kindergarten*. New York: Scholastic, 2010.

Klassen, Jon. *I Want My Hat Back*. Somerville, MA: Candlewick, 2011.

Klein, Adria F. *Max Goes to School*. Minneapolis: Picture Window, 2006.

Martin, Bill, Jr. *Brown Bear, Brown Bear, What Do You See?* New York: Henry Holt, 1992.

Pizzoli, Greg. *The Watermelon Seed*. New York: Disney Hyperion, 2013.

Seuss, Dr. *The Foot Book*. New York: Random House, 1968.

Tafuri, Nancy. *The Ball Bounced*. New York: Greenwillow, 1989.

Willems, Mo. *There Is a Bird on Your Head*. New York: Disney Hyperion, 2007.

Wood, Julie M. *Learn to Read with Tug the Pup and Friends!* New York, HarperCollins, 2014.

어린 아이에게 읽어줄 그림 책

Allard, Harry. *Miss Nelson Is Missing*. Boston: Houghton Mifflin, 1977.

Bridwell, Norman. *Clifford the Big Red Dog*. New York: Scholastic, 1985.

Brown, Margaret Wise. *Goodnight Moon*. New York: Harper & Row, 1975.

Brown, Peter. *The Curious Garden*. New York: Little, Brown, 2009.

Burton, Virginia Lee. *The Little House*. Boston: Houghton Mifflin, 1942.

Cronin, Doreen. *Click, Clack, Moo:* Cows That Type. New York: Simon & Schuster, 2000.

Freeman, Don. *Corduroy*. New York: Viking, 1968.

Gravett, Emily. *Monkey and Me*. New York: Simon & Schuster, 2008.

Henkes, Kevin. *Chrysanthemum*. New York: Greenwillow, 1991.

Jeffers, Oliver. *The Incredible Book Eating Boy*. New York: Philomel, 2007.

Keats, Ezra Jack. *The Snowy Day*. New York: Viking, 1962.

Levy, Ganit and Adir, *What Should Danny Do?* Los Angeles: Elon Books, 2017.

______. *What Should Danny Do? School Day*. Los Angeles: Elon Books, 2018.

Morales, Yuyi. *Niño Wrestles the World*. New York: Roaring Brook, 2013.

Polacco, Patricia. *Thunder Cake*. New York: Philomel, 1990.

Rathmann, Peggy. *Officer Buckle and Gloria*. New York: Putnam, 1995.

Reynolds, Peter. *The Dot*. Cambridge, MA: Candlewick, 2003.

Rosenthal, Amy Krouse. *Little Pea*. San Francisco: Chronicle, 2005.

Say, Allen. *Grandfather's Journey*. Boston: Houghton Mifflin, 1993.

Scieszka, Jon. *The True Story of the 3 Little Pigs*. New York: Viking Kestrel, 1989.

Seeger, Laura Vaccaro. *Lemons Are Not Red*. Brookfield, CT: Roaring Brook, 2004.

Sendak, Maurice. *Where the Wild Things Are*. New York: Harper & Row, 1963.

Stead, Philip. *A Sick Day for Amos McGee*. New York: Roaring Brook, 2010.

Van Allsburg, Chris. *Jumanji*. Boston: Houghton Mifflin, 1981.

Viorst, Judith. *Alexander and the Terrible, Horrible, No Good, Very Bad Day*. New York: Atheneum, 1972.

Williams, Vera B. *A Chair for My Mother*. New York: Greenwillow, 1982.

Wilson, Karma. *Whopper Cake*. New York: Margaret K. McElderry, 2007.

Yaccarino, Dan. *The Fantastic Undersea Life of Jacques Cousteau*. New York: Knopf, 2009.

입문용 도서

Adler, David A. *Bones and the Dinosaur Mystery*. New York: Viking, 2005.

Arnold, Ted. *Hi! Fly Guy*. New York: Scholastic, 2005.

Bell, Cece. *Rabbit & Robot: The Sleepover*. Somerville, MA: Candlewick, 2012.

Lin, Grace. *Ling & Ting: Not Exactly the Same*. New York: Little, Brown, 2010.

Lobel, Arnold. *Frog and Toad Are Friends*. New York: Harper & Row, 1970.

Manushkin, Fran. *Katie Finds a Job*. Mankato, MN: Picture Window, 2011.

Mills, Claudia. *Gus and Grandpa Ride the Train*. New York: Farrar, Straus and Giroux, 1998.

Rylant, Cynthia. *Puppy Mudge Finds a Friend*. New York: Simon & Schuster, 2004.

Schwartz, Alvin. *In a Dark, Dark Room, and Other Scary Stories*. New York: Harper & Row, 1984.

Seuss, Dr. *Mr. Brown Can Moo! Can You?* New York: Random House, 1970.

Sharmat, Marjorie Weinman. *Nate the Great*. New York: Coward, McCann & Geoghegan, 1972.

Willems, Mo. *My Friend Is Sad*. New York: Hyperion, 2007.

Ziefert, Harriet. *The Little Red Hen*. New York: Viking, 1995.

시

Florian, Douglas. *Laugh-eteria: Poems and Drawings*. San Diego: Harcourt Brace, 1999.

_____. *Mammalabilia*. San Diego: Harcourt Brace, 2000.

Katz, Bobbi. *Pocket Poems*. New York: Dutton, 2004.

Levine, Gail Carson. *Forgive Me, I Meant to Do It: False Apology Poems*. New York:

Harper, 2012.

Prelutsky, Jack. *It's Raining Pigs and Noodles: Poems*. New York: Greenwillow, 2000.

______. *A Pizza the Size of the Sun: Poems*. New York: Greenwillow, 1996.

Prelutsky, Jack, and Arnold Lobel. *Random House Book of Poetry for Young Children*. New York: Random House, 1983.

Rex, Adam. *Frankenstein Takes the Cake*. Orlando: Harcourt, 2008.

Shange, Ntozake. *Ellington Was Not a Street*. New York: Simon & Schuster, 2004.

Sidman, Joyce. *Red Sings from Treetops: A Year in Colors*. Boston: Houghton Mifflin, 2009.

Silverstein, Shel. *Where the Sidewalk Ends: The Poems & Drawings of Shel Silverstein*. New York: Harper & Row, 1974.

Singer, Marilyn. Mirror Mirror: *A Book of Reversible Verse*. New York: Dutton, 2010.

Wilson, Karma. *Outside the Box*. New York: Margaret K. McElderry, 2014.

운율과 패턴 반복이 있는 그림책

Aylesworth, Jim. *The Gingerbread Man*. New York: Scholastic, 1998.

Brett, Jan. *The Mitten: A Ukrainian Folktale*. New York: Putnam, 1989.

Cooney, Barbara. *Miss Rumphius*. New York: Viking, 1982.

Foley, Greg. *Thank You Bear*. New York: Viking, 2007.

Himmelman, John. *Chickens to the Rescue*. New York: Holt, 2006.

Kimmel, Eric A. *Anansi and the Moss-Covered Rock*. New York: Holiday House, 1988.

London, Jonathan. *Froggy Gets Dressed*. New York: Viking, 1992.

MacDonald, Margaret Read. *The Squeaky Door*. New York: HarperCollins, 2006.

Root, Phyllis. *Looking for a Moose*. Cambridge, MA: Candlewick, 2006.

Scanlon, Elizabeth Garton. *All the World*. New York: Beach Lane, 2009.

Shannon, David. *A Bad Case of the Stripes*. New York: Blue Sky, 1998.

Sloat, Teri. *Sody Sallyratus*. New York: Dutton, 1997.

Stein, David Ezra. *Interrupting Chicken*. Somerville, MA: Candlewick, 2010.

Swanson, Susan Marie. *The House in the Night*. Boston: Houghton Mifflin, 2008.

Taback, Simms. *Joseph Had a Little Overcoat*. New York: Viking, 1999.

Tucker, Kathy. *The Seven Chinese Sisters*. Morton Grove, IL: A. Whitman, 2003.

Willey, Margaret. *Clever Beatrice: An Upper Peninsula Conte*. New York: Atheneum, 2001.

Winter, Jeanette. *The House That Jack Built*. New York: Dial, 2000.

Wood, Audrey. *The Napping House*. San Diego: Harcourt Brace Jovanovich, 1984.

중간 수준 독자를 위한 챕터북

Adler, David. *Cam Jansen and the Catnapping Mystery*. New York: Viking, 1998.

Cleary, Beverly. *Ramona's World*. New York: Morrow, 1999.

DiCamillo, Kate. *Mercy Watson to the Rescue*. Cambridge, MA: Candlewick, 2005.

Gannett, Ruth Stiles. *My Father's Dragon*. New York: Random House, 1948.

Jenkins, Emily. *Toys Go Out: Being the Adventures of a Knowledgeable Stingray, a Toughy Little Buffalo, and Someone Called Plastic*. New York: Schwartz & Wade, 2006.

Joyner, Andrew. *Boris on the Move*. New York: Branches, 2013.

Kline, Suzy, and Frank Remkiewicz. *Horrible Harry in Room 2B*. New York: Viking Kestrel, 1988.

Pinkwater, Daniel Manus. *The Hoboken Chicken Emergency*. Englewood Cliffs, NJ: Prentice-Hall, 1977.

Roy, Ron. *The Absent Author*. New York: Random House, 1997.

Scieszka, Jon. *Knights of the Kitchen Table*. New York: Viking, 1991.

Smith, Alexander McCall. *The Great Cake Mystery: Precious Ramotswe's Very First Case*. New York: Anchor, 2012.

Smith, Robert Kimmel. *Chocolate Fever*. New York: Putnam, 1972.

Warner, Sally. *Ellray Jakes Is Not a Chicken!* New York: Viking, 2011.

Wight, Eric. *Frankie Pickle and the Closet of Doom*. New York: Simon & Schuster, 2009.

이러한 목록은 더 나아가기 위한 시작점이 될 수 있다. 동네 도서관은 좋은 책들의 보고이다. 또 거기서 당신은 아래의 가이드와 같은 추천 도서 목록을 가지고 조언받을 수도 있다.

독서 가이드/도서 목록

A to Zoo: A Subject Access to Children's Picture Books, by Carolyn and John Lima. Westport, CT: Libraries Unlimited, 2006.

Books to Build On: A Grade by- Grade Resource Guide for Parents and Teachers, edited by John Holdren and E. D. Hirsch, Jr. New York: Dell, 1996.

Boys and Literacy: Practical Strategies for Librarians, Teachers, and Parents, by Elizabeth Knowles and Martha Smith. Westport, CT: Libraries Unlim-ited, 2005.

How to Get Your Child to Love Reading: Inspiration and Ideas from a Teacher Who Really Knows, by Esmé Raji Codell. Chapel Hill: Algonquin, 2003.

The New York Times Parent's Guide to the Best Books for Children, by Eden Ross Lipson. New York: Three Rivers, 2000.

100 Best Books for Children, by Anita Silvey. Boston: Houghton Mifflin, 2004.

부록 C: 공통 교과과정에 관한 단상

영어와 수학 과목의 공통 교과과정Common Core State Standards은 2009년 전국 주지사 연합과 공립학교 교장협의회에 의해 제안되었고, 대부분 주에서 전체 또는 부분적으로 채택되었다. 읽기의 경우, '모든 학생이 학교를 졸업할 무렵에는 점점 복잡해지는 텍스트를 이해할 수 있도록' 보장해주는 데 초점을 맞추고 있다. 특히 설명문 또는 정보전달 텍스트의 독해는 공통 교과과정의 읽기의 중점이 되며, 목표는 "12학년 말까지 문헌(정보전달 텍스트, 역사/사회 텍스트, 과학/기술 텍스트)을 독립적이고 능숙하게 읽고 이해하는 것이다. 그 난이도는 11학년부터 대학 및 고용 예비수준에 이르는 텍스트 난이도 구간 중 가장 높은 구간이어야 한다." 텍스트 난이도는 질적 및 양적으로 측정된다. 질적 측정에는 구조, 언어 및 지식 요구도와 같은 특징이 포함된다. 텍스트 난이도의 정량적 측정은 단어 빈도, 문장 길이, 단어 친숙도, 문장 당 단어, 단어의 평균 등급 수준 및 단어

당 문자와 같은 요소와 관련되는데, 컴퓨터 프로그램으로 보다 효율적으로 측정할 수 있다. 정량적 측정의 예는 렉사일[Lexile] 지수이다. 공통교육과정 텍스트 난이도 등급 구간은 2~12학년에서 사용할 수 있으며, 렉사일 수준과 연결되어있어 교사가 2~12학년 학생에게 권장되는 난이도 수준에서 특정 텍스트를 선택할 수 있다. 공통과정은 렉사일과 같은 정량적 측정을 사용하여 특정 텍스트의 난이도 수준을 결정하고, 해당 텍스트의 질적 분석을 통해 결과를 받아들이거나 무시하도록 권장한다.

공통과정의 텍스트 난이도 요구 사항은 2학년이 되고 나서야 시작된다. 공통과정 개발자들은 유치원과 1학년 학생들이 이제 막 읽기 코드를 습득하기 시작했으며 초기 읽기에 숙달되는데 걸리는 시간이 학생마다 큰 격차가 있음을 알고 있었다. 더욱이 유치원부터 초1까지의 텍스트는 정량적 측정이 불가능하다. 공통교육과정은 2학년 학생들이 2~3학년 수준 난이도의 설명문을 학년 말까지 능숙하게 읽고 이해하기를 기대한다.

주의: 마찬가지로 공통교육과정 교육 지침은 저학년생에게 해독 기술을 가르치는 것에 중점을 두지 않는다. 사실, 이 지침은 읽기 지도 초기에 그러한 지도의 중요성을 거의 강조하지 않고 부록으로 넘긴다.

부록 D: 웩슬러 아동지능검사 5판 WISC-V

웩슬러 아동지능검사 5판(WISC-V)은 보통 10개의 개별 소검사로 이루어지며, 이러한 소검사들은 아래 5가지 범주, 즉 지표점수로 묶어진다.

→ 언어이해
→ 시공간
→ 유동추론
→ 작업기억
→ 처리속도

또한, 거의 모든 하위 소검사를 기반으로 한 알고리즘에 의해 얻은 점수인 전체지능지수라고 하는 점수를 구할 수도 있다. 5가지 지표점수 사이에 상당히 일관성이 있다면, 전체지능지수를 전반적인 지적 능력의 적절한 척도로 여기는 것이 합리적이다.

> **주의:** 이러한 지표점수 사이에 큰 차이가 있다면(자주 있는 일이다), 전체지능지수를 유효한 지능의 척도로 사용하는 것이 적절하지 않다. 이러한 경우, 언어 및 언어 추론 능력과 지식을 반영하고 종종 학업 성취와 관련이 있는 언어이해지수(VCI)를 사용하는 것이 도움이 된다. 유동추론이 능력을 반영하는 경우도 있으며, 특히 학생이 눈썰미가 필요한 작업에 탁월한 경우라면, 시각 공간 지수가 아동의 능력을 측정하는 데 유용할 수 있다.

부록 E: X프라이즈 경연에 나온 난독증 성인을 위한 프로그램

비노드 로보Vinod Lobo가 이끄는 러닝 업그레이드Learning Upgrade는 학생들이 노래, 비디오, 게임 및 보상을 통해 영어를 배울 수 있도록 돕고, 안드로이드 및 iOS 기기에서 무료로 사용할 수 있다. 남부 감리대학교Southern Methodist University의 시몬스 교육 및 인간개발학부Simmons School of Education and Human Development가 운영하는 피플포워즈People ForWords는 고고학 모험 스토리라인을 기반으로 한 모바일 게임을 사용하여 난독증 성인이 영어 읽기 능력을 향상할 수 있도록 지원하며, 안드로이드 기기에서 무료로 사용할 수 있다. 프레마 네둥가디Prema Nedungadi 박사가 운영하는 암리타크리에트AmritaCREATE는 생활 기술과 연계된 적절한 e-콘텐츠를 안드로이드 및 iOS 기기에서 무료로 사용할 수 있다. 제시카 로덴버그-알라미Jessica Rothenberg-Aalami 박사가 이끄는 셀에드Cell-Ed는 인터넷 없이도 모든 모바일 장치에서 주문형 필수 기술, 마이크로 수업 및 개별 코칭을 제공한다. 프랭크 호Frank Ho가 이끄는 오토코그니타AutoCognita는 구성주의 학습 접근 방식을 적용해서 난독증 성인이 기본 문해력을 습득할 수 있도록 포괄적인 커리큘럼을 제공한다. 이러한 프로그램을 통해 고군분투하는 성인 독자는 읽기를 배우기 위해 앱을 혼자 사용할 수 있다.

찾아보기

(ㄷ)

(ㄹ)

(ㅁ)

(ㅂ)

(ㅅ)

(ㅇ)

(ㅈ)

(ㅊ)

(ㅋ)

(ㅌ)

(ㅍ)

(ㅎ)

저자 소개

샐리 셰이위츠 SALLY SHAYWITZ, M.D.

샐리 셰이위츠는 예일 대학에서 학습발달을 담당하는 오드리 래트너Audrey G. Ratner 기금 명예교수이며 예일 난독증 및 창의력 센터의 공동 창립자이자 공동 책임자이다. 그녀는 350개가 넘는 과학 논문과 책의 저자이며, 교사가 난독증 아동을 안정적으로 선별하는 데 사용하는 새로운 도구인 Shaywitz DyslexiaScreen의 개발자이다. 셰이위츠 박사는 국립의학원의 회원으로 선출되었으며 정기적으로 '미국 최고의 의사' 중 한 명으로 선정된다. 남편인 베넷 셰이위츠 박사와 함께 리버티 사이언스 센터가 주는 2019 지니어스 상Genius Award의 공동 수상자이다. '난독증에 대한 이해 증진'에 미친 공로에 대한 상이었다. 그녀는 코네티컷주 우드 브리지와 매사추세츠주 마사 포도원에 살고 있다.

예일 난독증 및 창의력 센터 홈페이지: dyslexia.yale.edu

조나단 셰이위츠 JONATHAN SHAYWITZ, M.D.

조나단 셰이위츠는 하버드 의과 대학을 졸업하고 UCLA에서 수련을 받은 정신과 전문의이다. 그는 로스앤젤레스 시다즈-시나이병원 불안장애 프로그램 책임자를 거쳐 최근에는 라구나 비치 복음병원 및 미션 비에호 시 미션병원의 정신건강센터 책임자이다. 그는 캘리포니아 로스앤젤레스에 살고 있다.

역자 소개

정재석

서울아이정신건강의학과 원장, 소아정신과 전문의, 의학박사
서울대학교 의과대학 및 대학원 졸업
서울대학교병원 정신건강의학과 전문의
서울대학교병원 소아정신과 임상강사
한국난독증협회(www.kdyslexia.org) 대표
역서: 『난독증의 진단과 치료』, 『난독증의 재능』, 『비언어성 학습장애, 아스퍼거 장애 아동을 잘 키우는 방법』, 『난독증 심리학』, 『수학부진아 지도프로그램, 매스리커버리』
저서: 『읽기 자신감』(세트 전 6권), 『계산 자신감』(세트 전 4권), 『영어 자신감』(2020)

난독증 이겨내기 [제2판]

초판 1쇄 발행 2021년 11월 5일
초판 3쇄 발행 2025년 5월 19일

지은이 | 샐리 셰이위츠, 조나단 셰이위츠
옮긴이 | 정재석
펴낸이 | 소정영

펴낸곳 | 도서출판 하나의학사
출판신고 | 1988년 4월 1일 제2022-000082호

주소 | 서울특별시 송파구 동남로 159, 302호(한흥빌딩)
전화 | 02-730-2555, 2556 **팩스** | 02-730-2557
이메일 | hanampc1@naver.com
홈페이지 | www.hanampc.co.kr

ISBN 979-11-91658-02-6 93510

· 책값은 뒤표지에 있습니다.
· 잘못된 책은 구입하신 곳에서 바꾸어 드립니다.